临床各科护理技术及手术室护理

主 编 魏淑敏 周丽娟 吕 娜 等

吉林科学技术出版社

图书在版编目（CIP）数据

临床各科护理技术及手术室护理 / 魏淑敏等主编.
长春：吉林科学技术出版社，2024.6. -- ISBN 978-7
-5744-1537-9
Ⅰ.R47
中国国家版本馆CIP数据核字第2024SS8389号

临床各科护理技术及手术室护理

主　　编	魏淑敏　周丽娟　吕　娜　李　玲　程春艳　毛　雪
副 主 编	牛苗玲　刘　娟　王艳艳　王红梅　国艳阳
	张　琼　戴　卓　邢宇婷　张　芳　马文鸽
出 版 人	宛　霞
责任编辑	蒋红涛
助理编辑	张　卓
装帧设计	品雅传媒
开　　本	787mm×1092mm　1/16
字　　数	654千字
印　　张	27.25
版　　次	2024年12月第1版
印　　次	2024年12月第1次印刷

出　　版	吉林科学技术出版社
地　　址	长春市福祉大路5788号
邮　　编	130000
编辑部电话	0431-81629508
网　　址	www.jlstp.cn
印　　刷	三河市嵩川印刷有限公司

书　　号	ISBN 978-7-5744-1537-9
定　　价	98.00元

编 委 会

前　言

当今世界是科技飞速发展的时代，临床医疗技术日新月异，不断有新理论、新技术、新方法问世，护理学近十年的发展成就也令人瞩目。在这样的形势下，有必要对护理学相关基础理论与实践领域的新进展进行系统地归纳总结，以便提高护理专业人员的业务水平，更好地为患者服务。为此，我们组织编写了此书。

本书在编写过程中广泛搜集国内外资料，并参考了大量相关专著、文献及各科领域的最新研究动态和学术成果，同时结合各位编者丰富的临床护理经验，使得本书具有实用性、科学性和先进性。本书内容从常规护理技术开始，然后详述了临床上常见疾病的诊疗护理要点，对手术室护理也作了详细介绍，内容涵盖了理论与实践，既可用于年轻护士的规范化培训，也可作为各科室专科护士的临床工作参考工具书。

本书参编人员较多，编写风格不尽一致，再加上当今医学发展迅速，书中难免会有不足之处，诚恳希望广大读者不吝指正。

编　者

2024 年 2 月

目　录

第一章

基础护理技术操作

第一节　手卫生

一、目的

1. 一般洗手　洗去污垢、皮屑及部分暂存细菌，降低院内感染率，防止交叉感染。
2. 外科手消毒
(1) 清除指甲、手、前臂的污物。
(2) 将常居菌减少到最低程度。
(3) 抑制微生物的快速再生，避免感染。

二、用物

洗手液、流动水、一次性纸巾；外科手消毒时备刷手液、无菌手刷、无菌巾。

三、评估

1. 了解手部污染程度。
2. 了解操作范围、目的。
3. 了解手部皮肤及指甲情况。

四、操作要点

1. 一般洗手
(1) 取下手表，必要时将衣袖卷过肘。
(2) 打开水龙头，淋湿双手，取适量洗手液放于掌心，用力搓摩双手掌心；右手掌心覆盖左手背揉搓，反之亦然；双手掌心相对十指交叉揉搓；弯曲手指，指背叠于另一手掌心旋转揉搓，反之亦然；一手握另一手大拇指旋转搓摩，反之亦然；右手五指并拢贴于左手掌心正反向旋转搓摩，反之亦然。必要时揉搓腕部，然后在水流下彻底冲洗干净双手，用防止手部再污染的方法关闭水龙头，用一次性纸巾擦手。
(3) 注意指尖、指缝、指关节等处揉搓时间不少于 15 秒，冲洗时肘部应高于手掌位置，让水从指尖处流下。

2. 外科洗手

（1）修剪指甲，清除指甲下的污垢。

（2）按一般洗手法要求洗手，包括前臂、上臂下 1/3，使用流动水冲洗干净，用无菌巾擦干。

（3）如采用揉搓法可取适量手消液，按六步洗手法揉搓双手、前臂、上臂下 1/3，至消毒剂干燥。

（4）如需刷手，刷洗顺序为指尖、手指、指缝、手掌、手背、手腕、前臂、上臂下 1/3，刷洗 3 遍，时间不少于 5 分钟。

（5）冲洗时让水由指尖流向手臂，用无菌巾擦干双手及上臂。

（6）手消毒后，将双手悬空举在胸前。

五、注意事项

1. 洗手前应摘掉戒指等首饰，指甲长者应做修剪，并去除指甲下的污垢。
2. 洗手时注意清洗指尖、指缝和关节等部位。
3. 保持手指朝上，将双手悬空举在胸前，使水由指尖流向肘部，避免倒流。
4. 使用后的海绵、刷子等，应一用一消毒。

（魏淑敏）

第二节　保护性约束方法

一、目的

主要是限制患者躯体及四肢活动，预防患者自伤、拔管或伤及他人，以保证患者在医院期间的治疗和护理安全。在约束前必须征得患者或亲属的知情同意，签署相关文件方可约束患者。

二、用物

保护具、约束带、床档。

三、评估

1. 病情，年龄，意识状态，沟通能力，对治疗、护理的反应。
2. 肢体活动度。
3. 患者及家属对使用保护用具的理解和合作程度。
4. 约束部位皮肤色泽、温度及完整性等。
5. 需要使用保护具的种类和时间。

四、操作要点

1. 携物品至病床旁，核对并解释。
2. 取得家属及患者的配合，调整患者适宜体位。

3. 肢体约束　暴露患者的腕部或踝部，用棉垫包裹手腕或踝部，宽绷带打成双套结，将双套结套于手腕或踝部棉垫外稍拉紧使之不脱出，以不影响血液循环为宜，将带子系于床缘上，用制作好的约束带固定时，应松紧适宜、固定牢固。

4. 肩部约束　暴露患者的双肩，将患者双侧腋下垫棉垫，将保护带（大单）置于患者双肩下，双侧分别穿过患者的腋下，在背部交叉后分别固定在床头，为患者盖好被子。

5. 全身约束　将大单折成自患儿肩部至踝部的长度，将患儿放于中间，用靠近护士一侧的大单紧紧包裹同侧患儿的手足至对侧，自患儿腋窝掖于身下，再将大单的另一侧包裹手臂及身体后，紧掖于靠护士一侧身下，如患者过分活动可用绷带系紧。

6. 患者体位舒适，肢体处于功能位并保护患者安全，整理床单位。

五、注意事项

1. 使用约束带时，约束带下应垫衬垫，固定需松紧适宜，其松紧度以能伸入 1~2 手指为宜，保持功能位。

2. 注意每 15~30 分钟后观察 1 次受约束部位的血液循环情况，包括皮肤的颜色、温度、活动及感觉等。

3. 每两小时定时松解 1 次，并改变患者的姿势及给予受约束的肢体运动，必要时进行局部按摩，促进血液循环。

（魏淑敏）

第三节　铺床法

一、目的

更换污染的床单、被褥，以保持床铺清洁、干燥，患者舒适。

二、用物

治疗车、清洁大单（床套）、中单、被套、枕套，床刷套上湿布套或扫床湿毛巾。

三、评估

1. 评估患者病情、意识状态、合作程度、自理程度、皮肤及管路情况。
2. 评估床单位安全、方便、整洁程度。

四、操作要点

1. 备用床和暂空床
（1）移开床旁桌距床 20cm，将床旁椅移至床尾正中，将铺床用物放于床旁椅上。
（2）从床头至床尾铺平床褥后，铺上床单或床罩。
（3）将棉胎或毛毯套入被套内。
（4）两侧内折后与床内沿平齐，尾端内折后与床垫尾端平齐。
（5）暂空床的盖被上端内折 1/4，再扇形三折于床尾并使之平齐。

（6）套枕套，将枕头平放于床头正中。

（7）移回床旁桌、椅。

2. 麻醉床

（1）同"备用床和暂空床"步骤的（1）（2）。

（2）根据患者手术麻醉情况和手术部位铺单。

（3）盖被放置应方便患者搬运。

（4）套枕套后，将枕头平放于床头正中。

（5）移回床旁桌、椅。

（6）处理用物。

3. 卧床患者更换被单

（1）与患者沟通，取得配合。

（2）移开床旁桌、椅。

（3）将枕头及患者移向对侧，使患者侧卧。

（4）松开近侧各层床单，将其上卷于中线处塞于患者身下，清扫、整理近侧床褥，依次铺近侧各层床单。

（5）将患者及枕头移至近侧，患者侧卧。

（6）松开对侧各层床单，将其内卷取出，同法清扫和铺单。

（7）患者平卧，更换清洁被套及枕套。

（8）移回床旁桌、椅。

（9）根据病情协助患者取舒适体位。

（10）处理用物。

（魏淑敏）

第四节　移动患者

一、目的

运送由于病情或治疗要求身体不能自行移动的患者。

二、用物

平车、过床板。

三、评估

1. 病情、意识状态。

2. 体重、躯体活动能力、皮肤情况。

3. 评估有无约束，各种管路情况，身体有无移动障碍。

4. 患者移动的目的、活动耐力及合作程度。

四、操作要点

1. 携用物至床旁，核对并解释，取得患者配合，妥善固定好患者身上的导管、输液管等。

2. 搬运患者　移开床旁桌、椅，松开盖被，协助患者穿好衣服、移至床边。

3. 挪动法　将平车紧靠床边，大轮端靠床头，轮闸制动，协助患者按上半身、臀部、下肢的顺序依次向平车挪动，让患者头部卧于大轮端，将平车推至床尾，使平车头端与床尾呈钝角，轮闸制动。

4. 一人法　协助患者屈膝，一臂自患者腋下伸至对侧肩部外侧，另一臂伸入患者大腿下，嘱患者双臂交叉于搬运者颈后，移步转身轻放平车。

5. 两人法　两人站在床的同侧，一名护士一手托患者颈肩部，另一手托腰部；另一名护士一手托臀部，另一手托膝部；两人使患者身体向搬运者倾斜，同时移步，合力抬起，将患者轻放平车。

6. 三人法　一名护士一手托头、颈、肩，另一手托胸背部；另一名护士一手托腰部，另一手托臀部；第三名护士一手托腘窝，另一手托小腿部；三人使患者身体向搬运者倾斜，合力抬起患者轻放平车。

7. 四人法　将平车紧靠床边（大轮端靠床头），患者腰、臀下铺中单，一名护士托患者头、颈肩部，一名护士托双腿，另两名护士分别站于床及平车两侧，紧握中单四角；四人合力抬起患者轻放平车。

8. "过床板"使用法　适用于不能自行活动的患者，将平车与床平行并紧靠床边，平车与床的平面处于同一水平，固定平车和床，护士分别站于平车与床的两侧并抵住，站于床侧护士协助患者向床侧翻身，将"过床板"平放在患者身下 1/3 或 1/4 处，向斜上方 45°轻推患者；站于车侧护士，向斜上方 45°轻拉协助患者移向平车，待患者上平车后，协助患者向床侧翻身，将"过床板"从患者身下取出。

9. 妥善安置各种管路，为患者盖好盖被。

10. 观察输液畅通情况。

五、注意事项

1. 搬运患者时动作轻稳，协调一致，确保安全，保持舒适。
2. 尽量使患者靠近搬运者，以达到节力的目的。
3. 将患者头部置于平车的大轮端，以减轻颠簸与不适。
4. 推车时车速适宜，护士站于患者头侧以观察病情，下坡时应使患者头部在高处一端。
5. 对骨折患者应在平车上垫木板，并固定好骨折部位再搬运。
6. 在搬运患者过程中保证各种管路通畅、有效。

（魏淑敏）

第五节　无菌技术

一、目的

保持无菌物品和无菌区域不被污染，防止病原微生物侵入或传播给他人。

二、用物

无菌钳、镊子罐、无菌治疗巾、无菌手套、无菌容器、无菌溶液、治疗盘、污物碗。

三、评估

操作环境：操作台宽阔、清洁、干燥，治疗室光线明亮，在30分钟内无打扫。

四、操作要点

1. 无菌持物钳

（1）核对无菌钳包有无破损及消毒日期。

（2）打开无菌钳包。

（3）取出镊子罐立于治疗台面上。

（4）标明打开日期及时间。

2. 取无菌治疗巾及铺无菌盘

（1）检查无菌包及包皮有无破损，核对灭菌日期。

（2）检查治疗盘是否清洁、干燥。

（3）无菌治疗巾包应放在清洁、干燥、平坦、宽敞处。

（4）打开无菌治疗巾包，取出治疗巾并铺于无菌盘中，应在清洁、干燥、平坦、宽敞处操作。

3. 取无菌溶液

（1）核对及检查所用溶液瓶签、名称、浓度、有效期，瓶子有无裂缝，检查溶液有无沉淀、浑浊及变色。

（2）按要求打开溶液瓶，取无菌溶液无污染。

（3）倒无菌溶液置入无菌容器内，将治疗巾盖好，注明开瓶时间。

4. 戴无菌手套

（1）取下手表，洗手。

（2）核对手套包上的号码和灭菌日期。

（3）按要求戴手套，将手套的翻转处套在工作服衣袖外边。

（4）脱手套方法正确。

五、注意事项

1. 治疗盘必须清洁、干燥，无菌巾避免潮湿。

2. 铺无菌巾时不可触及无菌面，覆盖无菌巾时对准边缘，一次盖好，避免污染。

3. 无菌盘有效期为4小时。

4. 用无菌持物钳取物时不可触及容器口边缘及溶液以上的容器内壁，使用时应保持钳端向下，不可倒转向上，用后立即放入容器中；如到远处夹取物品，无菌持物钳应连同容器一并搬移，就地取出使用。无菌持物钳只能用于夹取无菌物品，不能用于换药和消毒皮肤。

5. 不可将无菌物品或非无菌物品伸入到无菌溶液瓶内蘸取或直接接触瓶口倒液。

6. 倒出的无菌溶液不可倒回瓶内。

7. 未戴手套的手不可触及手套外面，戴手套的手则不可触及未戴手套的手及手套的里面。

8. 手套破裂或污染，立即更换。

（魏淑敏）

第六节 住院患者清洁护理方法

一、全身沐浴

（一）目的

1. 清除皮肤污垢，保持皮肤清洁，使患者舒适。

2. 增强皮肤血液循环及排泄功能，预防皮肤感染及压疮发生。

3. 观察和了解患者的一般情况，满足其身心需要。

（二）用物

脸盆、肥皂、面巾、浴巾、大毛巾、清洁衣裤及拖鞋等。

（三）操作要点

1. 观察患者一般情况，决定能否入浴。

2. 调节浴室温度至 22~24℃，水温以 40℃左右为宜。

3. 携物送患者入浴室，交待注意事项，如调节水温方法、呼叫铃的应用、注意安全、贵重物品保管等。

4. 对体弱患者给予必要协助，避免患者过劳。

5. 浴室不可闩门，可在门外挂牌示意，以便护士随时观察，避免意外。

6. 注意患者入浴时间，若时间过久应予询问。

7. 沐浴后，观察患者一般情况，必要时做记录。

（四）注意事项

1. 空腹或饱餐后避免沐浴，7 个月以上孕妇禁盆浴，衰弱、创伤及心脏病需卧床休息的患者不宜自行沐浴。

2. 防止患者受凉、烫伤、跌滑、眩晕等意外情况发生，一旦发生异常及时处理。

3. 视患者情况指导患者选择盆浴或沐浴。

二、床上擦浴

（一）目的
同全身沐浴。

（二）用物

护理车上备热水壶、污水桶、毛巾、清洁衣裤、50%乙醇、便器及爽身粉，必要时备小剪刀、屏风，以及患者自己的面巾、肥皂（沐浴液）、梳子、脸盆。

（三）操作要点

1. 向患者解释，关闭门窗，用屏风遮挡患者，室温在24℃左右。

2. 按需给便器。

3. 根据病情放平床头及床尾，松床头，盖被。

4. 备水，水温一般50℃左右，试温，根据患者耐受度及季节调温。

5. 将擦洗毛巾折叠成手套形，浴巾铺于擦洗部位下面，擦洗顺序为眼、鼻、耳、脸、上肢、双手、胸腹、背部、下肢、会阴部，手脚可直接浸泡在盆内清洗。

6. 擦洗方法　①先用肥皂沾湿的毛巾擦洗。②清洁湿毛巾擦净肥皂。③拧干毛巾后再次擦洗。④用大毛巾边按摩边擦干。

7. 骨隆凸处擦洗后用50%乙醇按摩。

8. 必要时梳头、剪指甲、换清洁衣裤。

（四）**注意事项**

1. 注意保暖，擦洗时只暴露正在擦洗的部位，防止不必要的暴露及湿污床单。

2. 擦洗动作要平稳有力，以刺激循环并减少瘙痒感。

3. 体贴患者，保护患者自尊，减少翻动次数，不要使患者过度疲劳。

4. 仔细擦净颈部、耳后、腋窝、腹股沟皮肤褶皱处。

5. 擦洗过程中，及时更换热水及清水，保持水温适宜。

6. 注意观察患者情况，若出现不适立即停止擦洗，及时给予处理。

7. 皮肤有异常应予记录，并采取相应措施。

8. 护士注意节力，擦浴时使患者移近护士，减少不必要的劳动并避免不必要的走动。

三、足浴

（一）目的

1. 促进末梢循环，保持局部皮肤清洁，预防压疮。

2. 使患者舒适，易于入睡。

3. 促进炎症吸收，治疗局部疾患。

（二）用物

足盆内盛热水（42℃左右）、小毛巾、大毛巾各1条，橡皮单，50%乙醇，必要时备肥皂。

（三）操作要点

1. 向患者解释以取得合作，患者仰卧屈膝。

2. 脚下垫橡皮单、大毛巾，放上足盆，水温适宜，防烫伤。

3. 双足浸泡片刻后擦洗，酌情用肥皂，勿溅湿床单。

4. 用大毛巾擦干双足，必要时内外踝用50%乙醇按摩。

四、床上洗头

（一）目的

清除污秽，增进头发血液循环，预防头部寄生虫及皮肤感染。

（二）用物

马蹄形垫或洗头器、橡皮单、毛巾、浴巾、别针、污水桶、纱布或眼罩、棉球、洗发液、梳子、热水、脸盆，有条件者可备电吹风、洗头车。

（三）操作要点

1. 调节室温，以 24℃ 左右为宜。

2. 向患者解释，移开床旁桌、椅。

3. 帮助患者头靠近床边，屈膝仰卧，肩下置橡皮单，解开衣领，颈部围毛巾，并用别针固定。

4. 马蹄形垫用塑料布包裹后置于颈后，开口朝下，塑料布另一头形成槽，下部接污水桶。

5. 棉球塞两耳，纱布或眼罩遮住双眼。

6. 试水温后湿润头发，使用洗发液从发际向头部揉搓，用梳子梳理除去脱发，放于污物袋。

7. 用热水冲洗头发，直到洗净为止。

8. 擦干头发及面部，撤去用物。

（四）注意事项

1. 注意保暖，时间不宜过长，洗发后及时擦干头发以防着凉。

2. 注意保持被褥、衣服清洁、干燥，勿使水流入患者眼、耳内。

3. 注意水温，防止烫伤。

4. 注意观察病情变化。

5. 不宜给衰弱患者洗发。

（魏淑敏）

第七节　口腔护理

一、目的

1. 保持口腔清洁、湿润，预防口腔感染等并发症。

2. 祛除口臭、口垢，使患者感受舒适，促进食欲，保持口腔的正常功能。

3. 观察口腔黏膜、舌苔和特殊口腔气味，提供病情变化的动态信息。

二、用物

治疗车、口腔护理包、棉签、液状石蜡、手电筒、口杯、吸水管、消毒洗手液，根据患者情况准备口护液、开口器、舌钳、治疗巾。

三、评估

1. 口唇、口腔及黏膜情况，有无义齿。

2. 病情、意识状态及合作程度。

四、操作要点

1. 核对患者。

2. 协助患者取仰卧或侧卧位，头偏向一侧。

3. 颌下铺治疗巾（或毛巾），将空弯盘置于患者口角旁，协助患者漱口（昏迷患者禁止漱口）。

4. 将棉球拧至合适湿度（不滴液）。

5. 依次擦拭患者口唇、牙齿各面、颊部、上颚和舌，擦拭过程中观察患者情况。

6. 擦拭完毕清点棉球数，协助患者漱口，擦干口唇，再次观察患者口腔情况，根据口唇情况，涂液状石蜡。

7. 协助患者取安全、舒适卧位，核对并询问患者感受。

五、注意事项

1. 操作时动作轻柔，避免损伤口腔黏膜及牙龈。

2. 擦洗腭部时勿触及软腭，以免引起恶心。

3. 昏迷患者禁忌漱口，需用张口器时应从臼齿处放入，不可用暴力助其张口。为昏迷患者清洁口腔时棉球应夹紧，每次 1 个，防止棉球遗留在口腔内，棉球不可过湿，以防患者误吸。

4. 操作过程中应观察口腔黏膜有无异常情况。

（魏淑敏）

第二章

常见急危重症护理

第一节　呼吸困难

呼吸困难是指患者主观上感觉"空气不足"或"呼吸费力"，客观上表现为呼吸运动费力，严重时可出现张口呼吸、鼻翼扇动、端坐呼吸甚至发绀、辅助呼吸肌参与呼吸运动，并且可伴有呼吸频率、深度、节律的改变。呼吸困难是急诊科的常见急症之一，常见于呼吸系统和循环系统疾病，如肺栓塞、哮喘、气胸、急性呼吸窘迫综合征、慢性阻塞性肺疾病急性发作、心力衰竭等，其他系统疾病亦可累及呼吸功能而引起呼吸困难。

一、病因与发病机制

不同原因引起呼吸困难的发病机制各异，但均可导致肺的通气和（或）换气功能障碍，引起呼吸困难。

1. 急性肺栓塞（APE）　是各种栓子阻塞肺动脉系统引起的以肺循环和呼吸功能障碍为主要表现的一组疾病或临床综合征的总称，包括肺血栓栓塞（PTE）、脂肪栓塞、羊水栓塞、空气栓塞。临床上以 PTE 最为常见，通常有时所指的 APE 即指 PTE。其发病机制为肺血管栓塞后，由于血栓机械性堵塞肺动脉，引发神经、体液因素参与的肺血管痉挛和气道阻力增加，从而引起通气/血流比例失调、肺不张和肺梗死，导致呼吸功能改变。

2. 支气管哮喘　简称哮喘，是由多种细胞和细胞组分参与的气道慢性炎症性疾病。哮喘的发病机制非常复杂，气道炎症、气道反应性增高和神经调节等因素及其相互作用被认为与哮喘的发病密切相关。其中，气道炎症是哮喘发病的本质，而气道高反应是哮喘的重要特征。常因接触变应原、刺激物或呼吸道感染诱发。

3. 急性呼吸窘迫综合征（ARDS）　是由各种肺内、肺外因素导致的急性弥漫性肺损伤和进而发展的急性呼吸衰竭。发病机制主要为肺毛细血管内皮细胞和肺泡上皮细胞损伤，造成肺毛细血管通透性增高、肺水肿及透明膜形成，引起肺容积减少、肺顺应性降低、严重的通气/血流比例失调，导致呼吸功能障碍。

4. 慢性阻塞性肺疾病（COPD）　是一组以气流受限为特征的肺部疾病，气流受限呈进行性发展，与气道和肺组织对有害气体或有害颗粒的异常慢性炎症反应有关，与慢性支气管炎和肺气肿密切相关。发病机制主要为各级支气管壁均有炎性细胞浸润，基底部肉芽组织和机化纤维组织增生导致管腔狭窄。

5. 气胸　胸膜腔是不含有空气的密闭潜在性腔隙，一旦胸膜腔内有气体聚集，即称为气胸。气胸可分为自发性气胸和创伤性气胸。自发性气胸常指无创伤及医源性损伤而自行发生的气胸。根据脏胸膜破裂口的情况可将气胸分为闭合性气胸、开放性气胸、张力性气胸。气胸发生后，胸膜腔内压力增高，肺失去膨胀能力，通气功能严重受损，引起严重呼吸困难。

二、病情评估与判断

（一）健康史

1. 询问健康史　询问既往咳、痰、喘等类似发作史与既往疾病，如咳、痰、喘症状与季节有关，可能为肺源性呼吸困难。既往有心脏病史，呼吸困难发作与活动有关，可能是心源性呼吸困难。

2. 起病缓急和时间　①突然发作的呼吸困难多见于自发性气胸、肺水肿、支气管哮喘、急性心肌梗死和肺栓塞等。②夜间阵发性呼吸困难以急性左心衰所致心源性肺水肿为最常见，COPD 患者夜间可因痰液聚积而引起咳喘，被迫端坐体位。③ARDS 患者多在原发病起病后 7 日内，约半数者在 24 小时内出现呼吸加快，随后呼吸困难呈进行性加重或窘迫。

3. 诱发因素　①有过敏原（如鱼、虾、花粉、乳胶、霉菌、动物皮屑等）、运动、冷刺激（吸入冷空气和食用冰激凌）、吸烟、上呼吸道感染等诱因而出现的呼吸困难常提示哮喘或 COPD 急性发作。②有深静脉血栓的高危因素，如骨折、创伤、长期卧床、外科手术、恶性肿瘤等，排除其他原因的呼吸困难可考虑肺栓塞。③在严重感染、创伤、休克和误吸等直接或间接肺损伤后 12~48 小时内出现呼吸困难可考虑 ARDS。④有过度用力或屏气用力史而突然出现的呼吸困难可考虑自发性气胸。

（二）临床表现

1. 呼吸型态的改变

（1）呼吸频率：呼吸频率增快常见于呼吸系统疾病、心血管疾病、贫血、发热等；呼吸频率减慢多见于急性镇静催眠药中毒、CO 中毒等。

（2）呼吸深度：呼吸加深见于糖尿病及尿毒症酸中毒，呼吸中枢受刺激，出现深而慢的呼吸，称为酸中毒深大呼吸或库斯莫尔（Kussmaul）呼吸。呼吸变浅见于肺气肿、呼吸肌麻痹及镇静剂过量等。呼吸浅快，常见于癔症发作。

（3）呼吸节律：常见的呼吸节律异常可表现为 Cheyne-Stokes 呼吸（潮式呼吸）或 Biot 呼吸（间停呼吸），是呼吸中枢兴奋性降低的表现，反映病情严重。Cheyne-Stokes 呼吸见于中枢神经系统疾病和脑部血液循环障碍，如脑动脉硬化、心力衰竭、颅内压增高以及糖尿病昏迷和尿毒症等。Biot 呼吸偶见于脑膜炎、中暑、颅脑外伤等。

2. 主要症状与伴随症状　引起呼吸困难的原发病不同，其主要症状与伴随症状也各异。当患者有不能解释的呼吸困难、胸痛、咳嗽，同时存在深静脉血栓的高危因素，应高度怀疑急性肺栓塞的可能。既往曾诊断哮喘或有类似症状反复发作，突然出现喘息、胸闷、伴有哮鸣的呼气性呼吸困难可考虑支气管哮喘急性发作。急性起病，呼吸困难和（或）呼吸窘迫，顽固性低氧血症，常规给氧方法不能缓解，出现非心源性肺水肿可考虑为 ARDS。呼吸困难伴有突发一侧胸痛（每次呼吸时都会伴随疼痛），呈针刺样或刀割样疼痛，有时向患侧肩部放射常提示气胸。

3. 体征 可通过观察患者的胸廓外形及呼吸肌活动情况、有无"三凹征"和颈静脉充盈，叩诊胸廓和听诊呼吸音等评估呼吸困难患者的体征。肺栓塞患者可有颈静脉充盈，肺部可闻及局部湿性啰音及哮鸣音，肺动脉瓣区第二心音亢进或分裂，严重时血压下降甚至休克。支气管哮喘急性发作时胸部呈过度充气状态，吸气性三凹征，双肺可闻及广泛的呼气相哮鸣音，但非常严重的哮喘发作可无哮鸣音（静寂胸）。呼吸浅快、桶状胸、叩诊呈过清音，辅助呼吸肌参与呼吸运动甚至出现胸腹矛盾运动常见于 COPD。患侧胸廓饱满、叩诊呈鼓音、听诊呼吸音减弱或消失应考虑气胸。

（三）辅助检查

1. 血氧饱和度监测 了解患者缺氧情况。

2. 动脉血气分析 呼吸困难最常用的检查，了解氧分压、二氧化碳分压的高低以及 pH 值等，从而判断是否存在呼吸衰竭、呼吸衰竭的类型以及是否有酸中毒、酸中毒的类型等情况。

3. 胸部 X 线或 CT 检查 了解肺部病变程度和范围，明确是否存在感染、占位性病变、气胸等情况。

4. 心电图 初步了解心脏情况，除心肌梗死和心律失常外，对诊断肺栓塞有参考意义。

5. 血常规 了解是否存在感染、贫血以及严重程度。

6. 特殊检查 如病情允许可做下列检查。①肺动脉造影，确诊或排除肺血栓栓塞症。②肺功能检查，可进一步明确呼吸困难类型。

（四）病情严重程度评估与判断

可以通过评估患者的心率、血压、血氧饱和度、意识以及患者的呼吸型态、异常呼吸音、体位、讲话方式、皮肤颜色等，初步判断患者呼吸困难的严重程度。

1. 讲话方式 患者一口气不间断地说出话语的长度是反映呼吸困难严重程度的一个指标。能说完整的语句表示轻度或无呼吸困难，说短语为中度呼吸困难，仅能说单词常为重度呼吸困难。

2. 体位 体位也可以提示呼吸困难的程度。可平卧为没有或轻度呼吸困难，可平卧但愿取端坐位常为中度呼吸困难，无法平卧可能为严重呼吸困难。

3. 气胸威胁生命的征象 气胸的患者如出现下列中任何一项，即为威胁生命的征象：张力性气胸、急剧的呼吸困难、低血压、心动过速、气管移位。

4. 急性肺血栓栓塞症病情危险程度 ①低危 PTE（非大面积），血流动力学稳定，无右心室功能不全和心肌损伤，临床病死率<1%。②中危 PTE（次大面积），血流动力学稳定，但出现右心室功能不全及（或）心肌损伤，临床病死率 3%~5%。③高危 PTE（大面积），以休克和低血压为主要表现，即体循环动脉收缩压<90mmHg，或较基础值下降幅度 ≥40mmHg，持续 15 分钟以上，临床病死率>15%。

5. 哮喘急性发作时病情严重程度的分级 见表 2-1。

表 2-1　哮喘急性发作时病情严重程度的分级

临床特点	轻度	中度	重度	危重
气短	步行、上楼时	稍事活动	休息时	
体位	可平卧	喜坐位	端坐呼吸	
讲话方式	连续成句	常有中断	单字	不能讲话
精神状态	可有焦虑/尚安静	时有焦虑或烦躁	常有焦虑、烦躁	嗜睡、意识模糊
出汗	无	有	大汗淋漓	
呼吸频率	轻度增加	增加	常>30 次/分	
辅助呼吸肌活动及三凹征	常无	可有	常有	胸腹矛盾运动
哮鸣音	散在,呼吸末期	响亮、弥漫	响亮、弥漫	减低乃至无
脉率	<100 次/分	100~120 次/分	>120 次/分	脉率变慢或不规则
奇脉(深吸气时收缩压下降)	无,<10mmHg	可有,10~25mmHg	常有,>25mmHg	无
使用 β_2 激动剂后 PEF 占预计值或个人最佳值	>80%	60%~80%	<60%或绝对值 <100L/min 或作用持续时间<2 小时	
PaO_2(吸空气)	正常	≥60mmHg	<60mmHg	<60mmHg
$PaCO_2$(吸空气)	<45mmHg	≤45mmHg	>45mmHg	>45mmHg
SaO_2	>95%	91%~95%	≤90%	≤90%
pH 值			可降低	降低

6. ARDS 的诊断标准　根据 ARDS 柏林定义,满足以下 4 项条件方可诊断 ARDS:①明确诱因下 1 周内出现的急性或进展性呼吸困难。②胸部 X 线/CT 显示双肺浸润影,不能完全用胸腔积液、肺叶不张和/肺不张/结节解释。③呼吸衰竭不能完全用心衰或液体超负荷来解释;如无危险因素,需用超声心动图等客观检查来评价心源性肺水肿。④低氧血症。根据 PaO_2/FiO_2 确立 ARDS 诊断,并将其分为轻度、中度、重度。轻度:$200<PaO_2/FiO_2≤300$,且 PEEP 或 CPAP $≥0.49kPa$;中度:$100<PaO_2/FiO_2≤200$,且 PEEP 或 CPAP $≥0.49kPa$;重度:$PaO_2/FiO_2≤100$,且 PEEP $≥0.49kPa$。需要注意的是如果所在地海拔>1 000 米,PaO_2/FiO_2 值需用公式校正,校正后 $PaO_2/FiO_2=PaO_2/FiO_2×$(当地大气压值/760)。

7. 心源性肺水肿与 ARDS 的鉴别要点　见表 2-2。

表 2-2　心源性肺水肿与 ARDS 的鉴别要点

	急性心源性肺水肿	ARDS
健康史	年龄一般>60 岁 心血管疾病史	年龄一般<60 岁 感染、创伤等病史
体征	颈静脉充盈、怒张	颈静脉塌陷
	左心增大,心尖抬举	脉搏洪大
	可闻及第三、四心音	心率增快
	下肢水肿	无水肿
	双下肺湿啰音多,实变征不明显不能平卧	湿啰音,不固定,后期实变体征较明显能平卧
心电图	动态 ST-T 变化,心律失常,左室肥厚	窦性心动过速,非特异性 ST-T 改变

续　表

	急性心源性肺水肿	ARDS
胸部 X 线	心脏增大	心脏大小正常
	向心性分布阴影、肺门增大	外周分布浸润阴影
	支气管周围血管充血间隔线，胸腔积液	支气管充气征常见
治疗反应	对强心、利尿和扩血管等治疗反应明显	对强心、利尿和扩血管等治疗反应差
肺毛细血管楔压	>18mmHg	≤18mmHg

三、救治与护理

（一）救治原则

呼吸困难的救治原则是保持呼吸道通畅，纠正缺氧和（或）二氧化碳潴留，纠正酸碱平衡失调，为基础疾病及诱发因素的治疗争取时间，最终改善呼吸困难取决于病因治疗。

（二）护理措施

1. 即刻护理措施　任何原因引起的呼吸困难均应以抢救生命为首要原则。①保持呼吸道通畅。②氧疗，鼻导管、面罩或鼻罩给氧。COPD 伴有 CO_2 潴留和肺栓塞合并通气功能障碍时应先低流量给氧。哮喘急性发作时，可先经鼻导管给氧，如果缺氧严重，应经面罩或鼻罩给氧。ARDS 患者一般高浓度给氧，尽快提高氧分压。③建立静脉通路，保证及时给药。④心电监护，监测心率、心律、血压、呼吸和血氧饱和度。⑤准确留取血标本，采血查动脉血气、D-二聚体、血常规等。⑥取舒适体位，嘱患者安静，取半坐卧位或端坐卧位，昏迷或休克患者取平卧位，头偏向一侧。⑦备好急救物品，如患者呼吸困难严重，随时做好气管插管或气管切开、机械通气的准备与配合工作，备好吸引器等抢救物品和抢救药品。⑧做好隔离措施，对可疑呼吸道传染性疾病，应注意做好隔离与防护，防止交叉感染。

2. 用药护理　遵医嘱及时准确给予各种药物。

（1）控制感染：呼吸困难伴有呼吸道和肺部感染时，遵医嘱应用抗生素，注意观察有无药物过敏反应。

（2）解痉、平喘：①β_2 受体激动药（如沙丁胺醇、特布他林和非诺特罗）。β_2 受体激动药可舒张支气管平滑肌，是控制哮喘急性发作的首选药物。哮喘急性发作时因气道阻塞影响口服吸入法治疗的效果，可经皮下或静脉途径紧急给药。应用时注意观察患者有无头痛、头晕、心悸、手指颤抖等不良反应。②茶碱类。具有舒张支气管平滑肌作用，及强心、利尿、扩张冠状动脉、兴奋呼吸中枢和呼吸肌作用。静脉滴注时浓度不宜过高，注射速度不宜超过 0.25mg/（kg·min），以免引起心动过速、心律失常、血压下降，甚至突然死亡等中毒反应。③糖皮质激素。糖皮质激素是控制哮喘发作最有效的药物，可分为吸入、口服和静脉用药，重度或严重哮喘发作时应及早遵医嘱应用激素。④肾上腺素。支气管哮喘发作紧急状态下时，可遵医嘱给予 0.1%肾上腺素 0.3~0.5mL 皮下注射，以迅速解除支气管痉挛。

（3）维持呼吸：呼吸兴奋剂可应用于 CO_2 潴留并有呼吸中枢抑制的患者，如不能改善缺氧状态，应做好人工机械通气的准备。应用呼吸兴奋剂时，应保持呼吸道通畅，适当提高吸氧浓度，静脉滴注时速度不宜过快，注意观察呼吸频率、节律、神志变化，监测动脉血气。

· 15 ·

（4）维持血压：肺栓塞、气胸的患者，往往会有血流动力学的改变，出现心率加快、血压下降甚至休克，应遵医嘱及时给予多巴胺或多巴酚丁胺等血管活性药物治疗心力衰竭、休克，维持体循环和肺循环稳定。

（5）止痛：剧烈胸痛影响呼吸功能时，遵医嘱应用止痛药物。

（6）纠正酸中毒：严重缺氧可引起代谢性酸中毒，遵医嘱静脉滴注 5%碳酸氢钠。

3. 病情观察

（1）监测生命体征和呼吸功能：注意监测心率、心律、血压的变化，有无血流动力学障碍。观察呼吸频率、深度和节律改变，注意监测血氧饱和度和动脉血气情况。

（2）观察氧疗效果：氧疗过程中，应注意观察氧疗效果。如吸氧后呼吸困难缓解、发绀减轻、心率减慢，表示氧疗有效；如意识障碍加深或呼吸过度表浅、缓慢，可能为 CO_2 潴留加重。应定期按医嘱复查动脉血气，根据动脉血气分析结果和患者的临床表现，及时遵医嘱调整氧流量或呼吸机参数设置，保证氧疗效果。

4. 肺栓塞的护理　如果呼吸困难是由于肺栓塞引起，除上述护理外，还应给予如下护理。

（1）镇静：绝对卧床休息，保持安静，防止活动致使其他静脉血栓脱落。

（2）胸痛护理：观察胸痛的部位、诱发因素、疼痛严重程度，必要时遵医嘱给予止痛药物。

（3）溶栓治疗的护理：①保证静脉通路畅通。②用药护理。溶栓和抗凝治疗的主要药物不良反应为出血。应密切观察患者有无出血倾向，如牙龈、皮肤黏膜、穿刺部位等。观察患者有无头痛、呕吐、神志改变等脑出血症状。动、静脉穿刺时，要尽量选用小号针头，穿刺后要充分压迫止血，放松压迫后要观察是否继续出现皮下渗血。③溶栓后护理。按医嘱抽血查凝血时间、动脉血气、描记心电图，以判断溶栓效果及病情变化。

（4）其他处理：做好外科手术和介入治疗的准备。

5. 支气管哮喘急性发作的护理　如果呼吸困难是由于哮喘急性发作所引起，应尽快配合采取措施缓解气道阻塞，纠正低氧血症，恢复肺功能，预防哮喘进一步恶化或再次发作，防治并发症。遵医嘱给予 β_2 受体激动药、氨茶碱、抗胆碱药、糖皮质激素等，解除支气管痉挛。维持水、电解质与酸碱平衡，注意补充液体，纠正因哮喘持续发作时张口呼吸、出汗、进食少等原因引起的脱水，避免痰液黏稠导致气道堵塞。部分患者可因反复应用 β_2 受体激动药和大量出汗而出现低钾、低钠等电解质紊乱，应及时按医嘱予以纠正。并发呼吸衰竭者，遵医嘱给予鼻（面）罩等无创伤性辅助通气。若无效，做好有创机械通气治疗的准备与配合，对黏液痰栓阻塞气道的患者必要时可行支气管肺泡灌洗术。

6. ARDS 的护理

（1）氧疗护理：确定给氧浓度的原则是在保证 PaO_2 迅速提高到 60mmHg 或 SpO_2 达90%以上的前提下，尽量降低给氧浓度。ARDS 患者轻者可用面罩给氧，多数患者需使用机械通气。

保护性机械通气是治疗 ARDS 的主要方法，其中最重要的是应用 PEEP 和小潮气量治疗。采用小潮气量，旨在控制吸气平台压，防止肺泡过度扩张。应用 PEEP 时应注意：①对血容量不足的患者，应补充足够的血容量以代偿回心血量的不足，但又不能过量，以免加重肺水肿。②PEEP 一般从低水平开始应用，逐渐增加至合适水平，使 PaO_2 维持在>60mmHg

而 $FiO_2 < 0.6$。③使用 PEEP 时，应注意观察避免气压伤的发生。④有条件者采用密闭式吸痰方法，尽量避免中断 PEEP。

（2）控制液体量：注意控制 ARDS 患者液体摄入量，出入量宜维持负平衡（-500mL 左右）。

（3）积极配合治疗原发病：如按医嘱控制感染、固定骨折、纠正休克等。

（4）营养支持：由于 ARDS 时机体常处于高代谢状态，应按医嘱补充足够的营养，应提倡全胃肠营养。

（5）防治并发症：注意观察感染等并发症，如发热、咳嗽、咯黄绿色痰液等，应根据医嘱留取各种痰液标本。

7. 慢性阻塞性肺疾病急性发作的护理　在控制性氧疗、抗感染、祛痰、止咳、松弛支气管平滑肌等治疗措施的基础之上，协助患者咳嗽、咳痰，必要时给予吸痰，保持呼吸道通畅。

8. 气胸的护理　积极配合给予排除胸腔气体，闭合漏口，促进患肺复张，减轻呼吸困难，改善缺氧症状等急救措施。

（1）胸腔穿刺抽气：张力性气胸患者如病情危重，应做好配合紧急穿刺排气的准备。在患侧锁骨中线第 2 或第 3 肋间用 16~18 号粗针头刺入排气，每次抽气不宜超过 1 000mL。

（2）胸腔闭式引流：目的是排出气体，促使肺膨胀。患者在胸腔闭式引流时，护理上应注意，①连接好胸腔闭式引流装置。②搬动患者时，应夹闭引流管，并妥善固定。③更换引流装置时需夹闭引流管，注意无菌操作。④引流过程中注意观察引流是否通畅，穿刺口有无渗血。渗血多时，及时报告医生，随时给予更换敷料等处理。⑤鼓励患者咳嗽、深呼吸，促进胸腔内气体的排出。

（3）手术准备：若胸腔引流管内持续不断逸出大量气体，呼吸困难未改善，提示可能有肺和支气管的严重损伤，应做好手术探查修补裂口的准备。

（4）并发症的护理：①复张后肺水肿处理。复张后肺水肿多发生于抽气过多或过快时，表现为胸闷、咳嗽、呼吸困难无缓解，严重者可有大量白色泡沫痰或泡沫血痰。处理包括停止抽气，患者取半卧位、吸氧、应用利尿药等。②皮下气肿和纵隔气肿。皮下气肿一般不需要特殊处理往往能自行吸收，但需注意预防感染。吸入高浓度氧可促进皮下气肿的吸收消散。纵隔气肿张力过高，必要时需做锁骨上窝切开或穿刺排气处理。

9. 心理护理　呼吸困难患者因为突然发病，几乎都存在恐惧心理，应关注患者的神情变化，给予恰当的病情告知、安慰与心理支持，使其尽可能消除恐惧，保持情绪平稳，有良好的遵医行为。

10. 转运护理　急诊处理后需手术或住院的患者，应做好转运的准备工作。根据病情，准备氧气、监护仪、简易呼吸器、除颤仪等必要的转运抢救设施，安排相应的工作人员护送至手术室或病房，保证转运途中安全。

（周丽娟）

第二节　窒息

窒息是指气流进入肺脏受阻或吸入气体缺氧导致的衰竭或呼吸停止状态。一旦发生窒息，可迅速危及生命，应立即采取相应措施，查明原因，积极进行抢救。本部分主要讨论气道阻塞引起的窒息。

一、病因与发病机制

引起窒息的原因各异，但其发病机制都是由于机体的通气受限或吸入气体缺氧导致肺的通气与换气功能障碍，引起全身组织与器官缺氧、二氧化碳潴留进而导致组织细胞代谢障碍、酸碱失衡、功能紊乱甚至衰竭而死亡。根据病因可分为：①气道阻塞性窒息，分泌物或异物部分或完全堵塞气道致通气障碍所引起的窒息。②中毒性窒息，如 CO 中毒，大量的 CO 经呼吸道进入血液，与血红蛋白结合形成碳氧血红蛋白，阻碍氧与血红蛋白的结合及解离，引起组织缺氧造成的窒息。③病理性窒息，包括肺炎与淹溺等所致的呼吸面积的丧失，以及脑循环障碍引起的中枢性呼吸停止，主要表现为 CO_2 和其他酸性代谢产物蓄积引起的刺激症状与缺氧导致的中枢神经麻痹症状交织在一起。

二、病情评估与判断

1. 气道阻塞的原因判断　通过健康史、血气分析、胸部平片、纤维支气管镜检查，可分别判断不同原因引起的窒息。

2. 临床表现　气道阻塞的患者常呈吸气性呼吸困难，出现"四凹征"（胸骨上窝、锁骨上窝、肋间隙及剑突下软组织）。根据气道是否被完全阻塞可分为：

（1）气道不完全阻塞，患者张口瞪目，有咳嗽、喘气或咳嗽微弱无力，呼吸困难，烦躁不安。皮肤、甲床和口腔黏膜、面色青紫。

（2）气道完全阻塞，患者面色灰暗青紫，不能说话及呼吸，很快意识丧失，呼吸停止。如不紧急解除窒息，将迅速导致死亡。

3. 气道阻塞引起窒息的严重程度分级

Ⅰ度：安静时无呼吸困难，当活动时出现轻度的呼吸困难，可有轻度的吸气性喉喘鸣及胸廓周围软组织凹陷。

Ⅱ度：安静时有轻度呼吸困难，吸气性喉喘鸣及胸廓周围软组织凹陷，活动时加重，但不影响睡眠和进食，无烦躁不安等缺氧症状，脉搏尚正常。

Ⅲ度：呼吸困难明显，喉喘鸣声较响亮，吸气性胸廓周围软组织凹陷显著，并出现缺氧症状，如烦躁不安、不易入睡、不愿进食、脉搏加快等。

Ⅳ度：呼吸极度困难。患者坐立不安、手足乱动、出冷汗、面色苍白或发绀、心律不齐、脉搏细速、昏迷、大小便失禁等。若不及时抢救，则可因窒息导致呼吸心跳停止而死亡。

三、救治与护理

（一）救治原则

当窒息发生时，保持呼吸道通畅是关键，其次是采取病因治疗。对于气道不完全阻塞的患者，应查明原因，采取病因治疗和对症治疗，尽早解除气道阻塞。对于气道完全阻塞的患者，应立即解除窒息，或做好气管插管、气管切开或紧急情况下环甲膜穿刺的准备。

（二）护理措施

1. 即刻护理措施　①迅速解除窒息因素，保持呼吸道通畅。②给予高流量吸氧，使血氧饱和度恢复94%以上，必要时建立或重新建立人工气道，给予人工呼吸支持或机械通气。③建立静脉通路，遵医嘱给予药物治疗。④监测生命体征，给予心电、血压、呼吸、血氧饱和度监护，遵医嘱采动脉血做血气分析。⑤备好急救物品，如吸引器、呼吸机、气管插管、喉镜等开放气道用物。

2. 根据窒息的严重程度，配合给予相应的救治与护理

（1）Ⅰ度：查明病因并进行针对性治疗，如由炎症引起，按医嘱应用抗生素及糖皮质激素控制炎症。若由分泌物或异物所致，尽快清除分泌物或取出异物。

（2）Ⅱ度：针对病因治疗，多可解除喉阻塞。

（3）Ⅲ度：严密观察呼吸变化，按医嘱同时进行对症治疗及病因治疗。经保守治疗未见好转、窒息时间较长、全身情况较差者，应及早做好配合气管插管或气管切开的准备。

（4）Ⅳ度：需立即行气管插管、气管切开或环甲膜穿刺术，应及时做好吸痰、吸氧及其相关准备与配合工作。

应注意的是：气管阻塞或气道异物引起的窒息，如条件允许，即使Ⅲ度、Ⅳ度呼吸困难，也可把握好时机，有效清理呼吸道或将异物取出后即可缓解呼吸困难，而不必首先行气管插管或气管切开术。

3. 气道异物的护理　气道异物有危及生命的可能，应尽早配合取出异物，以保持呼吸道通畅，防止窒息及其他并发症的发生。可使用 Heimlich 手法排除异物，或经内镜（直接喉镜、支气管镜、纤维支气管镜）取出异物。如确实难以取出的异物，应做好开胸手术、气管切开的准备。对有明显气道阻塞的患者，紧急情况下可用粗针或剪刀行环甲膜穿刺或切开术，以开放气道。

4. 喉阻塞的护理　喉阻塞患者的护理重点是保持呼吸道通畅。对舌后坠及喉阻塞者，可使用口咽通气管开放气道。如为气管狭窄、下呼吸道梗阻所致的窒息，应立即做好施行气管插管或气管切开术的准备，必要时准备配合给予机械辅助通气。

5. 大咯血窒息时的紧急处理　如为肺部疾病所致大咯血，有窒息前兆症状时，应立即将患者取头低足高45°的俯卧位，头偏向一侧，轻拍背部以利引流；及时吸出口腔内的血块，畅通呼吸道；在解除气道阻塞后按医嘱给予吸氧等措施，改善缺氧。

6. 严密观察病情变化　随时注意患者呼吸、咳嗽及全身情况，如患者窒息后呼吸急促、口唇发绀、烦躁不安等症状仍不能改善或逐渐加重，应准备继续进行抢救。

7. 术前护理　必要时，做好经纤维支气管镜或喉镜取异物的术前准备工作。

8. 心理护理　嘱患者安静休息，避免剧烈活动，对精神紧张的患者，做好患者的解释和安慰工作。

（周丽娟）

第三节 急性胸痛

胸痛是指胸前区的不适感，包括胸部闷痛、刺痛、烧灼、紧缩或压榨感等，有时可放射至面颊、下颌部、咽颈部、肩部、后背部、上肢或上腹部，表现为酸胀、麻木或沉重感等，常伴有精神紧张、焦虑、恐惧感，是急诊科常见的症状之一。胸痛的病因复杂各异，且危险性存在较大的差别。急性胸痛是一些致命性疾病的主要临床表现，如急性冠状动脉综合征、主动脉夹层、急性肺栓塞等。"胸痛中心"是一种新型的医疗模式，通过院内多学科及院内外急救医疗服务体系信息共享和流程优化，使急性胸痛患者得到了快速诊断和及时治疗，病死率降低，临床预后得到改善。

一、病因与发病机制

胸痛的病因涵盖各个系统，有多种分类方法，其中，从急诊处理和临床实用角度，可将胸痛分为致命性胸痛和非致命性胸痛两大类。致命性胸痛又可分为心源性胸痛和非心源性胸痛，其中急性冠脉综合征、主动脉夹层和急性肺栓塞属于致命性胸痛。

急性冠脉综合征（ACS）是以冠状动脉粥样硬化斑块破溃，继发完全或不完全闭塞性血栓形成病理基础的一组临床综合征，包括不稳定型心绞痛（UA）、非 ST 段抬高型心肌梗死（NSTEMI）和 ST 段抬高型心肌梗死（STEMI）；前两者又称非 ST 段抬高型急性冠脉综合征（NSTE-ACS）。其中，斑块破溃若形成微栓子或不完全血栓，可诱发 UA 或 NSTEMI；若形成完全性血栓，可诱发 STEMI。这些综合征均可导致心搏骤停和死亡，因此早期识别和快速反应至关重要。

主动脉夹层（AD）是指主动脉内的血液经内膜撕裂口流入囊样变性的主动脉中层，形成夹层血肿，并随血流压力的驱动，沿主动脉壁纵轴延伸剥离导致的严重心血管急症。由于机械压迫、刺激和损伤导致突发撕裂样的胸部疼痛。约有半数主动脉夹层由高血压引起，其他病因包括遗传性血管病变如马方综合征、血管炎性疾病如 Takayasu 动脉炎、医源性因素如导管介入诊疗术、主动脉粥样硬化斑块内膜破溃以及健康女性妊娠晚期等。

急性肺栓塞引起的胸痛与低氧血症、冠状动脉灌注减少、肺动脉高压时的机械扩张和波及壁胸膜有关。

由于心、肺、大血管以及食管的传入神经进入同一个胸背神经节，通过这些内脏神经纤维，不同脏器疼痛会产生类似的胸痛表现。此外，内脏病变除产生局部疼痛外，尚可产生牵涉痛，其发生机制是由于内脏器官的痛觉纤维与由来自皮肤的感觉纤维在脊髓后角终止于同一神经元上，通过脊髓丘脑束传入大脑，大脑皮质把来自内脏的痛觉误感觉为相应体表的痛觉。

二、病情评估与判断

1. 评估与判断流程　急诊接诊急性胸痛患者时，首要任务是迅速评估患者生命体征，简要收集临床病史，判断是否有危及生命的表现，如生命体征异常、面色苍白、出汗、发绀、呼吸困难等，以决定是否需要立即对患者实施抢救；然后详细询问病史中疼痛及放射的部位、性质、持续时间、影响因素、伴发症状等，配合体格检查和辅助检查，进行综合分析与判断。需要强调的是，急诊护士面对每一例胸痛患者，均需优先排查致命性胸痛。

2. 临床表现

（1）起病：ACS 多在 10 分钟内胸痛发展到高峰，而主动脉夹层是突然起病，发病时疼痛最严重。

（2）部位及放射：心绞痛或心肌梗死的疼痛常位于胸骨后或心前区，向左肩和左臂内侧放射，也可向左颈或面颊部放射而被误诊为牙痛。主动脉夹层随夹层血肿的扩展，疼痛可随近心端向远心端蔓延，升主动脉夹层疼痛可向前胸、颈、喉放射，降主动脉夹层疼痛可向肩胛间、背、腹、腰或下肢放射。急性肺栓塞、气胸常呈剧烈的患侧胸痛。

（3）性质：疼痛的性质多种多样，程度可呈剧烈、轻微或隐痛。典型的心绞痛和心肌梗死呈压榨样痛并伴有压迫窒息感，而非典型疼痛表现为"胀痛"或"消化不良"等非特异性不适。主动脉夹层为骤然发生的前后移行性撕裂样剧痛。急性肺栓塞有胸膜炎性胸痛或心绞痛样疼痛。

（4）持续时间及影响因素：心绞痛一般持续 2~10 分钟，休息或含服硝酸甘油后 3~5 分钟内缓解，诱因包括劳累、运动、饱餐、寒冷、情绪激动等。不稳定型心绞痛还可在患者活动耐量下降，或静息状态下发作，胸痛持续时间延长，程度加重，发作频率增加。心肌梗死的胸痛持续时间常大于 30 分钟，硝酸甘油无法有效缓解。呼吸时加重的胸痛多见于肺、心包或肌肉骨骼疾患。与进食关系密切的胸痛多见于食管疾病。

（5）伴发症状：胸痛伴有血流动力学异常，如大汗、颈静脉怒张、血压下降或休克时，多见于致命性胸痛。胸痛伴有严重呼吸困难、发绀、烦躁不安提示呼吸系统疾病的可能性较大。恶心、呕吐可为心源性或消化系统疾病所致胸痛患者的伴发症状。

3. 体格检查 ACS 患者可无特异性临床体征，部分表现为面色苍白、皮肤湿冷、发绀、颈静脉怒张、低血压、心脏杂音、肺部啰音等。主动脉夹层累及主动脉根部，可闻及主动脉瓣杂音；夹层破入心包引起心脏压塞可出现贝氏三联征，即颈静脉怒张、脉压减小、心音低钝遥远；夹层压迫锁骨下动脉可造成脉搏短绌、双侧收缩压和（或）脉搏不对称。急性肺栓塞患者最常见体征是呼吸频率增快，可伴有口唇发绀；血压下降、休克提示大面积肺栓塞；单侧或双侧不对称性下肢肿胀、腓肠肌压痛提示患者合并深静脉血栓形成。

4. 辅助检查

（1）心电图：心电图是早期快速识别 ACS 的重要工具，标准 12 或 18 导联心电图有助于识别心肌缺血部位、范围和程度。①STEMI 患者典型心电图，至少两个相邻导联 J 点后新出现 ST 段弓背向上抬高，伴或不伴病理性 Q 波、R 波减低；新发的完全左束支传导阻滞；超急性期 T 波改变。②NSTE-ACS 患者典型心电图，同基线心电图比较，至少 2 个相邻导联 ST 段压低 ≥ 0.1mV 或者 T 波改变，并呈动态变化。少数 UA 患者可无心电图异常表现。上述心电图变化可随心绞痛缓解而完全或部分消失，如果其变化持续 12 小时以上，提示 NSTEMI。③急性肺栓塞患者典型心电图，$S_I Q_{III} T_{III}$ 征，即 I 导联 S 波加深，III 导联出现 Q 波及 T 波倒置。

（2）实验室检查：心肌肌钙蛋白 I/T（cTnI/T）是诊断心肌梗死的特异性高、敏感性好的生物性标志物，高敏肌钙蛋白（hs-cTn）是检测 cTnI/T 的高敏感方法。如不能检测 cTn，肌酸激酶同工酶（CK-MB）检测可作为替代。

多数急性肺栓塞患者血气分析 $PaO_2 < 80$mmHg 伴 $PaCO_2$ 下降。血浆 D-二聚体升高，因其敏感性高而特异性差，若其含量低于 $500\mu g/L$，有重要的排除价值。

（3）超声心动图：可定位主动脉夹层内膜裂口，显示真、假腔的状态及并发心包积液和主动脉瓣关闭不全的改变等。

（4）CT血管成像：是主动脉夹层和急性肺栓塞的临床首选影像学检查。

（5）肺动脉造影术：是在CT检查难以确诊或排除急性肺栓塞诊断时，或者患者需要血流动力学监测时应用。

5. ACS的危险分层　对于ACS患者的预后判断和治疗策略选择具有重要价值。

STEMI高危特征包括：广泛ST段抬高、新发左束支传导阻滞、既往心肌梗死病史、Killip分级＞Ⅱ级、下壁心肌梗死伴左室射血分数≤35%或收缩压<100mmHg或心率>100次/分或前壁导联ST段下移≥0.2mV或右室导联V_4R ST段抬高≥0.1mV、前壁心肌梗死且至少2个导联ST段抬高≥0.2mV。

三、救治与护理

（一）救治原则

急性胸痛的处理原则是首先迅速识别致命性胸痛，给予积极救治，然后针对病因进行治疗。

1. ACS的救治原则

（1）院前急救：①首先识别并确认缺血性胸痛，获取12导联心电图，如果ST段抬高，将患者送往能进行心血管再灌注治疗的医院，有条件应提前与医院沟通。②监测生命体征和血氧饱和度，如果血氧饱和度<94%，给予吸氧。③如果发生心搏骤停，立即进行CPR和除颤。④对症治疗，如舌下含服或喷雾硝酸甘油，必要时给予吗啡止痛。⑤建立静脉通路。⑥如果考虑给予院前溶栓治疗，应排除禁忌证。

（2）急诊科救治：①救治目标，识别并分诊患者，缓解缺血性胸部不适；预防和治疗ACS的急性致命并发症（如室颤、无脉性室速、心源性休克、急性心力衰竭等）。②危险分层，根据评估结果，可将患者划分为STEMI、高危NSTE-ACS以及中低危NSTE-ACS，分别采取不同的救治措施。③早期再灌注治疗，如果STEMI患者症状出现时间<12小时，应直接行经皮冠状动脉介入治疗（PCI），目标时间是从接诊到球囊扩张时间<90分钟。如果采用静脉溶栓治疗，目标时间是从接诊到进针时间<30分钟。

2. 急性主动脉夹层的救治原则　积极给予镇静与镇痛治疗，给予控制血压、负性心率与负性心肌收缩力的药物，必要时介入或外科手术治疗。

3. 急性肺栓塞的救治原则　在呼吸循环支持治疗的基础上，以抗凝治疗为主；对于伴有明显呼吸困难、胸痛、低氧血症的大面积肺栓塞病例，采取溶栓、外科手术取栓或介入导管碎栓治疗。

（二）护理措施

1. 即刻护理措施　急性胸痛在没有明确病因前应给予：①安静卧床休息。②连接心电、血压、呼吸和血氧饱和度监测仪，注意电极位置应避开除颤区域和心电图胸导联位置。③当有低氧血症时，给予鼻导管或面罩吸氧，使血氧饱和度≥94%。④描记12或18导联心电图，动态关注ST段变化。⑤建立静脉通路，保持给药途径畅通。⑥按所在部门救治流程采取动脉、静脉血标本，监测血常规、血气分析、心肌损伤标志物、电解质、凝血试验、肝肾功能、D-二聚体等。⑦对 ACS 的急性致命并发症，如室颤、无脉性室速等，准备好急救药物和抢救设备。⑧对于 NSTE-ACS 极高危缺血患者，做好紧急行冠状动脉造影（<2 小时）的准备。⑨如果病情允许，协助患者按医嘱接受 X 线胸片、CT、磁共振成像（MRI）等影像学检查。

2. 胸痛护理　观察胸痛的部位、性质、严重程度、有无放射、持续时间、伴随症状、缓解和加重因素。注意疼痛程度的变化，胸痛时表情有无面色苍白、大汗和血流动力学障碍。及时向医生报告患者疼痛变化。根据医嘱使用镇痛药，及时评估止痛的效果。

3. ACS 的护理　如胸痛的病因为 ACS，护理如下。

（1）按医嘱应用药物：明确用药剂量、途径、适应证、禁忌证以及简单药物原理。

①阿司匹林：对于疑似 STEMI 患者，若无阿司匹林过敏史和近期胃肠道出血，应遵医嘱立即让其嚼服阿司匹林 150~300mg，保证药物吸收效果。

②硝酸酯类药物：包括硝酸甘油和硝酸异山梨酯。对于阿司匹林无法缓解的胸痛患者，若血流动力学稳定（收缩压高于 90mmHg 或低于基线值 30mmHg 以内且心率为 50~100 次/分），每 3~5 分钟让其舌下含服 1 片硝酸甘油，含服时确保舌下黏膜湿润，尽可能取坐位，以免加重低血压反应。若胸痛仍未缓解，及时报告医生，准备给予静脉滴注硝酸甘油，注意定期调整滴注速度，监测血流动力学和临床反应，使血压正常患者平均动脉压下降 10%，高血压患者平均动脉压下降 20%~30%。部分患者用药后可能出现面色潮红、头部胀痛、头晕、心动过速、心悸等不适，应告知患者是由于药物所产生的血管扩张作用所致，并注意密切观察。特别需要注意的是，对于心室前负荷不足的患者应慎用或不用硝酸甘油，这些情况包括：下壁心梗和右室心梗、低血压、心动过缓、心动过速、过去 24~48 小时服用过磷酸二酯酶抑制剂。

③吗啡：对于经硝酸酯类药物治疗胸痛未缓解的患者，应及时报告医生，准备给予吗啡治疗。吗啡有扩张血管作用，可能有前负荷依赖或 UA/NSTEMI 患者应慎用吗啡，因吗啡可能与其死亡率增高有关。

④β-受体阻滞药：排除低血压、心动过缓、心力衰竭的 ACS 患者按医嘱给予 β-受体阻滞药，降低过快心率和高血压，减轻心肌耗氧。

⑤氯吡格雷：具有血小板抑制剂作用，起效快、使用安全。高危 ACS 保守治疗患者或延迟性 PCI 患者在早期辅助治疗中按医嘱给予氯吡格雷可改善预后，尤其适合对阿司匹林过敏的 ACS 高危人群应用。

（2）再灌注心肌的治疗与护理：起病 3~6 小时最多在 12 小时内，做好使闭塞的冠状动脉再通的准备，使心肌得到再灌注，减小心肌坏死的范围。

a. 直接 PCI 治疗的适应证：STEMI 患者。包括①发病 12 小时内或伴有新出现左束支传导阻滞，或伴严重急性心力衰竭或心源性休克（不受发病时间限制）。②发病 12 至 24 小时具有临床或心电图进行性缺血证据。

b. 溶栓后 PCI 治疗的适应证：所有在院前溶栓的患者应及时转运到能进行 PCI 治疗的医院。①溶栓成功后 3 至 24 小时，或溶栓后出现心源性休克或急性严重心力衰竭时，应行冠状动脉造影并对梗死相关血管行血运重建。②溶栓治疗失败患者。③溶栓成功后若出现再发缺血、血流动力学不稳定以及危及生命的室性心律失常或有再次闭塞证据的患者。

c. PCI 术前护理：协助医生向患者及家属介绍 PCI 目的、方法。按医嘱抽取血常规、凝血试验、心肌损伤标志物、肝肾功能等化验，做好手术区域的备皮，备好便携式给氧设施及必要的抢救药品与物品，尽快护送患者到介入导管室。

d. 溶栓治疗的护理。如果因各种原因不能进行 PCI 而采用溶栓治疗，应：①评估溶栓治疗的适应证和禁忌证。②按医嘱准确给药，如尿激酶（UK）、链激酶（SK）和重组组织型纤维蛋白溶酶原激活剂（rt-PA）。③监测血压的改变。④按医嘱随时做心电图，及时了解再灌注心律失常和 ST 段的改变。⑤溶栓治疗最严重的并发症是颅内出血，应密切观察患者是否发生严重头痛、视觉障碍、意识障碍等。动、静脉穿刺后要注意延长按压局部时间至不出血为止。⑥按医嘱及时抽取和送检血液标本，及时了解化验和特殊检查结果。⑦注意观察有无药物不良反应，如寒战、发热等过敏反应。

（3）并发症的监测与处理

a. 心律失常的监测与处理：注意观察监护仪及心电图的心率（律），及时识别各种心律失常，并迅速配合医生给予及时处理。

b. 心源性休克的监测与处理：密切观察患者的呼吸、血压、心率及皮肤颜色、温度及潮湿度等表现。如果患者出现心率持续增快、血压有下降趋势（<90mmHg），血氧饱和度低于94%，皮肤颜色苍白或发绀，四肢湿冷，表情淡漠等症状，应高度警惕发生心源性休克的可能，应及时通知医生，配合给予必要的处理。

心源性休克的处理。①补充血容量，估计有血容量不足，按医嘱补充液体，注意按输液计划调节滴速，观察有无呼吸困难、颈静脉充盈、恶心、呕吐、心前区疼痛加重等表现。②及时按医嘱给予药物，如血压低于 90mmHg 及时给予血管活性药物（如多巴胺）等药物静脉滴注。用药时注意观察血压和输液部位的皮肤，根据医嘱和血压具体情况调节输液速度。需要时，按医嘱采取措施纠正酸中毒及电解质紊乱，保护肾功能。③密切观察病情变化，注意观察药物作用与不良反应，密切观察心率（律）、血压、血氧饱和度、尿量和患者状况，准确记录出入水量，及时向医生报告病情变化情况。

c. 急性左心衰竭的监测与处理：如患者出现不能平卧、呼吸困难、咳嗽、发绀、烦躁等心力衰竭症状时，立即准备按医嘱采取紧急措施。①体位，将患者置于坐位或半坐位。②保持呼吸道通畅，给予高流量面罩吸氧。③遵医嘱给予各种抢救药物，如静脉注射吗啡，镇静，减轻恐惧感，同时亦可降低心率，减轻心脏负荷；应用氨茶碱，解除支气管痉挛，缓解呼吸困难；给予洋地黄制剂，增加心肌收缩力和心排出量；应用硝酸甘油、硝普钠等血管扩张剂静脉滴注，扩张周围血管，减少静脉回心血量；给予呋塞米静脉注射，利尿，减少循环血量。在给药过程中，注意按药物用法给药，血管活性药物一般应用微量泵注入控制输液速度，防止低血压。但对于肺和（或）体循环淤血者，注意严格控制静脉输液速度，监测液体出入量。④密切观察病情变化，协助完善相关检查：进行心电、血压、血氧饱和度监测，密切观察药物作用及其病情变化。描记 12 导联心电图，留取动脉血气、脑钠肽、血常规、血糖、电解质和心肌损伤标志物等各种血标本；协助患者接受 X 线胸片、超声检查。

（4）心理护理：ACS 患者突然发病、症状重，加之处于医院的特殊环境，告知的手术风险及医疗费用等因素均会引起紧张、恐惧、焦虑、烦躁，甚至绝望等负性情绪。因此，应重视对患者的心理护理，注意关心体贴患者。抢救过程中适时安慰和鼓励患者，有针对性地告知相关抢救措施，减轻患者的恐惧感，取得患者及家属的配合，积极配合救治，增强对治疗的信心。

（5）健康指导：在救治 ACS 患者的同时，结合患者病情和不同特点对患者和家属实施健康教育和康复指导，强化预防意识，已有 ACS 病史应预防再次梗死和其他心血管不良事件称之为二级预防。

a. 改变生活方式：①合理膳食。宜摄入低热量、低脂、低胆固醇、低盐饮食，多食蔬菜、水果和粗纤维食物如芹菜、糙米等，避免暴饮暴食。②适当运动。保持适当的体力活动，以有氧运动为主，注意运动的强度和时间，以不致发生疼痛症状为度。③控制体重。在饮食治疗的基础上，结合运动和行为治疗等控制体重。④戒烟戒酒。

b. 避免诱发因素：调整日常生活与工作量，不可过于劳累，避免情绪激动，减轻精神压力，保证充足睡眠。

c. 正确应用药物：告知患者用药目的、作用及注意事项，指导患者正确应用抗血小板聚集、抗缺血、抗心律失常、降压降脂降糖等药物，积极治疗冠心病、高血压、高血脂、糖尿病等基础慢性疾病。

d. 病情自我监测：向患者讲解疾病的知识，包括 ACS 发生的简单过程、诱因、监护意义。教会自测脉率，以及早发现心律失常。告知患者及家属心绞痛发作时的缓解方法，如心绞痛发作比以往频繁、程度加重，疼痛时间延长，应警惕心肌梗死的发生，及时就医。

4. 主动脉夹层的护理　如胸痛的病因是主动脉夹层，护理如下。

（1）按医嘱给予药物治疗：①降压治疗。降压可以减轻或缓解患者胸痛，防止主动脉破裂，争取手术机会。一般静脉持续应用微量泵给药扩血管药物，如硝普钠，同时配合应用 β 受体阻滞药或钙离子拮抗剂，将收缩压控制在相应安全水平。用药过程中要密切监测血压变化，避免血压出现骤降或骤高，根据血压变化调节药物剂量，使血压维持在相对稳定和安全的水平。②镇痛治疗。如果患者胸痛剧烈，应及时报告医生，遵医嘱给予吗啡等治疗，观察并记录胸痛缓解情况，密切监测有无心动过缓、低血压和呼吸抑制等不良反应。

（2）密切观察病情变化：严密监测四肢血压和心率（律）的变化，观察胸痛缓解或加重情况；关注辅助检查结果，了解病情严重程度与发展趋势；出现任何异常情况，及时向医生报告。主动脉夹层极易发生夹层破裂而危及生命，应随时做好抢救的准备。

（3）做好介入治疗、手术或转运的准备：按医嘱为患者做好接受介入治疗或住院接受外科手术治疗的准备，按部门要求为转运过程中可能发生的病情变化做好充分的准备。

（周丽娟）

第四节　急性腹痛

急性腹痛是指发生在 1 周之内，由各种原因引起的腹腔内外脏器急性病变而表现在腹部的疼痛，是临床上常见的急症之一，具有发病急、变化多、进展快的特点，若处理不及时，极易发生严重后果，甚至危及患者生命。护士细致的评估、严密的观察和及时的护理，对把握患者抢救时机和疾病的疗效与预后起到重要的作用。

一、病因及发病机制

（一）病因

可引起腹痛的病因很多，可分为器质性和功能失调性两类。器质性病变包括急性炎症、梗阻、扩张、扭转、破裂、损伤、出血、坏死等；功能失调性因素有麻痹、痉挛、神经功能紊乱、功能暂时性失调等。

1. 腹腔脏器病变引起的腹痛 ①急性炎症：如急性胃炎、急性胃肠炎、急性肠系膜淋巴结炎、急性肾盂肾炎、急性回肠或结肠憩室炎、自发性腹膜炎等；急性胰腺炎、阑尾炎、胆囊炎、急性化脓性胆管炎、腹腔内各种脓肿、急性盆腔炎、急性附件炎、急性泌尿系感染以及急性细菌性或阿米巴性痢疾等。②急性梗阻或扭转：常见的有急性肠梗阻（包括肠套叠、肠扭转）、腹内/外疝、胆道、肾、尿路管结石嵌顿性绞痛、胆道蛔虫症、肠系膜或大网膜扭转、急性胃或脾扭转、胃黏膜脱垂症、卵巢囊肿蒂扭转等。③急性穿孔：消化性溃疡急性穿孔、胃肠道癌或肠炎症性疾病急性穿孔、胆囊穿孔、子宫穿孔、外伤性胃肠穿孔等。④急性内出血：如腹部外伤所致肝、脾、肾等实质脏器破裂，肝癌等破裂；异位妊娠、卵巢或黄体破裂等。⑤血管病变：见于腹主动脉瘤、肾梗死、肠系膜动脉急性栓塞或血栓形成、肠系膜静脉血栓形成、急性门静脉或肝静脉血栓形成、脾梗死、夹层动脉瘤等。⑥其他：如急性胃扩张、痛经、肠易激综合征、腹壁皮肤带状疱疹等。

2. 腹腔外脏器或全身性疾病引起腹痛 以胸部疾病所致的放射性腹痛和中毒、代谢疾病所致的痉挛性腹痛为多，常伴有腹外其他脏器病症，而无急性腹膜炎征象。①胸部疾病：如不典型心绞痛、急性心肌梗死、急性心包炎、主动脉夹层、肋间神经痛、下肺肺炎、肺脓肿、胸膜炎、气胸等。②代谢及中毒疾病：如铅、砷、汞、酒精中毒，尿毒症，糖尿病酮症酸中毒，低钙血症等。③变态反应性疾病：如腹型过敏性紫癜、腹型风湿热。④神经源性疾病：如脊柱结核、带状疱疹、末梢神经炎、腹型癫痫、胃肠功能紊乱、神经功能性腹痛等。

（二）腹痛发病机制

1. 体性痛 脏腹膜上虽然没有感觉受体，但近脏器的肠系膜、系膜根部、小网膜及膈肌等均有脊髓性感觉神经，当病变累及其感觉神经时产生冲动，并上传至丘脑，被大脑感知。体性痛较剧烈，定位较准确，与体位有关，变换体位常可使疼痛加重。

2. 内脏痛 多由消化道管壁平滑肌突然痉挛或强力收缩，管壁或脏器突然扩张，急性梗阻、缺血等刺激自主神经的痛觉纤维传导所致，常为脏器本身的疼痛。

3. 牵涉痛 也称放射痛或感应性痛，是由某种病理情况致身体某一局部疼痛，疼痛部位非病变所在部位，但与病变脏器的感觉常来自于同一节段的神经纤维。

二、病情评估与判断

（一）病情评估

1. 快速评估全身情况 急诊护士接诊后应首先评估患者的总体情况，初步判断病情的轻、重、缓、急，以决定是否需要作急救处理。对危重患者，应重点评估（包括神志、回答问题能力、表情、血压、脉搏、体位、疼痛程度等），之后迅速分诊送入治疗区进行急救处理，待情况允许再做详细检查。表情痛苦、面色苍白、脉搏细速、呼吸急促、大汗淋漓、仰卧不动或蜷曲侧卧、明显脱水等提示病情较重。如脉搏频速伴低血压，提示低血容量。

2. 评估一般情况 ①年龄：青壮年以急性胃穿孔、阑尾炎、肠梗阻、腹部外伤所致脏器破裂出血等多见。中老年以胃肠道癌肿及并发症、胆囊炎、胆石症及血管疾病等发病率高。②性别：如溃疡病穿孔、急性阑尾炎、肠梗阻、尿路结石男性多见，而胆囊炎、胰腺炎则女性多见。③既往史：了解既往有无引起急性腹痛的病史，如溃疡病、阑尾炎等，有无类似发作史，有无腹部外伤史、手术史，有无心肺等胸部疾病和糖尿病、高血压史等。女性应了解月经生产史，闭经且发生急性腹痛并伴休克者，应高度警惕异位妊娠破裂内出血。

3. 重点详细询问腹痛相关信息

（1）诱发因素：胆囊炎或胆石症常于进食油腻食物后发作；急性胰腺炎发作前常有酗酒、高脂饮食、暴饮暴食史；部分机械性肠梗阻与腹部手术有关；溃疡病穿孔在饱餐后多见；剧烈活动或突然改变体位后突发腹痛可能为肠扭转；腹部受暴力作用引起剧痛伴休克者，可能是肝、脾破裂所致。

（2）疼痛部位：最早发生腹痛及压痛最明显的部位常是发生病变的部位，可帮助推断可能的病因。

（3）疼痛的起病方式、性质和程度

a. 疼痛的起病方式、性质：①炎症性急性腹痛，以腹痛、发热、压痛或腹肌紧张为主要特点。一般起病较缓慢，多由轻渐重，剧痛呈持续性并进行性加重，炎症波及脏器浆膜和壁腹膜时，呈典型局限性或弥漫性腹膜刺激征。常见于急性阑尾炎、胆囊炎、腹膜炎、胰腺炎、盆腔炎等。②穿孔性急性腹痛，以突发持续腹痛、腹膜刺激征，可伴有肠鸣音消失或气腹为主要特点。突然起病，呈剧烈的刀割样痛、烧灼样痛，后呈持续性，范围迅速扩大。常见于外伤、炎症或癌肿侵蚀导致的空腔脏器破裂，如溃疡穿孔、胃癌穿孔、胆囊穿孔、外伤性肠穿孔等。③梗阻性急性腹痛，以阵发性腹痛、呕吐、腹胀、排泄功能障碍为主要特点。多突然发生，呈阵发性剧烈绞痛，当梗阻器官合并炎症或血运障碍时，常呈持续性腹痛，阵发性加重。常见于肾、输尿管结石、胆绞痛、胆道蛔虫病、肠梗阻、肠套叠、嵌顿性疝、卵巢囊肿蒂扭转等。④出血性急性腹痛，以腹痛、失血性休克与急性贫血、隐性（内）出血或显性（外）出血（呕血、便血、尿血）为主要特点。起病较急骤，呈持续性，但不及炎症性或穿孔性腹痛剧烈，由于大量积血刺激导致急性腹膜炎，但腹膜刺激症状较轻，有急性失血症状。常见于消化性溃疡出血、肝脾破裂出血、胆道出血、肝癌破裂出血、腹主动脉瘤破裂出血、异位妊娠破裂出血等。⑤损伤性急性腹痛，以外伤、腹痛、腹膜炎或内出血综合征为主要特点。因暴力着力点不同，可有腹壁伤、空腔脏器伤及实质脏器伤造成的腹痛，原发性休克恢复后，常呈急性持续性剧烈腹痛，伴恶心、呕吐。⑥绞窄与扭转性急性腹痛，又称缺血性急性痛。疼痛呈持续性，因受阵发牵拉，可有阵发性类似绞痛加剧，常可触及压痛性包块，可有频繁干呕、消化道排空症状，早期无腹膜刺激征，随着坏死的发生而出现。⑦功能性紊乱及全身性疾病所致急性腹痛，疼痛常无明显定位，呈间歇性、一过性或不规律性，腹痛虽然严重，但体征轻，腹软，无固定压痛和反跳痛，常有精神因素或全身性疾病史。如肠道易激综合征、胃肠神经症、肠系膜动脉硬化或缺血性肠病、腹型癫痫、过敏性紫癜等。

腹部绞痛多发病急、患者痛苦，应注意鉴别，尽早明确病因。

b. 疼痛程度：腹痛程度可反映腹内病变的轻重，但疼痛的个体敏感性和耐受程度差异较大，影响其评价。刀割样剧痛可能为化学刺激引起，如空腔脏器急性穿孔；梗阻性疾病为剧烈疼痛，如肠扭转、卵巢囊肿蒂扭转、肾绞痛等；脏器破裂出血性疾病引起的腹痛略次之，如宫外孕、脾破裂、肝破裂等；炎症性疾病引起的腹痛较轻，如阑尾炎、肠系膜淋巴结炎等。

（4）与发作时间、体位的关系：餐后痛可能由于胆、胰疾病，胃部肿瘤或消化不良所致；饥饿痛发作呈周期性、节律性者见于胃窦、十二指肠溃疡；子宫内膜异位者腹痛与月经周期有关；卵泡破裂者腹痛发作在月经间期。如果某些体位使腹痛加剧或减轻，有可能成为诊断的线索，如胃黏膜脱垂患者左侧卧位可使疼痛减轻；胰腺疾病患者前倾坐位或膝胸位时疼痛减轻；腹膜炎患者活动疼痛加剧，蜷缩侧卧疼痛减轻；反流性食管炎患者烧灼痛在躯体前屈时明显，而直立位时减轻。

（5）伴随症状

a. 消化道症状：①恶心、呕吐，常发生于腹痛后，可由严重腹痛引起。急性胆囊炎、溃疡病穿孔均可伴有恶心、呕吐。急性胃肠炎、胰腺炎发病早期呕吐频繁，高位肠梗阻呕吐出现早而频繁，低位肠梗阻或结肠梗阻呕吐出现晚或不出现；呕吐物的性质及量与梗阻部位有关，如呕吐宿食不含胆汁则为幽门梗阻，呕吐粪水样物常为低位肠梗阻。②排便情况，腹痛伴有呕吐，肛门停止排气、排便多见于肠梗阻；腹痛伴有腹泻，多见于急性肠炎、痢疾、炎症性肠病、肠结核等；伴有果酱样便是肠套叠的特征；伴有血便，多见绞窄性肠梗阻、肠套叠、溃疡性结肠炎、坏死性肠炎、缺血性疾病等。

b. 其他伴随症状：①休克，腹痛同时伴有贫血者可能是腹腔脏器破裂（如肝、脾或异位妊娠破裂）；不伴贫血者见于急性胆管炎、胃肠穿孔、绞窄性肠梗阻、肠扭转、急性胰腺炎等。②黄疸，多见于急性胆管炎、胆总管结石、壶腹部癌或胰头癌。③发热，外科疾病一般是先有腹痛后发热；而内科疾病多先有发热后有腹痛。如伴发热、寒战者，多见于胆道感染、腹腔或腹内脏器化脓性病变、下肺炎症或脓肿等。④血尿、排尿困难，多见于泌尿系感染、结石等。⑤盆腔炎症或积液、积血时可有排便次数增多、里急后重感。

4. 体格检查　重点在评估腹部情况。腹部体检时应嘱患者取仰卧位，双腿屈曲充分暴露全腹，然后对腹部进行视、触、叩、听四个方面的检查。①视诊：全腹膨胀是肠梗阻、腹膜炎晚期表现。不对称性腹胀可见于肠扭转、闭袢性肠梗阻。急性腹膜炎时腹式呼吸运动减弱或消失。注意有无胃肠蠕动波及胃肠型，腹股沟区有无肿块等。②触诊：最重要的腹部检查，着重检查腹膜刺激征，腹部肌紧张、压痛与反跳痛的部位、范围和程度。压痛最明显之处往往就是病变所在，是腹膜炎的客观体征。炎症早期或腹腔内出血表现为轻度腹肌紧张，较重的感染性病变如化脓性阑尾炎、肠穿孔表现为明显肌紧张。胃十二指肠、胆道穿孔时，腹壁可呈"板状腹"，但随着时间延长，腹腔内渗液增加而使腹膜刺激征反而减轻。注意年老体弱、肥胖、小儿或休克患者，腹膜刺激征常较实际为轻。③叩诊：先从无痛区开始，叩痛最明显处常是病变部位。肝浊音界消失提示胃肠道穿孔致膈下游离气体。移动性浊音表示腹腔积液或积血。④听诊：判断胃肠蠕动功能，一般选择脐周听诊。肠鸣音活跃、音调高、有气过水音提示机械性肠梗阻。肠鸣音消失或减弱多见于急性腹膜炎、血运性肠梗阻和肠麻痹。上腹部振水音可能提示幽门梗阻或胃扩张。

5. 辅助检查

（1）实验室检查：①血常规，白细胞总数和中性粒细胞计数增多提示感染性疾病；血红蛋白及红细胞进行性减少提示有活动性出血可能。②尿常规，尿中大量红细胞提示肾绞痛、泌尿系肿瘤和损伤，白细胞增多表示感染。糖尿病酮症酸中毒可见尿糖、尿酮体阳性。③大便常规，糊状或水样便，含少量红、白细胞可能为细菌性食物中毒引起的急性肠炎；黏液脓血提示痢疾可能；血便提示有消化道出血；大便隐血阳性提示消化道肿瘤。④血生化，血、尿或腹腔积液淀粉酶增高常是急性胰腺炎；血肌酐、尿素氮升高提示肾功能不全；人绒毛膜促性腺激素有助于异位妊娠诊断。

（2）X线检查：胸部X线检查可显示肺、胸膜及心脏病变；腹部透视和摄片检查如发现膈下游离气体，提示胃肠穿孔；肠内有气液平面，肠腔内充气较多，提示肠梗阻；怀疑有尿路病变可摄腹部平片或作静脉肾盂造影。

（3）超声检查：对肝、胆、胰、脾、肾、输尿管、阑尾、子宫及附件、膀胱等形态、大小、占位病变、结石、异位妊娠，腹腔积液、腹腔内淋巴结及血管等病变等均有较高的诊断价值，是首选检查方法。在超声指引下进行脓肿、腹腔积液及积血等穿刺抽液。

（4）内镜检查：包括胃镜、十二指肠镜、胆道、小肠镜和结肠镜等，对急性腹痛的诊断具有极其重要的意义。在明确消化道出血的病因同时可行内镜下止血或病灶切除。

（5）CT检查：对病变定位定性有很大价值。其优点是不受肠管内气体的干扰。CT是评估急腹症的又一个安全、无创而快速有效的方法，特别是对判断肝胆胰等实质性脏器病变、十二指肠和主动脉病变方面较超声检查更具优势。PET-CT检查对肿瘤的诊断更加敏感。

（6）直肠指检：盆位阑尾炎可有右侧直肠壁触痛，盆腔脓肿或积血可使直肠膀胱凹窝呈饱满感、触痛。

（7）其他检查：疑腹腔有积液或出血，可进行腹腔诊断性穿刺，吸取液体进行常规检查和细胞学检查，可以确定病变性质；阴道后穹隆穿刺主要用于判断异位妊娠破裂出血、盆腔脓肿或盆腔积液；40岁以上患者，既往无慢性胃病史，突然发作上腹痛应常规做心电图，以识别有无心脏及心包病变。

（二）病情判断

急性腹痛的病情严重程度可分为三类：①危重，先救命后治病。患者出现呼吸困难、脉搏细弱、严重贫血貌，如腹主动脉瘤破裂、异位妊娠破裂合并重症休克，应立即实施抢救。②重，配合医生诊断与治疗。患者持续腹痛伴器官功能障碍，如消化道穿孔、绞窄性肠梗阻、卵巢囊肿蒂扭转等，应配合医生尽快完成各项相关检查，纠正患者一般情况，准备急诊手术和相关治疗。③普通，但可存在潜在危险性：通常患者体征平稳，可按常规程序接诊，细致观察，及时发现危及生命的潜在病因。如消化道溃疡、胃肠炎等，也可能有结石、恶性肿瘤的可能性。需要强调的是，面对每一例腹痛患者，均需重视并优先排查。

三、救治与护理

（一）救治原则

急性腹痛的病因虽然不同，但救治原则基本相似，即挽救生命、减轻痛苦、积极的对因治疗和预防并发症。

1. 手术治疗　手术是急腹症的重要治疗手段。如肠梗阻、内脏穿孔或出血、急性阑尾炎等病因明确，有手术指征者，应及时手术治疗。

2. 非手术治疗　主要适用于病因未明而腹膜炎症状不严重的患者，给予纠正水、电解质紊乱，抗感染，防治腹胀，防止休克等对症支持措施。对病因已明确而不需手术治疗、疼痛较剧烈的患者，应适当使用镇痛剂。

3. 不能确诊的急腹症患者　要遵循"四禁"原则，即禁食、禁灌肠、禁止痛、禁用泻药。经密切观察和积极治疗后，腹痛不缓解，腹部体征不减轻，全身状况无好转反而加重的患者可行剖腹探查，明确病因。

（二）护理措施

1. 即刻护理措施　应首先处理能威胁生命的情况，如腹痛伴有休克应及时配合抢救，迅速建立静脉通路，及时补液纠正休克。如有呕吐头应偏向一侧，以防误吸。对于病因明确者，遵医嘱积极做好术前准备。对于病因未明者，遵医嘱暂时实施非手术治疗措施。

2. 控制饮食及胃肠减压　对于病情较轻且无禁忌证者，可给予少量流质或半流质饮食。病因未明或病情严重者，必须禁食。疑有空腔脏器穿孔、破裂，腹胀明显或肠梗阻患者须行胃肠减压，应注意保持引流通畅，观察与记录引流液的量、色和性状，及时更换减压器。对于病情严重，预计较长时间不能进食者，按医嘱应尽早给予肠外营养。

3. 补液护理　遵医嘱给予输液，补充电解质和能量合剂，纠正体液失衡，并根据病情变化随时调整补液方案和速度。

4. 遵医嘱给予抗生素控制感染　急腹症多为腹腔内炎症和脏器穿孔引起，多有感染，是抗生素治疗的确定指征。一般首先予经验性用药，宜采用广谱抗生素，且主张联合用药。待细菌培养，明确病原菌及药敏后，尽早采用针对性用药。

5. 严密观察病情变化　观察期间要注意病情演变，综合分析，特别是对病因未明的急性腹痛患者，严密观察是极为重要的护理措施。观察内容包括：①意识状态及生命体征。②腹痛部位、性质、程度、范围以及腹膜刺激征的变化和胃肠功能状态（饮食、呕吐、腹胀、排便、肠蠕动、肠鸣音等）。③全身情况及重要脏器功能变化。④腹腔异常，如腹腔积气、积液、肝浊音界变化和移动性浊音。⑤新的症状与体征出现等。

6. 对症处理　如腹痛病因明确者，遵医嘱及时给予解痉镇痛药物。但使用止痛药物后应严密观察腹痛等病情变化，病因未明时禁用镇痛剂。高热者可给予物理降温或药物降温。

7. 卧床休息　尽可能为患者提供舒适体位。一般状况良好或病情允许时宜取半卧位或斜坡卧位。注意经常更换体位，防止压疮等并发症。

8. 稳定患者情绪，做好心理护理　急性腹痛往往给患者造成较大的恐惧。因此，应注意对患者及家属做好解释安慰工作，对患者的主诉采取同情性倾听，减轻焦虑，降低患者的不适感。

9. 术前准备　对危重患者应在不影响诊疗前提下尽早做好必要的术前准备，一旦治疗过程中出现手术指征，立刻完善术前准备，送入手术室。

（周丽娟）

第五节　高血糖症与低血糖症

糖尿病（DM）是一组由多病因引起的以慢性高血糖为特征的代谢性疾病，是由于胰岛素分泌（或）作用缺陷所引起。典型的症状为"三多一少"，即多尿、多饮、多食及体重减轻。长期代谢紊乱可引起多系统及器官的功能减退及衰竭，成为致死或致残的主要原因；病情严重或应激时可发生急性严重代谢紊乱，如糖尿病酮症酸中毒、高血糖高渗状态、低血糖症等。

一、高血糖症

（一）糖尿病酮症酸中毒

糖尿病酮症酸中毒（DKA）是由于体内胰岛素活性重度缺乏及升糖激素不适当增高，引起糖、脂肪和蛋白质代谢紊乱，以致水、电解质和酸碱平衡失调，出现高血糖、酮症、代谢性酸中毒和脱水为主要表现的临床综合征。是糖尿病的急性并发症，也是内科常见的危象之一。

1. 病因与发病机制　1型糖尿病患者有自发DKA倾向，DKA也是1型糖尿病患者死亡的主要原因之一。2型糖尿病患者在一定诱因作用下也可发生DKA。最常见的诱因为感染，其他包括胰岛素突然治疗中断或不适当减量、饮食不当、创伤、手术、妊娠和分娩、脑卒中、心肌梗死、精神刺激等，但有时可无明显诱因。

胰岛素活性的重度或绝对缺乏和升糖激素过多（如胰高血糖素、儿茶酚胺类、皮质醇和生长激素）是DKA发病的主要原因。胰岛素缺乏和胰高血糖素升高是DKA发展的基本因素。糖、脂肪、蛋白质三大营养物质代谢紊乱，血糖升高，脂肪分解加速，大量脂肪酸在肝脏组织经β氧化产生大量乙酰乙酸、β-羟丁酸和丙酮，三者统称为酮体。当酮体超过机体的氧化能力时，血中酮体升高并从尿中排出，形成糖尿病酮症。乙酰乙酸、β-羟丁酸为较强有机酸，大量消耗体内储备碱，当代谢紊乱进一步加剧，超过机体酸碱平衡的调节能力时，即发生代谢性酸中毒。出现意识障碍时则为糖尿病酮症酸中毒昏迷。主要病理生理改变包括酸中毒、严重脱水、电解质平衡紊乱、周围循环衰竭、肾衰竭和中枢神经系统功能障碍。

2. 病情评估与判断

（1）病情评估

a. 病史及诱发因素：评估患者有无糖尿病病史或家族史，有时患者可能不清楚是否患有糖尿病。1型糖尿病患者有自发DKA倾向，2型糖尿病患者在某些诱因作用下也可发生DKA，如感染、降糖药物应用不规范、胰岛素抗药性、拮抗激素分泌过多、应激状态、饮食失调或胃肠疾患、妊娠和分娩、糖尿病未控制或病情加重等，但亦可无明显诱因。

b. 临床表现：早期糖尿病原有"三多一少"症状加重，酸中毒失代偿后，患者出现四肢乏力、口干、食欲不佳、恶心、呕吐，伴头痛、烦躁、嗜睡等症状，呼吸深快，呼气中有烂苹果味。随着病情的迅速发展，出现严重失水、皮肤干燥且弹性差、眼眶下陷、尿量减少、心率加快、脉搏细速、四肢发冷、血压下降。晚期各种反应迟钝，甚至消失，患者出现不同程度的意识障碍，最终导致昏迷。少数患者临床表现为腹痛，似急腹症。

c. 辅助检查：①尿，尿糖、尿酮体均呈阳性或强阳性，可有蛋白尿及管型尿。②血，血糖明显升高，多数为16.7~33.3mmol/L，超过33.3mmol/L时常伴有高渗状态或肾功能障碍；血酮体定量检查多在4.8mmol/L以上；CO_2CP降低；酸中毒失代偿后血动脉血pH值下降。

（2）病情判断：当尿酮体阳性，同时血糖增高，血pH值降低者，无论有无糖尿病史均高度怀疑DKA。

根据酸中毒的程度，DKA分为轻、中、重度。轻度是指仅有酮症而无酸中毒，即糖尿病酮症；中度指除酮症外，伴有轻度至中度的酸中毒，即DKA；重度是指酸中毒伴随意识障碍，即 DKA 昏迷，或无意识障碍，但二氧化碳结合力低于 10mmol/L。

3. 救治与护理

（1）救治原则：DKA 一旦明确诊断，应及时给予相应急救处理。①尽快补液以恢复血容量、纠正失水状态，是抢救 DKA 的首要措施。②给予胰岛素，降低血糖。③纠正电解质及酸碱平衡失调。④积极寻找和消除诱因，防治并发症，降低病死率，包括防治感染、脑水肿、心力衰竭、急性肾衰竭等。

（2）护理措施

a. 即刻护理措施：保持呼吸道通畅，防止误吸，必要时建立人工气道。如有低氧血症伴呼吸困难，给予吸氧 3~4L/min。立即查验血糖、留尿标本，建立静脉通路，立即开放 2 条以上静脉通道补液。采取动脉血标本行血气分析，及时送检血、尿等相关检查标本。

b. 补液：对抢救 DKA 患者十分关键，补液治疗不仅能纠正失水，快速恢复肾灌注，还利有于降低血糖、排出酮体。通常先补充生理盐水。补液量和速度的管理非常重要，DKA 失水量可超过体重的 10%，可根据患者体重和失水程度来估算。如患者无心衰，开始时补液速度较快，在 2 小时内输入 0.9%氯化钠 1 000~2 000mL，以尽快补充血容量，改善周围循环和肾功能。以后根据血压、心率、每小时尿量、周围循环情况及有无发热、呕吐、腹泻等决定补液量和速度，老年患者及有心肾疾病患者，必要时监测中心静脉压，以便调节输液速度和量。第 2~6 小时输液 1 000~2 000mL。第一个 24 小时输液量总量一般为 4 000~6 000mL，严重失水者可达 6 000~8 000mL。如治疗前已有低血压或休克，快速输液不能有效升高血压，应按医嘱输入胶体溶液并采取其他抗休克措施。补液途径以静脉为主，胃肠道补液为辅，鼓励清醒患者多饮水，昏迷患者可通过胃管补液，但不宜用于有呕吐、胃肠胀气或上消化道出血者。

c. 胰岛素治疗：目前均采用小剂量（短效）胰岛素治疗方案，即每小时给予每公斤体重 0.1U 胰岛素，以便血糖快速平稳下降而又不发生低血糖，同时抑制脂肪分解和酮体生成，通常将短效胰岛素加入生理盐水中持续静脉滴注。血糖下降速度一般以每小时约下降 3.9~6.1mmol/L（70~110mg/dl）为宜，每 1~2 小时复查血糖，若 2 小时后血糖下降不理想或反而升高，且脱水已基本纠正，提示患者对胰岛素敏感性较低，胰岛素剂量可加倍。当血糖降至 13.9mmol/L 时，可按医嘱开始输入 5%葡萄糖溶液，按比例加入短效胰岛素，此时仍需每 4~6 小时复查血糖，调节输液中胰岛素比例。患者尿酮体消失后，可根据其血糖、进食情况等调节胰岛素剂量或改为每 4~6 小时皮下注射一次胰岛素，使血糖水平稳定在较安全的范围内。病情稳定后过渡到胰岛素常规皮下注射。

d. 纠正电解质及酸碱平衡失调：轻、中度 DKA 经输液和胰岛素治疗后，酮体水平下降，酸中毒随代谢紊乱的纠正而恢复，一般不必补碱。血 pH≤7.1 的严重酸中毒影响心血管、呼吸和神经系统功能，应给予相应治疗，但补碱不宜过多、过快，以防诱发或加重脑水肿、血钾下降和反跳性碱中毒等。应采用小剂量等渗碳酸氢钠（1.25%~1.4%）溶液静脉输入，补碱的同时应监测动脉血气情况。

DKA 患者有不同程度失钾，治疗前的血钾水平不能真实反映体内缺钾程度，补钾的时间、速度和量应根据血钾水平和尿量来制定：①治疗前血钾低于正常，立即开始补钾。②血钾正常，尿量>40mL/h，也立即开始补钾。③血钾高于正常或无尿时，暂缓补钾。在治疗过程中需定时监测心电、血钾和尿量，调整补钾量及速度，病情恢复后仍需继续口服钾盐数天。对于治疗前血钾正常、偏低或因少尿升高的患者，警惕治疗后可出现低血钾，严重者可发生心律失常；血钠、血氯可降低，血尿素氮和肌酐增高。

e. 严密观察病情：在抢救患者的过程中需注意治疗措施之间的协调，重视病情观察，防治并发症，尤其是脑水肿和肾衰竭等，以维持重要脏器功能。①生命体征的观察，严重酸中毒可使外周血管扩张，导致低体温和低血压，并降低机体对胰岛素的敏感性，故应严密监测患者体温、血压的变化，及时采取措施。②心律失常、心力衰竭的观察，血钾过低、过高均可引起严重心律失常，应密切观察患者心电监护情况，尽早发现，及时治疗。年老或合并冠状动脉病（尤其是心肌梗死）、补液过多可导致心力衰竭和肺水肿，应注意预防，一旦出现患者咳嗽、呼吸困难、烦躁不安、脉搏加快，特别是在昏迷好转时出现上述表现，提示输液过量的可能，应立即减慢输液速度，并立即报告医生，遵医嘱给予及时处理。③脑水肿的观察，脑水肿是 DKA 最严重的并发症，病死率高，可能与补碱不当、长期脑缺氧和血糖下降过快、补液过多等因素有关，需密切观察患者意识状态、瞳孔大小以及对光反射。如 DKA 患者经治疗后血糖下降、酸中毒改善，但昏迷反而加重，或患者虽然一度清醒，但出现烦躁、心率快等，要警惕脑水肿的可能。④尿量的观察，密切观察患者尿量的变化，准确记录 24 小时液体出入量。DKA 时失水、休克，或原来已有肾脏病变等，均可引起急性肾衰竭，肾衰竭是本症主要死亡原因之一，要注意预防。尿量是衡量患者失水状态和肾功能的简明指标，如尿量<30mL/h 时，应及时通知医生，给予积极处理。

f. 积极处理诱因，预防感染，遵医嘱应用抗生素。

g. 其他：及时采血、留取尿标本，监测尿糖、尿酮、电解质及血气分析等结果。加强基础护理，昏迷患者应勤翻身，做好口腔和会阴护理，防止压疮和继发性感染的发生。

（二）高血糖高渗状态

高血糖高渗状态（HHS），也被称为糖尿病高渗性非酮症昏迷，是糖尿病急性代谢紊乱的另一类型，临床以严重高血糖、无明显酮症酸中毒、血浆渗透压明显升高、不同程度的意识障碍和脱水为特点。多见于老年 2 型糖尿病患者，约2/3 患者发病前无糖尿病病史或糖尿病症状较轻。

1. 病因与发病机制　最初表现常被忽视，诱因为引起血糖增高和脱水的因素：急性感染、外伤、手术、脑血管意外、水摄入不足或失水、透析治疗、静脉高营养疗法以及使用糖皮质激素、免疫抑制剂、利尿药、甘露醇等药物，有时在病程早期因未确诊糖尿病而输入大量葡萄糖液或因口渴而摄入大量含糖饮料可诱发本病。

HHS 的发病机制复杂，未完全阐明。各种诱因下，升糖激素分泌增加，进一步抑制胰岛素的分泌，加重胰岛素抵抗，糖代谢紊乱加重，血糖升高导致渗透性利尿，大量失水，失水多于失盐，血容量减少，血液浓缩，渗透压升高，导致细胞内脱水和电解质紊乱，脑细胞脱水和损害导致脑细胞功能减退，引起意识障碍甚至昏迷。

2. 病情评估与判断

（1）病情评估

①健康史：评估有无糖尿病病史及诱发 HHS 诱因，如应激、摄水不足、失水过多、高糖摄入、使用易诱发的药物等。

②临床表现：本病起病缓慢，可从数日到数周，主要表现为多尿、多饮，有食欲减退或不明显的多食。随着病程进展，出现严重的脱水和神经系统症状和体征。脱水表现为皮肤干

燥和弹性减退、眼球凹陷、唇舌干裂、脉搏快而弱，卧位时颈静脉充盈不良，立位时血压下降。神经系统表现为反应迟钝、烦躁或淡漠、抽搐、嗜睡、渐陷入昏迷。患者晚期尿少甚至尿闭。

③辅助检查：血糖达到或超过 33.3mmol/L（一般 33.3~66.6mmol/L），尿糖强阳性，尿酮体阴性或弱阳性，血浆渗透压达到或超过 320mOsm/L，动脉血气分析示 pH≥7.30 或血 HCO_3^- 浓度≥15mmol/L。

（2）病情判断：对于昏迷的老年人，脱水伴有尿糖或高血糖，特别是有糖尿病史并使用过利尿药、糖皮质激素、苯妥英钠或普萘洛尔者，应高度警惕发生高血糖高渗状态的可能。一旦发生，即应视为危重症。

出现以下表现者提示预后不良：①昏迷持续 48 小时尚未恢复。②血浆高渗透状态于 48 小时内未能纠正。③昏迷伴癫痫样抽搐和病理反射征阳性。④血肌酐和尿素氮持续增高不降低。⑤合并革兰氏阴性菌感染。⑥出现横纹肌溶解或肌酸激酶升高。

3. 救治与护理

（1）救治原则：HHS 需给予紧急处理，有条件应尽快收住重症监护室。处理原则为尽快补液以恢复血容量、纠正失水状态及高渗状态，降低血糖，同时积极寻找和消除诱因，防治并发症，降低病死率。

（2）护理措施

a. 即刻护理措施：立即给予吸氧，保持呼吸道通畅。建立 2~3 条静脉通路予以补液。遵医嘱采集血、尿标本进行急诊相关检查。

b. 补液：HHS 失水比 DKA 更严重，失水量多在发病前体液的 1/4 或体重的 1/8 以上，应积极谨慎补液以恢复血容量，纠正高渗和脱水状态。目前多主张先静脉输入等渗盐水（0.9%氯化钠），以便较快扩张微循环而补充血容量，迅速纠正低血压。若血容量恢复，血压上升而渗透压和血钠仍不下降时，应注意按医嘱改用低渗氯化钠溶液（0.45%氯化钠）。补液的速度宜先快后慢，最初 12 小时补液量为失液总量的 1/2，其余在 24~36 小时内补入，并加上当日的尿量。视病情可给予经胃肠道补液。

c. 胰岛素治疗与护理：宜应用小剂量短效胰岛素。大剂量胰岛素因使血糖降低过快而易产生低血糖、低血钾和促发脑水肿，故不宜使用。高血糖是维持血容量的重要因素，因此监测血糖尤为重要，当血糖降至 16.7mmol/L 时开始输入 5%葡萄糖液并在每 2~4g 糖加入 1U 胰岛素，当血糖降至 13.9mmol/L，血浆渗透压≤330mmol/L 时，应及时报告医生，按医嘱停用或减少胰岛素。

d. 严密观察病情：与糖尿病酮症酸中毒的病情观察基本相同，此外，仍需注意以下情况。①补液量过多、过快时，可能发生肺水肿等并发症。②补充大量低渗溶液，有发生溶血、脑水肿及低血容量休克的危险，应随时注意观察患者的呼吸、脉搏、血压、神志、尿量和尿色情况。一旦发现尿液呈粉红色，为发生溶血，立即停止输入低渗液体，报告医生，遵医嘱给予对症处理。

e. 基础护理：患者绝对卧床休息，注意保暖。昏迷者应保持气道通畅，保持皮肤清洁，预防压疮和继发性感染。

二、低血糖症

低血糖症是由多种原因引起的以静脉血浆葡萄糖（简称血糖）浓度低于正常值状态，临床上以交感神经兴奋和脑细胞缺糖为主要特点的综合征。一般以静脉血浆葡萄糖浓度低于2.8mmol/L作为低血糖症的标准。糖尿病患者在药物治疗过程中发生血糖过低现象，血糖水平≤3.9mmol/L就属于低血糖范畴。当血糖降低时，出现交感神经兴奋的症状，持续严重的低血糖将导致患者昏迷，可造成永久性的脑损伤，甚至死亡。

1. 病因与发病机制　低血糖症是多种原因所致的临床综合征，按病因不同，可分为器质性及功能性；按照低血糖的发生与进食的关系分为空腹低血糖和餐后低血糖两种临床类型。空腹低血糖常见于使用胰岛素治疗、口服磺脲类药物、高胰岛素血症、胰岛素瘤、重症疾病（肝衰竭、心力衰竭、肾衰竭等）、升糖激素缺乏（皮质醇、生长激素、胰高糖素等）等；餐后低血糖常见于2型糖尿病患者初期餐后胰岛素分泌高峰延迟、碳水化合物代谢酶的先天性缺乏、倾倒综合征、肠外营养治疗等。

人体内血糖的正常维持有赖于消化道、肝脏、肾脏及内分泌腺体等多器官功能的协调一致。人体通过神经-体液调节机制来维持血糖的稳定。其主要的生理意义在于保证对脑细胞的供能，脑细胞所需的能量几乎完全直接来自于葡萄糖，而且本身没有糖原储备。当血糖降到2.8~3.0mmol/L时，体内胰岛素分泌减少，而升糖激素如肾上腺素、胰升糖素、皮质醇分泌增加，肝糖原产生增加，糖利用减少，引起交感神经兴奋，大量儿茶酚胺释放。当血糖降到2.5~2.8mmol/L时，由于能量供应不足使大脑皮质功能抑制，皮质下功能异常。

2. 病情评估与判断

（1）病情评估

①健康史：评估有无糖尿病病史及诱发低血糖的病因，如进食和应用降糖药物等因素。

②临床表现：低血糖症常呈发作性，发作时间及频率随病因不同而有所差异。其临床表现可归纳为中枢神经低血糖症状和交感神经兴奋两组症状。

交感神经过度兴奋症状：表现为心悸、面色苍白、出汗、颤抖、饥饿、焦虑、紧张、软弱无力、流涎、四肢冰凉、震颤、血压轻度升高等。糖尿病患者由于血糖快速下降，即使血糖高于2.8mmol/L，也可出现明显的交感神经兴奋症状，称为"低血糖反应"。

中枢神经系统症状：主要为脑功能障碍症状，是大脑缺乏足量葡萄糖供应时功能失调的一系列表现。表现为注意力不集中、思维和语言迟钝、头晕、视物不清等。大脑皮层下受抑制时可出现骚动不安，甚而强直性惊厥、锥体束征阳性。波及延髓时进入昏迷状态，各种反射消失。如果低血糖持续得不到纠正，常不易逆转甚至死亡。

部分患者虽然低血糖但无明显症状，往往不被觉察，极易进展成严重低血糖症，陷于昏迷或惊厥称为未察觉低血糖症。

低血糖时临床表现的严重程度取决于：①低血糖的程度。②低血糖发生的速度及持续时间。③机体对低血糖的反应性。④年龄等。

③辅助检查：血糖测定多低于2.8mmol/L，但长期高血糖的糖尿病患者血糖突然下降时，虽然血糖高于此水平仍会出现低血糖反应的症状。

（2）病情判断：可依据Whipple三联征确定低血糖。①低血糖症状。②发作时血糖低于正常值（如2.8mmol/L）。③供糖后低血糖症状迅速缓解。根据血糖水平，低血糖症可分为轻、中、重度，血糖<2.8mmol/L 为轻度低血糖，血糖<2.2mmol/L 为中度低血糖，血糖<1.11mmol/L 为重度低血糖。

3. 救治与护理

（1）救治原则：救治原则为及时识别低血糖症、迅速升高血糖、去除病因和预防再发生低血糖。

①紧急复苏：遇有昏迷、心率加快者立即采取相应复苏措施。立即测定血糖，遵医嘱进行其他相关检查。

②升高血糖：根据病情口服含糖溶液或静脉注射 50%葡萄糖，必要时遵医嘱采用抑制胰岛素分泌的药物治疗。

③去除病因：及早查明病因，积极治疗原发病。

（2）护理措施

①即刻护理措施：立即检测血糖水平。对意识模糊者，应注意开放气道，保持呼吸道通畅。必要时，给予氧气吸入。

②补充葡萄糖：意识清楚者，口服含 15~20g 糖的糖水、含糖饮料，或进食糖果、饼干、面包、馒头等即可缓解。15 分钟后监测若血糖仍≤3.9mmol/L，再给予 15g 葡萄糖口服。重者和疑似低血糖昏迷的患者，应及时测定毛细血管血糖，甚至无需血糖结果，及时给予 50%葡萄糖液 20mL 静脉注射，15 分钟后若血糖仍≤3.9mmol/L，继以 50%葡萄糖液 60mL 静脉注射，也可给予 5%或 10%的葡萄糖液静脉滴注，必要时可遵医嘱加用氢化可的松和（或）胰高糖素肌内或静脉注射。神志不清者，切忌喂食以避免呼吸道窒息。昏迷患者清醒后，或血糖仍≥3.9mmol/L，但距离下次就餐时间在一个小时以上，给予含淀粉或蛋白质食物，以防再次昏迷。

③严密观察病情：严密观察生命体征、神志变化、心电图、尿量等。定时监测血糖。意识恢复后，继续监测血糖至少 24~48 小时，同时注意低血糖症诱发的心、脑血管意外事件，要注意观察是否有出汗、嗜睡、意识模糊等再度低血糖状态，以便及时处理。

④加强护理：意识模糊患者按昏迷常规护理。抽搐者除补充葡萄糖外，按医嘱可酌情使用适量镇静剂，注意保护患者，防止外伤。

⑤健康教育：低血糖症纠正后，对患者及时的实施糖尿病教育，指导糖尿病患者合理饮食、进餐和自我检测血糖方法，让患者知晓在胰岛素和口服降糖药治疗过程中可能会发生低血糖，指导患者携带糖尿病急救卡，对于儿童或老年患者的家属也要进行相关的培训，教会患者及亲属识别低血糖早期表现和自救方法。

（周丽娟）

第六节　短暂性脑缺血发作

1965 年，美国第四届脑血管病普林斯顿会议对短暂性脑缺血发作（TIA）的定义为：突然出现的局灶性或全脑的神经功能障碍，持续时间不超过 24 小时，且排除非血管源性原因。

2002 年，美国 TIA 工作组提出了新的 TIA 定义：由于局部脑或视网膜缺血引起的短暂性神经功能缺损发作，典型临床症状持续不超过 1 小时，且在影像学上无急性脑梗死的证据。

2009 年，美国卒中协会（ASA）发布的 TIA 定义：脑、脊髓或视网膜局灶性缺血所致的、不伴急性梗死的短暂性神经功能障碍。

我国 TIA 的专家共识中建议由于脊髓缺血诊断临床操作性差，暂推荐定义为：脑或视网膜局灶性缺血所致的、未伴急性梗死的短暂性神经功能障碍。

TIA 临床症状一般持续 10~15 分钟，多在 1 小时内，不超过 24 小时，不遗留神经功能缺损症状和体征，结构性影像学（CT、MRI）检查无责任病灶。

TIA 好发于 50~70 岁，男多于女，患者多伴有高血压、动脉粥样硬化、糖尿病或高脂血症等脑血管病的危险因素。

一、临床表现

TIA 起病突然，历时短暂，症状和体征出现后迅速达高峰，持续时间为数秒至数分钟、数小时，24 小时内完全恢复正常而无后遗症。各个患者的局灶性神经功能缺失症状常按一定的血管支配区而反复刻板地出现，多则一日数次，少则数周、数月甚至数年才发作 1 次，椎-基底动脉系统 TIA 发作较频繁。根据受累的血管不同，临床上将 TIA 分为两大类：颈内动脉系统和椎-基底动脉系统 TIA。

1. 颈内动脉系统 TIA 症状多样，以大脑中动脉支配区 TIA 最常见。常见的症状可有患侧上肢和（或）下肢无力、麻木、感觉减退或消失，亦可有失语、失读、失算、书写障碍，偏盲较少见，瘫痪通常以上肢和面部较重。短暂的单眼失明是颈内动脉分支眼动脉缺血的特征性症状，为颈内动脉系统 TIA 所特有。如果发作性偏瘫伴有瘫痪对侧的短暂单眼失明或视觉障碍，则临床上可诊断为失明侧颈内动脉短暂性脑缺血发作。上述症状可单独或合并出现。

2. 椎-基底动脉系统 TIA 有时仅表现为头昏、视物模糊、走路不稳等含糊症状而难以诊断，局灶性症状以眩晕为最常见，一般不伴有明显的耳鸣。若有脑干、小脑受累的症状如复视、构音障碍、吞咽困难、交叉性或双侧肢体瘫痪等感觉障碍、共济失调，则诊断较为明确，大脑后动脉供血不足可表现为皮质性盲和视野缺损。倾倒发作为椎-基底动脉系统 TIA 所特有，患者突然双下肢失去张力而跌倒在地，而无可觉察的意识障碍，患者可即刻站起，此乃双侧脑干网状结构缺血所致。枕后部头痛，猝倒，特别是在急剧转动头部或上肢运动后发作，上述症状均提示椎-基底动脉系供血不足并有颈椎病、锁骨下动脉盗血征等存在的可能。

3. 共同症状 症状既可见于颈内动脉系统，亦可见于椎-基底动脉系统。这些症状包括构音困难、同向偏盲等。发作时单独表现为眩晕（伴或不伴恶心、呕吐）、构音困难、吞咽困难、复视者，最好不要轻易诊断为 TIA，应结合其他临床检查寻找确切的病因。上述 2 种以上症状合并出现，或交叉性麻痹伴运动、感觉、视觉障碍及共济失调，即可诊断为椎-基底动脉系统 TIA 发作。

4. 发作时间 TIA 的时限短暂，持续 15 分钟以下，一般不超过 30 分钟，少数也可达 12~24 小时。

二、辅助检查

1. CT 和 MRI 检查 多数无阳性发现。恢复几天后，MRI 可有缺血改变。

2. TCD 检查　了解有无血管狭窄及动脉硬化程度。椎-基底动脉供血不足（VBI）患者早期发现脑血流量异常。

3. 单光子发射计算机断层显像（SPECT）检查　脑血流灌注显像可显示血流灌注减低区。发作和缓解期均可发现异常。

4. 其他检查　血生化检查血液成分或流变学检查等。

三、诊断

短暂性脑缺血发作的诊断主要是依据患者和家属提供的病史，而无客观检查的直接证据。临床诊断要点如下。

1. 突然的、短暂的局灶性神经功能缺失发作，在 24 小时内完全恢复正常。

2. 临床表现完全可用单一脑动脉病变解释。

3. 发作间歇期无神经系统体征。

4. 常有反复发作史，临床症状常刻板地出现。

5. 起病年龄大多在 50 岁以上，有动脉粥样硬化症。

6. 脑部 CT 或 MRI 检查排除其他脑部疾病。

四、治疗

1. 病因治疗　对病因明显的患者，应针对病因进行积极治疗，如控制高血压、糖尿病、高脂血症，治疗颈椎病、心律失常、血液系统疾病等等。

2. 抗血小板聚集治疗　抗血小板聚集剂可减少微栓子的发生，预防复发，常用药物有阿司匹林和噻氯匹定（抵克立得）。

3. 抗凝治疗　抗凝治疗适用于发作次数多，症状较重，持续时间长，且每次发作症状逐渐加重，又无明显禁忌证的患者，常用药物有肝素、低分子量肝素和华法林。

4. 危险因素的干预　控制高血压、糖尿病；治疗冠状动脉性疾病和心律不齐、充血性心力衰竭、瓣膜性心脏病；控制高脂血症；停用口服避孕药；停止吸烟；减少饮酒；适量运动。

5. 手术治疗　如颈动脉狭窄超过70%或药物治疗效果较差，反复发作者可进行颈动脉内膜剥脱术或者血管内支架及血管成形术。

6. 其他治疗　还可给予钙通道阻滞剂（如尼莫地平、西比灵）、脑保护治疗和中医中药（如丹参、川芎、红花、血栓通等）治疗。

五、护理评估

1. 健康史

（1）了解既往史和用药情况：①了解既往是否有原发性高血压病、心脏病、高脂血症及糖尿病病史，临床上 TIA 患者常伴有高血压、动脉粥样硬化、糖尿病或心脏病病史。②了解患者既往和目前的用药情况，患者的血压、血糖、血脂等各项指标是否控制在正常范围之内。

（2）了解患者的饮食习惯及家族史：①了解患者是否有肥胖、吸烟、酗酒，是否偏食、嗜食，是否长期摄入高胆固醇饮食，因为长期高胆固醇饮食常使血管发生动脉粥样硬化。

②了解其长辈及亲属有无脑血管病的患病情况。

2. 身体状况

（1）询问患者的起病形式与发作情况，是否症状突然发作、持续时间是否短暂，本病一般为 5~30 分钟，恢复快，不留后遗症。是否反复发作，且每次发作出现的症状基本相同。

（2）评估有无神经功能缺失：①检查有无肢体乏力或偏瘫、偏身感觉异常，因为大脑中动脉供血区缺血可致对侧肢体无力或轻偏瘫、偏身麻木或感觉减退。②有无一过性单眼黑矇或失明、复视等视力障碍，以评估脑缺血的部位。颈内动脉分支眼动脉缺血可致一过性单眼盲，中脑或脑桥缺血可出现复视和眼外肌麻痹，双侧大脑后动脉距状支缺血因视皮质受累可致双眼视力障碍（暂时性皮质盲）。③有无跌倒发作和意识丧失，下部脑干网状结构缺血可致患者因下肢突然失去张力而跌倒，但意识清楚。④询问患者起病的时间、地点及发病过程，以了解记忆力、定向力、理解力是否正常，因为大脑后动脉缺血累及边缘系统时，患者可出现短时间记忆丧失，常持续数分钟至数十分钟，伴有对时间、地点的定向障碍，但谈话、书写和计算能力仍保持。⑤观察进食时有无吞咽困难，有无失语。脑干缺血所致延髓性麻痹或假性延髓性麻痹时，患者可出现吞咽障碍、构音不清，优势半球受累可出现失语症。⑥观察其有无步态不稳的情况，因为椎-基底动脉缺血导致小脑功能障碍可出现共济失调、步态不稳。

3. 心理-社会状况　评估患者是否因突然发病或反复发病而产生紧张、焦虑和恐惧的心理，或者患者因缺乏相关知识而麻痹大意。

六、护理诊断

1. 肢体麻木、无力　神经功能缺失所致。
2. 潜在并发症　脑梗死。

七、护理措施

1. 一般护理　发作时卧床休息，注意枕头不宜太高，以枕高 15~25cm 为宜，以免影响头部的血液供应；转动头部时动作宜轻柔、缓慢，防止颈部活动过度诱发 TIA；平时应适当运动或体育锻炼，注意劳逸结合，保证充足睡眠。

2. 饮食护理　指导患者进食低盐低脂、清淡、易消化、富含蛋白质和维生素的饮食，多吃蔬菜、水果，戒烟酒，忌辛辣油炸食物和暴饮暴食，避免过分饥饿。并发糖尿病的患者还应限制糖的摄入，严格执行糖尿病饮食。

3. 症状护理

（1）对肢体乏力或轻偏瘫等步态不稳的患者，应注意保持周围环境的安全，移开障碍物，以防跌倒；教会患者使用扶手等辅助设施；对有一过性失明或跌倒发作的患者，如厕、沐浴或外出活动时应有防护措施。

（2）对有吞咽障碍的患者，进食时宜取坐位或半坐位，喂食速度宜缓慢，药物宜压碎，以利吞咽，并积极做好吞咽功能的康复训练。

（3）对有构音不清或失语症的患者，护士在实施治疗和护理活动过程中，注意言行不要有损患者自尊，鼓励患者用有效的表达方式进行沟通，表达自己的需要，并指导患者积极进行语言康复训练。

4. 用药护理 详细告知药物的作用机制、不良反应及用药注意事项，并注意观察药物疗效情况。①血液病，有出血倾向，严重的高血压和肝、肾疾病，消化性溃疡等均为抗凝治疗禁忌证。②抗凝治疗前需检查患者的凝血机制是否正常，抗凝治疗过程中应注意观察有无出血倾向，发现皮疹、皮下瘀斑、牙龈出血等立即报告医师处理。③肝素50mg加入生理盐水500mL静脉滴注时，速度宜缓慢，10~20滴/分，维持24~48小时。④注意观察患者肢体无力或偏瘫程度是否减轻，肌力是否增加，吞咽障碍、构音不清、失语等症状是否恢复正常，如果上述症状呈加重趋势，应警惕缺血性脑卒中的发生；若为频繁发作的TIA患者，应注意观察每次发作的持续时间、间隔时间以及伴随症状，并做好记录，配合医师积极处理。

5. 心理护理 帮助患者了解本病治疗与预后的关系，消除患者的紧张、恐惧心理，保持乐观心态，积极配合治疗，并自觉改变不良生活方式，建立良好的生活习惯。

6. 安全护理

（1）使用警示牌提示患者，贴于床头呼吸带处，如小心跌倒、防止坠床。

（2）楼道内行走、如厕、沐浴有人陪伴，穿防滑鞋，卫生员清洁地面后及时提示患者。

（3）呼叫器置于床头，告知患者出现头晕、肢体无力等表现及时通知医护人员。

八、 健康教育

1. 保持心情愉快、情绪稳定，避免精神紧张和过度疲劳。

2. 指导患者了解肥胖、吸烟酗酒及饮食因素与脑血管病的关系，改变不合理饮食习惯，选择低盐、低脂、充足蛋白质和丰富维生素饮食。少食甜食、限制钠盐，戒烟酒。

3. 生活起居有规律，养成良好的生活习惯，坚持适度运动和锻炼，注意劳逸结合，对经常发作的患者应避免重体力劳动，尽量不要单独外出。

4. 按医嘱正确服药，积极治疗高血压、动脉硬化、心脏病、糖尿病、高脂血症和肥胖症，定期监测凝血功能。

5. 定期门诊复查，尤其出现肢体麻木乏力、眩晕、复视或突然跌倒时应随时就医。

（周丽娟）

第七节　脑疝

脑疝是由于颅内压不断增高，其自动调节机制失代偿，脑组织从压力较高区向低压区移位，部分脑组织通过颅内生理空间或裂隙疝出，压迫脑干和相邻的重要血管和神经，出现特有的临床征象，是颅内压增高的危象，也是引起患者死亡的主要原因。脑疝是脑移位进一步发展的后果，一经形成便会直接威胁中脑或延髓，损害生命中枢，常于短期内引起死亡。

一、 专科护理

（一）护理要点

降低颅内压，严密观察病情变化，及时发现脑疝发生，给予急救护理。

（二）主要护理问题

1. 脑组织灌注量异常 与颅内压增高、脑疝有关。

2. 清理呼吸道无效　与脑疝发生意识障碍有关。

3. 躯体移动障碍　与脑疝有关。

4. 潜在并发症　意识障碍、呼吸、心脏骤停。

（三）护理措施

1. 一般护理　病室温湿度适宜，定期开窗通风，光线柔和，减少人员探视。患者取头高位，床头抬高 15°～30°，做好基础护理。急救药品、物品及器械完好备用。

2. 对症护理

（1）脑组织灌注量异常的护理

①给予低流量持续吸氧。

②药物治疗颅内压增高，防止颅内压反跳现象发生。

③维持血压的稳定性，从而保证颅内血液的灌注。

（2）清理呼吸道无效的护理

①及时清理呼吸道分泌物，保持呼吸道通畅。

②舌根后坠者应抬起下颌或放置口咽通气道，以免阻碍呼吸。

③翻身后保证患者体位舒适，处于功能位，防止颈部扭曲。

④昏迷患者必要时行气管插管或气管切开，防止二氧化碳蓄积而加重颅内压增高，必要时使用呼吸机辅助呼吸。

（3）躯体移动障碍的护理

①给予每 1～2 小时翻身 1 次，避免拖、拉、推等动作。

②每日行四肢关节被动活动并给予肌肉按摩，防止肢体挛缩。

③保持肢体处于功能位，防止足下垂。

（4）潜在并发症的护理

①密切观察脑疝的前驱症状，及早发现颅内压增高，及时对症处理。

②加强气管插管、气管切开患者的护理，进行湿化气道，避免呼吸道分泌物黏稠不易排出。

③对呼吸骤停者，在迅速降颅压的基础上按脑复苏技术进行抢救，给予呼吸支持、循环支持和药物支持。

二、健康指导

（一）疾病知识指导

1. 概念　当颅腔内某一分腔有占位性病变时，该分腔的压力高于邻近分腔，由于颅压的持续增高迫使一部分脑组织向压力最小的方向移位，并被挤进一些狭窄的裂隙，造成该处脑组织、血管及神经受压，产生相应的临床症状和体征，称为脑疝。根据移位的脑组织及其通过的硬脑膜间隙和孔道，可将脑疝分为：小脑幕切迹疝，是位于幕上的脑组织（颞叶的海马回、沟回）通过小脑幕切迹被挤向幕下，又称颞叶沟回疝；枕骨大孔疝是位于幕下的小脑扁桃体及延髓经枕骨大孔被挤向椎管内，又称为小脑扁桃体疝；一侧大脑半球的扣带回经镰下孔被挤入对侧分腔可产生大脑镰下疝，又称扣带回疝。

2. 主要的临床症状

（1）小脑幕切迹疝

①颅内压增高的症状：表现为剧烈头痛及频繁呕吐，并有烦躁不安。

②意识改变：表现为意识模糊、浅昏迷以至深昏迷，对外界的刺激反应迟钝或消失。

③瞳孔改变：双侧瞳孔不等大。初起时患侧瞳孔略缩小，对光反射稍迟钝，逐渐患侧瞳孔出现散大，略不规则，直接及间接对光反射消失，但对侧瞳孔仍可正常。这是由于患侧动眼神经受到压迫牵拉所致。另外，患侧还可有眼睑下垂、眼球外斜等。如脑疝继续发展，则出现双侧瞳孔散大，对光反射消失。

④运动障碍：多发生于瞳孔散大侧的对侧，表现为肢体的自主活动减少或消失。如果脑疝继续发展，症状可波及双侧，引起四肢肌力减退或间歇性出现头颈后仰、四肢挺直、躯背过伸、角弓反张等去大脑强直症状，是脑干严重受损的特征性表现。

⑤生命体征的紊乱：表现为血压、脉搏、呼吸、体温的改变。严重时血压忽高忽低，呼吸忽快忽慢，出现面色潮红、大汗淋漓，或者面色苍白等症状。体温可高达41℃以上，也可低至35℃以下而不升，甚至呼吸、心跳相继停止而死亡。

（2）枕骨大孔疝：表现为颅内压增高、剧烈头痛、频繁呕吐、颈项强直或强迫头位等。生命体征紊乱出现较早，意识障碍、瞳孔改变出现较晚。因脑干缺氧，瞳孔可忽大忽小。由于位于延髓的呼吸中枢严重受损，呼吸功能衰竭的表现更为突出，患者早期即可突发呼吸骤停而死亡。

（3）大脑镰下疝：引起患侧大脑半球内侧面受压部的脑组织软化坏死，可出现对侧下肢轻瘫，排尿障碍等症状。

3. 脑疝的诊断　脑疝的最大危害是干扰或损害脑干功能，通过脑干受累临床表现进行诊断。由于病程短促，常常无法进行头部 CT 检查。

4. 脑疝的处理原则

（1）关键在于及时发现和处理：对于需要手术治疗的病例，应尽快进行手术治疗。患者出现典型脑疝症状时，应立即选用快速降低颅内压的方法进行紧急处理。

（2）可通过脑脊液分流术、侧脑室外引流术等降低颅内压、治疗脑疝。

（二）饮食指导

1. 保证热量、蛋白质、维生素、糖类、氨基酸等摄入。

2. 注意水、电解质平衡。

3. 保持大便通畅，必要时可使用开塞露通便、服用缓泻剂或给予灌肠。

（三）用药指导

1. 遵医嘱按时、准确使用脱水利尿药物，甘露醇应快速静脉滴注，同时要预防静脉炎的发生。

2. 补充钾、镁离子等限制输液滴速药物时，要告知患者家属注意事项，合理安排选择穿刺血管。

3. 根据病情变化调整抗生素前，详细询问药物过敏史。

（四）日常生活指导

1. 意识昏迷、植物生存状态患者应每日定时翻身、叩背，保持皮肤完整性。加强观察与护理，防止压疮、泌尿系感染、肺部感染，暴露性角膜炎及废用综合征等并发症发生。

2. 肢体保持功能位，给予康复训练。

三、循证护理

脑疝是颅内高压的严重并发症。张治华对 126 例外伤性颅内血肿致脑疝患者的研究结果显示，当患者 GCS 评分从 8 分逐渐下降时，应加大脱水治疗力度，改善患者的颅内高压状态，为手术赢得时间。王自然的研究结果显示，对于重度妊娠高血压综合征的患者，护理人员应重视观察意识、瞳孔的变化，尤其重视对应用镇静剂的患者的夜间观察，以便预防或及早发现脑疝的发生。

（周丽娟）

第八节 休克

休克即由于各种严重创伤、失血、感染等导致神经体液因子失调，心输出量及有效循环血容量不足，微循环灌注量明显下降，因而无法维持重要生命脏器的灌流，以致缺血、缺氧、代谢紊乱等引起一系列病理、生理变化的综合征。休克的原因很多，有效循环血容量锐减是其共同特点。

一、休克分类

休克可因病因不同分为以下 6 种。

1. 低血容量休克　包括失血、失液、烧伤、过敏、毒素、炎性渗出等。

2. 创伤性休克　创伤后除血液丢失外，组织损伤大量液体的渗出，毒素的分解释放、吸收，以及神经疼痛因素等，都可导致休克。

3. 感染性休克　多见于严重感染，体内毒素产物吸收所致等。

4. 心源性休克　见于急性心肌梗死，严重心肌炎，心律失常等。

5. 过敏性休克　为药物或免疫血清等过敏而引起。

6. 神经源性休克　见于外伤，骨折和脊髓麻醉过深等。

二、休克病理机制

各种原因引起的休克虽各有特点，但最终导致的生理功能障碍大致相同，有效循环血容量不足是重要因素，心输出量下降是直接过程，血管床的容积扩大，微循环淤血，器官功能障碍是最终结果。

1. 休克早期又称缺血性缺氧期　此期实际上是机体的代偿期，微循环受休克动因的刺激，使儿茶酚胺、血管紧张素、加压素、TXA 等体液因子大量释放，导致末梢小动脉、微循环、毛细血管前括约肌、微静脉持续痉挛，使毛细血管前阻力增加，大量真毛细血管关闭，故循环中灌流量急剧减少。上述变化使血液重新分布，以保证心脏等重要脏器的血供，故具有代偿意义。随着病情的发展，某些血管中的微循环动静脉吻合支开放，使部分微循环血液直接进入微静脉（直接通路）以增加回心血量。此期患者表现为精神紧张，烦躁不安，皮肤苍白、多汗，呼吸急促，心率增速，血压正常或偏高，如立即采取有效措施容易恢复，若被忽视，则病情很快恶化。

2. 休克期又称淤血期或失代偿期　此期系小血管持续收缩，组织明显缺氧，经无氧代谢后大量乳酸堆积，毛细血管前括约肌开放，大量血液进入毛细血管网，造成微循环淤血，血管通透性增强，大量血浆外渗，此外，白细胞在微血管上黏附，微血栓形成，使回心血量明显减少，故血压下降，组织细胞缺氧及血管受损加重。除儿茶酚胺，血管加压素等体液因素外，白三烯（LTS）纤维连接素（Fn），肿瘤坏死因子（TNF），白介素（TL），氧自由基等体液因子均造成细胞损害，也为各种原因休克的共同规律，被称为"最后共同通路"。临床表现为表情淡漠，皮肤黏膜发绀，中心静脉压降低，少尿或无尿，及一些脏器功能障碍的症状。

3. 休克晚期又称 DIC 期　此期指在毛细血管淤血的基础上细胞缺氧更重，血管内皮损伤后胶原暴露，血小板聚集，促发内凝及外凝系统，在微血管形成广泛的微血栓，细胞经持久缺氧后胞膜损伤，溶酶体释放，细胞坏死自溶，并因凝血因子的消耗而播散出血，同时，因胰腺、肝、肠缺血后分别产生心肌抑制因子（MDF）、血管抑制物质（VDM）及肠因子等物质，最终导致重要脏器发生严重损伤，功能衰竭，此为休克的不可逆阶段。

三、主要临床表现

1. 意识和表情　休克早期，脑组织血供尚好，缺氧不严重，神经细胞反应呈兴奋状态，患者常表现为烦躁不安。随着病情的发展，脑细胞缺氧加重，患者的表情淡漠，意识模糊，晚期则昏迷。

2. 皮肤和肢端温度　早期因血管收缩口唇苍白，四肢较冷、潮湿。后期因缺氧或淤血口唇发绀，颈静脉萎缩，甲床充盈变慢。

3. 血压　是反映心输出压力和外周血管的阻力，不能代表组织的灌流情况。在休克早期，由于外周血管阻力增加，可能有短暂的血压升高现象，此时舒张压升高更为明显，心输出量低，收缩压相对减低，因而脉压减小，这是休克早期较为恒定的血压变化，只有代偿不全时，才出现血压下降。

4. 脉搏　由于血压低，血容量不足，心搏代偿增快，以维持组织灌流，但由于每次心搏出量都较少，这样更加重心肌缺氧，心肌收缩乏力，所以在临床常常是脉搏细弱。

5. 呼吸　多由缺氧和代谢性酸中毒引起呼吸浅而快，晚期由于呼吸中枢受抑制，呼吸深而慢甚至不规则。

6. 尿量　早期是肾前性，尿量减少反映血容量不足，肾血灌注不足，后期有肾实质性损害，不但少尿，重者可发生无尿。

以上为各类休克共同的症状和体征，临床上战创伤休克突出的表现有"5P"。即皮肤苍白（pallor），冷汗（prespiration），虚脱（prostration），脉搏细弱（pulselessness），呼吸困难（pulmonary deficiency）。

四、病情评估

评估的目的是根据临床各项资料，及早发现休克的前期表现及病情的变化情况，为休克的早期诊治争取有利时机。

1. 病情判断

（1）病史收集：重点了解休克发生的时间、程度、受伤史、伴随症状；是否进行抗休克治疗；目前的治疗情况等。

（2）实验室检查：需测量以下数据。

①测量红细胞计数，血红蛋白和血细胞比容，可了解血液稀释或浓缩的程度。

②测量动脉血气分析和静脉血二氧化碳结合力，帮助了解休克时酸碱代谢变化的过程和严重程度。

③测定动脉血乳酸含量，反映细胞内缺氧的程度，也是判断休克预后的一个重要指标，正常值为 1.3mmol/L。

④测定血浆电解质，有助于判断休克时机体内环境与酸碱平衡是否稳定。

⑤测定肝、肾功能，有助于了解休克状态下肝肾等重要脏器的功能。

⑥测定血小板计数，凝血酶原时间与纤维蛋白原以及其他凝血因子等，有助于了解是否有发生 DIC 的倾向。

（3）失血量的估计可通过以下 3 种方法估计

a. 休克指数：脉率 / 收缩压，正常值 0.5 左右。休克指数为 1，失血量约 1 000mL；指数为 2，失血量约 2 000mL。

b. 收缩压 10.7kPa（80mmHg）以下，失血量为 1 500mL 以上。

c. 凡有以下一种情况，失血量约 1 500mL 以上：①苍白口渴。②颈外静脉塌陷。③快速输入平衡液 1 000mL，血压不回升。④一侧股骨开放性骨折或骨盆骨折。

（4）休克程度估计：临床上可将休克分为轻、中、重三度（表 2-4）。

表 2-4　休克的程度估计

休克程度	估计出血量（mL）（占全身血容量%）	皮肤温度	肤色	口渴	神志	血压（mmHg）	脉搏（次/分）	血细胞比容	中心静脉压	尿量（mL）
休克前期	760（<15%）	正常	正常	轻	清楚	正常或增高	正常或略快	0.42	正常	正常或略少
轻度休克	1 250（15%~25%）	发凉	苍白	轻	神志清楚，精神紧张	90~100/60~70	100~120	0.38	降低	少尿
中度休克	1 750（25%~35%）	发凉	苍白	口渴	神志尚清楚，表情淡漠	60~90/40~60	>120	0.34	明显降低	5~15
重度休克	2 250（35%~45%）	冷湿	发绀	严重口渴	意志模糊，甚至昏迷	40~60/15~40	>120	<0.3	0	0

（5）休克早期诊断：休克早期表现为①神志恍惚或清醒而兴奋。②脉搏>100 次 / 分，或异常缓慢。③脉压 2.6~4.0kPa（<20~30mmHg）。④换气过度。⑤毛细血管再充盈时间延长。⑥尿量<30mL/h（成人）。⑦直肠与皮温差 3℃以上。若以上一项须警惕，两项以上即可诊断。

有明确的受伤史和出血征象的伤员出现休克，诊断为休克并不困难。对伤情不重或无明显出血征象者，可采用一看（神志、面色），二摸（脉搏、肢温），三测（血压），四量（尿量），等综合分析。

2. 临床观察

（1）神志状态：反映中枢神经系统血流灌注情况，患者神志清楚，反应良好表示循环血量已能满足机体需要。休克早期可表现为兴奋状态，随着休克程度的加重，可转为抑制状态，甚至昏迷。

（2）肢体温度、色泽：肢体温度和色泽能反映体表灌流的情况，四肢温暖，皮肤干燥，轻压指甲或口唇时局部暂时苍白而松压后迅速转为红润，表示外周循环已有改善，黏膜由苍白转为发绀，提示进入严重休克；出现皮下瘀斑及伤口出血，提示 DIC 的可能。

（3）体温不升或偏低：但发生感染性休克时，体温可高达 39℃。

（4）脉搏：休克时脉搏细速出现在血压下降之前，是判断早期休克血压下降的可靠依据。

（5）呼吸浅而快，伴有酸中毒时呼吸深而慢。晚期可出现进行性呼吸困难。

（6）尿量：观察尿量就是观察肾功能的变化，它是反映肾脏毛细血管灌注的有效指标，也是反映内脏血流灌注情况的一个重要指标。早期肾血管收缩，血容量不足，可出现尿量减少；晚期肾实质受损，肾功能不全，少尿加重，甚至出现无尿。

（7）血压与脉压，观察血压的动态变化对判断休克有重要作用。休克早期由于外周血管代偿性收缩，血压可暂时升高或不变，但脉压减小；失代偿时，血压进行性下降。脉压是反映血管痉挛程度的重要指标。脉压减小，说明血管痉挛程度加重，反之，说明血管痉挛开始解除，微循环趋于好转。

五、治疗

由于休克可危及生命，应紧急采取有效的综合抢救措施以改善血管的组织灌流，防止生命攸关的器官发生不可逆的损害，其治疗原则必须采取综合疗法，尽早去除病因，及时、合理、正确地选用抗休克药物，以尽快恢复有效循环血量，改善组织灌流，恢复细胞功能。

1. 紧急处理和急救　对心跳、呼吸停止者立即行心肺复苏术。对严重的战创伤者采取边救治边检查边诊断或先救治后诊断的方式进行抗休克治疗。

（1）尽快建立 2 条以上静脉通道补液和血管活性药。

（2）吸氧，必要时气管内插管和人工呼吸。

（3）监测脉搏、血压、呼吸、中心静脉压、心电图等生命体征及测量指标。

（4）对开放性外伤立即行包扎、止血和固定。

（5）镇痛，肌内注射或静注吗啡 5～10mg，但严重颅脑外伤，呼吸困难，急腹症患者在诊断未明时禁用。

（6）尽快止血：一般表浅血管或四肢血管出血，可能采用压迫止血或止血带方法进行暂时止血，待休克纠正后再行根本性止血；如遇内脏破裂出血，可在快速扩容的同时积极进行手术止血。

（7）采血标本送检，查血型及配血。

（8）留置导尿管监测肾功能。

（9）全身检查，以查明伤情，必要时进行胸、腹腔穿刺和做床旁 B 超，X 线摄片等辅助检查明确诊断，在血压尚未稳定前严禁搬运患者。

（10）对多发伤原则上按胸、腹、头、四肢顺序进行处置。

（11）确定手术适应证，作必要术前准备，进行救命性急诊手术，如气管切开，开胸心脏按压，胸腔闭式引流，剖腹止血手术等。

（12）适当的体位，取休克位即头和腿部各抬高30°，以增加回心血量及减轻呼吸时的负担，要注意保暖。

（13）向患者或陪伴者询问病史和受伤史做好抢救记录。

2. 液体复苏

（1）复苏原则：休克液体复苏分为3个阶段，根据各阶段的病理、生理特点采取不同的复苏原则与方案。

①第一阶段为活动性出血期：从受伤到手术止血约8小时，此期的重要病理生理特点是急性失血（失液）。治疗原则主张用平衡盐液和浓缩红细胞复苏，比例为2.5∶1，不主张用高渗盐液，全血及过多的胶体溶液复苏，不主张用高渗溶液是因为高渗溶液增加有效循环血容量升高血压是以组织间液、细胞内液降低为代价的，这对组织细胞代谢是不利的，不主张早期用全血及过多的胶体是为了防止一些小分子蛋白质在第二期进入组织间，引起过多的血管外液体扣押，同时对后期恢复不利，如患者大量出血，血色素很低，可增加浓缩红细胞的输注量。

②第二阶段为强制性血管外液体扣押期：历时1~3天。此期的重要病理生理特点是全身毛细血管通透性增加，大量血管内液体进入组织间，出现全身水肿，体重增加。此期的治疗原则是在心肺功能耐受情况下积极复苏，维持机体足够的有效循环血量。同样此期也不主张输注过多的胶体溶液，特别是清蛋白。此期关键是补充有效循环血量。

③第三阶段为血管再充盈期：此期集体功能逐渐恢复，大量组织间液回流入血管内。此期的治疗原则是减慢输液速度，减少输液量。同时在心肺功能监护下可使用利尿剂。

（2）复苏液体选择：一个理想的战创伤复苏液体应满足以下几个要素。①能快速恢复血浆容量，改善循环灌注和氧供。②有携氧功能。③无明显不良反应，如免疫反应等。④易储存、运输，且价格便宜。

a. 晶体液：最常用的是乳酸钠林格液，钠和碳酸氢根的浓度与细胞外液几乎相同，平衡盐溶液和生理盐水等也均为常用。

扩容需考虑3个量，即失血量，扩张血管内的容积，丢失的功能细胞外液，后者必须靠晶体纠正，休克时宜先输入适量的晶体液以降低血液黏稠度，改善微循环。但由于晶体液的缺陷在于它不能较长时间停留在血管内以维持稳定的血容量，输入过多反可导致组织水肿，故应在补充适量晶体液后应补充适量的胶体液如清蛋白、血浆等。

b. 胶体液：常用的有706羧甲淀粉，中分子右旋糖酐，全血，血浆，清蛋白等，以全血为最好。全血有携氧能力，对失血性休克改善贫血和组织缺氧特别重要。补充血量以维持人体血细胞比容0.30左右为理想，但胶体液在血管内只维持数小时，同时用量过大可使组织间液过量丢失，且可发生出血倾向，常因血管通透性增加而引起组织水肿。故胶体输入量一般为1 500~2 000mL。中度和重度休克应输一部分全血。右旋糖酐40也有扩容，维持血浆渗透压，减少红细胞凝聚及防治DIC的作用。但它可干扰血型配合和凝血机制，对肾脏有损害，且可引起变态反应，故不宜大量应用，每天500~1 000mL即可。晶体液体和胶体液他们有各自的优势，也有自己的不足（表2-5）。

表 2-5　几种复苏液体的优劣

种类	常见液体	适应证	优点	不足
晶体液	生理盐水林格氏液 7.5%NaCl 溶液	低血容量休克，脱水	等渗，易储存，价格便宜	输入量多，为失血量的 3 倍，易致血液稀释，水肿、凝血功能障碍，过量使用有高氯血症危险
		失血性休克	小量高效，有增加心肌收缩力作用，作用时间长于生理盐水	
高渗盐胶体混合液	高渗盐右旋糖酐（HSD）、高渗盐羟乙基淀粉	失血性休克	小量高效，有增加心肌收缩力作用，作用时间长于生理盐水，高渗盐羟乙基淀粉小量高效	过量使用有高氯血症危险，影响凝血功能，有过敏反应，影响配血
胶体液	清蛋白、右旋糖酐、6% 羟乙基淀粉、明胶基质液	失血性休克	扩容作用强，1∶1 替代血液，作用时间较长	清蛋白过量使用，漏入组织，影响组织功能；其他影响凝血功能，有过敏反应，影响配血
血液		出血	携氧	储存、血型、交叉配血、输血反应、感染、免疫原性
人造血	血红蛋白溶液、氟碳代血液	出血	易储存，无血型	仅在实验阶段

（3）液体补充量：常为失血量的 2~4 倍，不能失多少补多少。晶体与胶体比例 3∶1。中度休克者输全血 600~800mL，当血球比积低于 0.25 或血红蛋白低于 60g/L 时应补充全血。

（4）补液速度：原则是先快后慢，第一个 30 分钟输入平衡液 1 500mL，右旋糖酐 500mL，如休克缓解可减慢输液速度，如血压不回升，可再快速输注平衡液 1 000mL，如仍无反应，可输全血 600~800mL，或用 7.5% 盐水 250mL，其余液体在 6~8 小时内输入。在抢救休克患者时，不仅需要选择合适的液体，还需以适当的速度输入，才能取得满意的效果，然而，快速输液的危险性易引起急性左心衰竭和肺水肿，故必须在输液的同时监测心脏功能，常用的方法是监测中心静脉压（CVP）与血压或肺动脉楔压（PAWP）。

（5）监测方法：临床判断补液量主要靠监测血压、脉搏、尿量、中心静脉压、血细胞比容等。有条件应用 Swan-Ganz 导管行血流动力学监测。循环恢复灌注良好指标为尿量 300mL/h；收缩压 > 13.3kPa（100mmHg）；脉压 > 4kPa（30mmHg）；中心静脉压为 0.5~1kPa（5.1~10.2mmHg）。

3. 抗休克药物的应用

（1）缩血管药物与扩血管药物的应用：缩血管药物可以提高休克伤员的血压，以受体兴奋为主的去甲肾上腺素 3mg 左右或间羟胺（阿拉明）10~20mg，加在 500mL 液体内静脉滴注，维持收缩压在 12~13.3kPa（90~100mmHg）左右为宜，如组织灌注明显减少，仅为权宜之计，仅用于血压急剧下降，危及生命时，应尽快输血输液恢复有效血容量。

扩血管药物可在扩容的基础上扩张血管以增加微循环血容量，常用的有：异丙肾上腺素，多巴胺，妥拉唑啉，山莨菪碱，硝普钠等，尤其适用于晚期休克导致心力衰竭的伤员。

血管活性药物必须在补足血容量的基础上使用，应正确处理血压与组织灌注流量的关系。血管收缩剂虽可提高血压，保证心脑血流供应，但血管收缩本身又会限制组织灌流，应慎用。血管扩张剂虽使血管扩张血流进入组织较多，但又会引起血压下降，影响心脑血流供应。在使用时应针对休克过程的特点灵活应用。例如使用适量的阿拉明等既有 α 受体，又有 β 受体作用的血管收缩剂，维持灌流压，同时使用小剂量多巴胺维持心、脑、肾血流量是较为合理而明智的。

（2）肾上腺皮质激素：肾上腺皮质激素可改善微循环，保护亚细胞结构，增强溶酶体膜的稳定性，并有抗心肌抑制因子的作用，严重休克时主张大剂量、早期、静脉、短期使用肾上腺皮质激素。常用甲基强的松龙，每次 200~300mg；地塞米松，每次 10~20mg；氢化可的松，每次 100~200mg，隔 4~6 小时静脉注射 1 次。应注意的是大剂量糖皮质激素会使机体抗感染能力下降，延迟伤口愈合，促进应激性溃疡的发生，故应限制用药时间，一般为48~72 小时，有糖尿病或消化道溃疡出血危险者应慎用。

（3）盐酸钠洛酮：盐酸钠洛酮具有阻断 β 内啡呔的作用，可使休克时血压回升，起到良好的抗休克作用。此外，它还能稳定溶酶体膜，抑制心肌抑制因子，增加心输出量。其主要的不良反应为疼痛，一定程度上限制了休克的治疗。

4. 纠正酸中毒和电解质紊乱 酸中毒贯穿于休克的始终，因此，应根据病理生理类型结合持续监测的血气分析，准确掌握酸中毒及电解质的异常情况，采取措施。

（1）代谢性酸中毒缺碱 $HCO_3^- > 5mmol/L$ 时，常非单纯补液能纠正，应补充碱性药物，常用的药物为碳酸氢钠，乳酸钠和氨丁三醇。

（2）呼吸性酸中毒合并代谢性酸中毒：一般暂不需要处理，若同时伴有血中标准碳酸盐（SB）和 pH 值增高时则需要处理。对气管切开或插管的患者，可延长其外管以增加呼吸道的无效腔，使 PCO_2 增至 4kPa（30mmHg）以上以降低呼吸频率。

（3）呼吸性酸中毒常为通气不足并发症进行性充血性肺不张所致，应早清理气道以解除呼吸道梗阻，及早行气管切开术，启用人工呼吸器来维持潮气量 12~15mL/kg，严重时应采用呼气末正压呼吸（PEEP）。

休克时酸中毒重要是乳酸聚积引起的乳酸性酸中毒，故二氧化碳结合力作为判定酸中毒和纠正酸中毒的指标可能更为合理，也可采用碱剩余计算补碱量，计算公式如下。

所需补碱量 =（要求纠正的二氧化碳结合力-实测的二氧化碳结合力）×0.25×千克体重

所需补碱量 =（2.3-实测碱剩余值）×0.25×千克体重

由于缺氧和代谢性酸中毒，容易引起细胞内失钾，尽管血钾无明显降低，但机体总体仍缺钾，因此应在纠酸的同时补钾。

5. 对症治疗

（1）改善心功能：由于各类休克均有不同程度的心肌损害，除因急性心肌梗死并发休克者外，当中心静脉压和肺动脉楔压升高时可考虑使用洋地黄强心药，并应注意合理补液，常用药为毛花甙 C（西地兰）0.2~0.4mg 加入 25% 葡萄糖液 20mL 内，静脉缓慢推注。

（2）DIC 的防治：DIC 的治疗原则以积极治疗原发病为前提，改善微循环应尽早使用抗凝剂以阻止 DIC 的发展。常用的药物为肝素。此药物可阻止凝血酶原转变为凝血酶，从而清除血小板的凝集作用，DIC 诊断一经确定，即应尽早使用，用量为 0.5~1mg/kg，加入 5% 葡萄糖液 250mL 中，静脉滴注每 4~6 小时 1 次。以便凝血时间延长至正常值的 1 倍（即20~30 分钟）为准。

（3）氧自由基清除剂：休克时组织缺氧可产生大量氧自由基（OFR），它作用于细胞膜的类脂，使其过氧化而改变细胞膜的功能，并能使中性白细胞凝聚造成微循环的损害。在休克使用的 OFR 清除剂有超氧化物歧化酶（SOD），过氧化氢酶（CAT），维生素 C 和 E，谷胱甘肽与硒等。

（4）抗休克裤：它能起到"自身输血"作用，自身回输 750~1 000mL 的储血，以满足中枢循环重要脏器的血供。同时还有固定骨折、防震，止痛及止血的作用，一般充气维持在 2.7~5.3kPa（20~40mmHg）即可，是战时现场休克复苏不可缺少的急救设备。

（5）预防感染：休克期间人体对感染的抵抗力降低，同时还可以发生肠道细菌易位，肠道内的细菌通过肠道细菌屏障进入人体循环引起全身感染等。对严重挤压伤或多处伤，合并胸腹部创者应在抢救开始即开始早期大剂量应用抗生素，预防损伤部位感染。

六、监护

1. 一般情况监护 观察患者有无烦躁不安，呼吸浅快，皮肤苍白，出冷汗，口渴，头晕，畏寒，休克的早期表现，加强体温，脉搏，呼吸，血压的监护，尤其要重视脉压的变化。

2. 血流动力学监测

（1）心电监测：心电改变显示心脏的即时状态。在心功能正常的情况下，血容量不足及缺氧均会导致心动过速。

（2）中心静脉压（CVP）监测：严重休克患者应及时进行中心静脉压的监测以了解血流动力学状态。中心静脉压正常值为 0.49~1.18kPa（5~12cmH$_2$O），低于 0.49kPa（5cmH$_2$O）时常提示血容量不足；>1.47 kPa（15cmH$_2$O）则表示心功能不全，静脉血管床收缩或肺静脉循环阻力增加；>1.96kPa（20cmH$_2$O）时，提示充血性心力衰竭。在战伤休克情况下，应注意中心静脉压和动脉压以及尿量三者的关系，决定血容量补足与否，扩容速度快慢，右心排血功能，是否应该利尿。中心静脉压是休克情况下补液或脱水的重要指标。

（3）肺动脉楔压（PAWP）及心排量（CO）监测：肺动脉楔压有助于了解肺静脉，左心房和左心室舒张末期的压力以此反映肺循环阻力的情况；有效的评价左右心功能。为使用心肌收缩药，血管收缩剂或扩张剂等心血管药物治疗提供依据及判断疗效。肺动脉楔压正常值为 0.8~2kPa（6~15mmHg），增高表示肺循环阻力增高。肺水肿时，肺动脉楔压大于 3.99kPa（30mmHg）。当肺动脉楔压升高，即使中心静脉压无增高，也应避免输液过多，以防引起肺水肿。

心排量一般用漂浮导管，测出心血排量。休克时心排量通常降低，但在感染性休克有时较正常值增高。

（4）心脏指数监测：心脏指数指每单位体表面积的心输出量可反映休克时周围血管阻力的改变及心脏功能的情况。正常值为 3~3.5L/（min·m^2）。休克时，心脏指数代偿性下降，提示周围血管阻力增高。

3. 血气分析监测 严重休克由于大量失血，使伤员处于缺氧及酸中毒状态，如伴有胸部伤，可以导致呼吸功能紊乱。因此，血气分析监测已成为抢救重伤员不可缺少的监测项目。随着休克加重，会出现低氧血症，低碳酸血症，代谢性酸毒，可以多种情况复合并发出现，故而需多次反复监测血气分析才能达到治疗的目的。

4. 出凝血机制监测 严重休克时，由于大量出血，大量输液，大量输注库存血，常导致出血不止，凝血困难，出现 DIC。故应随时监测凝血酶原时间，纤维蛋白原及纤维蛋白降解产物等，帮助诊断。

5. 肾功能监测　尿量反映肾灌注情况的指标，同时也反映其他血管灌注情况，也是反映补液及应用利尿，脱水药物是否有效的重要指标。休克时，应动态监测尿量，尿比重，血肌酐，血尿素氮，血电解质等，应留置导尿管，动态观察每小时尿量，抗休克时尿量应>20mL/h。

6. 呼吸功能监测　呼吸功能监测指标包括呼吸的频率，幅度，节律，动脉血气指标等，应动态监测。使用呼吸机者根据动脉血气指标调整呼吸机使用。

7. 微循环灌注的监测　微循环监测指标如下。①体表温度与肛温：正常时两者之间相差 0.5℃，休克时增至 1~3℃，两者差值越大，预后越差。②血细胞比容：末梢血比中心静脉血的血细胞比容大3%以上，提示有周围血管收缩，应动态观察其变化幅度。③甲皱微循环：休克时甲皱微循环的变化为小动脉痉挛，毛细血管缺血，甲皱苍白或色暗红。

七、预防

1. 对有可能发生休克的伤病员，应针对病因，采取相应的预防措施。活动性大出血者要确切止血；骨折部位要稳妥固定；软组织损伤应予包扎，防止污染；呼吸道梗阻者需行气管切开；需后送者，应争取发生休克前后送，并选用快速而舒适的运输工具，运送途中注意保暖。

2. 充分做好手术患者的术前准备，包括纠正水与电解质紊乱和低蛋白血症；补足血容量；全面了解内脏功能；选择合适的麻醉方法。

3. 严重感染患者，采用敏感抗生素，静脉滴注，积极清除原发病灶，如引流排脓等。

（周丽娟）

第三章

肿瘤患者常见症状护理常规

第一节 口腔合并症

一、口腔黏膜炎

（一）定义

口腔黏膜炎是指口腔的炎症性和溃疡性反应。主要由放疗或化疗引起。参照 CTCAE V4.0 将口腔黏膜炎划分为 5 级：1 级，无症状或轻症；无需治疗；2 级，中度疼痛，不影响经口进食，需要调整饮食；3 级，重度疼痛，影响经口进食；4 级，危及生命，需要紧急治疗；5 级，死亡。

（二）护理措施

1. 一般护理　保持室内空气清新、流通，保持病房安静、清洁、无异味。

2. 饮食护理　加强放、化疗期间饮食指导，进食营养丰富：高蛋白、高热量、富含水溶性维生素、无刺激的温凉软食、流质或半流质饮食，禁食过凉、过热、过硬食物，禁饮酒。

3. 药物护理

（1）遵医嘱正确给予镇痛药、局部麻醉剂、抗生素、细胞保护剂（细胞集落刺激药、表皮生长因子、硫糖铝、维生素 E、维生素 C、前列腺素等）；

（2）根据口腔情况、酸碱度、化疗药物选择合适的漱口液；

（3）预防性口腔用药。

4. 保持口腔卫生，指导掌握正确的漱口方法，选择在睡前、晨起、用餐前后，口腔疼痛明显时，于进食前 10 分钟含漱止痛漱口液，以减轻进食时疼痛。

5. 口腔降温可降低 5-FU 治疗导致的黏膜炎的发生率。

6. 如口腔反应较重，经口进食不能满足机体的需要，应给予静脉营养补充。

7. 应定期检查患者口腔情况，及时与患者沟通、交流，鼓励患者，共同制定有效防治方案，帮助患者树立信心。

（三）健康教育

1. 告知患者及家属发生口腔黏膜炎的原因及相应的二、护理措施。

2. 告知患者放化疗期间保持口腔清洁对预防口腔黏膜炎的重要性。

3. 告知饮食四、注意事项忌食酸辣、油炸、带骨、骨刺、坚硬的食物，避免黏膜损伤和疼痛。

（四）注意事项

1. 根据患者口腔及用药情况选择合适的漱口液，如对口腔 PH 值偏酸性的患者用碳酸氢钠液漱口，5-FU 化疗可用别嘌醇含液，对大剂量氨甲蝶呤（MTX）化疗者用含亚叶酸钙的漱口液与抗生素的漱口液交替使用。

2. 督促患者每天用软毛牙刷刷牙，动作轻柔。对血小板低或已发生口腔溃疡者忌用牙刷，当进食或呕吐后，用冷开水漱口，每次 20 秒，漱口时应使漱口液在口腔内充分与牙齿接触，并保留一定时间，利于冲洗口腔各个部位，也使漱口液充分达到抗感染的目的。

3. 鼓励患者进食，鼓励使用吸管以利于吞咽。

二、口干

（一）定义

口干是一种主观感受，是由于唾液分泌减少引起。会造成口腔的灼热感、溃疡或疼痛，患者感到不适、吞咽、咀嚼及说话困难，味觉丧失或改变。

（二）护理措施

1. 一般护理　保持室内空气清新、流通，保持病房安静、清洁、无异味。

2. 饮食护理　进食含水量高、易消化的软质饮食及饮用大量水分以协助进食，避免乙醇类及碳酸饮料对黏膜的刺激。

3. 药物护理。

4. 避免使用可能引起口干的药物。

5. 保持口腔清洁，每次进食前后及睡前使用含氟牙膏及软毛牙刷与压线进行口腔护理。

6. 漱口液漱口，每 2 小时一次，有助于口腔湿润，用麦冬或金银花泡茶。

（三）健康教育

1. 告知患者及家属发生口干的原因及相应的护理措施。

2. 多饮水，勤漱口，保持口腔湿润。

（四）注意事项

1. 头颈部放疗是造成口干的主要原因，照射停止后半年至一年可部分恢复，部分延续多年甚至伴随终生。

2. 化疗药物如多柔比星，其细胞毒性可致口腔黏膜萎缩、变薄，引起暂时性口腔干燥。

三、味觉改变

（一）定义

味觉改变包含味觉的减退、消失或正常味觉的障碍，25%～50%的癌症患者味觉会降低，因而失去食欲。

（二）护理措施

1. 一般护理　保持室内空气清新、流通，保持病房安静、清洁、无异味。

2. 饮食护理　鼓励患者摄取热的气味强烈的食物，无口腔溃疡者，可予柠檬或醋以增加味觉。

3. 给予增加唾液分泌的治疗。

4. 停药引发或增加味觉改变的药物。

5. 加强口腔卫生。

（三）健康教育

告知患者及家属发生味觉改变的原因及相应措施。

（四）注意事项

1. 味觉异常与体重的减轻成正相关，当味觉发生障碍时也会影响消化功能。

2. 在头颈部放疗可能会造成味蕾细胞的绒毛受损或减少唾液分泌，剂量达 20Gy 才会造成味觉丧失，在放疗开始后三周，最早最严重的味觉丧失是对苦味及咸味的感觉，而甜味的感觉则最少受影响。味觉敏感度在放疗结束后 20~60 天会部分恢复，2~4 个月可完全恢复。

（吕　　娜）

第二节　恶心、呕吐

一、定义

恶心是一种可以引起呕吐冲动的胃内不适感，常为呕吐的前驱感觉，但也可单独出现，可自行终止，主要表现为上腹部的特殊不适感，常伴有头晕、流涎、脉搏缓慢、血压降低等迷走神经兴奋症状。呕吐是胃内容物返入食管经口吐出的一种反射动作。

根据 CTC4.0 毒性分级标准，将恶心、呕吐分为 5 个等级。

恶心：1 级，食欲降低，不伴进食习惯的改变。2 级，不伴体重下降的经口摄食减少，脱水或营养不良；静脉补液<24 小时。3 级，经口摄入能量和水分不足；需要静脉补液，鼻饲，或 TPN>24 小时。4 级，危及生命。5 级，死亡。

呕吐：1 级，24 小时内发作 1~2 次（间隔 5 分钟）。2 级，24 小时内发作 3~5 次（间隔 5 分钟）。3 级，24 小时内发作 6 次或更多（间隔 5 分钟），需输注静脉营养。4 级，后果可危及生命，需要紧急干预。5 级，死亡。

二、护理措施

1. 一般护理　治疗前做好个体化风险评估：疾病特征；个人风险因素（女性，年龄<50 岁，低酒精摄入史，有运动恶心呕吐史，焦虑）；化疗方案的致吐风险、剂量、时间；既往化疗的恶心呕吐反应。（个体化风险评估≥2 项一、定义为高风险。）保持室内空气清新、流通，保持病房安静、清洁、无异味。

2. 饮食护理　加强化疗期间饮食指导，鼓励患者进食，指导进营养丰富、清淡、易消化饮食，少量多餐。

3. 药物护理

（1）遵医嘱正确给予止吐、镇痛药物、可睡前给药，口服给药应分餐后服用或临睡前服用。

（2）对于个体评估高风险的患者，可提前做好预防性用药的准备。化疗导致呕吐严重者，可考虑餐后或睡前给药，以免影响患者进食。

4. 呕吐时的护理

（1）呕吐时取坐位或侧卧位，拉上床栏，预防误吸和坠床。

（2）注意观察呕吐物的性状、量，必要时采集标本送检。

（3）清理呕吐物，协助患者漱口，保持口腔清洁，洗脸。

（4）监测生命体征。

三、健康教育

1. 告知患者及家属发生恶心、呕吐的原因及紧急救护措施。

2. 告知患者避免直立性低血压、头晕、心悸的方法。

3. 告知饮食四、注意事项选择碱性食物、固体食物或酸味食物；少量多餐，每日 4~6 餐，避免进食产气、含油脂或辛辣的食物。

四、注意事项

1. 呕吐发生时应将患者头偏向一侧或取坐位。

2. 呕吐后及时清理呕吐物，协助漱口，开窗通风。

3. 口服补液时，应少量多次引用。

4. 注意观察生命体征，意识状态，电解质和酸碱平衡情况及有无低血钾、低血钠等表现。

5. 剧烈呕吐时，应暂停饮食和口服药物，待呕吐减轻时可给予流质或半流质饮食，少量多餐，并鼓励多饮水。

（吕　娜）

第三节　便秘

一、定义

便秘是指正常的排便形态改变，排便次数减少，每 2~3 天或更长时间排便一次，无规律性，排出过干过硬的粪便，且排便不畅、困难。便秘是晚期恶性肿瘤患者常见且较为痛苦的症状之一。

二、护理措施

1. 加强心理护理，告知患者便秘产生的原因和预防措施，指导定时排便的方式及方法，鼓励患者正视疾病，积极配合治疗。对卧床患者应指导其正确的排便方式，以减轻心理负担。

2. 在病情许可情况下，鼓励患者尽可能下床活动和进行力所能及的自理护理。但注意不能过度活动，应鼓励劳逸结合。

3. 病情许可鼓励患者多饮水，每日 2 000~3 000mL。避免进食过于精细、肥腻、油炸产气等食物及碳酸饮料，指导患者多进食富含维生素 A、维生素 C、维生素 E 的新鲜水果、蔬菜、含粗纤维的糙米及全麦食品等食物，以促进肠蠕动，助于排便。

4. 观察患者排便情况，根据患者进食情况，2 天无大便者，应当处理，3 天无大便必须积极处理，一般给予开塞露、缓泻剂等，大便嵌塞时可行油类保留灌肠，或戴手套将干固的粪便抠出。

5. 养成定时排便的习惯，保护患者隐私；患者如厕时减少干扰和催促；指导患者或家属协助进行规律的腹部按摩，即每日起床前用双手按结肠行走的方向顺时针按摩腹部 100 圈，再逆时针按摩 100 圈。有利于促进肠道的蠕动及排便。对盆腔、腹腔肿瘤未切除者忌按摩。

6. 如有大便干结造成肛裂，指导患者每次便后清洁肛门皮肤，避免感染。

三、健康教育

1. 告知患者及家属可能引起便秘的原因。
2. 告知患者及家属饮食、运动、水分摄入与便秘的关系，制定饮食与活动计划。
3. 告知饮食四、注意事项，增加可使大便软化的食物，如香蕉、富含纤维素的蔬菜，逐渐增加富含膳食纤维的食物和运动量。

四、注意事项

1. 指导患者合理膳食。
2. 指导患者养成定时排便的习惯，适当运动。
3. 心脏病、高血压等患者，避免用力排便，必要时使用缓泻剂。

（吕　娜）

第四节　腹泻

一、定义

腹泻是指每天的粪便重量、水分含量或排便次数增加，每天大便多于 300mL 及 24 小时内发生超过 3 次不成形排便为腹泻，轻者每 2~3 次，重者腹泻每日 10 次以上，大多伴里急后重。一般将腹泻分为急性腹泻与慢性腹泻两类，前者是指腹泻呈急性发病，历时短暂，而后者一般是指腹泻超过 2 个月者。

二、护理措施

1. 确诊为传染病者，按传染病疫情管理办法进行报告及隔离。
2. 病情观察　观察排便情况（腹泻次数、量、颜色、气味、性状等）并做好记录；观察伴随症状及全身情况；评估腹泻及脱水程度；注意监测血液生化，及时纠正水、电解质紊乱，疑有感染者，行大便常规及大便培养检查，控制肠道感染。
3. 对症治疗　给予口服止泻药物如：思密达、小檗碱等，必要时遵医嘱补液，对症处理等治疗，并注意观察疗效及不良反应。

4. 饮食护理　饮食以少渣、易消化食物为主，急性腹泻应根据病情和医嘱给予禁食、流质、半流质或软食。鼓励多饮水，每日3 000mL以上。

5. 活动和休息　急性起病、全身症状明显，严重腹泻时者应卧床休息，注意腹部保暖，可用热水袋热敷腹部，以减弱肠道运动，减少排便次数，并有利于腹痛症状的减轻；慢性轻症者可适当活动。

6. 肛周皮肤护理　保持会阴部清洁，便后用柔软的纸巾擦拭干净并用温水清洁肛周，轻轻沾干，必要时涂氧化锌软膏，指导患者穿棉质的内衣，减少衣物对皮肤的摩擦。

三、健康教育

1. 心理护理　讲解疾病治疗相关知识，减轻患者焦点情绪。

2. 告知患者避免直立性低血压、头晕、心悸的方法。

3. 告知饮食四、注意事项若怀疑患者有感染性腹泻时，应避免饮用牛奶，未削皮的苹果含有丰富的果胶，可多食用；应避免进度食冷的食物，含有丰富纤维的蔬菜、多脂肪的肉及鱼、咖啡和乙醇。

四、注意事项

1. 严重腹泻时应及时报告医师考虑是否停止放、化疗。

2. 腹泻严重，排便后应注意安全，防跌倒。

3. 口服补液时，应少量多次饮用，补充水溶液应含有适当的电解质及葡萄糖，给予清流质饮食及单糖的补充。

4. 注意观察生命体征，意识状态，监测水电解质及酸碱平衡情况及有无低血钾、低血钠等表现。

5. 密切观察，早期发现肠出血和肠穿孔的表现。

（吕　娜）

第五节　发热

一、定义

由于致热源的作用使体温调定点上移而引起的调节性体温升高（超过0.5℃），称为发热。肿瘤患者发热主要包括：①肿瘤组织坏死。②肿瘤浸润或压迫体温调节中枢，使其功能失常。③造血系统细胞大量破坏释放致热源。④合并感染。

二、护理措施

1. 疑似传染病时，先行一般隔离，确诊后按传染病隔离要求隔离。

2. 保持病房安静，空气流通，避免风对流，维持室温18℃~22℃。

3. 高热患者给予物理降温或遵医嘱药物降温，降温处理30分钟后测量体温。

4. 降温过程中出汗时及时擦干皮肤，随时更换衣物，保持皮肤和床单清洁干燥，注意降温后的反应，避免虚脱。

5. 补充水分防止脱水，鼓励患者进食高热量、高维生素、营养丰富的半流质或软食，少量多餐。

6. 做好口腔护理，保持口腔清洁。

7. 监测体温变化，观察热型。血培养标本应在高热时采集。

三、健康教育

1. 指导患者做好自身日常照顾，如调节室温，衣着不宜过多，以四肢末端温暖无汗为宜。

2. 教会患者使用体温计测量体温和简单物理降温法，如温水擦浴、冷敷等。

3. 指导患者高热期间合理进食。

四、注意事项

1. 冰袋降温时注意避免冻伤。

2. 发热伴大量出汗者应记录 24 小时液体出入量，警惕是否有脱水现象，发现异常及时报告医师。

3. 对原因不明的发热慎用药物降温，以免影响对热型及临床症状的观察。

4. 有高热惊厥的患儿，要及早遵医嘱给予物理降温，采取降温措施后 30 分钟复测体温并记录。

（吕　娜）

第六节　疼痛

一、定义

一种令人不快的感觉和情绪上的感受，伴随着现存的或潜在的组织损伤，据世界卫生组织（WHO）统计，30%~50%的恶性肿瘤患者伴有不同程度的疼痛，即为癌性疼痛。是由于肿瘤本身、肿瘤相关性病变、抗肿瘤治疗以及精神、心理和社会等原因所导致的复杂性疼痛，是肿瘤患者最常见、最难忍受的症状之一。

二、护理措施

1. 给患者创造一个安静、舒适的环境，帮助患者采取舒适体位，减轻疼痛。

2. 通过使用评估量表动态评估患者疼痛的性质，部位。

3. 遵医嘱按阶梯给药原则给药。

4. 做好心理护理，适时关心和体贴患者，增进信息和情感的交流，减轻患者的心理负担。

5. 积极预防及处理药物不良反应。

6. 参照说明书及医生的医嘱正确给药控/缓释制剂不能嚼碎或碾碎服用；透皮贴应贴于躯体平坦、干燥、体毛少的部位，粘贴前用清水清洁皮肤，待干后将贴平整的贴于皮肤上，无过敏体质的患者上可覆盖无菌透明服帖并写上日期，注意 72 小时定时更换，且重新选择部位。

7. 在医生指导下及时处理爆发痛，疼痛≥7 分以上一、定义为爆发痛，并做好记录。

8. 爆发痛用药后评估时机　皮下给药后 15 分钟评估 1 次；口服即释吗啡后 15~30 分钟评估 1 次；口服控/缓释剂 60 分钟评估 1 次。

9. 口服止痛药疼痛≤3 分无爆发痛者每天评估 1 次，疼痛>4 分者无爆发痛根据服药时间及血药浓度进行评分，爆发痛者随时评估，及时报告主管医生，进行药物滴定，根据服药种类评估时机进行复评。

10. 观察用药副作用，并做好记录。

三、健康教育

1. 积极配合预防药物不良反应　便秘、恶心等。

2. 遵医嘱服药，按时、按量，注意正确服药，不可嚼碎或碾碎服用，使用贴剂的患者注意使用方法。

3. 主动告知医护人员疼痛情况，不要忍痛。

4. 做好随访工作。

四、注意事项

1. 遵医嘱按阶梯给药。

2. 服药到口。

3. 积极预防及处理药物不良反应。

4. 及时评估及处理爆发痛。

5. 按照护理文书书写规范进行疼痛评估。

（吕　娜）

第七节　头晕

一、定义

头晕是一种常见的脑部功能性障碍，为头昏、头胀、头重脚轻、脑内摇晃、眼花等的感觉，可由多种原因引起，最常见于发热性疾病、高血压病、脑动脉硬化、颅脑外伤综合征、神经症等。此外，还见于贫血、心律失常、心力衰竭、低血压、药物中毒、尿毒症、哮喘等。抑郁症早期也常有头晕。头晕可单独出现，但常与头痛并发。

二、护理措施

1. 发作时护理　头晕发作时嘱患者卧床休息，闭目养神，改变体位时动作宜缓慢。必要时加测血压，遵医嘱给予降压药物，氧气吸入。加强巡视，发现头晕伴有呕吐、头痛剧烈、肢体发麻、血压持续上升时应及时报告医师并配合处理，做好护理记录。

2. 病情观察　定时测量血压并做好记录，监测血压变化情况。密切观察眩晕发作的时间、程度、性质、伴随症状、诱发因素以及脉象等情况。观察有无肢麻、言语不利等中风症状。

3. 环境和起居护理 ①保持病室安静，避免噪音和强光刺激，减少陪护，限制探视。护理人员操作应相对集中，动作轻巧，防止过多干扰患者。②床铺平稳，避免他人碰撞晃动。物品放置伸手可及处，避免取物时坠床或跌倒。卫生间地面设置防滑设施，并设置扶手和呼叫器。③头晕头痛时嘱患者注意卧床休息并抬高床头，尽量减少头部旋转动作，特别不宜突然猛转头，或突然、剧烈体位改变，防止头晕加重或昏扑。上厕所或外出时需有人陪伴，头晕严重者应协助其在床上大小便。④养成按时排便习惯，保持大便通畅，避免屏气用力排便，要时遵医嘱给予缓泻剂。

4. 遵医嘱用药，观察药物的疗效及副作用。

三、健康教育

1. 情志护理 关心体贴患者，使其心情舒畅，减少不良情绪刺激，并指导患者掌握自我调控方法。

2. 饮食护理 饮食以清淡，低盐低脂饮食，增加粗纤维素食物摄入，防止暴饮暴食，忌肥甘厚味，戒烟酒。

3. 嘱患者必须按照医嘱按时按量服药，不可自行停药或更换药物。

4. 头晕时卧床休息，头晕症状好转后外出时有家属陪同。

四、注意事项

1. 遵医嘱给药。

2. 饮食注意清淡，低盐低脂饮食，增加粗纤维饮食，养成按时排便习惯，保持大便通畅，预防便秘。

3. 头晕时应卧床休息，避免不必要的活动。

（吕　娜）

第八节　疲乏

一、定义

疲乏是恶性肿瘤患者最常见的症状之一，由于恶性肿瘤本身或其治疗所导致的疲乏称为癌因性疲乏。疲乏极大地影响恶性肿瘤患者的自理能力和生活质量。疲乏又称疲劳，具有两层含义：一是因体力或脑力消耗过多需要休息；二是因刺激过强或运动过度，细胞、组织或器官的技能或反应能力减弱。

二、护理措施

1. 保持室内空气清新、流通，保持病房安静、清洁、无异味。

2. 控制身体的不适，如对发热、疼痛、恶心、呕吐的有效控制，有效减少机体能量的消耗，尽量减轻因身体原因导致的疲乏。

3. 加强患者的心理护理和疏导，消除恐惧、紧张等情绪反应，鼓励患者诉说自己的感觉，耐心倾听其诉说，分散患者注意力，如指导患者听音乐、相声，与人交谈等，解除患者心理上引起疲乏的因素。

4. 合理的营养摄入　进食高蛋白、低脂饮食，如鸡、鱼、肉和禽蛋、米、面、新鲜蔬菜、水果等，多饮水，每天2 000~3 000mL，以促进代谢废物的排泄。

5. 提高睡眠质量　生物节律在维持生理功能、社会功能和生活质量方面起重要作用。生物节律紊乱则导致患者疲乏、缺乏食欲、情绪低落，所以护士应关心并帮助患者制订作息计划，提高睡眠质量。

6. 鼓励适当的有氧运动　研究表明，化疗期间活动与疲乏呈负相关，化疗患者每天进行有规律的、低强度的体育锻炼，锻炼坚持时间越长，化疗相关的疲乏程度越低。过多的休息并不利于疲乏的缓解。有氧运动包括步行、做操、打太极拳、上下楼梯、骑自行车等。

7. 适当地使用中医特色治疗　类似艾灸穴位治疗、穴位注射、耳穴压豆等，均能在一定程度上缓解患者的疲劳。

三、健康教育

1. 告知患者和家属疲乏的一般情况及历时长短。

2. 让患者了解疲乏发生的原因，进行针对性的预防。

3. 鼓励患者保持心情舒畅，避免巨大的情绪波动和精神刺激。

4. 让患者意识到适时适量运动的重要性。

四、注意事项

1. 护理人员尽量将治疗、护理集中进行，使患者能够保证充足的睡眠和体力。

2. 癌因性疲乏的特点是起病快、程度重、能量消耗大、持续时间长、不可预知，通常不能通过休息或睡眠缓解，护理人员应动态观察患者的情况。

3. 与患者家属沟通，获得家庭支持，鼓励患者家属多关心、陪伴患者。

（吕　娜）

第九节　水肿

一、定义

组织间隙或体腔内过量的体液潴留称为水肿，然而通常所称的水肿乃指组织间隙内的体液增多，体腔内体液增多则称积液。水肿可表现为局部性或全身性，全身性水肿时往往同时有浆膜腔积液，如腹水、胸腔积液和心包腔积液。

二、护理措施

1. 休息　轻度水肿必须限制活动，严禁剧烈活动。严重水肿发及心、肝、肾功能不全伴水肿者，宜卧床休息以增加肝、肾血流量，利于水肿消退。

2. 卧位　眼睑、面部水肿者枕头应稍高；双下肢水肿者，应尽量平卧，休息时应抬高双下肢 30~45 度，利于血液循环，以利于减轻水肿；胸水、腹水者取坐位或半卧位，以改善肺扩张受限及横隔抬高所致的呼吸困难。床上适当活动，防止肢体静脉血栓形成。急性肾炎或肾病综合征患者应卧床至水肿消退；慢性肾炎可视水肿的轻重及血压、尿常规的正常与否来决定患者的活动量，待病情缓解和恢复期，可室外活动，如散步、打太极拳。

3. 钠、水的摄入量　原则上少盐饮食，入水量依水肿程度、原因及尿量而定。心源性水肿：食盐 5 克以下，入水量每日 1 500mL 以下；肝性水肿：入水量 1 000mL 以内，低钠者 500mL 以内；肾性水肿：尿量达 1 000mL 一般不限，但不宜过多饮水，每日尿量少于 500mL，应限制入水量。

4. 皮肤护理　保护皮肤免受损伤，衣服柔软、宽松，翻身避免拖、拉、拽以免水肿皮肤受摩擦和破损。水肿患者皮肤菲薄易破损，输液结束撕胶布时可用生理盐水将胶布浸湿再撕去。

5. 用药护理　合理安排用药时间，利尿剂不宜晚间服用，以免影响睡眠。监测 24 小时出入量，观察水肿是否消退。注意药物的不良反应：低钾血症：软弱无力、腹胀、肠蠕动减弱或消失。低钠血症：肌无力、肌痉挛、口干、眩晕、胃肠功能混乱。代谢性碱重度：易激动、神经肌肉过度兴奋。

三、健康教育

1. 合理安排每天食物的含盐量和饮水量。
2. 避免进食腌制食品。
3. 正确测量每日出入液量。

（吕　娜）

第十节　脱发

一、定义

化疗是恶性肿瘤综合治疗常用的方法之一，由化疗药物导致的脱发是肿瘤患者在化疗过程中最常出现的不良反应，脱发的程度与使用药物的种类、剂量、方法有关，一般出现于系统用药患者，但局部应用也可引起脱发。

二、护理措施

1. 熟悉患者放疗及化疗方案，加强患者的健康教育，治疗前应告知患者化疗可能出现的毒副作用，让其理解脱发只是暂时现象，因化疗引起的脱发可以再生，是可逆的；脱发一般发生在化疗后1~2周，2个月达到最显著程度，停药后1~2个月头发会重新生长。
2. 指导患者在放疗及化疗期间应使用温和的洗发用品和宽齿梳子，如果必须用电吹风，用低温档，不要用发卷做头发，不要染发或定型，最好剪短发。
3. 使用防晒油、戴帽子、头巾或假发来保护头皮，避免直接受到太阳照射。
4. 告知患者在毛发大量脱落前选购假发，这样可以按照自己原来头发的颜色、发质和样式进行挑选。

5. 指导患者戴假发、头巾或帽子，以减轻脱发带来的苦恼。

6. 及时清理脱发，避免不良刺激。

7. 建议患者脱发时剪短或剃光头发，鼓励表达自己的感受。

三、健康教育

1. 指导患者正确选用洗发用品和梳子。

2. 告知患者脱发只是暂时现象，停药后头发会重新生长，从精神上给予支持。

3. 推荐佩戴假发、帽子等。

4. 化疗期间可配合服用养血、补气、滋补肝肾的重要，注意饮食清淡、少食刺激性食物，多吃水果、蔬菜或内服维生素 B_6、B_2 等。

四、注意事项

1. 使用头皮阻血器 在注射抗肿瘤药物时，于近心部头部带上阻血器，充气后可使供应头皮的浅层血管暂时被阻塞，以减少化疗药物与毛囊的直接接触，一般持续 5 分钟，可预防脱发。

2. 做好心理安抚，鼓励多梳头以促进头皮血液循环，帮助头发再生。

3. 观察患者情绪变化，及早进行心理危机干预。

（吕　娜）

第十一节　呼吸困难

一、定义

是指患者主观感觉空气不足，呼吸费力和不适，客观上出现呼吸频率、节律和幅度异常，严重者出现口唇发绀、鼻翼煽动、端坐呼吸，辅助呼吸与呼吸运动（张口抬肩）。正常人呼吸频率成人 16~20 次/分，与心脏搏动次数的比例为 1：4。

二、护理措施

1. 提供安静、舒适、洁净、温湿度适宜的环境。

2. 每日摄入足够的热量，避免刺激性强，易于产气的食物，做好口腔护理。

3. 保持呼吸道通畅，痰液不易咳出者采用辅助排痰法，协助患者有效排痰。

4. 根据病情取坐位或半卧位，改善通气，以患者自觉舒适为原则。

5. 根据不同疾病，严重程度及患者实际情况选择合理的氧疗或机械通气。

6. 遵医嘱应用支气管扩张药，抗菌药物，呼吸兴奋药等，观察药物疗效及副作用。

7. 呼吸功能训练。

8. 指导患者有计划地进行休息和活动，循序渐进地增加活动量。肺源性呼吸困难者指导进行呼吸训练提高肺活量，心源性呼吸困难者结合病情安排适宜的活动量和活动时间，如散步，太极拳，体操等，当出现不适时，应当就地休息。

三、健康教育

1. 指导患者呼吸功能训练，如噘嘴呼吸、腹式呼吸，以及放松技巧。
2. 告知患者及家属使用药物剂量与四、注意事项。
3. 指导患者合理安排休息和活动，调整日常生活方式。
4. 指导患者配合氧疗或机械通气的方法。

四、注意事项

1. 评估判断呼吸困难的诱因。
2. 安慰患者，增强患者安全感。
3. 结合血气分析来判断缺氧的严重程度，不能单纯从血氧饱和度的高低来判断病情。
4. 根据病情控制输液速度，心源性呼吸困难应严格控制输液速度 20~30 滴/分。
5. 保持呼吸道通畅，避免缺氧症状加重。

（吕　娜）

第十二节　气胸

一、定义

气胸是指气体进入胸膜腔，造成积气状态，称为气胸。多因肺部疾病或外力影响使肺组织和脏层胸膜破裂，或靠近肺表明的细微气肿泡破裂，肺和支气管内空气逸入胸膜腔。

二、护理措施

1. 对于气胸量<20%，不伴有呼吸困难者，应绝对卧床休息，充分吸氧，少讲话，以利于气体吸收和肺的复张。

2. 气胸量>20%或有明显呼吸困难时，迅速协助医生进行胸腔减压排气，胸壁破损较大的开放性气胸，迅速用大而厚的福利在患者呼气末填堵伤口，使伤口封闭，并牢固包扎，使开放气胸转变为闭合性气胸，张力性气胸紧急时用一粗针头在患侧锁骨中线第二肋间穿刺排气。

3. 提供舒适安静的环境，减少不必要的搬动，保持大便通畅。

4. 严格观察患者生命体征，加强对肺部听诊和胸廓活动的观察。

5. 氧气吸入，根据病情调节氧流量。

6. 胸腔闭式引流护理

（1）保持管道的密闭和完整，引流管漏气或滑脱。

（2）严格无菌操作，防止逆行感染。

（3）保持引流管通畅，避免折压、牵拉、脱管。

（4）观察引流液的颜色、性状及量，做好记录。

（5）观察水柱波动范围，在肺复张不好时，指导患者勤做有效咳嗽、吹气球等呼吸功能锻炼，促进肺复张。

7. 心理护理，做好安慰工作，减轻患者恐惧与焦虑情绪。

三、健康教育

1. 指导患者卧床休息，根据气胸类型采取正确体位，保持大便通畅，勿过度屏气。

2. 指导患者及家属保护胸腔闭式引流的四、注意事项，指导合适的呼吸功能锻炼方法，如有效咳嗽、吹气球等，防止胸管脱出及堵管。

3. 指导患者配合氧疗，注意用氧安全。

四、注意事项

1. 指导患者遵医嘱积极治疗原发病。

2. 保持心情愉快，情绪稳定，注意劳逸结合，适当休息，在气胸愈合后的一个月内，避免剧烈运动，如打球、跑步等。

3. 避免诱发气胸的因素，如担抬重物，剧烈咳嗽、屏气等，预防便秘、戒烟。

4. 指导患者一旦感到胸闷，突发性胸痛或气急，可能为气胸复发，应及时就诊。

（吕　娜）

第四章

肿瘤科护理

第一节　甲状腺癌

甲状腺癌是头颈部比较常见的恶性肿瘤，除髓样癌外，绝大部分甲状腺癌起源于滤泡上皮细胞。甲状腺癌约占全身恶性肿瘤的 1%，女性发病率高于男性，儿童甲状腺结节中，甲状腺癌的比例高达50%~70%。

（一）病因及高危因素

关于甲状腺肿瘤的病因目前尚无定论，但对于导致甲状腺恶性肿瘤的发病机制已有一定的研究。

1. 电离辐射　是目前唯一肯定与甲状腺癌的发生密切相关的重要因素，包括医源性的外放射接触、放射线泄漏污染、医源性内放射或核爆炸后多种含碘放射性核素的摄入。

2. 缺碘与高碘　饮食中碘的含量过低或过高都可能导致甲状腺癌的发生，如在碘缺乏区，多发生滤泡状癌；而在高碘摄入地区，如我国沿海地区、冰岛、挪威、夏威夷等地则乳头状癌高发。

3. 遗传因素　主要表现在部分家族性甲状腺髓样癌的发生。

4. 性别与女性激素　甲状腺癌的发病中女性明显高于男性，研究显示，雌激素可影响甲状腺生长。

（二）病理类型

1988 年 WHO 甲状腺肿瘤国际组织病理学分类中，甲状腺上皮性恶性肿瘤主要有四种组织学类型：乳头状癌（包括滤泡型）、滤泡状癌、髓样癌、未分化癌。非上皮性肿瘤有恶性淋巴瘤、肉瘤及其他肿瘤。

1. 乳头状癌　约占成人甲状腺癌的60%和儿童甲状腺癌的全部，多见于30~45 岁女性，较早出现颈部淋巴结转移，但是预后较好。

2. 滤泡状腺癌　约占20%，常见于50 岁左右中年人，肿瘤生长较快属中度恶性，且有侵犯血管倾向，因此患者预后不如乳头状癌。

3. 未分化癌　约占15%，多见于70 岁左右的老人。发展迅速，且约50%的患者早期便有颈淋巴结转移，高度恶性。

4. 髓样癌　仅占7%，细胞排列呈巢状或囊状，呈未分化状；瘤内有淀粉样物沉淀。预后不如乳头状癌，但较未分化癌好。

（三）临床表现

1. 症状 典型的临床表现为进行性增大的无痛性甲状腺肿块，多数患者无自觉症状，因为病变发展缓慢，故就诊时平均病程均较长。部分患者可出现声音嘶哑、呼吸困难、吞咽困难等肿瘤侵及邻近组织所致的症状。少数患者可以颈部淋巴结肿大为首发症状。晚期患者可出现由于肿瘤细胞远处转移导致的胸痛、痰中带血、腹部或骨骼疼痛等症状。髓样癌患者可以伴有因其他内分泌肿瘤而引起的症状，如：腹泻、面部潮红、血压升高、消化道溃疡、黏膜多发结节等症状。

2. 体征 乳头状癌以单发病灶多见，少数为多发或双侧性。病灶大小不一，但多为实质性，质地较硬，而固定、表面高低不平、随吞咽上下移动。随着肿块逐渐增大，腺体在吞咽时上下移动度将减低。近50%的患者体检时可同时发现同侧颈部或气管前、气管旁有肿大淋巴结。

（四）甲状腺癌治疗原则

1. 甲状腺乳头状癌的治疗

（1）原发灶外科治疗：由于甲状腺乳头状癌是一种分化较好的低度恶性肿瘤，外科手术是首选的治疗方法。癌仅限于一侧甲状腺腺叶，目前主要采用的手术方式有三种，即肿瘤局部切除术、全或近全甲状腺切除术和患侧腺叶合并峡部切除术。

（2）颈淋巴结转移癌的外科治疗

①临床颈淋巴结阳性者：一般主张行治疗性颈部淋巴结清扫术，其术式应根据患者的具体情况兼顾根治和功能保留。目前多采用功能性颈部淋巴结清扫术。

②临床颈淋巴结阴性者：对于甲状腺髓样癌患者，由于其肿瘤细胞恶性程度较高，容易发生颈部淋巴结和远处转移，故提倡均需行选择性颈淋巴结清扫术。对于甲状腺滤泡状癌患者，由于滤泡状癌恶性程度较低，血行转移多见而较少发生颈部淋巴结的转移，故不提倡行选择性颈清扫术。对于甲状腺乳头状癌患者颈部淋巴结的处理还存在较大争议，做或不做选择性颈淋巴结清扫的观点都有一定的理论依据，但不做选择性颈淋巴结清扫患者必须密切随访。

（3）外放射治疗：除甲状腺未分化癌和甲状腺恶性淋巴瘤以放射治疗首选以外，其他甲状腺恶性肿瘤均对放射线敏感性较差。

（4）化学治疗：主要适用于甲状腺未分化癌、不能手术和发生远处转移的晚期甲状腺癌治疗，常用的化疗药物主要有阿霉素、博莱霉素、顺铂。

（5）内分泌治疗：主要是指甲状腺素替代治疗，是临床上最常用的甲状腺癌辅助治疗手段之一。

（6）^{131}I治疗：主要用于治疗甲状腺癌的远处转移。一般需先行全甲状腺切除术，以增强转移癌对碘的浓集。

2. 滤泡样癌治疗 原发肿瘤的处理与乳头状癌基本相同，滤泡状癌恶性程度较低，很少发生淋巴结和血行转移，故一般行病侧腺叶加峡部切除术已足够。

3. 髓样癌治疗 原发肿瘤的处理同甲状腺乳头状癌，但由于甲状腺髓样癌有较高的颈淋巴结转移率，故对选择性颈淋巴结清扫术的指征应适当放宽。

4. 未分化癌治疗 恶性程度最高，治疗首选手术、放疗和化疗的综合治疗方法。

【案例与案例分析】

第一幕：门诊治疗阶段

王某，女，40岁，主诉体检发现甲状腺结节2周，遂于门诊就诊，体格检查提示：自发病以来，神志清，精神可，饮食可，睡眠可，二便正常，体重无明显改变。专科体检提示：右侧甲状腺1.5cm×1.5cm肿块，患者发病以来无甲状腺进行性增大，无声音嘶哑，吞咽时无异物感，无颈前压迫感，无饮水呛咳等不适症状，无心悸、胸闷气急，无食欲亢进，无放射性物质接触史等。颈软，气管居中，无颈静脉充盈，颈动脉搏动正常，未及肿大淋巴结。为明确诊断，医师开具甲状腺超声检查、甲状腺细针穿刺细胞学检查。

（一）案例引导

患者面对医师开具的甲状腺B超和甲状腺细针穿刺细胞学检查，不了解检查的目的，并希望了解检查前注意点和配合事项。

（二）护理诊断/护理问题

1. 知识缺乏　与缺乏对甲状腺疾病常用检查的目的、流程和注意事项了解有关。

2. 焦虑　与担心穿刺会引起不良反应有关。

（三）护理措施

1. 告知患者有关甲状腺彩色多普勒超声检查的相关知识　彩色多普勒超声为一项反复应用的无损伤性检查，无放射性，患者不必因此而担心。甲状腺彩色多普勒超声可测定甲状腺大小，探测结节的位置、大小、数目及与邻近组织的关系。结节若为实质性并呈不规则反射，则恶性可能大。因甲状腺彩色多普勒超声检查无不适感，故无需特殊准备。

2. 告知患者有关甲状腺细针穿刺吸取细胞学检查的相关知识　告知患者细针穿刺吸取细胞学检查是术前诊断甲状腺癌最直接、简便的方法，由于超声引导的穿刺技术能直接获得肿瘤细胞，根据肿瘤细胞的形态特征能准确的做出诊断，对甲状腺乳头状癌诊断的准确率可达到90%以上。个别患者穿刺时有少量出血，经压迫后可止血。少数患者的穿刺部位会感觉轻度疼痛，数小时后可自行缓解。偶有患者出现虚脱，平卧休息即可恢复，无其他并发症的产生，所以患者无需因此而担心。

3. 根据医嘱完成其他甲状腺功能的检查

（1）放射性核素检查：该检查可以明确甲状腺形态和功能，根据甲状腺对放射性核素摄取的情况，一般可分为四类。①热结节：多见于滤泡型腺瘤，少数滤泡型腺癌亦可出现热结节。②温结节：多见于腺瘤和结节性甲状腺肿。③凉结节：最多见甲状腺囊肿，其次为甲状腺癌及淋巴细胞性甲状腺炎。④冷结节：单个实质性甲状腺肿瘤表现为冷结节者，约50%有癌变可能。

（2）放射学检查：包括X线检查、CT检查和磁共振成像等，主要用于了解甲状腺与周围组织，如气管、淋巴结、肌肉和血管间关系。

（3）实验室检查：对于甲状腺手术后可能需长期补充甲状腺素片的患者，应定期测量三碘甲腺原氨酸（T_3）、四碘甲腺原氨酸（T_4）和促甲状腺激素（TSH）。甲状腺球蛋白（TG）在甲状腺切除术后如持续升高提示有转移或复发的可能。临床上疑为髓样癌的患者需测定血浆降钙素水平，如在最高值300pg/L以上有诊断价值。

第二幕：住院治疗阶段

患者完善各项门诊医师开具的辅助检查，甲状腺超声检查示：右侧甲状腺实质性肿块，1.6cm×1.5cm，伴细小钙化，细针抽吸活检示：甲状腺乳头状癌。患者入院后，遵医嘱完成各项术前检查，如血、尿常规，血液生化检查、血清甲状腺球蛋白、心电图、胸部 CT、颈部 X 线检查和五官科会诊等；据体格检查和实验室检查结果，医师建议患者在全身麻醉下行右侧甲状腺腺叶切除术+中央组淋巴结清扫术。

（一）案例引导

责任护士加强与患者交流、沟通后发现患者存在如下疑惑。

1. 患者主诉得知自己患癌症后，非常担心治疗效果、担心肿瘤会发生转移。

2. 患者担心手术切口影响外形美观，会影响自己日后的着衣、对人际交往带来一定的困难。

3. 患者不了解术前各项检查的目的和如何配合检查。

4. 患者想知道术前需要做哪些准备，手术后需要注意些什么。

（二）护理诊断/护理问题

1. 恐惧/焦虑　与对癌症的恐惧、担心自我形象受损影响日后的工作、生活及家庭有关。

2. 自我形象紊乱　与担心手术瘢痕影响个人外形美观有关。

3. 知识缺乏　缺乏有关疾病治疗的相关知识（如术前相关检查目的及配合、手术后注意事项）。

（三）护理措施

1. 入院宣教　热情迎接患者入院，向患者介绍病区环境、告知患者入院安全须知，告知患者病区内的各项制度，以便患者更好的配合诊疗工作。同时，告知责任护士及医师的姓名，及时为患者服务，并向患者简单介绍甲状腺基本结构和功能。

2. 心理护理

（1）鼓励患者：鼓励其树立战胜疾病的信心、以良好的心态面对疾病和治疗。乳头状癌是预后良好的甲状腺癌，通过手术治疗，大多数患者都能得到长期的存活，预后较好。

（2）同伴支持：多了解和关心患者，鼓励患者与曾接受过类似手术且已经痊愈的患者联系，通过成功者的现身说法帮助患者渡过心理调试期。

（3）信息支持：告知患者手术切口一般位于颈纹处，只要不属于瘢痕体质的患者，颈部切口处的瘢痕会随时间的推移逐渐变浅，术后也可采用一些项链、丝巾等装饰品，既能遮盖伤口，又能更加美观。

3. 术前检查意义及配合

（1）术前检查意义：术前进行血液生化检查、腹部超声和 CT 检查，可全面评估患者对手术、麻醉的耐受性，确保手术的安全；此外术前还需通过颈部正侧位片检查了解气管有否移位、狭窄；行五官科会诊了解患者声带基本情况。

（2）告知患者各类检查前需配合事项：血液生化检查、腹部超声检查前应禁食 8 小时；CT 检查前应禁食 4 小时；其他检查前无需特殊准备。

4. 向患者提供手术相关知识

（1）手术治疗原则：由于甲状腺乳头状癌是一种分化较好的低度恶性的肿瘤，外科手术是首选的治疗方法。

（2）甲状腺手术治疗：大部分研究资料表明全甲状腺切除与病侧腺叶加峡部切除术后的长期生存率无明显差异，所以对于非高危型或无既往颈部放射线接触史者，一侧腺叶加峡部切除术是比较合理的手术方式。对局限于峡部的甲状腺乳头状癌患者可采用峡部+双侧腺叶部分切除术。此外，由于甲状腺乳头状癌淋巴结转移率较高，Ⅵ区淋巴结是甲状腺癌转移的第一站淋巴结而术前检查甚至术中触诊都难以发现，目前原则上所有的甲状腺乳头状癌患者均应一期行中央区淋巴结清扫。

（3）颈部转移淋巴结的手术治疗：该患者根据其肿瘤情况实施右侧甲状腺腺叶切除+峡部切除术+中央组淋巴结清扫术。

5. 向患者介绍甲状腺癌手术前护理相关知识

（1）向患者介绍术前常规准备的工作：①手术前皮肤准备，必要时剔除耳后毛发，以便行颈淋巴结清扫术，术前一天沐浴、理发、剃须、剪指甲。②做好药物皮肤敏感试验。③一般手术前 12 小时禁食，术前 4~6 小时禁水。④完成清洁工作后直接贴身反穿衣服，并取下义齿、眼镜、发夹、饰品、手表及贵重物品后入手术室。⑤指导患者学习床上解大小便。

（2）术前饮食：鼓励和提供患者进食高蛋白、高能量、富含维生素和膳食纤维的食物，为术后创面愈合创造有利条件。

（3）教患者练习术时体位：将软枕垫于肩部，保持头低、颈过伸位。

（4）术前戒烟并指导患者练习有效咳嗽。

（5）如有发热、月经来潮应及时联系医务人员。

（6）告知患者术后早期须知：患者术后清醒后取半卧位或高坡卧位；术后 6 小时无恶心、呕吐等麻醉反应者可正常饮食；术后 24 小时内，患者应避免过频过度活动或谈话。

第三幕：甲状腺癌手术后案例

该女士完善术前各项检查和准备，于入院 2 天后，在全身麻醉下行右侧甲状腺腺叶切除加峡部切除术加中央组淋巴结清扫。术后生命体征正常，切口内置半管引流 2 根。

该患者术后 2 小时主诉轻度呼吸困难，颈部略增粗；术日晚主诉口唇麻木、切口疼痛。

（一）案例引导

1. 患者及家属希望了解术后需注意的事项。

2. 术后 2 小时，护士巡视病房发现患者切口处肿胀，患者主诉有轻度呼吸困难，立即通知医师查看后疑似切口内少量出血，予清除残留血液后加压包扎。

3. 术日晚患者主诉口唇麻木，通知医师后急查血钙，予以葡萄糖酸钙静脉推注。

4. 术后 1 天患者主诉因害怕切口疼痛，不愿咳嗽致痰液无法咳出。

（二）护理诊断

1. 知识缺乏　与缺乏甲状腺手术后注意事项及引流管护理知识有关。

2. 呼吸困难　与术后切口出血有关。

3. 手足抽搐　与手术所致甲状旁腺功能受损相关。

4. 清理呼吸道无效　与术中麻醉插管致咽喉部及气管受刺激、分泌物增多以及切口疼痛有关。

5. 潜在并发症　窒息、呼吸困难、喉返神经损伤、喉上神经损伤或甲状腺功能减退等。

（三）护理措施

1. **体位** 全身麻醉未清醒者取去枕平卧位，头偏向一侧，患者清醒及血压平稳后取半坐卧位，以利引流。

2. **术后观察** 加强对患者术后生命体征（T、P、R、BP）、创面的观察，尤其应注意对患者呼吸情况和发声情况的观察。

3. **床旁备气管切开包** 甲状腺手术后床边备无菌手套和气管切开包，一旦发现有窒息的危险，立即配合行气管切开及床旁抢救。

4. **饮食指导** 术后清醒，且无恶心、呕吐的患者，即可给予少量温或凉水，若无呛咳、误咽等不适，可逐步给予易吞咽的温流质饮食，避免食用过热食物，因其可使手术部位血管扩张，加重创口渗血。以后逐步过渡到半流质饮食和软食。甲状腺手术对胃肠道功能影响很小，仅在吞咽时有疼痛不适感，鼓励患者不必紧张，可少量多餐，逐渐恢复正常饮食，促进愈合。

5. **告知患者引流管放置的作用及注意点**

（1）引流管放置目的：用于引流切口内的积血、积液，使创面闭合无腔隙，组织间紧密相贴，减少切口张力，促进切口的愈合。

（2）引流管护理：避免引流管的扭曲和受压，保持引流通畅；定期观察引流液色、质、量。正常情况下，术后24小时引流液为暗红色液体，24小时后引流液逐渐变为淡黄色。如果短时间内引流液突然增加，超过100mL且颜色鲜红，应考虑为内出血，要迅速协助医师做紧急处理。如发现引流液呈乳白色，提示可能有乳糜漏，应及时通知医师处理。

6. **保持气道通畅** 由于患者接受全身麻醉，会引起呼吸道分泌物增多的现象，若长时间痰液无法咳出可能造成肺部感染。故护士应指导患者正确的咳嗽方法：即咳痰前可以先翻身或空心手掌拍击背部，使痰液松动易于咳出，并用手托住颈部切口后深呼吸将痰液咳出。采用正确的排痰方法既可以减少无效咳痰，又可避免增加切口疼痛。

7. **甲状腺术后并发症观察及护理**

（1）呼吸困难

①主要原因：切口内出血压迫气管，主要系手术时止血不完善或因血管结扎线滑脱引起。喉头水肿，可因手术创伤或气管插管引起。气管塌陷，是由于气管壁长期受肿大的甲状腺压迫、发生软化，切除甲状腺体的大部分后，软化的气管壁失去支撑引起。

②临床表现：是最危急的并发症，多发生于术后48小时内。表现为进行性呼吸困难、烦躁、发绀，甚至窒息；如因出血压迫气管引起的呼吸困难还伴有颈部肿胀、切口渗出鲜血等。

③护理措施：一旦出现血肿压迫或气管塌陷，须立即进行床边抢救，剪开缝线，敞开伤口，迅速除去血肿，结扎出血的血管。若呼吸仍无改善则行气管切开、吸氧；待病情好转，再送手术时作进一步检查和其他处理。对喉头水肿者应立即应用大剂量激素：地塞米松30mg静脉滴入，呼吸困难无好转时行环甲膜穿刺或气管切开。

（2）喉返神经损伤

①主要原因：主要是手术操作时损伤所致，如切断、钳夹或牵拉过度，少数由于血肿压迫或瘢痕组织牵拉引起。

②临床表现：术中损伤所致者在术中立即出现症状，后者在术后数天出现症状。一侧喉

返神经损伤大都引起声音嘶哑，一般可通过健侧声带进行代偿；两侧喉返神经损伤可致声带麻痹，引起失声、呼吸困难甚至窒息。

③护理措施：术后护士要加强观察，一旦发生呼吸困难时，需配合医师作好气管切开。

（3）喉上神经损伤

①主要原因：多在结扎、切断甲状腺上动、静脉时受到损伤。

②临床表现：若损伤喉上神经的外支（运动支），可使环甲肌瘫痪，引起声带松弛、声调降低；若损伤喉上神经的内支（感觉支），则喉部黏膜的感觉丧失，患者丧失喉部反射性咳嗽，在进食、特别是饮水时，容易发生误咽、呛咳。

③护理措施：术后护士要观察患者发音，注意有无声调和声音改变，尤其在患者喝第一口水时观察患者有无呛咳或误咽，发现异常及时通知医师。

（4）低钙血症

①主要原因：可能由于术中甲状旁腺血供暂时受阻、甲状旁腺误切或挫伤等引起甲状旁腺功能低下，多在术后 1~4 天出现，一般数周可以恢复。

②临床表现：最早表现为口唇和指尖的麻木，随后出现手足麻木和僵硬感，重者可以出现手足抽搐。

③处理及护理配合：护理上需加强观察，早期发现。出现症状者及时通知医师，并遵医嘱急诊查血钙和血磷，并缓慢静脉推注 10%葡萄糖酸钙 10~20mL，饮食上需适当限制肉类、乳品和蛋类等食品，因其含磷较高，会影响钙的吸收。并酌情补充钙剂，可口服葡萄糖酸钙或乳酸钙，症状较重时可以加服维生素 D_3 以促进钙在肠道内吸收。

（5）乳糜漏

①主要原因：在左侧颈淋巴结清扫术中，胸导管损伤后未结扎或不完全阻断时会导致乳糜液外溢。

②临床表现：大多发生在术后 2~3 天，外漏液体逐渐增加，外观为白色、均匀、无臭。

③护理措施：护理巡视中一旦发现，应立即停止引流管负压吸引，局部加压包扎或用沙袋局部压迫，并及时通知医师进行处理。

（6）甲状腺功能减退

①主要原因：可能由于治疗需要将甲状腺全部切除或大部分切除所致。

②临床表现：患者可在术后出现疲乏、嗜睡、黏液性水肿、肌肉无力等甲状腺功能减退的表现。

③护理措施：告知患者术后需遵医嘱服用甲状腺素片替代治疗，并定期监测甲状腺功能，及时调整甲状腺素的剂量，以维持机体正常代谢的需要。

第四幕：术后恢复出院阶段

患者术后第 3 天，引流管拔除，切口干燥无渗出。医嘱予出院，出院带药甲状腺素片。

（一）案例引导

1. 患者术后因颈部伤口不敢活动，担心影响日后颈部活动度。

2. 患者不了解有关内分泌治疗知识，担心治疗引起的不良反应。

（二）护理诊断

知识缺乏　与患者缺乏对术后功能锻炼、药物使用以及出院相关注意事项有关。

（三）护理措施

1. 告知患者出院注意事项　调节好情绪，保持精神愉快；合理安排术后休息和饮食，鼓励患者生活自理，以促进康复；嘱咐患者出院后定期门诊随访。

2. 指导患者进行康复锻炼　患者头颈部在制动一段时间后，可开始逐步功能锻炼，促进颈部的功能恢复，具体方法：头先偏向患侧，停数秒再慢慢恢复到中立位，然后再慢慢偏向健侧保持数秒，重复开始做；再开始做头部前后左右旋转动作。刚开始范围要小、时间要短，逐渐加大、加长。行颈淋巴结清扫术者，斜方肌会有不同程度受损，因此，切口愈合后应开始肩关节和颈部的功能锻炼，颈部功能锻炼能训练颈部剩余肌群功能、逐步代偿性肥厚、最大程度地恢复到术前水平，减少日后因颈部僵硬、凹陷畸形等对患者外貌的影响。患者功能锻炼至少持续至出院后三个月。

3. 内分泌药物的服药指导　告知患者服药的重要性，术后服用甲状腺素不但是替代治疗而且有积极的防治作用。甲状腺素片一般在早餐前 30 分钟服用，服药期间要注意观察用药后反应。个别患者刚开始服药时会出现心悸、失眠、多汗等情况。此时应在医师的指导下减少剂量或停药数天，待上述症状消失后重新开始服药。甲状腺素片是一种胰岛素拮抗剂，可减少胰岛素和口服降糖药的效果。因此，对于糖尿病患者服甲状腺素药时，特别在刚开始时要定期测血糖，调整降糖药的剂量。

【案例总结】

诊断：甲状腺乳头状癌（右侧）。

（一）主诉

体检发现右侧甲状腺肿块两周。

（二）诊断要点

专科体检提示：右侧甲状腺 1.5cm×1.5cm 肿块，甲状腺 B 超提示：结节性甲状腺肿，1.6cm×1.5cm，细针穿刺细胞学检查示：甲状腺乳头状癌。

（三）治疗方案

在全身麻醉下行右侧甲状腺腺叶切除加峡部切除术加中央组淋巴结清扫术，术后甲状腺素片维持治疗。

（四）护理要点

1. 门诊护理　告知患者甲状腺疾病常用检查方法、检查配合以及注意事项。

2. 术前护理　着重做好术前检查的指导和术前各项准备工作的落实和宣教。

3. 术后护理　告知患者术后体位、饮食及导管护理并能及时早期发现或配合医师处理术后常见并发症。

4. 出院护理　告知患者术后颈部锻炼和甲状腺素替代治疗相关注意事项。

【附】甲状腺癌[131]I 治疗注意事项

临床上放射性核素[131]I 治疗用于两个方面：①分化性甲状腺癌全甲状腺切除术后残留甲状腺组织的灭活，可以消灭残留的微小的甲状腺癌细胞降低局部复发率。②在甲状腺癌原发肿瘤手术无法彻底切除或已出现远处转移而无法手术切除时。[131]I 发射出的射线穿透力较强，能影响周围环境和人群，因此患者必须在辐射防护病房接受隔离治疗。治疗前 4~6 周停用甲状腺素制剂和含碘食物、药物，含碘食物主要包括：含碘盐、海带、紫菜、海里的鱼虾、海藻等。空腹一次性口服131I口服液，服药后禁食2小时，服完131I后进入辐射防护病房直至出院，一般隔离时间5~7天。服药时一定要拿稳药杯，避免倒翻药杯导致药量不足影响治疗及污染环境。

人体内131I剂量<30mCi可出院，但仍不能到公共场所活动，避免与孕妇及婴幼儿接触，当体内剂量<8.5mCi时，可以在公共场所或医院内自由活动；女性患者1年内、男性患者半年内需避孕；治疗期间甲状腺激素制剂替代治疗非常重要，切勿随意增减药量或停药；出院后低碘饮食，可少量摄食海产品，淡水鱼、虾等水产品不限；服131I后3~6个月进行随访，以评价治疗效果，确定下一步的治疗方案。

（李　玲）

第二节　食管癌

一、病因与发病机制

关于食管癌的发病因素，近年来有许多深入的研究和调查，但尚无公认的结论。一般认为可能与饮食习惯、吸烟、饮酒、营养、食管慢性炎症、口腔卫生不佳和遗传易感性有关。食物的物理刺激如粗、硬、烫的饮食，吸烟、饮酒、吃酸菜、咀嚼烟叶、槟榔被认为可反复刺激食管，引起慢性炎，最终发生恶变。在我国食管癌高发区，人们喜爱食用腌制的蔬菜，这些食品常被真菌污染，真菌除产生毒素外，与亚硝胺的合成有密切关系。亚硝胺是致癌物质，大量存在于饮水和食物中，也能在体内合成。根据国内外研究，水及饮食中缺乏钼、锌、钛等微量元素，可能使植物中硝酸盐聚集，为合成亚硝胺提供前生物，从而直接或间接与食管癌的发生有关系。此外口腔、食管的长期慢性炎，导致上皮增生，最后可能发生癌变。扩散途径可通过直接扩散、淋巴道转移和血行转移。

二、临床表现与诊断

食管癌可发生在食管任何位置，但中段最多，约占50%；下段次之，占30%；上段最少，占20%。

（一）症状与体征

食管癌早期有大口进硬食时的梗阻感、进食后食管异物感、吞咽时食管内疼痛及胸骨后闷胀不适感，这些症状时轻时重，呈进行性加重，但进展缓慢。食管癌中期是以进行性吞咽困难为特征的典型症状。有些患者梗阻较重会出现进食后呕吐。晚期食管癌多为癌肿的并发症和压迫症状，表现为压迫气管导致咳嗽、呼吸困难；癌肿侵犯气管发生食管气管漏时，有进食呛咳、发热、咳脓痰、肺炎和肺脓肿形成；侵犯喉返神经出现声音嘶哑；侵犯膈神经导致膈肌麻痹时出现呼吸困难、膈肌反常运动；癌肿远处转移时，则出现锁骨上淋巴结肿大、肝大、黄疸、腹腔肿块及腹腔积液等。身体多处持续性疼痛，应考虑骨骼转移可能；出现恶病质，表现为极度消瘦和衰竭。

（二）诊断

1.X线检查　早期食管癌的病变仅侵犯食管黏膜或黏膜下层。早期食管癌的X线征象为：局限性食管黏膜皱襞增粗、中断，潜在的龛影，小的充盈缺损。晚期则为充盈缺损、管腔狭窄和梗阻。

按食管癌形态特点可分为5型（图4-1）：①髓质型，约占60%，肿瘤累及食管壁的全层，向腔内外生长，伴有中重度梗阻，食管造影显示明显的充盈缺损，晚期可见肿瘤的软组织阴影。②蕈伞型，占15%~20%，肿瘤向腔内突出，呈扁平状肿块，累及食管壁一部分，梗阻症状轻，食管造影显示部分管壁呈不对称的碟影充盈缺损。③溃疡型，占10%~15%，肿瘤在食管壁上呈大小不等的溃疡，梗阻症状轻，食管造影显示较大的溃疡龛影。④缩窄型，占10%左右，肿瘤呈环形或短管形狭窄，食管造影显示对称性高度梗阻，梗阻以上的食管显著扩张。⑤腔内型，约占2%，瘤体呈管腔内巨大包块，可有蒂、息肉状，表面可有溃疡，食管壁浸润不明显，病变段食管明显扩张，腔内可见椭圆形或腊肠状肿块阴影。

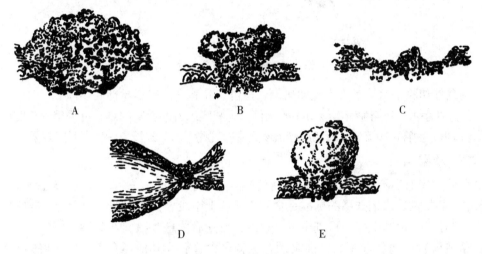

图4-1 食管癌分型

A. 髓质型；B. 蕈伞型；C. 溃疡型；D. 缩窄型；E. 腔内型

2. 细胞学检查 检查工具为带网的气囊，拉网获取食管脱落细胞，做脱落细胞巴氏染色检查，两次阳性结果才能确诊。

3. 食管镜检查 早期食管癌在食管镜下显示黏膜充血水肿、糜烂或小的菜花样突起。

4. CT检查 了解食管癌向腔外扩展情况和有无腹腔内器官或淋巴结转移，对决定手术有参考价值。

三、治疗原则

食管癌的治疗包括外科治疗、放射及药物治疗以及手术加放射和药物综合治疗。

（一）手术治疗

1. 根治性切除手术 适于早期病例，可彻底切除肿瘤，以胃、结肠或空肠做食管重建术（图4-2）。

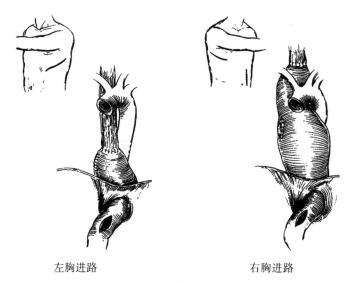

左胸进路　　　　　　　　　右胸进路

图 4-2　食管切除胃代食管

2. 姑息性切除手术　多为中晚期病例，虽可切除肿瘤，但不易彻底切净。

3. 姑息性手术　晚期肿瘤不能切除的病例，为减轻患者的吞咽困难，可采用食管腔内置管术、胃造口术、食管胃转流或食管结肠转流吻合术，这些手术对延长患者生存时间效果不大。

（二）放射治疗

1. 术前放疗加手术　术前放疗可使癌肿缩小，减少淋巴结转移，可提高手术切除率，减少术中癌肿扩散。病例选择的标准是食管中段或上中段癌，根据病史、食管造影所见手术切除可能性小，一般情况好，可进半流饮食者，放疗后休息 2~3 周再行手术。

2. 单纯放射　病理选择的标准是颈、上胸段食管癌及其他不宜手术的中晚期食管癌，一般情况较好。放疗的危险性较小，常见并发症有放射性肺炎、放疗后狭窄、气管食管漏、放射性骨髓炎、出血等详见本节护理问题部分。

（三）药物治疗

可用于缓解晚期癌肿患者的症状，常与其他疗法综合应用，但食管癌化疗效果不佳。

四、常见护理问题

（一）疼痛

1. 相关因素　①手术后各种管道的刺激。②手术造成的组织及神经末梢的损伤，物理切割等引起的炎症反应。③手术后患者深呼吸、咳嗽及主动或被动变换体位等的基本活动牵拉震荡胸廓及胸壁伤口。

2. 临床表现　患者自诉疼痛，一般在术后 1~3 天内显著，以后逐日递减，疼痛性质多为刺痛或刀割样疼痛，呈持续性或阵发性加重，常在深呼吸、咳嗽或变换体位后加剧，疼痛剧烈时可放射到同侧的肩部或背部。

3. 护理措施

（1）向患者及家属解释疼痛的原因、持续时间和治疗护理措施，解除患者的顾虑，稳定其情绪。

（2）协助患者采取舒适卧位，并定时调整，协助患者进行呼吸训练和有效咳嗽。

（3）避免外界不良刺激，为患者提供安静、舒适的休息、睡眠环境。

（4）妥善固定胸腔闭式引流管，防止牵拉引起疼痛，患者有明显刺激疼痛时，应及时调整其位置。

（5）做各项治疗护理操作时，动作要轻柔，避免牵拉伤口引起疼痛。

（6）鼓励患者描述疼痛的部位、性质、程度、范围和自我耐受力，观察患者疼痛情况，正确评估疼痛，必要时遵医嘱应用镇静或止痛药物。

（7）教会并指导患者及家属正确使用分散注意力的方法来降低患者对疼痛的敏感性。

（二）清理呼吸道无效

1. 相关因素　①开胸手术后伤口剧烈疼痛致使患者惧怕咳嗽。②全身麻醉后引起呼吸道分泌物增多，纤毛运动减弱。③全身麻醉使膈肌受抑制，术后患者疲乏无力，排痰困难。

2. 临床表现　患者呼吸急促，胸闷，发绀，听诊呼吸音减弱或消失并伴有干湿啰音；患者咳嗽无效或没有咳嗽。

3. 护理措施

（1）戒烟：术前应戒烟3周以上，指导患者进行深呼吸训练，教会其有效咳痰的方法：咳嗽时让患者采取坐位，深吸气后屏气3~5秒后用力从胸部深处咳嗽，不要从口腔后面或咽喉部咳嗽，也可轻轻进行肺深部咳嗽，将痰引至大气管处，再用力咳出。

（2）术前雾化吸入：术前行雾化吸入能有效排除肺底部分泌物，预防术后肺炎、肺不张的发生。

（3）体位引流（图4-3）：对痰量多的患者，在病情许可的情况下可采用体位引流的方法，使患侧肺朝上，引流支气管开口朝下，2~3次/天，每次5~10分钟，同时鼓励患者深呼吸及有效咳嗽，减少肺部并发症的发生。

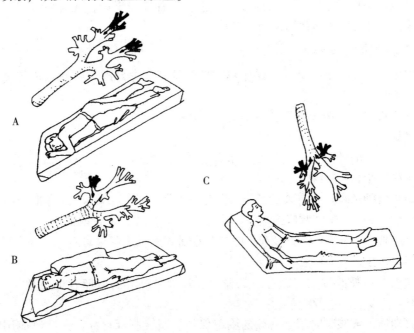

图4-3　体位引流

（4）指导并协助患者深呼吸、有效咳嗽：有效咳痰方法如下。①叩拍胸背震动支气管内痰液，使其松动，以利排出：护士应协助患者采取坐位或患侧朝上的侧卧位，五指并拢，掌指关节屈曲，有节律地、由下至上、由外至内叩拍患者胸背部（图4-4）。叩拍时用力适度，避免在肋骨、伤口、乳房等处拍打，以免引起患者损伤或剧烈疼痛。②扶持前胸后背：护士站在非手术侧，从前后胸壁扶持术侧胸廓，轻压伤口，以不限制胸廓膨胀为宜。嘱患者深吸气后用力咳嗽。③腹部加压：护士站在手术侧，双手扶住患者的左上腹，在患者咳嗽的同时辅以压力，可增加膈肌作用力，促进排痰（图4-5）。

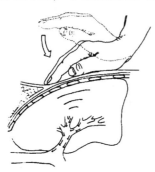

图4-4　叩拍胸背部辅助排痰

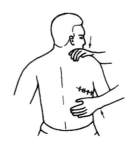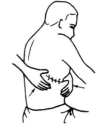

图4-5　协助咳嗽的姿势和方法

（5）术后雾化吸入：2~4次/天，常用的雾化吸入药物有庆大霉素8万U、糜蛋白酶5mg、地塞米松5mg、异丙托溴铵500μg等加入生理盐水5mL。氧气驱动雾化吸入调节氧流量为6~8L/min，每次15~20分钟。

（6）合理止痛：准确评估患者的疼痛程度，主动及时给予止痛，减轻患者的疼痛和不适，有利于患者休息和恢复体力，主动咳嗽和排痰。

（7）其他：保持病室内适宜的温湿度，防止患者黏膜干燥，注意保暖，防止上呼吸道感染引起呼吸道分泌物增多而影响痰液的排出。

（三）低效型呼吸形态

1. 相关因素　①疼痛。②手术操作对肺部的牵拉。③麻醉后呼吸功能的障碍。④胸腔积液或积气。

2. 临床表现　①呼吸浅快。②脉搏增快。③端坐呼吸。

3. 护理措施

（1）评估患者的呼吸形态（频率、节律、幅度及呼吸音等情况），观察患者有无胸闷、气急、口唇发绀等缺氧症状。

（2）指导鼓励患者进行有效的呼吸、深呼吸及腹式呼吸，每2~4小时行有效咳痰，及时排除呼吸道分泌物，保持呼吸道通畅。腹式呼吸的方法：患者取仰卧位，双手置于腹部，吸气时保持胸部不动，腹部上升鼓起，呼气时尽量将腹壁下降呈舟腹状，呼吸缓慢均匀，频率≤8~12次/分钟。

（3）向患者解释低效型呼吸形态的原因、呼吸锻炼和有效咳嗽的重要性，解除顾虑，使其主动配合。

（4）移动体位或咳嗽时给予有效的胸部保护，减轻胸部疼痛，必要时应用镇静或止痛药物。

（5）遵医嘱给予吸氧 2~4L/min，血压平稳后取半卧位。

（6）痰液黏稠不易咳出者，给予雾化吸入 2~4 次/天，以促进痰液排出。

（7）保持室内适宜的温湿度，定时开窗通风。

（8）必要时配合医师行胸腔穿刺或胸腔闭式引流，解除积液和积气。

（四）生活自理能力缺陷

1. 相关因素 ①疼痛。②手术创伤。③活动耐力下降。④术后留置多根管道。

2. 临床表现 ①自我进食缺陷。②沐浴自理缺陷。③穿衣自理缺陷。④如厕自理缺陷。⑤使用器具自理缺陷。

3. 护理措施

（1）评估患者自理缺陷的项目、程度、范围，制定生活护理计划，满足患者需求。

（2）做好与患者的沟通工作，解释说明加强自我护理对促进康复的意义，鼓励患者主动参与自理活动。

（3）与患者及家属共同讨论患者能够自理的范围、程度，制定自我护理计划，促进自理能力的恢复。

（4）妥善固定各引流管道，为患者活动提供方便。

（5）观察患者活动时有无呼吸困难、心悸、发绀等症状，掌握其自理能力的恢复情况及时给予帮助和支持。

（五）潜在并发症：出血

1. 相关因素 与手术创面大，患者凝血功能障碍或肿瘤破裂有关。

2. 临床表现 引流液呈血性、量多，患者烦躁不安、皮肤黏膜苍白、末梢湿冷、脉搏快而细数、血压下降、尿量减少等血容量不足的表现。

3. 护理措施

（1）观察胃肠减压引流液的颜色、性状及量，并做好 24 小时总结。食管癌术后一般 6~12 小时可从胃管内引流少量血性胃液，术后第一个 24 小时引流量 100~200mL，术后 48 小时引流量约 300mL，如引流大量血性液，应考虑有活动性出血，应减小负压吸引力，并及时报告医生，及时处理。

（2）观察胸腔闭式引流液的颜色、性状及量，并做好 24 小时总结。食管癌术后一般 24 小时引流量约为 500mL，如术后胸腔引流液突然增多，呈鲜红色，超过 200mL/h，且呈递增趋势，连续 3 小时，患者表现为面色苍白、表情淡漠、心率加快，应考虑胸腔内活动性出血可能，应立即报告医生，遵医嘱给予止血及补充血容量等措施，必要时做好开胸止血的准备。

（3）严密监测生命体征，观察神志、皮肤黏膜、末梢情况，发现异常及时处理。

（4）定时观察切口渗血情况。

（5）保持引流管通畅，定时挤压，防止血凝块阻塞管道，影响病情观察延误抢救时机。

（6）妥善固定胃管，每日检查胃管固定情况，防止因胃管压迫鼻腔黏膜引起损伤或出血。

（六）潜在并发症：感染

1. 相关因素 与手术创伤、呼吸道分泌物增加、使用侵入性插管、抵抗力降低、皮肤受损有关。

2. 临床表现　①体温升高。②脉搏增快。③白细胞计数升高。④引流液浑浊。⑤胸痛、胸闷。⑥乏力、食欲缺乏。⑦伤口感染可见脓性分泌物，局部红、肿、热、痛。

3. 护理措施

（1）密切观察体温的变化。

（2）指导患者注意保暖，预防感冒。

（3）指导协助患者进行有效的深呼吸及咳痰，彻底清除呼吸道分泌物，预防肺部感染。

（4）术前当日认真备皮，切勿损伤皮肤，预防切口感染。

（5）注意保持伤口敷料清洁、干燥、定期换药，观察切口愈合情况，发现感染迹象及时处理。

（6）保持胸腔闭式引流管通畅，防止阻塞；妥善固定，防止引流管口及衔接处脱落；水封瓶液面应低于胸腔 60cm 左右，搬动患者或更换胸腔闭式引流瓶时须夹闭胸管，防止引流液倒流引起逆行感染。胸腔闭式引流装置要求：密闭、通畅、无菌。其装置组成：水封瓶的橡皮盖上插有两根长短不一的玻璃管，长管插入瓶内，并没入水面下 2~3cm，上端接引流管排液或排气；短管一端通大气另一端插入引流瓶内 4~5cm，将引流的气体排出（图 4-6）。

目前临床上使用的一次性胸腔引流调压水封贮液瓶，由贮液仓、水封仓和调压仓三部分组成。该装置优点有：①密闭性能好，能有效防止脱管、倒吸、使用方便，可悬挂于床边，易于转运患者。②贮液仓容量大、标有刻度，便于护士临床观察和记录引流液量。③引流瓶只需每周更换一次，减少了感染机会，同时也大大减少了护理工作量。

（7）引流管一旦滑出或脱管，应立即用凡士林纱布封闭伤口，再做进一步处理。

（8）严格掌握拔管指征，术后 48~72 小时，引流液<50mL/d，且颜色变淡，无渗血倾向时，即可拔除。拔管时嘱患者深吸气并屏住呼吸后快速拔除胸管，用无菌凡士林纱布覆盖伤口；拔管后应注意观察患者呼吸情况，有无胸痛、呼吸困难等症状，观察局部伤口有无渗血、渗液和漏气，并定时更换敷料直至伤口愈合。

（9）严格各项无菌操作，遵医嘱合理使用抗生素。

（10）提供高蛋白、高热量、高维生素营养支持，提高机体抵抗力。

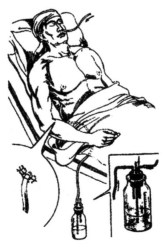

图 4-6　胸腔闭式引流水封瓶

（七）潜在并发症：食管吻合口漏

1. 相关因素 与感染、营养不良、手术操作不当、过早进食有关。

2. 临床表现 ①持续性的体温升高。②脉搏增快。③白细胞计数升高。④胸腔穿刺或胸腔引流液中可见浑浊、带臭味液体，混有食物残渣。⑤胸痛、胸闷、呼吸困难、频繁刺激性咳嗽。⑥听诊术侧肺呼吸音明显减弱或消失。⑦严重者出现黄疸、休克，甚至菌血症。

3. 护理措施

（1）保持持续有效的胃肠减压，充分引流胃内液体及气体，降低吻合口张力，促进吻合口愈合。

（2）妥善固定胃管，并在胃管出鼻尖处做好标记，防止脱出。一旦脱出，不可盲目插入，以免损伤吻合口。

（3）指导并监督患者按规定正确饮食或禁食：胃肠减压期间禁食水，做好口腔护理。胃肠功能恢复后可少量饮水，次日起进半量流质3天，再改为全量流质3天，然后给予半流饮食，2周后可进软食。护士应注意观察患者进食后有无腹胀、腹痛、恶心、呕吐等不适。

（4）有颈部吻合口的患者避免过早采取半坐卧位，并限制颈部过早、过多活动。

（5）遵医嘱给予静脉高营养或空肠营养治疗，增加机体抵抗力。空肠营养的应用：以往食管癌术后肠外营养应用比较广泛，但目前食管癌术后早期肠内营养越来越受到人们的重视。具体方法：将十二指肠营养管的顶端插入胃管的第一个侧孔，并用丝线做两处固定，术前留置胃管同时经鼻孔将双管送进胃内，术中切除食管后，分离胃管和营养管，用弯卵圆钳送入幽门以下。

（6）遵医嘱给予抗感染治疗。

（7）严密观察生命体征，胸腔闭式引流液的颜色、性质及量，认真听取患者主诉，如出现胸部剧痛及全身中毒症状时，应及时报告，加强护理。

（8）一旦确诊发生吻合口漏，应及早做闭式引流，应用大剂量抗生素控制感染及输血、输液等全身支持治疗。同时停止口服，改经胃管或做空肠造瘘供给营养。

（八）潜在并发症：胃动力障碍

1. 相关因素 ①手术切除迷走神经引起胃动力减弱。②手术使胃提入胸腔，解剖位置发生变化。③手术创伤抑制胃液分泌。④电解质紊乱、营养不良。⑤不完全性机械性幽门梗阻。

2. 临床表现 ①胸闷、气短。②上腹饱胀。③溢出性呕吐。④胃肠减压量>500mL/d。⑤X线检查示胃内有较高液平面。⑥透视胸胃无蠕动或蠕动微弱。

3. 护理措施

（1）指导患者术后正确饮食，少量多餐，避免暴饮暴食，餐后保持半坐或站立位，并适当活动，借助重力加速胃排空。

（2）保持水、电解质平衡，避免电解质紊乱和营养不良等诱发因素；一旦出现胃动力障碍，应积极纠正水、电解质和酸碱紊乱。

（3）护士应注意观察患者进食后有无腹胀、腹痛、恶心、呕吐等不适，及时发现病情变化。

（4）及时禁食、水，留置胃管，充分胃肠减压，充分引流胃内液体及气体，解除胃潴留。

（5）加强营养，遵医嘱给予静脉高营养或空肠营养。

（6）遵医嘱给予胃动力药物的使用，如多潘立酮、甲氧氯普胺等以增强胃动力，促进胃排空。

（九）潜在并发症：胃食管反流

1. 相关因素　与胃食管接合部解剖位置的改变、去神经化影响与体位不当有关。

2. 临床表现　①胃灼热。②进食后胸痛。③反胃。④间歇性吞咽困难（炎症刺激所致）。⑤食管外症状（咽炎、声嘶、呛咳、吸入性肺炎）。

3. 护理措施

（1）指导患者合理正确进食方法，少量多餐，忌食巧克力、咖啡等高脂、高糖饮食，戒烟，避免过量饮酒，餐后保持半坐或站立位，并适当活动，睡前 2~3 小时勿进食，尽量采用低坡卧位（30°）睡眠。

（2）遵医嘱使用制酸和胃动力药如雷尼替丁、西咪替丁、奥美拉唑等。

（十）尿潴留

1. 相关因素　①全身麻醉的影响。②尿道损伤。③镇痛药物的使用。④排尿习惯的改变。⑤心理因素。

2. 临床表现　患者主诉下腹胀痛、排尿困难，体检见耻骨上膨隆，叩诊呈实音。

3. 护理措施

（1）做好心理护理，做好解释和安慰工作，解除患者的焦虑和不安。

（2）妥善留置尿管，避免损伤尿道引起排尿困难。

（3）术前 3 天进行床上排尿的训练，以免因排尿姿势不习惯而导致尿潴留。

（4）拔除尿管前，予夹闭尿管 4~6 小时，待膀胱充盈患者有尿意后开放，以训练膀胱收缩功能。

（5）病情许可的情况下应尽早拔除尿管，防止泌尿系统感染的发生，对留置导尿者应注意观察患者有无尿道口红、肿、痛、分泌物增多等感染的症状，发现异常，应及时处理。

（6）鼓励患者尽早床上活动或下床活动，对于不能下床者应协助患者抬高上身或采取坐位尽量以习惯的姿势进行排尿。

（7）对于术后使用镇痛泵的患者可适当延长留置尿管时间。

（8）注意私密性保护措施，为患者创造适合的排尿环境，消除患者窘迫和紧张情绪。

（9）热敷、按摩下腹部以放松肌肉，促进排尿。

（10）利用条件反射诱导排尿，让患者听流水声、温水冲洗会阴部诱导排尿。

（11）如采取各种方法仍不能排尿，应再次行导尿术。

（十一）废用综合征

废用综合征是指机体感受到或可能感受到因不能活动造成的负面作用，个体处于或有可能处于身体系统发生退化或功能发生改变的状态。

1. 相关因素　手术使肋骨、胸骨、多处肌肉受损，手术创伤大，术后剧烈疼痛、疲乏无力，加上多根置管等因素造成患者体位和活动受限。

2. 临床表现　主要表现在术侧肩关节强直、手臂活动受限、压疮、肺不张、腹胀等。

3. 护理措施

（1）鼓励患者术后尽早床上活动或离床活动：早期活动有助于增加肺活量，改善呼吸功能，防止术后肺部并发症，促进肠蠕动，促进胃肠功能恢复，同时下床活动有助于全身肢体功能的锻炼，增强患者自信心，促进早日康复。

患者麻醉清醒后，生命体征平稳后给予半卧位，定时协助患者翻身，调整体位等适当的床上活动，术后第 1 天病情平稳即可指导患者进行抬臀、翻身或肩臂活动等床上运动；术后第 2 天可鼓励和协助患者床边活动，活动时应注意观察患者病情变化，若出现头晕、心慌、气急、出冷汗、面色苍白等情况，应立即停止活动，卧床休息，监测生命体征，做好相关处理。

（2）术侧手臂及肩部的活动：防止肩关节强直，预防肺不张。术侧手臂及肩膀的运动操（图 4-7）：①手肘上举，将手肘靠近耳朵，固定肩关节将手臂伸直。②将手臂伸直由下往前向后伸展绕肩关节活动。③双手叉腰，将手肘尽量向肩关节靠拢。④将手臂高举到肩膀高度，将手肘弯成 90°，旋转肩膀将手臂在前后划弧。⑤将手臂伸直，掌心向上，由旁往上划至头顶，然后再回复原来的位置。⑥将手术侧的手肘弯曲，手掌放在腹部，再用健侧手抓住手术侧手腕，拉离腹部划弧，并上举超过头顶，再回复原来的位置。

（3）鼓励患者自行进行日常活动，如刷牙、洗脸、梳头等。

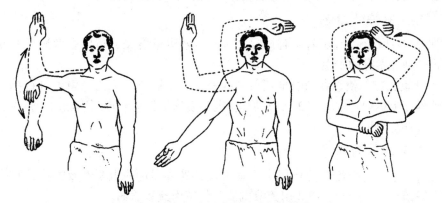

图 4-7　胸部手术后术侧上肢与肩部的运动

（十二）心理问题（焦虑、恐惧）

焦虑是指个体或群体处于对模糊的、不具体的威胁感到不安或忧虑及自主神经系统受到刺激的状态。

1. 相关因素　①预感到个体健康受到威胁，担心疼痛、担心疾病的预后。②创伤性的检查、手术对躯体的打击。③环境的改变。④基本生理需求得不到满足。⑤角色功能和角色转换不适应。

2. 临床表现　①生理方面：心率加快、血压增高、失眠、疲劳、虚弱、口干、肌肉紧张、疼痛、感觉异常、面色苍白或潮红。②心理方面：忧郁、恐惧、无助感、神经紧张、控制力差、易激动、没有耐心、哭泣、抱怨、不能面对现实。③认知方面：注意力不集中、缺乏对环境的认识。

3. 护理措施

（1）建立良好的护患关系，鼓励患者主动表达自己的内心感受或疑问，耐心解释，给予正确及时的心理疏导，减少和消除患者的不良情绪，以积极的心态接受治疗和护理。

（2）评估患者的焦虑程度，观察患者的言行举止，身心状态有无异常，如心率加快、血压增高、失眠、疲劳、面色苍白或潮红等，做好相应的护理措施。

（3）对于有焦虑的患者，鼓励其倾诉原因，对于有手术顾虑的患者，护士应详细介绍术前准备的内容、各项检查的目的、手术时间、麻醉的方式、术后恢复的进程及患者配合的注意事项等；请其他患者做现身说法教育，尽可能地消除患者的顾虑。

（4）组织患者进行适当的活动或采取松弛疗法，分散患者的注意力。

（5）为患者创造良好的休息治疗环境，向患者详细介绍病区环境、安排与积极乐观的病友同住，尊重患者，保持病室安静整洁、减少灯光、噪声、疼痛的刺激。

（6）告知家属产生焦虑的原因和表现，请患者家属共同参与，及时给予患者心理安慰和支持。

五、康复与健康教育

（一）精神卫生指导

良好的心理状态可增强机体的抵御能力，疾病的康复与精神状态密切相关，术后应给予患者及时心理安慰，精神疏导，稳定患者情绪，有利于疾病的康复。

（二）功能锻炼的指导

1. 呼吸功能的锻炼　让患者了解深呼吸及有效咳嗽的意义，指导患者进行有效咳嗽和咳痰，防止肺部并发症的发生。

2. 术后活动指导　使患者知晓早期活动的意义。术后第 1 天指导患者进行抬臀、翻身或肩臂活动等床上运动；术后第 2 天鼓励和协助患者床边活动，逐渐增加活动范围，指导患者做患侧上肢功能锻炼。

（三）各引流管的指导

告知患者和家属各引流管的作用及注意事项，妥善固定的重要性及方法，防止管道扭曲、阻塞、脱落或过度牵拉；防止引流液倒流，保持引流管通畅。

1. 胃肠减压管是食管癌手术后最重要的管道，保持胃肠减压持续负压吸引有利于吻合口愈合，防止吻合口漏、感染，于术后 5~7 天，胃肠蠕动恢复后拔除。

2. 十二指肠营养管可进行术后早期肠内营养的补充。早期肠内营养有助于维护肠黏膜结构和功能的完整性，防止肠源性感染的发生，迅速补充蛋白质及各种营养物质，可以部分或完全替代静脉输液和营养的补充，减少经济支出。营养管应妥善固定，避免打折，营养滴注液可选择无渣、低黏度液，以维持管道通畅。术后第 1 天滴注糖盐水 500mL；术后第 2 天开始滴注营养液首次给予 500mL，第 3 天加量至 1 000~1 500mL，第 4 天改为 1 500~2 000mL，滴注时要求由慢到快，嘱患者一旦有腹痛、腹胀、恶心呕吐等症状，应立即告知医护人员。

3. 胸腔闭式引流管的作用是引流胸腔内积液及积气，平衡胸膜腔内压力，有利于肺膨胀。保持胸腔引流管的密闭性，如发生脱管、引流瓶损坏等意外情况应及时报告医生。

（四）饮食指导

胃管减压期间须绝对禁食，拔管后第 1 天可试饮水或糖水 50mL，1/2h；第 2 天予糖水或米汤 50mL，2 小时一次；第 3~6 天予糖水或米汤每天递增 50mL 至每次 200mL，每次间隔 2 小时；第 7 天进半量流质饮食；若无发热、腹痛等不适次日进全量流质饮食；2 天后改半流质，若无不适术后 2 周后可进软食。由于食管癌手术术中切断迷走神经，使得胃张力下降，易造成腹胀及胃肠功能紊乱等症状。患者进食高蛋白、高热量、高维生素、易消化饮食，如鸡蛋、牛奶、新鲜水果、蔬菜等，禁吃坚硬、油炸、辛辣等刺激性食物，少量多餐，防止胃过度膨胀。进食后不宜马上卧床休息，应适当散步或保持半卧位，减少食物反流。

（五）生活指导

生活规律，劳逸结合。注意饮食卫生，忌暴饮暴食。戒烟、酒，保持心情舒畅。

（六）复查

术后患者均需定期复查，一般 3 月至 6 个月复查 1 次，并确定是否需要进行放疗、化疗、免疫等综合治疗。

（李　玲）

第三节　胃癌

胃癌是指发生在胃黏膜上皮的恶性肿瘤，是最常见的恶性肿瘤之一，在各种恶性肿瘤中胃癌居首位，好发年龄>50 岁，男女发病率之比为 2∶1。

胃癌的发生是多因素长期作用的结果。环境因素在胃癌的发生中居支配地位，而宿主因素居从属地位。幽门螺杆菌感染、饮食、吸烟及宿主的遗传易感性是影响胃癌发生的重要因素。

一、临床表现

1. 症状

（1）早期胃癌：70%以上毫无症状，有症状者一般不典型，上腹轻度不适是最常见的初发症状，与消化不良或胃炎相似。

（2）进展期胃癌：既往无胃病史，但近期出现原因不明的上腹不适或疼痛；或既往有胃溃疡病史，近期上腹痛频率加快、程度加重。

①上腹部饱胀：常为老年人进展期胃癌的最早症状，有时伴有嗳气、反酸、呕吐。若癌灶位于贲门，可感到进食不通畅；若癌灶位于幽门，出现梗阻时，患者可呕吐出腐败的隔夜食物。

②食欲减退、消瘦乏力：据统计约 50% 的老年患者有明显的食欲减退、日益消瘦、乏力，有 40%～60% 的患者因消瘦而就医。

③消化道出血：呕血（10%）、黑便（35%）及持续粪便潜血（60%～80%）（量少，肉眼看无血但化验可发现）阳性。

（3）终末期胃癌死亡前的症状

①常明显消瘦、贫血、乏力、食欲缺乏、精神萎靡等恶病质症状。

②多有明显的上腹持续疼痛：癌灶溃疡、侵犯神经或骨膜引起疼痛。

③可能大量呕血、黑便等，常因胃穿孔、幽门梗阻致恶心、呕吐、吞咽困难或上腹饱胀加剧。

④腹部包块或左锁骨上可触及较多较大的质硬不活动的融合成团的转移淋巴结。

⑤有癌细胞转移的淋巴结增大融合压迫大血管致肢体水肿、心包积液；胸腹腔转移致胸、腹腔积液，难以消除的过多腹腔积液致腹部膨隆胀满。

⑥肝内转移或肝入口处转移淋巴结增大融合成团或该处脉管内有癌栓堵塞引起黄疸、肝大。

⑦常因免疫力差及肠道通透性增高引起肠道微生物移位入血致频繁发热，或胸腔积液压迫肺部引起排出不畅导致肺部感染，或严重时致感染性休克。

⑧因广泛转移累及多脏器，正常组织受压丧失功能，大量癌细胞生长抢夺营养资源使正常组织器官面临难以逆转的恶性营养不良，最终致多脏器功能障碍而死亡。

2. 体征

（1）早期胃癌无明显体征，进展期在上腹部可扪及肿块，有压痛。肿块多位于上腹部偏右，呈坚实可移动结节状。

（2）肝脏转移可出现肝大，并扪及坚硬结节，常伴黄疸。

（3）腹膜转移时可发生腹腔积液，移动性浊音阳性。

（4）远处淋巴结转移时可扪及 Virchow 淋巴结，质硬不活动。

（5）直肠指诊时在直肠膀胱间凹陷可触及一板样肿块。

（6）某些胃癌患者出现伴癌综合征，包括反复发作的浅表性血栓静脉炎、黑棘皮病（皮肤皱褶处有色素沉着，尤其在两腋）和皮肌炎等，可有相应的体征，有时可在胃癌诊断前出现。

3. 并发症

（1）出血：可出现头晕、心悸、呕吐咖啡色胃内容物、排柏油样便等。

（2）贲门或幽门梗阻：取决于胃癌的位置。

（3）穿孔：可出现腹膜刺激征。

二、辅助检查

1. 体格检查　可能有左锁骨上淋巴结增大（是进入血液全身播散的最后守卫淋巴结）、上腹包块，直肠指检发现盆腔底部有肿块（癌细胞脱落至盆腔生长）。

2. 实验室检查　早期血常规检查多正常，中、晚期可有不同程度的贫血、粪便潜血试验阳性。目前尚无对于胃癌诊断特异性较强的肿瘤标志物，但 CEA、CA50、CA72-4、CA19-9、CA242 等多个标志物的连续监测对于胃癌的诊疗和预后判断有一定价值。

3. 上消化道 X 线钡餐造影检查　有助于判断病灶范围。但早期病变仍需结合胃镜证实；进展期胃癌主要 X 线征象有龛影、充盈缺损、黏膜皱襞改变、蠕动异常及梗阻性改变。

4. 增强型 CT（计算机体层扫描）检查　可以清晰显示胃癌累及胃壁的范围、与周围组织的关系、有无较大的腹腔盆腔转移。

5. MRI（磁共振显像）检查　为判断癌灶范围提供信息，适用于 CT 造影剂过敏者或其他影像学检查怀疑转移者，有助于判断腹膜转移状态。

6. PET-CT 扫描检查　PET-CT 扫描是正电子发射体层扫描与计算机体层扫描合二为一的检查，对判断胃癌的准确性>80%（印戒细胞癌和黏液腺癌准确性约为50%），并可了解全身有无转移灶。其没有痛苦，但费用昂贵。可用于胃癌术后进行追踪有无胃癌复发。

7. 胃镜或腹腔镜超声检查

（1）可测量癌灶范围及初步评估淋巴结转移情况，有助于术前临床分期，帮助选择治疗方法及判断疗效。

（2）胃镜病理活检（取活组织进行病理检验）明确为胃癌者，可做胃镜超声检查确定其是否为早期或进展期，单纯胃镜检查有时难以区分胃癌的早、晚期。

（3）胃镜发现可疑胃癌但病理活检又不能确诊，可用超声内镜判断，使患者免于进行反复胃镜检查活检。

（4）术前各种影像检查怀疑淋巴结广泛增大者或怀疑侵犯重要脏器不能切除者，条件许可时可行腹腔镜超声检查以了解是否癌灶与脏器间有界限能够切除、淋巴结是否转移融合到无法切除的程度、哪些淋巴结有可能转移。

8. 胃镜检查　可发现早期胃癌，鉴别良、恶性溃疡，确定胃癌的类型和病灶范围。发现胃溃疡或萎缩性胃炎，要病理活检评估其细胞异型增生程度，重度异型增生（不典型增生）者需要按早期癌对待。

9. 腹腔镜检查　有条件的医院可通过此检查达到类似于剖腹探查的效果，可细致了解癌灶与周围情况，尤其是可发现腹膜有无广泛粟粒状种植转移的癌灶，是其他检查难以发现的。若存在此种情况，则手术疗效很差，若患者高龄且身体很差，应考虑放弃手术而试用其他疗法。

三、治疗原则

1. 手术治疗　手术是目前唯一可能根除胃癌的手段。手术效果取决于胃癌的浸润深度和扩散范围。对早期胃癌，胃部分切除属首选。对进展期胃癌，若未发现远处转移，应尽可能手术切除，有些需做扩大根除手术。对远处已有转移者，一般不做胃切除，仅做姑息性手术，如胃造瘘术、胃空肠吻合术，以保证消化道畅通和改善营养。

2. 化学治疗　化学治疗（化疗）是指运用药物治疗疾病的方法，旨在杀伤扩散到全身的癌细胞。化疗目的：①治愈癌症，使癌灶消失。②若不能治愈，则控制癌灶进展。③若不能治愈或控制进展，则缓解症状。

多药联合化疗常比单药疗效好，且可降低人体对某种特定药物产生耐药性的可能。化疗药可口服、静脉/动脉注射、胸/腹腔注射等。

化疗药不能识别癌细胞，只非特异地杀伤增殖迅速的细胞。因此，骨髓细胞、消化道黏膜、毛发等增殖较快的正常细胞也可被杀伤，引起骨髓抑制、呕吐、腹泻、脱发等不良反应（化疗停止后多消失）。

（1）术后辅助化疗：根治术联合术后化疗比单纯根治术更能延长生存期。

（2）术前新辅助化疗：新辅助化疗是术前给予 3 个疗程左右的化疗，使手术对癌细胞活力低，不易播散；也可使不能切除的胃癌降期为可切除；也可为术后化疗提供是否敏感、是否需换药的信息。

（3）腹腔内化疗：癌灶若累及浆膜，癌细胞就可能脱落到腹腔内，引起腹腔种植；也有可能术中操作时癌细胞脱落。腹腔内化疗可减少或控制癌细胞在腹腔内复发或进展，应术中或术后尽早开始。

（4）动脉灌注化疗：局部癌灶药物浓度明显提高，全身循环药物浓度明显降低，不良反应明显减少。

3. 靶向治疗　利用癌细胞特有的分子结构作为药物作用靶点进行治疗，称靶向治疗。可减轻正常细胞损害，针对性损伤癌细胞。目前胃癌靶向治疗的药物种类及作用均有限，具有这些药物作用靶点的患者仅 20%～30%。与化疗药联合应用可提高 5 年生存率 5%～10%。

4. 内镜下治疗　早期胃癌可做内镜下黏膜切除、激光、微波治疗，特别适用于不能耐受手术的患者。中、晚期胃癌患者不能手术可经内镜做激光、微波或者局部注射抗癌药物，可暂时缓解病情。贲门癌所致的贲门狭窄可行扩张，放置内支架解除梗阻，改善患者生活质量。

5. 中医治疗　无法切除或复发的胃癌，若放化疗无效，可行中药治疗。虽不能缩小癌灶，但有些患者可有生活质量改善，少量报道显示，生存期不比化疗差。但目前国际上并不认可中药的疗效，有人认为晚期患者化疗或中药的疗效都很差，基本是自然生存期。故中药治疗的生存期是否比无治疗的患者自然生存期长，或不差于化疗所延长的生存期，或可加强化疗药疗效，尚需更多高级别的临床研究。

6. 支持治疗　旨在预防、减轻患者痛苦，改善生活质量，延长生存期。包括镇痛、纠正贫血、改善食欲、改善营养状态、缓解梗阻、控制腹腔积液、心理治疗等。对晚期无法切除的胃癌梗阻患者行内镜下放置自扩性金属支架，风险和痛苦均小。专科医师通过经皮经肝胆管引流（PTCD）或在胆总管被增大淋巴结压迫而狭窄梗阻处放置支架，可缓解黄疸避免缩短生存期。大出血时，可请专科医师进行血管栓塞止血。

四、护理评估

1. 一般情况　患者的年龄、性别、职业、婚姻状况、健康史、既往史、心理、自理能力等。

2. 身体状况　①疼痛情况：疼痛位置、性质、时间等情况。②全身情况：生命体征、神志、精神状态，有无衰弱、消瘦、焦虑、恐惧等表现。

3. 评估疾病状况　评估疾病的临床类型、严重程度及病变范围。

五、护理诊断

1. 焦虑、恐惧　与对疾病的发展缺乏了解，担忧癌症预后有关。
2. 疼痛　与胃十二指肠黏膜受损、穿孔后胃肠内容物对腹膜的刺激及手术切口有关。
3. 营养失调：低于机体需要量　与摄入不足及消耗增加有关。
4. 有体液不足的危险　与急性穿孔后禁食、腹膜大量渗出，幽门梗阻患者呕吐导致水、电解质丢失有关。
5. 潜在并发症　出血、感染、吻合口瘘、消化道梗阻、倾倒综合征和低血糖综合征等。
6. 知识缺乏　缺乏与胃癌综合治疗相关的知识。

六、护理措施

1. 心理护理　关心患者，了解患者的紧张、恐惧情绪，告知有关疾病和手术的知识，消除患者的顾虑和消极心理，增强其对治疗的信心，使患者能积极配合治疗和护理。

2. 疼痛的护理　除了给予关心、疏导外，要给患者提供一个舒适、安静、利于休息的环境。遵医嘱给予镇痛药，并观察用药后的疗效。同时鼓励患者采用转移注意力，放松、分散疗法等非药物方法镇痛。

3. 饮食和营养护理　给予高热量、高蛋白、富含维生素、易消化、无刺激的饮食，并少量多餐。对于不能进食或禁食的患者，应从静脉补充足够能量，必要时可实施全胃肠外营养。

4. 合并症的护理　合并出血的患者应观察呕血、便血情况，定时监测生命体征、有无口渴及尿少等循环血量不足的表现，及时补充血用量；急性穿孔患者要严密观察腹膜刺激征、肠鸣音变化等，禁食及胃肠减压、补液以维持水电解质平衡等，必要时做好急诊手术的准备。

七、健康教育

1. 疾病预防指导　对健康人群开展卫生宣教，提倡多食富含维生素 C 的新鲜水果、蔬菜，多食肉类、鱼类、豆制品和乳制品；避免高盐饮食，少进咸菜、烟熏和腌制食品；食品贮存要科学，不食霉变食物。对胃癌高危人群，如中度或重度胃黏膜萎缩、中度或重度肠化、不典型增生或有胃癌家族史者应遵医嘱给予根除幽门螺杆菌治疗。对癌前状态者，应定期检查，以便早期诊断及治疗。

2. 疾病知识指导　指导患者生活规律，保证充足的睡眠，根据病情和体力，适量活动，增强机体抵抗力。注意个人卫生，特别是体质衰弱者，应做好口腔、皮肤黏膜的清洁，防止继发性感染。指导患者运用适当的心理防卫机制，保持乐观态度和良好的心理状态，以积极的心态面对疾病。

3. 用药指导与病情监测　指导患者合理使用镇痛药，发挥自身积极的应对能力，以提高控制疼痛的效果。嘱患者定期复诊，以监测病情变化和及时调整治疗方案。教会患者及家属如何早期识别并发症，及时就诊。

（李　玲）

第四节　原发性肝癌

原发性肝癌简称肝癌，是指由肝细胞或肝内胆管上皮细胞发生的恶性肿瘤。原发性肝癌是我国常见的肿瘤之一，其病死率在消化系统恶性肿瘤中居第三位，仅次于胃癌和食管癌。其发病率有上升趋势，可发生于任何年龄，以 40~49 岁为多见，男女之比为（2~5）：1。

原发性肝癌的病因、发病机制目前尚未明确，根据高发区流行病学调查，可能与之相关的因素有：①病毒性肝炎。②肝硬化。③黄曲菌素。④饮用水污染。⑤遗传因素。⑥其他。

一、临床表现

原发性肝癌起病隐匿，早期缺乏典型症状。经 AFP 普查检出的早期病例无任何症状和体征，称亚临床肝癌。出现症状就诊者病程大多已进入中晚期。

1. 症状

（1）肝区疼痛：最常见，半数以上患者有肝区疼痛，多呈持续性钝痛或胀痛。若肿瘤侵犯膈肌，疼痛可放射至右肩，如肿瘤生长缓慢，则无或仅有轻微钝痛；当肝表面癌结节包膜下出血或向腹腔破溃，可表现为突然发生的剧烈肝区疼痛或腹痛。

（2）消化道症状：常有食欲减退、消化不良、恶心、呕吐。腹腔积液或门静脉癌栓可导致腹胀、腹泻等症状。

（3）全身症状：有乏力、进行性消瘦、发热、营养不良，晚期患者可呈恶病质等。少数患者由于癌肿本身代谢异常，进而导致机体内分泌代谢异常，可有自发性低血糖、红细胞增多症、高血钙、高血脂等伴癌综合征的表现。

（4）转移灶症状：肝癌转移可引起相应的症状，如转移至肺可引起咳嗽和咯血，胸膜转移可引起胸痛和血性胸腔积液。癌栓栓塞肺动脉及其分支可引起肺栓塞，产生严重的呼吸困难、低氧血症和胸痛。如转移至骨骼和脊柱，可引起局部压痛或神经受压症状。脑转移可有相应的神经定位症状和体征。

2. 体征

（1）肝大：进行性肝大为最常见的特征性体征之一。肝质地坚硬，表面及边缘不规则，常呈结节状，有不同程度的压痛。如肝癌突出于右肋弓下或剑突下，上腹可呈现局部隆起或饱满；如癌肿位于膈面，则主要表现为膈肌抬高而肝下缘不下移。

（2）黄疸：一般在晚期出现，多为阻塞性黄疸，少数为肝细胞性黄疸。阻塞性黄疸是癌肿侵犯或压迫胆管或肝门转移性淋巴结增大压迫胆管引起；肝细胞性黄疸是癌组织肝内广泛浸润或合并肝硬化、慢性肝炎引起。

（3）肝硬化征象：在失代偿期肝硬化基础上发病者有基础病的临床表现。原有腹腔积液者可表现为腹腔积液迅速增加且具难治性。血性腹腔积液多是肝癌侵犯肝包膜或向腹腔内破溃引起，少数是腹膜转移癌所致。

3. 转移途径

（1）肝内转移：肝癌最早在肝内转移，易侵犯门静脉及其分支并形成血栓。

（2）肝外转移：分为血性转移、淋巴转移和种植转移。其中血性转移最常见的部位为肺，种植转移少见。

4. 并发症

（1）肝性脑病：常为肝癌终末期的最严重并发症，约1/3的患者因此死亡。

（2）上消化道出血：约占肝癌死亡原因的15%。肝癌常因合并肝硬化或门静脉、肝静脉癌栓致门静脉高压，导致食管-胃底静脉曲张破裂出血；也可因晚期肝癌患者胃肠道黏膜糜烂、凝血功能障碍等出血。

（3）肝癌结节破裂出血：约10%的肝癌患者发生癌结节破裂出血。肝癌组织坏死、液化可致自发破裂或因外力而破裂。如限于包膜下可形成压痛性血肿；破入腹腔可引起急性腹痛和腹膜刺激征，严重可致出血性休克或死亡。

（4）继发感染：患者因长期消耗或放射、化学治疗等抵抗力减弱，加之长期卧床等因素，容易并发肺炎、败血症、肠道感染、压疮等。

5. 临床分期 2001年全国肝癌会议制定的肝癌分期标准、可作为估计肝癌预后和选择治疗方法的重要参考依据。

Ⅰa：单个肿瘤最大直径≤3cm，无癌栓、腹腔淋巴结及远处转移；肝功能分级 Child-Pugh A。

Ⅰb：单个或2个肿瘤最大直径之和≤5cm，在半肝，无癌栓、腹腔淋巴结及远处转移，肝功能分级 Child-Pugh A。

Ⅱa：单个或 2 个肿瘤最大直径之和≤10cm，在半肝或多个肿瘤最大直径之和≤5cm，在左、右两半肝，无癌栓、腹腔淋巴结及远处转移；肝功能分级 Child-Pugh A。

Ⅱb：单个或 2 个肿瘤最大直径之和>10cm，在半肝或多个肿瘤最大直径之和>5cm，在左、右两半肝，无癌栓、腹腔淋巴结及远处转移；肝功能分级 Child-Pugh A，或不论肿瘤情况，有门静脉分支、肝静脉或胆管癌栓和（或）肝功能分级 Child-Pugh B。

Ⅲa：不论肿瘤情况，有门脉主干或下腔静脉癌栓、腹腔淋巴结或远处转移；肝功能分级 Child-Pugh A 或 Child-Pugh B。

Ⅲb：不论肿瘤、癌栓、转移情况，肝功能分级 Child-Pugh C。

二、辅助检查

1. 甲胎蛋白（AFP）检测　现已广泛用于肝癌的普查、诊断、判断治疗效果和预测复发。肝细胞癌 AFP 升高者占 70%~90%。AFP 浓度通常与肝癌大小呈正相关。在排除妊娠、肝炎和生殖腺胚胎瘤的基础上，AFP 检查诊断肝细胞癌的标准：①AFP>500μg/L，持续 4 周以上。②AFP 由低浓度逐渐升高不降。③AFP>200μg/L 的中等水平持续 8 周以上。AFP 异质体的检测有助于提高肝癌的诊断率，且不受 AFP 浓度、肿瘤大小和病期早晚的影响。

2. 其他标志物检测　γ-谷氨酰转移酶同工酶Ⅱ（GGT_2）、血清岩藻糖苷酶（AFU）、异常凝血酶原（APT）等有助于 AFP 阴性肝癌的诊断和鉴别诊断，联合多种标志物可提高诊断率。

3. 超声显像检查　B 超检查是目前肝癌筛查的首选检查方法。AFP 结合 B 超检查是早期诊断肝癌的主要方法。彩色多普勒超声有助于了解占位性病变的血供情况，以判断其性质。

4. CT 检查　CT 是肝癌诊断的重要手段，为临床疑诊肝癌者和确诊为肝癌拟行手术治疗者的常规检查。螺旋 CT 增强扫描使 CT 检查肝癌的敏感性进一步提高，甚至可以发现直径<1cm 的肿瘤。

5. MRI 检查　能清楚显示肝细胞癌内部结构特征，应用于临床怀疑肝癌而 CT 未能发现病灶，或病灶性质不能确定时。

6. 肝血管造影检查　选择性肝动脉造影是肝癌诊断的重要补充手段，该项检查为有创性。适用于肝内占位性病变非侵入检查未能定性者；疑为肝癌而非侵入检查未能明确定位者；拟行肝动脉栓塞治疗者；施行配合 CT 检查的新技术（如前述）。数字减影血管造影（DSA）设备的普及极大便利了该项检查的开展。

7. 肝活组织检查　在 B 超或 CT 引导下细针穿刺癌结节行组织学检查，是确诊肝癌的最可靠方法。因其有出血或癌肿针道转移的风险，上述非侵入性检查未能确诊者可视情况考虑应用。

三、诊断标准

有乙/丙型病毒性肝炎病史或酒精性肝病的中年尤其是男性患者，有不明原因的肝区疼痛、消瘦、进行性肝大者，应考虑肝癌的可能，做血清 AFP 测定和有关影像学检查，必要时行肝穿刺活检，可获诊断。有典型临床症状的就诊患者往往已至晚期，为争取对肝癌的早诊早治，应对高危人群（肝炎史 5 年以上，乙型或丙型肝炎病毒标志物阳性，35 岁以上）进行肝癌普查，血清 AFP 测定和 B 型超声检查每年 1 次是肝癌普查的基本措施。经普查检出的肝癌可无任何症状和体征，称亚临床肝癌。

对原发性肝癌的临床诊断及对普查发现的亚临床肝癌的诊断可参考以下标准。

1. 非侵入性诊断标准

（1）影像学标准：两种影像学检查均显示有>2cm 的肝癌特征性占位性病变。

（2）影像学结合 AFP 标准：一种影像学检查显示有>2cm 的肝癌特征性占位性病变，同时伴有 AFP≥400μg/L（排除妊娠、生殖系胚胎源性肿瘤、活动性肝炎及转移性肝癌）。

2. 组织学诊断标准　肝组织学检查证实原发性肝癌。对影像学尚不能确定诊断的≤2cm 的肝内结节应通过肝穿刺活检以证实原发性肝癌的组织学特征。

四、治疗原则

早期发现和早期治疗是改善肝癌预后的最主要措施，早期肝癌应尽量采取手术切除。对不能切除者可采取多种综合治疗措施。

1. 手术治疗　肝癌的治疗方案以手术切除为首选，对诊断明确并有手术指征者应及早手术。由于手术切除仍有很高的复发率，术后宜加强综合治疗与随访。手术适应证为：

（1）诊断明确，估计病变局限于一叶或半肝，未侵及第一、第二肝门和下腔静脉者。

（2）肝功能代偿良好，凝血酶原时间不低于正常的 50%。

（3）无明显黄疸、腹腔积液或远处转移者。

（4）心、肺、肾功能良好，能耐受手术者。

（5）术后复发，病变局限于肝的一侧者。

（6）经肝动脉栓塞化疗或肝动脉结扎、插管化疗后，病变明显缩小，估计有可能手术切除者。

2. 肝动脉化疗栓塞治疗（TACE）　是肝癌非手术疗法中的首选方案，可明显提高患者的 3 年生存率。TACE 是经皮穿刺股动脉，在 X 线透视下将导管插至固有动脉或其分支注射抗肿瘤药物和栓塞剂，常用栓塞剂有碘化油和吸收性明胶海绵碎片。现临床多采用抗肿瘤药物和碘化油混合后注入肝动脉，发挥持久的抗肿瘤作用。一般 6~8 周重复 1 次，经 2~5 次治疗，许多肝癌明显缩小，再行手术切除。

3. 无水酒精注射疗法　在 B 超引导下经皮穿刺至肿瘤内，注射适量的无水酒精，导致肿瘤坏死。适用于肿瘤直径<3cm，结节数<3 个伴有肝硬化而不能手术治疗者。

4. 放射治疗　主要适用于肝门区肝癌的治疗，对于病灶较为局限、肝功能较好的早期病例，如能耐受 40Gy（4 000rad）以上的放射剂量，疗效可显著提高。常用的剂量为 40~60Gy/5~6 周，治疗过程中联合化疗，同时结合中药或其他支持疗法，可提高缓解率和减轻放射治疗的不良反应。

5. 全身化疗　肝癌化疗以 CDDP 方案为首选，常用的化疗药物还有多柔比星（ADM）、丝裂霉素 C（MMC）、氟尿嘧啶（5-FU）等药物，一般认为单一用药疗效较差。

6. 生物和免疫治疗　近年来，在肝癌的生物学特性和免疫治疗方面研究有所进展。目前单克隆抗体（MAbs）和酪氨酸激酶抑制剂（TKI）类的各种靶向治疗药物等已相继应用于临床，基因治疗和肿瘤疫苗技术近年来也在研究之中。

7. 中医治疗 中医通过调整机体的抗肿瘤能力而发挥作用，如配合手术、化疗和放疗，可促进患者恢复，减轻治疗的不良反应。

8. 并发症的治疗 肝癌结节破裂时，因患者凝血功能障碍，非手术治疗难以止血。在患者能耐受手术的情况下，应积极争取手术探查，行局部填塞缝合术、肝动脉栓塞术、肝动脉结扎术等，进行止血治疗。

五、护理评估

1. 健康史 患者的年龄、性别、婚姻和职业；是否居住于肝癌高发区；有无肝炎、肝硬化病史；饮食和生活习惯，有无进食含黄曲菌的食物、有无亚硝胺类致癌物的接触史等；家族中有无肝癌或其他肿瘤患者；有无其他部位肿瘤病史或手术史；有无其他系统伴随疾病。有无用（服）药史、过敏史等。

2. 身体状况 疼痛发生的时间、部位、性质、诱因和程度；疼痛是否位于右上腹，疼痛是否呈间歇性或持续性钝痛或刺痛，与体位有无关系；是否夜间或劳累时加重，有无牵涉痛；是否伴有消化道症状，如嗳气、腹胀；近期有无乏力、食欲减退等。

3. 心理-社会状况 患者对拟采取的手术方式、疾病预后及手术前后康复知识的了解和掌握程度；患者对手术过程、手术可能导致的并发症及疾病预后所产生的恐惧、焦虑程度和心理承受能力；家属对疾病及其治疗方法、预后的认知程度及心理承受能力；家庭对患者手术、化疗、放疗等的经济承受能力。

六、护理诊断

1. 疼痛 与肝癌肿瘤增长致肝包膜张力增大牵拉、肿瘤转移到其他组织有关。
2. 体液过多：腹腔积液 与肝癌、肝硬化致门脉高压、低蛋白血症及水、钠潴留有关。
3. 营养失调：低于机体需要量 与肝癌所致的进行性消耗、食欲减退、恶心及腹胀有关。
4. 潜在并发症 肝性脑病、上消化道出血、感染。
5. 预感性悲哀 与肝癌晚期临近死亡有关。
6. 知识缺乏 对放疗、化疗所致不良反应的相关知识缺乏有关。

七、护理措施

1. 疼痛护理
（1）肝癌晚期患者疼痛剧烈，且较为持续，难以忍受。在护理上，除了给予关心、疏导外，要给患者提供一个舒适、安静，利于休息的环境。
（2）评估其疼痛的性质、强度、部位，遵医嘱给予镇痛药，并观察用药后的疗效。
（3）可鼓励患者采用转移注意力，放松、分散疗法等非药物方法镇痛。
2. 饮食护理
（1）提供高蛋白、适当热量、高维生素的饮食。
（2）有食欲不振、恶心、呕吐的患者，用在进食前进行口腔护理、少量多餐等方法促进食欲，增加进食量。
（3）对于进食少的患者，应给予营养支持疗法，包括肠道内营养、静脉营养的应用，必要时还可静脉给予白蛋白。

（4）腹腔积液严重的患者应限制每日水、钠的摄入，准确记录尿量。

（5）有肝性脑病倾向的患者，对蛋白的摄入应减少，甚至禁食。

3. 心理护理

（1）本病起病隐匿，临床发现多已是晚期，面对突如其来的沉重打击，患者极易产生悲观、绝望的情绪。

（2）护理人员应加强与患者的交流沟通，了解患者在不同阶段的情绪变化，给予相应的护理，使其接受患病事实，乐观对待疾病。

（3）护理人员应做好疾病相关的健康宣教，鼓励患者参与治疗和护理，增加与疾病斗争的信心。

（4）护理人员对患者出现的不适症状，如疼痛、恶心、厌食等，应积极协助处理，避免对患者情绪带来负面影响。

（5）应加强对疾病有极度恐惧易发生危险行为患者的监控，以免发生意外。

4. 病情观察

（1）有无腹痛、腹胀、腹泻情况，肝区疼痛的性质、部位、程度、持续时间，有无恶心、呕吐症状及强迫体位。

（2）密切注意肝性脑病的早期征象，如患者有无冷漠或欣快，理解力和近期记忆力减退，行为异常以及扑翼样震颤。

（3）监测并记录患者血压、脉搏、呼吸、体重及瞳孔的变化。

（4）定期复查血氨，肝、肾功能，电解质变化，有情况及时协助医师进行处理。

（5）有无门脉高压所致的出血现象，如肠鸣音情况，有无黑便、呕血、便潜血等。

（6）皮肤的完整性和患者躯体活动能力。

（7）进食情况及营养状态。

5. 用药护理

（1）遵医嘱应用抗肿瘤的化学药物，注意观察药物的疗效，及时发现和处理不良反应，如胃肠道反应、骨髓抑制等。

（2）鼓励患者保持积极的心态，配合并坚持完成化疗。

（3）做好肝动脉栓塞化疗患者的术前及术后护理。术前向患者解释有关治疗的方法、步骤及效果，使患者做到心中有数，以减少患者对手术的疑虑，配合手术。术后因肝动脉供血量突然减少，可产生栓塞后综合征，即腹痛、发热、恶心、呕吐、人血白蛋白降低、肝功能异常等改变，故应做好相应护理。①术后禁食2~3天，逐渐过渡到流质饮食，注意少量多餐，以减少恶心、呕吐，同时避免因食物的消化吸收过程消耗门静脉含氧量。②密切观察患者病情变化，注意局部有无出血，如发现肝性脑病前驱症状等，应配合医师及时处理。③术后应观察体温变化，高热患者应及时采取降温措施，避免机体消耗增加。④鼓励患者深呼吸和及时排痰，预防肺部感染，必要时吸氧，以提高血氧分压，利于肝细胞的代谢。⑤栓塞术1周后，因肝脏缺血，影响肝糖原储存和蛋白质的合成，应根据医嘱静脉输入白蛋白，适量补充葡萄糖溶液。准确记录出入量，如出汗、尿量和尿密度，为补液提供依据。

6. 癌肿破裂出血的护理　癌肿破裂出血是原发性肝癌常见的并发症，少数出血可自行停止，多数患者需要手术止血。对不能手术的晚期患者，可采用告诫患者尽量避免肿瘤破裂的诱因，如剧烈咳嗽、用力排便等使腹压骤升的动作；加强腹部体征的观察，若原发性肝癌突然主诉腹痛，且伴腹膜刺激征，应高度怀疑肿瘤破裂出血，及时通知医师，积极配合抢救，并稳定患者情绪，做好急诊手术的各项准备。

7. 上消化道出血的护理　上消化道出血是晚期肝癌伴肝硬化患者的常见并发症。

（1）指导患者保持情绪稳定、生活有规律。

（2）以少粗纤维的饮食为主，忌浓茶、咖啡、辛辣等刺激性食物，以免诱发出血。

（3）加强肝功能的监测，及时纠正或控制出凝血功能的异常，必要时遵医嘱输注新鲜血液或凝血因子复合物等。

（4）发生上消化道出血，若量少，可采取禁食、休息及应用止血药等方法；出血量多，应在输血、补充血容量的同时使用双气囊三腔管压迫止血，经内镜或手术止血。

8. 感染的护理

（1）密切观察患者的体温、脉搏、呼吸，询问有无咽痛、咳嗽、腹泻、排尿异常等不适。

（2）病房应定期用紫外线消毒，减少探视人员，保持室内空气新鲜。

（3）应注意休息，避免劳累。

（4）应进食高蛋白、高维生素、适量热量、易消化饮食，多食蔬菜、水果。

（5）对症护理：指导或协助患者做好皮肤、口腔护理；注意会阴部及肛门部的清洁，减少感染机会；出现呼吸道、肠道、泌尿道等部位感染时应遵医嘱及时用药控制；各项护理工作应严格遵循无菌原则进行操作，防止交叉感染。

9. 压疮的护理

（1）协助患者活动：协助不能活动的患者翻身，每2小时1次。稍能活动的患者鼓励其在床上活动，或在家属帮助下进行肢体锻炼。

（2）指导患者正确的翻身方法，勿拖动，以免摩擦导致皮肤破损。

（3）久卧或久坐时，应在骨突处置小垫，可用纱布垫架空足跟，以防局部受压。

（4）保持皮肤清洁，每天用温水拭净皮肤，及时更换被排泄物和汗液污染的衣服。

（5）皮肤干燥者可用滋润霜涂擦。

（6）保证充足的营养，给予高蛋白、高热量饮食，不能进食者可鼻饲或静脉补充营养。

10. 肝区疼痛的护理

（1）注意观察疼痛发作的时间、部位、性质、程度，疼痛伴随的症状，如恶心、呕吐及有无发热等。

（2）卧床休息，适当活动，但要避免疲劳。

（3）病室环境要整洁、安静、舒适，温、湿度适宜。

（4）应给予高蛋白、高维生素、适当热量、易消化饮食，避免摄入高脂肪食物。

（5）疼痛的护理：①最新的镇痛方式为患者自控镇痛，即应用特制泵，连续性输注镇痛药。患者可以自行控制，采取间歇性投药。给药途径包括静脉、皮下、椎管内。此方式用药灵活，可以克服投药的不及时性，降低患者对镇痛药的要求及总需要量和对专业人员的依赖性，增强患者自我照顾和自主能力以及对疼痛控制的能力。按三级镇痛的方法应用镇痛药。第一阶段，从非阿片类镇痛药开始，如阿司匹林、布桂嗪（强痛定）、奈福泮（平痛新）、吲哚美辛（消炎痛）栓等；第二阶段，若第一阶段药物不能缓解，加弱阿片类镇痛药，如可待因、丙氧酚等；第三阶段，若疼痛剧烈，则可用强阿片类镇痛药，如哌替啶（杜冷丁）、美施康定等。现在有一种新型贴剂多瑞吉，镇痛效果可达到 72 小时。②指导患者减轻疼痛的方法：疼痛时尽量深呼吸，以胸式呼吸为主，减轻腹部压力刺激。取患侧卧位及半卧位，可减轻腹壁紧张，减轻疼痛。③局部轻轻按摩，不可用力，防止肿块破裂或扩散。④保持排便通畅，减轻腹胀，以免诱发疼痛。⑤鼓励患者享受人的权力和尊严，保持情绪稳定，因焦虑的情绪易加深疼痛。转移患者注意力，可读小说、漫画等分散注意力。⑥正确可靠地评估患者的疼痛，其内容包括疼痛的程度、部位、性质、发作情况及并发症状等。评估时，除了解身体因素外，还必须注意心理、社会及经济等诸多因素的影响。

11. 肝性脑病的护理　肝性脑病常发生于肝功能失代偿或濒临失代偿的原发性肝癌者。对患者加强生命体征和意识状态的观察，若出现性格行为变化，如欣快感、表情淡漠或扑翼样震颤等前驱症状及时通知医师，给予：

（1）避免肝性脑病的诱因，如上消化道出血、高蛋白饮食、感染、便秘、应用麻醉镇静催眠药、大量放腹腔积液及手术等。

（2）禁用肥皂水灌肠，可用生理盐水或弱酸性溶液（如食醋 30mL 加入生理盐水 100mL），使肠道保持为酸性。

（3）口服新霉素或卡那霉素，以抑制肠道细菌繁殖，有效减少氨的产生。

（4）使用降血氨药物，如谷氨酸钾或谷氨酸钠静脉滴注。

（5）给予富含支链氨基酸的制剂或溶液，以纠正支链/芳香族氨基酸比例失调。

（6）肝性脑病者限制蛋白质摄入，以减少氨的来源。

（7）便秘者可口服乳果糖，促使肠道内氨的排出。

12. 介入治疗的护理

（1）向患者解释介入治疗的目的、方法及治疗的重要性和优点，帮助患者消除紧张、恐惧的心理，争取主动配合。注意出凝血时间、血象、肝肾功能、心电图等检查结果，判断有无禁忌证。术前禁食 4 小时，备好一切所需物品及药品，检查导管的质量，防止术中出现断裂、脱落或漏液等。

（2）预防出血：术后嘱患者平卧位，穿刺处用 1~2kg 砂袋固定压迫止血；尽量减少搬动。嘱患者绝对卧床 24 小时，患肢制动 8 小时，术侧下肢禁止屈髋，无出血方可稍活动下肢。要注意观察穿刺部位敷料有无渗血，局部有无血肿或血栓形成。

（3）导管护理：妥善固定和维护导管，严格遵守无菌原则，每次注药前消毒导管，注药后用无菌纱布包扎，防止细菌沿导管发生逆行感染。为防止导管堵塞，注药后用肝素稀释液 2~3mL（25U/mL）冲洗导管。

（4）介入术后综合征的护理：肝动脉栓塞化疗后多数患者可出现发热、肝区疼痛、恶心、呕吐、心悸、白细胞计数减少等，称栓塞后综合征。若体温>38.5℃，可予物理、药物降温。肝区疼痛可适当给予镇痛药。恶心、呕吐可给予甲氧氯普胺（胃复安）、氯丙嗪等。当白细胞计数<4×10^9/L 时，应暂停化疗，并应用升白细胞药物。

（5）并发症防治：密切观察生命体征和腹部体征，若因胃、胆、胰、脾动脉栓塞而出现上消化道出血及胆囊坏死等并发症应及时通知医师，并协助处理。肝动脉栓塞化疗可造成肝细胞坏死，加重肝功能损害，应注意观察患者的意识状态、黄疸程度，注意补充高糖、高能量营养素，积极给予保肝治疗，防止肝衰竭；介入治疗后嘱患者大量饮水，减轻化疗药物对肾的不良反应，观察排尿情况。

（6）药物过敏：若出现血压下降、脉搏细数、大汗淋漓，应立即给予平卧、保暖，皮下注射肾上腺素 1mg，静脉推注地塞米松 5mg，氧气吸入等。

（7）拔管护理：拔管后局部加压 15 分钟，卧床 24 小时，防止局部出血。

八、健康教育

1. 注意饮食及饮水卫生，做好粮食保管，防霉去毒，保护水源，防止污染。积极宣传和普及肝癌的预防知识，定期对肝癌高发区人群进行普查，以预防肝癌发生和早期诊治肝癌。

2. 指导患者合理进食，饮食宜少量多餐，多食营养丰富、均衡和富含维生素的食物，避免摄入高脂肪、高热量和刺激性食物，以清淡、易消化为宜。伴有腹腔积液、水肿者，应严格控制水、食盐摄入量。若有肝性脑病倾向，应减少蛋白质的摄入。戒烟、戒酒，减少对肝脏的损害。

3. 按医嘱服药，忌服对肝脏有损害的药物。戒烟、酒。指导疼痛放松疗法，正确使用镇痛药物。定期放疗和化疗，定期复查血常规，根据病情发展随时调整治疗方案。

4. 指导患者保持乐观情绪，建立积极的生活方式，增加精神支持。保持生活规律，注意劳逸结合，避免情绪剧烈波动和劳累，以减少肝糖原的分解，减少乳酸和血氨的产生。有条件者参加社会性抗癌组织活动，增强精神支持力量，以提高机体抗肿瘤功能。

5. 指导术后恢复功能锻炼并讲解目的、意义。进行有效深呼吸、咳嗽、咳痰、吹纸训练，进行轻度谨慎肺叩击，防止肺部感染。注意置胃管、禁食者的口腔卫生，防止口腔感染。向患者解释放置各种导管的目的、注意事项。

6. 每 3~6 个月复查 1 次，若出现进行性消瘦、贫血、乏力、发热等症状及时就医。

（李　玲）

第五节　胰腺癌

胰腺癌系胰腺外分泌腺的恶性肿瘤，临床主要表现为腹痛、消瘦、黄疸等，大多数患者在确诊后已无法手术切除，在半年左右死亡，5 年存活率<5%。其病情发展快，预后很差。发病多在中年以后，男性比女性多见。

胰腺癌的病因至今未明，可能与之相关的因素有长期大量吸烟，长期饮酒，高胆固醇饮食，长期接触 N-亚硝基甲胺、烃化物等化学物质，慢性胰腺炎、糖尿病等。

胰腺癌以胰头部多见，占 60%~70%，胰体癌占 20%，胰尾癌占 5%，少数患者癌弥散于整个胰体而难以确定部位。胰腺癌多起源于导管上皮（81.6%），少数生于腺泡（13.4%），余者不能肯定来源（5%）。胰腺因被膜薄，淋巴和血运丰富易发生转移，除局部淋巴结的转移外，胰头癌早期转移至肝，胰腺体尾癌易转移至腹膜。

一、临床表现

胰腺癌起病隐匿，早期无特殊表现，可诉上腹不适、轻度腹泻、食欲减退、乏力等，数月后出现明显症状时，病程多已进入晚期。其主要临床表现有腹痛、黄疸、腹泻、体重减轻及转移灶症状。整个病程短、病情发展快、迅速恶化。

1. 症状

（1）体重减轻：90%的患者有迅速而明显的体重减轻，晚期常呈恶病质状态。

（2）腹痛：胰腺癌患者中，2/3~3/4的胰头癌有腹痛，胰体尾癌约80%有腹痛，疼痛常于上腹部，按肿瘤部位的不同可偏左或偏右，开始为隐痛，多伴胀满不适，有时呈持续性且逐渐加重，常牵涉至背部。典型的胰腺疼痛是平卧时腹痛加重，尤以夜晚更甚，常致患者起身走动彻夜难眠，采下蹲、前倾弯腰或侧卧蜷足位可缓解或减轻腹痛，晚期持续剧烈腹痛，常需麻醉药且致药物依赖。

（3）黄疸：黄疸是胰腺癌，尤其是胰头癌的重要症状，黄疸属梗阻性，常伴尿深黄及陶土色粪便，且呈进行性，黄疸虽有时会轻微波动，但不会完全消失，胰体尾癌常在波及胰头时才出现黄疸，而胰腺癌晚期出现黄疸有时可能是肝转移所致。胰头癌若使胆总管下段梗阻而出现无痛性的胆囊肿大，呈Courvoisier征，对胰头癌具有重要诊断意义。

（4）其他症状：胰腺癌有不同程度的各种消化道症状，如恶心、呕吐、腹胀、腹泻、上消化道出血、低热。部分患者有精神抑郁、焦虑、个性改变等精神症状，有时可出现胰源性糖尿病或使原有糖尿病加重、血栓性静脉炎的表现。

2. 体征 早期一般无明显体征，典型胰腺癌可见消瘦、上腹压痛和黄疸。出现黄疸时，常因胆汁淤积而有肝大，可扪及囊状、无压痛、表面光滑并可推移的肿大胆囊，称Courvoisier征，是诊断胰腺癌的重要体征。部分胰体尾癌压迫脾动脉或主动脉时，可在左上腹或脐周听到血管杂音。晚期患者可有腹腔积液，少数患者可有锁骨上淋巴结增大等。

二、辅助检查

1. 实验室检查 胰腺癌患者的血、尿淀粉酶升高多因胰腺癌早期胰管堵塞，导致继发性胰腺炎或伴慢性胰腺炎。血液检查可能显示阻塞性黄疸及功能受损情况，血清胆红素升高且以直接胆红素为主。碱性磷酸酶（AKP）、血清γ-谷氨酰转移酶（γ-GT），LDH、亮氨酸氨基肽酶（LAP）和5'-核苷酸酶等均可增高。部分患者血清脂肪酶和淀粉酶升高。

2. 胰腺癌相关抗原（PCAA）和胰腺特异性抗原检测 胰腺癌肿前者的阳性率约53%，但慢性胰腺炎和胆石症也有1/3~1/2的阳性率。Ⅰ期胰腺癌时后者阳性率高达60%，且良性胰腺疾患和胆系疾病者阳性率较低。2种抗原可以联合检测。

3. 胰腺胚胎抗原（POA）检测 在胰腺癌患者中，POA增高者达73%，但其特异性不高，胃癌和结肠癌的阳性率分别为50%、40%。肿瘤切除后POA明显下降，术后1~2个月降至正常，复发时POA上升。

4. 糖抗原CA19-9检测 此抗原是一种与消化道癌相关的抗原。抗原决定簇为含唾液酸的神经节苷脂，已获得单抗。在胰腺癌、结肠癌、胃癌和胆管癌的阳性率分别为86.2%、33.7%、28.5%和73.5%。CA19-9血清值与胰腺癌的部位、主胰管扩张、有无转移及病期无明显关系，但在肿瘤切除后下降。

5. 采用ELISA法测定血清癌胚抗原（CEA）、糖抗原CA50 CEA在胰腺癌中的敏感性、特异性和难确性分别为36.4%、94.7%和54%；CA50的上述值分训为74.6%、82.2%和76.7%。另外，观察CEA的动态变化，有助于评估胰腺癌的预后。

6. 钡餐检查 近50%的胰腺癌有异常表现，尤其是行低张十二指肠造影较满意。胰头癌时可发现十二指肠曲增宽或十二指肠降段内侧呈反"3"形征象；十二指肠壁僵硬、黏膜破坏或肠腔狭窄，或胃、十二指肠、横结肠受压而移位等。

7. B 型超声显像　胰腺癌的 B 型超声显像可显示胰腺肿大、形态不规则，或胰腺内出现肿块，诊断率达 80% 左右，但对 2cm 以下的肿瘤诊断不理想。

8. X 线钡餐造影　间接反映肿瘤的位置、大小及胃肠受压情况。

9. 内镜超声检查　胰腺癌患者超声胃镜可见胃后壁外方有局限性低回声的实质性肿块，其边缘粗糙。典型者边缘呈火焰状。若病变浸润周围大血管可见血管边缘粗糙或被肿瘤压迫等现象，能对手术切除的可能性做出一定的判断。胰腺癌检出率近乎 100%，且可在超声内镜下穿刺，行组织学或细胞学检查。

10. 逆行胰胆管造影（ERCP）　对胰腺癌的诊断率较高，优点是能在直视下观察壶腹的情况、有无肿瘤或能观察胰头病变有无浸润，以及十二指肠乳头区、胰管及胆管形态的变化，还可以取活检行病理检查或收集胰液做细胞学检查。

11. 磁共振胰胆管造影（MRCP）　具有无创、无需造影剂等特点，显胰管和胆总管病变的效果同 ERCP。

12. 细针穿刺胰腺活检　细针穿刺胰腺活检（FNA）是指在 B 超或 CT 引导下吸取组织标本并行细胞学检查，其对胰腺癌的诊断准确率达 80%。

13. CT 检查　CT 扫描可以显示胰腺肿块的正确位置、大小及其与周围血管的关系，增强扫描优于平扫。

14. MRI 检查　诊断价值同 CT，对于小胰癌及有无胰周扩散和血管侵犯的效果优于 CT 扫描。

15. PET 检查　利用肿瘤细胞内的 18F-FDG 聚集高于正常组织帮助诊断。

16. 选择性动脉造影　经腹腔动脉行肠系膜上动脉、肝动脉、脾动脉选择性动脉造影，对显示胰体尾癌的效果可能比 CT 更有效。

17. 组织病理学和细胞学检查　在 B 超、CT 定位及引导下穿刺或剖腹探查中做细胞学或活体组织检查，可提高确诊率。

三、诊断标准

根据临床表现及明确的胰腺癌影像学证据，晚期胰腺癌诊断不难。因早期诊断困难，故重视胰腺癌高危人群的随访，有针对性地进行筛查和监测，有望提高早期胰腺癌的诊断率。

诊断标准：①年龄>40 岁，近期出现餐后上腹不适，伴轻泻。②有胰腺癌家族史者。③慢性胰腺炎，特别是慢性家族性胰腺炎。④患有家族性腺瘤息肉病者。⑤胰腺导管内乳头状黏液亦属癌前病变。⑥大量吸烟、饮酒，以及长期接触有害化学物质。⑦不能解释的糖尿病或糖尿病突然加重。⑧不明原因消瘦，体重减轻>10%。

四、治疗原则

1. 手术治疗　胰腺癌患者可行胰、十二指肠切除术或扩大根治术，但由于确诊者已多属晚期胰腺癌，其手术切除率仅为 10%~20%。对无法根治者，仅可行姑息性手术以缓解症状。

2. 化疗　目前尚无有效的单个化疗药物或联合的化疗方案可延长胰腺癌患者的生命或

改善生活质量。胰腺癌常用化疗方法有 2 种。①静脉化疗：常用的药物有吉西他滨、氟尿嘧啶、顺铂、泰素帝、草酸铂、阿瓦斯汀、卡培他滨等。其中吉西他滨主要作用于 DNA 合成期的肿瘤细胞，而成为胰腺癌化疗的最常用药物。②区域性动脉灌注化学疗法（介入化疗）：总体疗效优于静脉化疗。

3. 放疗　胰腺癌放疗的疗效不及化疗，对于化疗效果不佳者可作为次要选择，或联合应用，有助于改善患者生活质量，减轻癌性疼痛，延长患者生命。放疗的方法主要有 γ 刀和 ^{125}I 粒子短程放疗。

4. 内镜治疗　作为姑息治疗解决胰腺癌患者的胆总管梗阻状态。可通过 ERCP 或 PTCD 在胆总管内放置支架，内引流解除黄疸；若不能置入支架，可行 PTCD 外引流减轻黄疸。

5. 对症治疗　胰腺癌患者可根据疼痛程度，采用世界卫生组织推荐的镇痛三阶梯治疗方案：轻度疼痛使用非甾体消炎药，如吲哚美辛控释片；中度疼痛可用弱阿片类药物，如曲马朵缓释片；重度疼痛则应使用口服药物，如磷酸吗啡（美施康定），剂量可逐渐增加；注射剂可选用哌替啶、吗啡等。晚期胰腺癌患者腹痛十分顽固，可采用 50% 酒精行腹腔神经丛注射或椎管内注射吗啡等镇痛。

胰酶制剂可改善消化不良、减轻脂肪泻；对阻塞性黄疸患者应补充维生素 K；胰岛素治疗并发的糖尿病；肠内及静脉营养维持晚期胰腺癌及术后患者的能量需求。

五、护理评估

1. 健康史　评估患者年龄、职业，有无吸烟、饮酒、饮咖啡史，是否长期进食高脂饮食，是否有糖尿病、胰腺炎病史，心理、自理能力等。

2. 身体状况　①消化系统症状：恶心、呕吐、腹痛、腹胀、腹泻、黄疸等情况。②全身情况：生命体征、神志、精神状态，有无发热、乏力、消瘦、腹腔积液等情况以及尿便颜色。

六、护理诊断

1. 疼痛　与疾病过程有关。
2. 营养失调：低于机体需要量　与饮食减少或恶心、呕吐、吸收不良及肿瘤消耗有关。
3. 体液过多　与肝功能减退、门静脉高压有关。
4. 有感染的危险　与机体抵抗力降低有关。
5. 皮肤完整性受损的危险　与长期卧床、皮肤水肿有关。
6. 便秘　与长期卧床活动减少有关。
7. 自理能力受限　与身体虚弱及卧床休息，活动减少有关。
8. 活动无耐力　与身体虚弱有关。
9. 有受伤的危险　与患者神智淡漠、身体虚弱有关。
10. 知识缺乏　缺乏疾病相关知识。
11. 预感性悲哀　与病情重、疾病发展有关。
12. 潜在并发症　多脏器功能障碍，消化道出血，肝性脑病，静脉血栓。

七、护理措施

1. 营养支持

（1）了解胰腺癌患者喜欢的饮食和饮食习惯，制订合理食谱，注意脂肪和蛋白质的比例，要以糖类为主，脂肪和蛋白质的量要适宜，要食用宜消化的蛋白质，如瘦肉、鸡蛋和鱼，要采用合理的烹调方法，如煮、炖、熬、蒸等，不用油煎、炸等，防止胰腺过度的分泌胰液。必要时给予肠外营养，黄疸时静脉补充维生素 K。

（2）按医嘱输注人血白蛋白、氨基酸、新鲜红细胞、血小板等，纠正低蛋白血症、贫血、凝血机制障碍等。

（3）观察进食后消化情况，根据医嘱给予助消化药物，记录出入量，观察腹腔积液变化。

2. 功能监测　监测肝功能、电解质、凝血四项等。

3. 腹痛护理　尊重并接受患者对疼痛的反应，建立良好的护患关系，不能以自己的体验来评判患者的感受。介绍减轻疼痛的措施，有助于减轻患者焦虑、恐惧等负性情绪。通过看报、听音乐、与家人交谈、深呼吸、放松按摩等方法分散患者对疼痛的注意力，以减轻疼痛。尽可能地满足患者对舒适的需要，如帮助变换体位、减少压迫；做好各项清洁卫生护理；保持室内环境舒适等。剧烈疼痛时遵医嘱给予有效的镇静、镇痛药物，注意观察药物的不良反应。

4. 心理护理　护理人员理解患者否认、悲哀、畏惧、愤怒的不良情绪，多与其沟通，满足其精神需要；针对性地讲解与疾病和手术相关的知识；帮助患者和家属进行心理调节，使之树立战胜疾病的信心。

5. 皮肤护理　黄疸时皮肤易瘙痒，避免抓搔，指甲不要过长，以免皮肤破损，造成感染；瘙痒部位尽量不用肥皂等清洁剂清洁。应注意体位的调整，预防压疮的发生，每日用温水擦浴 1~2 次，擦浴后涂止痒药。

6. 血糖的鉴别　定期监测血糖，如有高血糖，及时调节胰岛素的用量，使血糖维持在稳定的水平。使用胰岛素过程中应严密监测血糖变化，防止低血糖。

7. 放化疗的护理　部分化疗药物外漏可致局部组织坏死或静脉炎，输注时要注意观察输液部位，出现肿胀或疼痛应立即停止化疗，局部使用如意金黄散外敷或理疗，必要时行大静脉置管以保护外周血管。化疗后患者可出现食欲下降、恶心、呕吐等消化道症状，可适当使用镇吐药及帮助消化的药物。密切观察患者外周血象，如果出现骨髓抑制，应及时使用升白细胞药物。注意有无皮肤瘀斑、牙龈出血、血尿、血便等全身出血倾向。预防感染，除做好病房、被褥消毒外，还要做好口腔黏膜、皮肤、会阴部的清洁、消毒；指导患者注意休息，减少探访，避免交叉感染。嘱患者不抠鼻，防止鼻腔出血；用软毛牙刷刷牙，防止牙龈出血。合理饮食，鼓励患者摄入高蛋白质、低脂肪、易消化的清淡饮食，多饮水，多食水果，少食多餐。监测体温，预防和控制感染，严格执行无菌操作，注意保暖，做好保护性隔离，预防交叉感染。

八、健康教育

1. 应尽可能保持日常生活的规律性，定时起床、进食及活动，避免消极悲观，适当增加户外活动。

2. 安定情绪，遇事应冷静思考，切忌急躁或暴怒。

3. 饮食要满足患者的口味，选择易消化、富营养、少刺激性、低脂肪的饮食，多食新鲜水果和蔬菜。避免暴饮、暴食、饮酒和进食脂肪、辛辣刺激的饮食。

4. 康复期可采用中医中药治疗，将消瘤与补气养血相结合，以起到标本兼治之功，并与其他疗法配合应用，增加治疗疗效。

5. 定期复查 B 超或 CT，了解局部有无复发和转移病灶。同时定期检查血常规、生化和便潜血试验。

6. 放疗患者注意避免强紫外线照射，注意放疗部位皮肤的清洁护理。

（李　玲）

第六节　大肠癌

大肠癌包括结肠癌和直肠癌，在北美、西欧、澳大利亚等经济发达国家和地区较常见。全球范围内统计发现，2012 年全球新发癌症病例中，大肠癌位居常见癌症的第三位（前两位为肺癌和乳腺癌）。近年来发展中国家大肠癌的发病率迅速上升，据世界卫生组织报道，2002 年我国新发大肠癌为 150 656 例，成为全球大肠癌发病数最多的国家。在大肠癌低发地区发生部位以直肠多见，而在美国等高发地区结肠癌多见。在我国大肠癌的发病部位多见于直肠、乙状结肠、盲肠、升结肠、横结肠。

一、大肠的解剖与生理

大肠起自回盲瓣，止于肛门。根据大肠的位置和特点，可将其分为结肠（包括盲肠、阑尾、升结肠、横结肠、降结肠和乙状结肠）、直肠和肛管。结肠在末端回肠进入盲肠处，有黏膜和环形肌折叠成的回盲瓣，能阻止大肠内容物反流入小肠，并控制食物残渣进入大肠的速度。大肠的肠壁可分成黏膜层、黏膜肌层、黏膜下层、肠壁肌层及浆膜层（升结肠及降结肠之后壁与腹膜返折以下的直肠无浆膜层）。

二、病因

（一）饮食结构及生活方式

大肠癌发病与生活习惯及饮食方式的关系密切。

1. 进食高蛋白、高脂肪、低纤维素的食物，特别是腌、熏、炸等食品使患大肠癌的概率升高。大肠癌高发的北美、西欧等国，人们每日进食的脂肪量在 120g 以上，而大肠癌低发的哥伦比亚、泰国等地区，人们每日进食的脂肪量只有 20~60g。

2. 大肠癌患者饮食中硒、钙、锌、铁等微量元素的摄入明显不足。

3. 体力活动减少和肥胖也是大肠癌发病的一个诱因，经常进行体力活动的人群患大肠癌的风险明显降低。

4. 新鲜水果的摄入与大肠癌的发病成负相关，膳食纤维对预防大肠癌有保护作用。

（二）遗传

大肠癌遗传倾向明显，有 20%~30% 的患者与遗传有关。大肠癌患者的子女患大肠癌的危险比一般人群高 2~4 倍。目前有两种遗传性易患大肠癌的综合征被确定，即家族性腺瘤病和遗传性非腺瘤病性结直肠癌。

（三）高危人群

已有的研究支持有下列情况者属大肠癌高危人群：有便血、大便频数、大便黏液、腹痛等肠道症状者；40 岁以后的中老年人；溃疡性结肠炎患者；长期患克罗恩病特别是起病年龄在 30 岁以前的患者；盆腔接受放射治疗后的患者，多数在放疗后 10~20 年发生大肠癌。对高危人群进行监测及普查有助于早期诊断，从而降低大肠癌的发病率及死亡率。

（四）其他因素

吸烟者、免疫缺陷者及糖尿病患者发生大肠癌的危险比一般人群高。曾行胆囊切除术或输尿管-乙状结肠吻合术者，其大肠癌的发病率也明显增加。

三、病理分型

（一）大体分型

1. 早期大肠癌　癌组织穿过黏膜肌层累及黏膜下层，但未侵及浅肌层，称为早期大肠癌。国内常用的大体分型为 3 种。

（1）息肉隆起型（Ⅰ型）。

（2）扁平隆起型（Ⅱ型）。

（3）扁平隆起伴溃疡型（Ⅲ型）。

2. 进展期大肠癌

（1）隆起型：表现为肿瘤主体向肠腔内突出，肿瘤呈结节状、息肉状、菜花状隆起，境界较清楚，有蒂或广基。

（2）溃疡型：最常见。表现为肿瘤形成较深的溃疡，深达或超过肌层。根据溃疡外形及生长情况可分为两个亚型，即局限溃疡型和浸润溃疡型。

（3）浸润型：表现为肿瘤向肠壁各层弥漫呈浸润性生长，局部肠壁增厚，但表面无明显溃疡或隆起。

（4）胶样型：肿瘤外形不一，外观及切面可呈半透明胶冻状。此类型见于黏液腺癌。

（二）组织学分型

1. 腺癌　以管状腺癌和乳头状腺癌多见。①乳头状腺癌表现为肿瘤细胞组成粗细不等的乳头状结构，预后较好。②管状腺癌表现为癌细胞呈腺管状结构，占全部大肠癌的66.9%~82.1%，根据其分化及异型程度可分为高分化腺癌、中分化腺癌、低分化腺癌 3 级。

2. 黏液腺癌　此类型为肿瘤细胞分泌大量黏液的腺癌，并以细胞外黏液湖为特征。

3. 印戒细胞癌　常见于年轻患者。此型为恶性上皮性肿瘤由弥漫成片的印戒细胞构成，印戒细胞数目占肿瘤 50%以上，多以腹膜播散方式扩散，预后极差。

4. 小细胞癌　也称为燕麦细胞癌，是一种与小细胞肺癌相似的恶性上皮性肿瘤，恶性程度高。

5. 鳞状细胞癌　此型是以鳞状细胞为主要成分构成的恶性上皮性肿瘤，非常罕见。

6. 腺鳞癌　此型是一种肿瘤细胞中腺癌和鳞癌成分混杂存在的肿瘤，不常见。

7. 髓样癌　较罕见，癌细胞呈片状排列，其特征为具有泡状核、明显核仁和大量粉红色胞质，可见明显上皮内淋巴细胞浸润。

8. 未分化癌　此型少见，癌细胞弥漫成片或呈团块状浸润，为无腺上皮分化或其他明显分化特征的恶性上皮性肿瘤。

四、临床表现

（一）肿瘤出血引起的临床表现

1. 便血　肿瘤表面与粪便摩擦后引起出血，是大肠癌最常见的症状之一。直肠癌便血最为多见，左半结肠癌次之。血便颜色可为鲜红色、暗红色、柏油样或黑褐色。肿瘤的位置越靠近直肠，出血的颜色越接近鲜血的颜色。

2. 贫血　当长期失血超过机体代偿功能时，患者可出现贫血。随着疾病的进展，患者可出现消瘦、乏力、贫血等慢性消耗性表现。右半结肠癌患者贫血症状更常见。

（二）肿瘤阻塞引起的临床表现

1. 腹痛和腹部不适　是大肠癌的常见症状，包括阵发性疼痛和持续性疼痛，疼痛的性质可分为隐痛、钝痛、绞痛。

2. 排便习惯的改变　大肠癌早期即可出现，多表现为腹泻、便秘或两者交替、排便不尽、排便困难等情况。当直肠、肛管肿瘤的体积增大到一定程度时可出现大便变细、变形等外形改变。

3. 肠梗阻　多发生于大肠癌晚期，由肿瘤阻塞肠腔或浸润肠壁引起肠管狭窄、肠壁水肿、肠套叠或粪便阻塞等引起，完全性或不完全性肠梗阻发生率大致相同，国内梗阻部位以乙状结肠最多见。发生癌性梗阻的患者一般预后较差。

（三）其他临床表现

1. 腹部肿块　当肿瘤生长到一定体积时可扪及腹部肿块，约有40%的结肠癌患者在确诊时已可触及肿块。

2. 急性结肠穿孔和腹膜炎　大肠癌在穿孔前常伴有腹痛、腹胀、肛门停止排便排气等低位肠梗阻的前驱表现，如突发腹部剧痛、全腹压痛和反跳痛、板状腹、发热或全身中毒症状时，应考虑有穿孔可能。

3. 黏液便和脓血便　当有炎症或继发感染时，可产生黏液或脓液与粪便及血液相混合形成黏液便和脓血便。

（四）不同部位大肠癌的特殊表现

1. 右半结肠癌　突出表现为腹部肿块、腹痛、贫血和全身症状。

2. 左半结肠癌　较突出的临床表现为急、慢性肠梗阻，以后者多见。

3. 直肠癌　主要的临床表现是便血和排便习惯的改变。

（五）肿瘤转移引起的临床表现

1. 广泛转移　直肠癌盆腔广泛浸润时，可引起腰骶部酸痛、坠胀感、坐骨神经痛、阴道出血或血尿。当髂血管旁淋巴结广泛转移压迫髂静脉或下腔静脉时，可导致下肢水肿、阴囊或阴唇水肿等症状。左锁骨上淋巴结转移为肿瘤晚期的表现。

2. 种植转移　癌或肿瘤侵及浆膜层时癌细胞脱落进入腹腔，种植于腹膜面、膀胱，直肠陷凹、子宫，直肠陷凹等部位，直肠指诊可触及种植结节。有时癌细胞随肠腔中的大便下行种植于肛管，易误将直肠癌诊断为"痔出血"。

3. 血行转移 偶有大肠癌患者原发灶症状不明显，却以血行转移的症状为首发表现。直肠癌最常见的转移部位为肝、肺、骨转移，女性大肠癌患者可发生卵巢转移。

五、诊断

（一）直肠指诊

直肠指诊是诊断直肠癌最主要、最直接的检查手段，方便易行，可摸清距肛门 7cm 以内的直肠壁情况。早期直肠癌表现为高出黏膜面的小息肉样病灶，指诊时必须仔细触摸，避免漏诊。检查时先用示指按住肛门后壁使肛门括约肌松弛，嘱患者深呼吸并缓慢推进示指，动作必须轻柔，切忌挤压，以免促使癌细胞进入血液而播散。指诊时应了解肛门有无狭窄，注意确定肿瘤大小、位置、硬度、基底活动度、黏膜是否光滑、有无溃疡及压痛，了解肿瘤下缘至肛缘的距离。结肠癌患者可通过直肠指诊或直肠-阴道双合诊来了解膀胱-直肠陷凹或子宫-直肠陷凹有无种植灶。

（二）内镜检查

凡有便血或大便习惯改变的患者，经直肠指诊无异常时应进行乙状结肠镜或纤维结肠镜检查。乙状结肠镜一般可检查距肛缘 25cm 以内的病灶，对于距肛缘 15～20cm 以上的结肠癌，纤维结肠镜是最有效、安全、可靠的检查方法。内镜检查不仅可以确定病灶部位、大小，更重要的是能通过取组织活检确定病变的性质。绝大部分早期大肠癌可由内镜检查发现。

（三）气钡双重对比造影

一般的钡剂灌肠 X 线检查很难发现直径小于 2cm 的早期病变，而低张气钡双重对比造影技术却能发现直径小于 1cm 的结肠病变，大大提高了早期大肠癌的发现率和诊断准确率。

（四）实验室检查

1. 大便隐血试验 可作为无症状人群的初筛及普查大肠癌的方法，阳性者再进一步做纤维结肠镜检查。结肠癌表面易出血，一般大便隐血试验只要消化道内有 2mL 左右的出血就可出现阳性结果。

2. 癌胚抗原（CEA）测定 CEA 不具有特异性的诊断价值，既有假阳性又有假阴性，因此不适合作为普查或早期诊断，但对估计预后、监测疗效及诊断术后复发有一定帮助。

3. 血红蛋白 凡不明原因的贫血，血红蛋白<100g/L 者应建议行钡剂灌肠或纤维结肠镜检查。

4. CT、MRI、腔内 B 超检查

（1）CT 诊断：由于粪便的存在和大肠的不完全性扩张，CT 对结肠黏膜表面异常和<1cm 的病灶难以发现，因此不能作为早期诊断的方法。但 CT 对晚期直肠癌及直肠癌术后盆腔复发的诊断有所帮助，对结肠癌的分期诊断也有一定意义。

（2）超声检查：相比常规超声，直肠腔内 B 超可较细致地显示直肠癌肠壁内、外的浸润深度，为临床术前放疗的判断提供参考依据。

（3）磁共振检查（MRI）：MRI 对于了解直肠癌浸润范围及盆腔内复发有较高敏感性，

但缺乏特异性。

近年来，螺旋 CT 已可对空肠脏器进行检查，螺旋 CT 结肠镜检查技术有望成为大肠癌检查的一种新方法。

六、治疗

（一）外科治疗

外科治疗是治疗大肠癌的首选方法，也是大肠癌唯一的治愈方式。同时在大肠癌的预防、诊断等方面也发挥着无可替代的作用。

1. 根治性切除　结肠癌根治性切除术的手术范围为广泛切除及引流区域的淋巴结清扫，主要包括右半结肠切除术、横结肠切除术、左半结肠切除术、乙状结肠切除术。直肠癌根治术包括腹会阴联合直肠癌根治术（Miles 术）、经腹直肠癌切除吻合术（Dixon 术）、经腹直肠癌切除、近端造口、远端封闭手术、全直肠系膜切除术（TME 术）等。肛门的保留、膀胱和性功能的损害、局部复发率高是目前中下段直肠癌的治疗难点。

2. 姑息性切除　姑息性切除是肿瘤广泛浸润并伴有区域性或全身转移无法进行治愈性切除时，所采取的外科切除方式。如行姑息性造瘘手术或短路手术，可减少大肠癌患者肠梗阻的发生。大肠癌肝、肺转移的患者行姑息性切除术，可提高患者 5 年生存率。

（二）放射治疗

1. 直肠癌的放疗　放疗不应替代手术切除。放射野应包括肿瘤或者瘤床及 2~5cm 的安全边缘、骶前淋巴结、髂内淋巴结。应用多野照射技术（一般 3~4 个照射野）。应采取改变体位或其他方法尽量减少照射野内的小肠。腹会阴联合切除术后患者照射野应包括会阴切口。盆腔剂量 45~50 戈瑞/25~28 次。对于可切除肿瘤，照射 45Gy 之后应考虑瘤床和两端 2cm 范围予追加剂量。小肠受量应限制在 45Gy 以内。术中放疗如果可行，应该考虑在切缘很近或者有阳性切缘的肿瘤患者作为额外的治疗手段，特别适用于 T4 或者复发肿瘤患者。如果术中放疗不可行的话，在辅助性化疗之前可考虑缩野靶区予额外的 10~20Gy 外照射联合/或近距离照射。对于不可切除的肿瘤，如果技术上可行，放疗剂量可能需要高于 54Gy。放疗期间应同期使用氟尿嘧啶为基础的化疗。

2. 结肠癌的放疗　放疗不应替代手术切除。放射野应包括肿瘤床，由术前放射影像检查和（或）术中标记确定。放射剂量为：45~50Gy，分 25~28 次照射；对于肿瘤接近切缘或切缘阳性者可考虑加量放疗；小肠的照射剂量应限制在 45Gy 之内；以 5-FU 为基础的化疗应与放疗同步。应常规使用适形外照射放疗，而调强放疗只应用于特定的临床情形包括之前治疗后复发的患者接受再次放疗。对于 T4 或复发性肿瘤，如有可能应考虑术中放疗作为额外的加量放疗。对这些患者进行术前 5-FU 为基础的同期放化疗有助于提高肿瘤的手术切除率。如果不能进行术中放疗，可考虑缩野靶区予额外的 10~20Gy 外照射联合或近距离照射。

（三）化学治疗

约半数大肠癌患者在肿瘤完全切除后出现复发转移，除部分早期患者外，晚期和手术切除后患者仍需进行化学治疗。包括辅助化疗和晚期大肠癌的化疗。大肠癌常用的联合化疗方案有：mFOLFOX6（奥沙利铂、亚叶酸钙、5-FU）；mFOLFOX6+贝伐单抗（奥沙利铂、亚叶酸钙、5-FU、贝伐单抗）；mFOLFOX6+帕尼单抗（奥沙利铂、亚叶酸钙、5-FU、帕尼单抗）；CapeOX（奥沙利铂、卡培他滨）；FOLFIRI+ziv-aflibercept（阿柏西普）；卡培他滨单药；卡培他滨+贝伐单抗；IROX（奥沙利铂+伊立替康）；西妥昔单抗（仅 KRAS 野生型）等。需要说明的是贝伐单抗、西妥昔单抗、帕尼单抗或伊立替康不应该用于 Ⅱ 期或 Ⅲ 期患者的辅助化疗，除非是临床试验。

（四）分子靶向治疗

1. 贝伐珠单抗 是一种重组的针对血管内皮生长因子 VEGF 的人源单克隆抗体，可抑制肿瘤血管生成。贝伐珠单抗联合含 5-FU 的化疗方案用于晚期或转移性结直肠癌的治疗。

2. 西妥昔单抗 是一种重组的人/鼠嵌合性 EGFR 的单克隆抗体。西妥昔单抗联合 FOLFIRI、FOLFOX、CapeOX 用于一线治疗转移性大肠癌很有前景。

3. 帕尼单抗 是一种完全人源化的单克隆抗体，与 EGFR 具有高亲和性。帕尼单抗单药或联合 FOLFIRI、FOLFOX 用于晚期结直肠癌的治疗。

七、护理

（一）饮食护理

1. 大肠癌患者术后随着肠道功能的恢复，饮食均衡即可，无需特殊禁忌。化疗期间应注意加强营养，提高机体免疫力。把握少食多餐的原则，尽量避免生冷、油腻、辛辣饮食。

2. 肠造口患者应少进食易产气、易产生异味的食物；避免进食容易引起腹泻的食物；回肠造口者应少食玉米、蘑菇等粗纤维食物，以免堵塞造口，同时应补充水分和无机盐，每天的饮水量应达到 1 500~2 000mL。

（二）分子靶向治疗的护理

1. 使用贝伐珠单抗的护理

（1）用药护理：贝伐珠单抗应采用静脉输注的方式给药，首次使用应输注 90 分钟以上。如果第一次输注耐受良好，第二次输注可缩短为 60 分钟以上。如果 60 分钟也耐受良好，那么以后的输注可控制在 30 分钟以上。不能将贝伐珠单抗输注液与右旋糖或葡萄糖溶液同时或混合给药，因此在静脉输注贝伐珠单抗前后应使用 0.9%氯化钠溶液冲洗输液管道。药物应避光，低温保存（2~8℃）。

（2）胃肠道穿孔：在采用贝伐珠单抗治疗时，患者发生胃肠道穿孔的风险增加，因此在治疗期间应严密观察患者有无腹痛的表现，特别是突发剧烈腹痛。

（3）手术和伤口愈合并发症：为了避免出现影响伤口愈合/伤口开裂的风险，手术前至少停药 28 天。手术后至少 28 天及伤口完全恢复之前不能使用贝伐珠单抗。

（4）出血：接受化疗联合贝伐珠单抗治疗的患者可出现严重或致命性出血，包括咯血、胃肠道出血、中枢神经系统（CNS）出血、鼻出血以及阴道出血。出现严重出血或者近期曾有咯血的患者（≥1/2 茶匙鲜血）不应该接受贝伐珠单抗治疗。

（5）其他：①高血压，给药前应控制血压，给药期间应密切监测血压变化。②蛋白尿，在接受贝伐珠单抗与化疗联合治疗的患者中，蛋白尿的发生率高于化疗的患者。③使用贝伐珠单抗有可能发生输液反应/超敏反应，因此应在心电监护下给药，密切观察患者的病情变化。

2. 使用西妥昔单抗（爱必妥）的护理

（1）用药护理：首次使用滴注时间为 120 分钟，滴速应控制在 5mL/min 以内。再次使用滴注时间不少于 60 分钟。给药前可提前给予 H1 受体阻断剂（如盐酸异丙嗪等）预防输液反应的发生，同时应在心电监护下给药。药物应 2~8℃低温保存。

（2）皮肤毒性反应：患者用药后可能出现痤疮样皮疹、皮肤干燥、裂伤和感染等皮肤反应，多数可自行消失，应指导患者用药期间注意防晒，避免阳光直射。

（3）输液反应：使用西妥昔单抗应进行过敏试验，静脉注射本品 20mg，并观察 10 分钟以上，结果呈阳性的患者慎用，但阴性结果并不能完全排除严重过敏反应的发生。严重的过敏反应 90%发生在第一次用药时，主要表现为突发性气道梗阻、荨麻疹和低血压。如果出现严重过敏反应时应立即停止输液，静脉注射肾上腺素、糖皮质激素、抗组胺药物并给予支气管扩张剂及吸氧等处理。

（4）其他：西妥昔单抗的不良反应患者大多可以耐受，常见反应还有腹泻、恶心、呕吐、腹痛、发热和便秘等，应做好健康指导。

（三）化疗药物特殊不良反应的护理

1. 伊立替康

（1）迟发性腹泻：是伊立替康的剂量限制性毒性反应。腹泻多发生在用药 24 小时后，出现首次稀便的中位时间是用药后第五天，因此应做好患者的出院指导，密切观察排便情况。一旦患者出现第一次稀便应立即补液及抗腹泻治疗，如使用高剂量的氯苯哌酰胺（易蒙停）2mg/2 小时，直至最后一次稀便结束后 12 小时。

（2）急性胆碱能综合征：表现为早发性腹泻及出汗、腹部痉挛、流泪、瞳孔缩小及流涎等症状，可在伊立替康给药前预防性使用硫酸阿托品 0.25~0.5mg 皮下注射。

2. 卡培它滨 手足综合征较常见，可分为Ⅲ级：Ⅰ级，麻木、感觉迟钝、感觉异常、无痛性肿胀或红斑；Ⅱ级，疼痛性红斑和肿胀；Ⅲ级，湿性脱屑、溃疡、水疱或严重的疼痛。痛感强烈，皮肤功能丧失，比较少见。

手足综合征的防护如下。

（1）日常生活中应减少手足的摩擦，尽量穿柔软舒适、松紧适宜的鞋袜，坐、躺时可适当抬高四肢，促进肢体的血液回流。

（2）尽量避免接触高温物品，减少手足接触热水的次数，包括洗碗碟和热水澡。

（3）避免激烈的运动和体力劳动。

（4）尽量避免接触肥皂、洗洁精等化学性或刺激性制剂，包括涂抹碘伏或乙醇等。

（5）避免进食辛辣、刺激性食物。

（6）避免在阳光下曝晒。

（7）保持手足皮肤湿润可有助于预防和使病灶早日痊愈，当皮肤出现脱屑、溃疡和疼痛时可局部涂抹含绵羊油的乳霜。

（8）出现脱皮时不要用手撕，可以用消毒的剪刀剪去掀起的部分。

（9）出现手足综合征时，可口服维生素 B_6 和西乐葆，必要时使用抗真菌或抗生素治疗。

（四）放射治疗的护理

1. 放射性肠炎 早期可表现为大便次数增加、腹泻、腹痛，累及直肠者伴有里急后重或排便时肛周疼痛，严重时可排出黏液或血样便。指导患者饮食以无刺激、易消化、营养丰富、少食多餐为主。腹泻明显者，遵医嘱使用止泻药物。注意保持肛门及会阴部清洁，在肛门、会阴部热敷可减轻疼痛症状。

2. 放射性膀胱炎　急性期患者可表现为尿急、尿频、尿痛等症状，加重时可出现血尿，多数在放疗开始几周后逐渐消失。鼓励患者多饮水，必要时进行药物膀胱灌注等抗炎、止血治疗。

3. 股骨头放射性损伤　盆腔放疗患者偶可出现股骨头放射性损伤，但随着放疗技术的发展，已有效避免了此情况的发生。对有骨盆疼痛的患者遵医嘱进行骨密度检测，并预防病理性骨折的发生。

（五）健康指导

终生保持健康的体重；采取积极锻炼的生活方式（一周中的大多数时间每天均有30分钟中等强度的体力活动）；制定合理的饮食计划，强调多吃植物类食物；限制乙醇摄入。

八、健康指导

（一）预防

调整饮食结构，避免动物脂肪和蛋白质的过多摄入，多食新鲜蔬菜、水果等富含纤维素及微量元素的饮食。改变生活方式，加强体育锻炼，提高免疫力。积极预防和治疗各种慢性肠道疾病，如大肠腺瘤、慢性溃疡性结肠炎、结直肠息肉等。开展各种形式的宣传工作，普及防癌知识，让普通人群了解更多肿瘤防治的相关知识，提高高危人群大肠癌筛查的依从性，从而实现早诊断、早治疗、提高生存率的目的。

（二）永久性肠造口患者的健康指导

1. 肠造口患者术后的日常生活有其特定要求

（1）衣着：应穿柔软宽松的衣服，避免过紧衣物或腰带压迫肠造口。

（2）饮食：术后2周后开始进普食，饮食禁忌如前述。

（3）工作：术后6周内不应提举超过10kg的重物，在患者身体状况恢复后，可重返工作岗位，但仍应注意避免重体力劳动，以免引起造口旁疝或造口脱垂等造口相关并发症。

（4）运动：可适当参加中等程度的体育锻炼，如打太极拳、散步等，以增强患者耐受力及免疫力，但应避免剧烈运动。

（5）社交活动：应鼓励肠造口者参与各种社交及集体活动。

2. 指导患者学会自我观察　若出现腹痛、腹胀、排便困难等异常情况时及时就诊。

3. 出门要带够造血袋　外出时可携带较平常数量更多的造口袋，将造口用品放在随身行李内，以便随时更换。在飞机上由于压力的变化，胃肠产气会增多，宜使用开口袋或配有过滤碳片的用品。注意饮食卫生，尽量不改变饮食习惯，最好养成随身自备1瓶矿泉水的习惯。

4. 大部分造口者基本上是可以恢复性生活的　性生活前要排空造口袋，检查造口袋的密封性，最好佩戴迷你型造口袋，条件适合者可戴造口栓。

5. 造口门诊复诊　肠造口者于术后1年内最易发生各种造口并发症。近年来，随着肠造口治疗师队伍的发展壮大，更多医院可开设造口门诊，能为患者提供及时正确的护理指导，便于对已出院肠造口者进行心理咨询、健康教育、处理并发症等。肠造口者按时到造口门诊复诊，对预防和治疗造口并发症具有十分关键的作用。此外，ET掌握科学而又全面的医学知识和护理手段，能为造口患者提供与造口相关的护理、治疗、营养及预防保健知识，便于家庭护理干预的有效实施，促进造口患者完全康复。

6. 举办肠造口者联谊会及开展电话随访 对术后6个月内的已出院肠造口者每月随访1次，了解其在饮食、排便、肠造口护理及日常生活中所出现的问题，对由此引发的生理及心理行为变化给予全面的解答、指导和帮助。每年举办1次肠造口者联谊会，能让更多的肠造口者一起交流、娱乐，真正参与其中，从而有效减轻其自卑感，激发其对生活的信心和热情，促进心理康复。

7. 建立系统性康复护理模式 通过为住院肠造口者及其家属开展全程系统的健康指导、加强对社区护士进行造口知识培训、对已出院的肠造口者实施家庭护理干预、为每位肠造口者建立个体化的护理方案等一系列措施，建立"医院-社区-家庭-个体"的全程系统护理模式，对肠造口者实施从医院治疗护理到社区护理再到家庭护理干预，使其真切感受到来自医护人员、社会及家人的共同关爱和照顾，有利于帮助肠造口者实现生理、心理、社会的全面康复。

（三）随访

完成所有治疗的大肠癌患者仍需监测与治疗相关的并发症、复发及新发病灶。

1. 体检 包括大便隐血检查和直肠指诊，每3~6个月检查一次，共2年，然后每6个月体检一次，共5年。

2. 免疫学检测 主要是监测CEA水平变化，每3~6个月监测一次，共2年，然后每6个月监测一次至第5年。

3. CT检查 对有复发高风险的患者应每年行一次胸部/腹部/盆腔CT检查，共3年。

4. 内镜检查 大肠癌手术后1年内应行结肠镜检查，以后根据需要再进行相关检查。

附：肠造口患者的护理

肠道造瘘口术（简称肠造口术）是指用人为的方法将肠腔与体外直接相通，是最常见的、不得已而为之的外科治疗手段之一，在肠道先天性畸形、炎症、外伤或战伤、肠道肿瘤等疾病的治疗中具有无可替代的作用。在临床上，肠造口分类方法多样，如根据造口肠段部位的不同可分为回肠造口术，盲肠造口术及结肠造口（横结肠、乙状结肠造口术）；根据造口的数目可分为单腔造口和双腔造口；根据肠造口目的可以分为临时性造口和永久性造口等。由于肠造口术改变了粪便的正常出口，使其从隐蔽的会阴部移至腹部，且术后患者排便不能随意控制，致使患者在承担沉重经济负担的同时，不得不面对随之而来的生理、心理和社会各方面的巨大压力，肠造口对患者、家庭及社会造成的影响不言而喻。研究显示，我国每年新增永久性肠造口患者约10万人，且近年来呈逐年上升趋势。因此，针对肠造口患者这一特殊人群的护理工作正受到越来越多医护人员的关注。优化肠造瘘患者术后的护理工作、加强功能康复护理、减少术后肠造口相关并发症的发生、努力培养和塑造肠造口患者的健康心理已成为当今肠造口患者术后护理工作的主要方向，对提高肠造口患者的生活质量具有尤为重要的意义。

一、术前肠造口位置的选择

无论急诊或择期肠造口术，术前均应行肠造口定位，具体应依据患者的体型、腹部肌肉和皮肤状况、原发疾病、造口目的、手术情况等做出科学合理定位，从而减少术后造口相关并发症，有利于术后护理工作的开展。

1. 一般位于左腹直肌脐旁处，对于坐轮椅式结肠造口患者，造口选在脐上为佳。

2. 利于佩戴造口器材，造口部位应选择在皮肤平整、健康、无凹陷处，避开皱褶、瘢痕、浸润区、皮肤凹陷、肋下及骨骼隆起处。

3. 造口应尽量避免患者系腰带的位置，以免影响患者穿衣及由于衣服和腰带的摩擦所导致的造口出血和造口周围炎的发生。

4. 肠造口应经腹直肌穿出，从而有效降低造口旁疝和造口脱垂等并发症的发生。

5. 应使患者在平卧位、半卧位、坐位、站位、弯腰、蹲位等不同体位时都能清楚看到造口部位，便于患者自我护理。根据上述原则，肠造口最佳位置应选在脐旁腹直肌内侧。在临床工作中，择期手术的造口位置一般比较确定，对于急诊手术、剖腹探查术等非标准手术可在术前同时拟定2个或者2个以上肠造口位置，视术中情况选择最佳造口，以期最大限度的改善造口术后患者的生活质量。

二、术后肠造口护理

手术结束时即可使用一件式造口袋，既干净又无臭味，还可减少皮肤糜烂，术后患者可随意翻身，解除了患者的痛苦和思想负担，也减少了医务工作者的工作量。肠造口术后，应注意保持患者肠管黏膜及造口周围皮肤的清洁和干燥，避免使用碱性肥皂和消毒液；在切口愈合拆线前，应使用生理盐水清洗造口，待切口愈合后，则用温水清洗或湿纸巾直接擦拭即可。

三、肠造口常见并发症及预防措施

肠造口相关并发症的发生主要与手术者技术水平及术后护理质量有关。术后应注意观察造口及其周围皮肤的变化，以期预防或早期发现并及时处理相关并发症。

（一）造口水肿

主要由静脉或淋巴回流受阻、患者术后初期血清蛋白水平降低、肠管狭窄等引起。轻度水肿可自然恢复，未恢复者可根据病因予以有效干预，如：补充血清蛋白、消除肠管狭窄、选择底盘直径较大的造口袋并裁剪适当、用50%硫酸镁或10%高渗盐水连续数天湿敷等均是治疗造口水肿的有效措施。

（二）造口狭窄

肠造口狭窄主要与腹壁组织切口过小、未切除部分筋膜、游离造口肠管不充分而致其回缩、肠造口受粪便污染等因素有关；此外，分泌物持续刺激使腹壁切口发生感染导致的瘢痕挛缩亦可引起造口狭窄而影响排便。建议行肠造口术时将肠壁全层与皮肤Ⅰ期缝合，防止伤口感染后形成瘢痕，并于术后7~10天切口愈合良好后开始定时扩张造口：由医生、护士、家属或患者戴上干净的乳胶手套或指套，涂抹液状石蜡油，将手指轻轻插入造口至第二指关节处，在造口内停留 5~10 分钟，每周 1~2 次，使造口内径保持在 2.5cm 为宜。已发生造口狭窄者，应每天扩张造口，先从小指开始，可持续至术后半年。

（三）造口出血

通常发生在术后 48 小时以内，多因肠黏膜血运较丰富，受硬物摩擦或刺激而引起，可使用 1 : 1 000 肾上腺素浸润的药棉湿敷在造口肠管上，或将云南白药粉直接撒在造口出血点上，再用棉球压迫，均可起到良好的止血效果。

（四）造口缺血坏死

通常发生于术后 72 小时内，是严重的早期并发症。其主要原因包括术中损伤肠管边缘动脉，腹壁切口过小或缝合过紧，提出肠管时牵拉张力过大、扭曲及压迫肠系膜血管导致供血不足，合并造口术后并发症而导致肠壁血供障碍等。术后 72 小时内应严密观察造口血运，尽可能及时消除可能加重肠造口坏死的一切因素，如：拆除腹带，避免因腹带加压而加重造口缺血；造口底盘裁剪恰当，避免底盘过小使造口受压而影响造口的血液循环等。

（五）造口回缩

造口回缩多继发于缺血和感染。此外，肠段与腹壁固定不牢或游离造口肠段不充分而使结肠张力过大，亦是导致造口回缩的一个主要原因。造口部分回缩患者应先予以严密观察，如造口肠管已回缩至腹腔则应立即手术治疗：先游离结肠，使造口肠管提出腹壁时无明显张力为宜，再重建造口。

（六）造口皮肤黏膜分离

多发生于术后 3 周内，与患者腹压高、伤口感染、营养不良、糖尿病黏膜缝线脱落等多种因素有关。皮肤与肠造口黏膜分离后可形成开放性伤口，处理前应先评估造口黏膜与皮肤分离深浅程度，分离面较深者应保证渗液引流通畅，分离面较浅者外涂皮肤保护粉即可。

（七）造口旁疝

腹壁造口时肌腱、腱膜破坏过多而使造口过大，加之术后排便不畅等使腹腔内压力增高，导致术后腹内容物由造口薄弱处膨出，形成造口旁疝。术中应尽量避免切断腹壁肌肉、术后积极治疗引起腹压增高的基础疾病、防止肠造口周围感染等，对于防止造口旁疝有积极作用，重建安置造口是防止造口疝再次复发的最佳措施。

（八）造口周围皮炎

肠造口周围皮炎是造口术后早期最常见的并发症，包括以下五类。

1. 过敏性皮炎　造口袋部件，如底盘、腰带均有可能成为过敏原，造口周围皮肤出现过敏性皮疹。

2. 粪水性皮炎　由碱性肠液或粪水刺激所致，轻则皮肤红肿，重则糜烂、溃疡。

3. 皮肤机械性损伤　多由造口袋选择不当，强行剥离或频繁更换引起。

4. 继发细菌、真菌感染。

5. 放射性皮炎　放射治疗可造成造口周围皮肤缺血和纤维化，失去弹性。

注意保持造口周围皮肤的清洁与干燥，避免使用碱性肥皂或消毒液，选用中性温和的清洗剂。每次更换造口袋时，动作应轻柔，切勿强行剥离。回肠造口应 3~5 天更换一次，结肠造口 5~7 天更换一次。发生过敏性皮炎时应换用其他适合患者的造口袋。

四、造口袋的选择及护理

肠造口术后，护理人员应反复向患者及其家属讲解、传授、示范肠造口护理的知识和技巧，尽量教会患者选择合适的造口袋。不同时期应选用不同种类的造口袋，既要考虑舒适，又要兼顾更换方便和经济。一般术后早期宜使用透明造口袋，可直接观察造口的情况、排泄物的性状和量、造口周围的皮肤情况等。康复期可选用不透明造口袋，以肉色为主，减少视觉刺激。使用造口袋时，应先准确测量造口大小，造口袋底座环应裁剪适当（一般比造口大 1~2mm），裁剪过小会压迫造口而影响血液循环，裁剪过大则易引起渗漏，刺激造口周围皮肤。造口袋的选择因人而异，目前临床上最常用的为两件式造口袋，分为底板与储粪袋两部分，底板凸面塑料与储粪袋凹面塑料环相吻合，既不漏气，又容易更换，还可重复使用，尤其适用于出院后患者的家庭护理。

五、饮食护理

造口术后患者的饮食原则上应由少到多、从稀到稠、从简单到多样，以低渣、无刺激性清淡饮食为主。一般术后造口开放后可进流食，1 周后可进软食，2 周后进普食。每日饮食需节制，并应保证适量新鲜绿叶蔬菜和水果的摄入，以使粪便柔软成型，但因食用粗纤维含量过多的食物易引起造口堵塞而不宜多食。禁烟酒，产气类食物如豆类食物等需根据个体差异加以控制。此外，进食时不宜过快，少说话，养成规律进食习惯，注意饮食卫生，防止腹泻、便秘等胃肠功能紊乱的发生。具体饮食计划还应根据自己情况加以调整。

六、排便护理

由于患者术后排便不受括约肌控制，排便无法自控，因此护理人员应在住院期间指导患者每日晨、晚采用腹部加压的方法以促进排便，在一定程度上养成规律性排便的习惯。其余常用的排便护理方法包括如下几点。

1. 肠造口的自然排粪便法　此法最常用、最简单且易掌握。将造口袋直接贴于腹部造口皮肤上以收集粪便，储粪袋达到 1/3~1/2 满时更换，适用于各类造口者。运用此法的患者不需节制饮食，但存在粪便无节制、需要人工肛门袋、异味大、易造成皮肤损伤等缺点。

2. 结肠灌洗　采用 39~41℃温水或温盐水灌肠，使肠道在短时间内的排便更为彻底。其优点是排便可以控制、减少刺激和异味、可控制造口周围皮炎的发生，能在更大程度上减轻患者的心理负担，适用于全身情况良好且无造口并发症的永久性肠造口患者。

3. 造口栓　应用造口栓亦可除去造口排便时的异味，且其外形薄、隐藏性好，合理应用可显著提高患者的社交活动质量。

七、心理护理

患者自身的病情及术后需作肠造口的事实常常给患者带来消极的负性心理反应，使患者在手术前会出现一系列心理行为变化，主要表现包括紧张和焦虑心理、疑虑心理、恐惧绝望心理、抵触心理及抑郁心理等，致使患者的心理创伤在很大程度上超过了生理创伤。因此，广大医护人员应对拟作肠造口的患者进行正确的心理疏导。

（一）术前心理护理

患者术前出现的心理问题主要来源于两方面：一方面是患者对疾病的恐惧感，另一方面则是对肠造口术后患者自身体形改变的忧虑。患者在术前常存在紧张、恐惧、抑郁或绝望的心理。因此，医护人员应在术前努力与患者建立良好的医、护患关系，这不仅能为患者营造积极的心理气氛和情绪反应，亦可增加患者对医护人员的信任，从而使其逐渐稳定个人情绪并最终树立战胜疾病的信心，以最佳的身心状态接受手术治疗。患者入院后，护士应主动关心体贴患者，首先向患者及其家属介绍病区环境、病房设施、主管医生及护士、医疗技术水平等，以增加患者自身的安全感；其次，应根据病情对患者做好安慰、解释工作，真实而带有技巧性的回答患者的问题，解释拟定的治疗过程。术前护士应常规向患者介绍肠造口（俗称"人工肛门"）的目的、方法、种类、造口常用器具及护理方法，给患者看有关肠造口的书籍、图片、录像等，向患者说明留置肠造口的必要性，介绍肠造口的一般情况、可能出现的问题及相应的护理方法。必要时，可安排同类疾病患者与其进行交流或同住，以消除患者紧张心理，增强患者治疗疾病的信心，提高自身适应能力，从而最终使患者了解肠造口术只是将排便出口从肛门移至腹部，虽会给生活带来一些不便，但对消化功能无影响，只要处理得当，仍能进行正常生活。

此外，我国近年来陆续开展的造口治疗师（ET）术前访视工作可通过 ET 在术前看望患者时，根据患者个体差异进一步充分讲解有关手术过程和造口护理相关知识，使其对即将进行的治疗有更加全面的了解；评价患者对手术治疗的态度，并探讨其对肠造口的看法与感受，保证患者能维持良好的身心状态，不带任何疑虑地接受手术。另有研究表明，开展"造口访问者工作"，即由一名曾接受过肠造口术的患者去看望另外一名即将接受肠造口术的患者，使访问者与被访问者充分分享其积极经历，帮助患者在最短时间内度过感情危机期，有助于其在身体、精神、心理方面恢复健康。一旦确定手术日后，医护人员应加强术前指导，特别注意做好其家属工作，要求家属给予患者充分的鼓励和支持，减轻患者的心理负担，促进其心理康复。

（二）术后恢复期心理护理

恢复期是指从患者术后第一次看到腹壁上肠黏膜造口到能够自己护理肠造口直至出院的一段时间，是患者最困难的一个时期。由于手术创伤对患者身心的打击和排泄通道的改变，无论患者术前对肠造口的认知程度如何，术后大多会再次出现心理失衡，具体表现为患者在术后恢复期常存在不同程度的焦躁、不安、抑郁、自卑、依赖等心理问题，尤其是在患者第一次见到自己的肠造口黏膜外翻时通常会感到紧张，甚至产生恐惧心理。因此，护士应在术后根据病患不同的性别、年龄、职业、文化及经济等情况采用不同的交谈方式，充分与病患沟通，向其说明肠造口是为了要达到根治疾病而采取的必要治疗手段，再次说明肠造口只是改变排便的部位，对消化功能并无影响，且造口带来的不便会随着时间的延长、自身护理经验的积累而得以慢慢适应。通过反复向患者及家属示范、讲解及传授肠造口的护理知识与技巧，教会他们选择合适的造口袋，并进行更换和护理；必要时，请有经验且恢复较好的肠造口者现场示范，传授自我护理方法，以期将肠造口在生活上为患者带来的不便减小到最低限度，促进患者心理康复并保持心理平衡，以实现最大限度地自我护理，提高其重返社会的信心。

（李　玲）

第五章

呼吸内科疾病护理

第一节 急性呼吸道感染

一、急性上呼吸道感染

急性上呼吸道感染简称上感，为外鼻孔至环状软骨下缘包括鼻腔、咽或喉部急性炎症的概称。其特点是起病急、病情轻、病程短、可自愈，预后好，但发病率高，并具有一定的传染性。本病是呼吸道最常见的一种感染性疾病，发病不分年龄、性别、职业和地区，免疫功能低下者易感。全年皆可发病，以冬春季节多见，多为散发，但在气候突变时可小规模流行。

主要病原体是病毒，少数是细菌。人体对病毒感染后产生的免疫力较弱、短暂，病毒间也无交叉免疫，故可反复发病。

（一）病因与发病机制

1. 病因　常见病因为病毒，少数由细菌引起，可单纯发生或继发于病毒感染之后发生。病毒包括鼻病毒、冠状病毒、腺病毒、流感和副流感病毒以及呼吸道合胞病毒、埃可病毒和柯萨奇病毒等。细菌以口腔定植菌溶血性链球菌为多见，其次为流感嗜血杆菌、肺炎链球菌和葡萄球菌等，偶见革兰阴性杆菌。

2. 发病机制　正常情况下健康人的鼻咽部有病毒、细菌存在，一般不会发病。接触病原体后是否发病，取决于传播途径和人群易感性。淋雨、受凉、气候突变、过度劳累等可降低呼吸道局部防御功能，致使原存的病毒或细菌迅速繁殖引起发病。老幼体弱，免疫功能低下或有慢性呼吸道疾病如鼻窦炎、扁桃体炎者更易发病。病原体主要通过飞沫传播，也可由于接触患者污染的手和用具而传染。

（二）临床表现

1. 临床类型

（1）普通感冒：俗称"伤风"，又称急性鼻炎或上呼吸道卡他。以冠状病毒和鼻病毒为主要致病病毒。起病较急，主要表现为鼻部症状，如打喷嚏、鼻塞、流清水样鼻涕，早期有咽部干痒或烧灼感。2~3天后鼻涕变稠，可伴咽痛、流泪、味觉迟钝、呼吸不畅、声嘶、咳嗽等，有时由于咽鼓管炎致听力减退。严重者有发热、轻度畏寒和头痛等。体检可见鼻腔黏膜充血、水肿、有分泌物，咽部可轻度充血。若无并发症，一般经5~7天痊愈。

（2）急性病毒性咽炎和喉炎：急性病毒性咽炎常由鼻病毒、腺病毒、流感病毒、副流感病毒以及肠病毒、呼吸道合胞病毒等引起。临床表现为咽痒和灼热感，咽痛不明显，但合并链球菌感染时常有咽痛。体检可见咽部明显充血、水肿。急性喉炎多为流感病毒、副流感病毒及腺病毒等引起，临床表现为明显声嘶、讲话困难、可有发热、咽痛或咳嗽，咳嗽时咽喉疼痛加重。体检可见喉部充血、水肿，颌下淋巴结轻度肿大和触痛，有时可闻及喉部的喘息声。

（3）急性疱疹性咽峡炎：多由柯萨奇病毒 A 引起，表现为明显咽痛、发热，病程约为一周。查体可见咽部充血，软腭、腭垂、咽及扁桃体表面有灰白色疱疹及浅表溃疡，周围伴红晕。多发于夏季，儿童多见，成人偶见。

（4）急性咽结膜炎：主要由腺病毒、柯萨奇病毒等引起。表现为发热、咽痛、畏光、流泪、咽及结膜明显充血。病程 4~6 天，多发于夏季，由游泳传播，儿童多见。

（5）急性咽扁桃体炎：病原体多为溶血性链球菌，其次为流感嗜血杆菌、肺炎链球菌、葡萄球菌等。起病急，以咽、扁桃体炎症为主，咽痛明显、伴发热、畏寒，体温可达 39℃以上。查体可发现咽部明显充血，扁桃体肿大、充血，表面有黄色脓性分泌物。有时伴有颌下淋巴结肿大、压痛，而肺部查体无异常体征。

2. 并发症　一般预后良好，病程常在 1 周左右。少数患者可并发急性鼻窦炎、中耳炎、气管-支气管炎。以咽炎为表现的上呼吸道感染，部分患者可继发溶血性链球菌引起的风湿热、肾小球肾炎等，少数患者可并发病毒性心肌炎。

（三）辅助检查

1. 血液检查　病毒感染者，白细胞计数常正常或偏低，伴淋巴细胞比例升高。细菌感染者可有白细胞计数与中性粒细胞增多和核左移现象。

2. 病原学检查　因病毒类型繁多，一般无须进行此检查。需要时可用免疫荧光法、酶联免疫吸附法、血清学诊断或病毒分离鉴定等方法确定病毒的类型。细菌培养可判断细菌类型并做药物敏感试验以指导临床用药。

（四）诊断

根据鼻咽部的症状和体征，结合周围血象和阴性胸部 X 线检查可作出临床诊断。一般无须病因诊断，特殊情况下可进行细菌培养和病毒分离，或病毒血清学检查等确定病原体。但须与初期表现为感冒样症状的其他疾病鉴别，如过敏性鼻炎、流行性感冒、急性气管-支气管炎、急性传染病前驱症状等。

（五）治疗

治疗原则以对症处理为主，以减轻症状，缩短病程和预防并发症。

1. 对症治疗　病情较重或发热者或年老体弱者应卧床休息，忌烟，多饮水，室内保持空气流通。如有发热、头痛，可选用解热镇痛药如复方阿司匹林、索米痛片等口服。咽痛可用消炎喉片含服，局部雾化治疗。鼻塞、流鼻涕可用 1% 麻黄素滴鼻。

2. 抗菌药物治疗　一般不需用抗生素，除非有白细胞升高、咽部脓苔、咯黄痰和流鼻涕等细菌感染证据，可根据当地流行病学史和经验用药，可选口服青霉素、第一代头孢菌素、大环内酯类或喹诺酮类。

3. 抗病毒药物治疗　如无发热，免疫功能正常，发病超过 2 天一般无须应用。对于免疫缺陷患者，可早期常规使用广谱的抗病毒药，如利巴韦林和奥司他韦，可缩短病程。具有清热解毒和抗病毒作用的中药亦可选用，有助于改善症状，缩短病程。如板蓝根冲剂、银翘解毒片等。

（六）护理措施

1. 生活护理　症状轻者适当休息，避免过度疲劳；高热患者或年老体弱者应卧床休息。保持室内空气流通，温湿度适宜，定时空气消毒，进行呼吸道隔离，患者咳嗽或打喷嚏时应避免对着他人，防止交叉感染。饮食应给予高热量、高维生素的流质或半流质，鼓励患者多饮水及漱口，保持口腔湿润和舒适。患者使用的餐具、毛巾等可进行煮沸消毒。

2. 对症护理　高热者遵医嘱物理降温，如头部冷敷，冰袋置于大血管部位，温水或乙醇擦浴，4℃冷盐水灌肠等。注意30分钟后测量体温并记录。必要时遵医嘱药物降温。咽痛者可用淡盐水漱咽部或含服消炎喉片，声嘶者可行雾化疗法。

3. 病情观察　注意观察生命体征，尤其是体温变化及咽痛、咳嗽等症状的变化。警惕并发症，如中耳炎患者可有耳痛、耳鸣、听力减退、外耳道流脓；并发鼻窦炎者会出现发热、头痛加重、伴脓涕，鼻窦有压痛。

4. 用药护理　遵医嘱用药，注意观察药物不良反应。

5. 健康教育　积极体育锻炼，增强机体免疫力。生活饮食规律、改善营养。避免受凉、淋雨、过度疲劳等诱发因素，流行季节避免到公共场所。注意居住、工作环境的通风换气。年老体弱易感者应注意防护，上呼吸道感染流行时应戴口罩。

二、急性气管-支气管炎

急性气管-支气管炎是由生物、物理、化学刺激或过敏等因素引起的气管-支气管黏膜的急性炎症。临床症状主要为咳嗽和咳痰。常发生于寒冷季节或气候突变时，也可继发于上呼吸道感染，或为一些急性呼吸道传染病（麻疹、百日咳等）的一种临床表现。

（一）病因与发病机制

1. 感染　病毒或细菌是本病最常见的病因。常见的病毒有呼吸道合胞病毒、副流感病毒、腺病毒等。细菌以肺炎球菌、流感嗜血杆菌、链球菌和葡萄球菌较常见。

2. 理化因素　冷空气、粉尘、刺激性气体或烟雾对气管-支气管黏膜的急性刺激。

3. 过敏反应　花粉、有机粉尘、真菌孢子、动物毛皮及排泄物等的吸入，钩虫、蛔虫的幼虫在肺移行，或对细菌蛋白质的过敏均可引起本病。

感染是最主要的病因，过度劳累、受凉是常见诱因。

（二）临床表现

1. 症状　起病较急，通常全身症状较轻，可有发热，体温多于3~5天内恢复正常。大多先有上呼吸道感染症状，以咳嗽为主，初为干咳，以后有痰，黏液或黏液脓性痰，偶伴血痰。气管受累时在深呼吸和咳嗽时感胸骨后疼痛；伴支气管痉挛，可有气急和喘鸣。咳嗽、咳痰可延续2~3周才消失，如迁延不愈，可演变成慢性支气管炎。

2. 体征　体检肺部呼吸音粗，可闻及不固定的散在干、湿啰音，咳嗽后可减少或消失。

（三）辅助检查

病毒感染者白细胞正常或偏低，细菌感染者可有白细胞总数和中性粒细胞增高。胸部X

线检查多无异常改变或仅有肺纹理增粗。痰涂片或培养可发现致病菌。

（四）诊断

1. 肺部可闻及散在干、湿性啰音，咳嗽后可减轻。

2. 胸部 X 线检查无异常改变或仅有肺纹理增粗。

3. 排除流行性感冒及某些传染病早期呼吸道症状，即可作出临床诊断。

4. 痰涂片或培养有助于病因诊断。

（五）治疗

1. 病因治疗 有细菌感染证据时应及时应用抗生素。可首选青霉素、大环内酯类，亦可选用头孢菌素类或喹诺酮类等药物或根据细菌培养和药敏实验结果选择药物。多数口服抗菌药物即可，症状较重者可肌内注射或静脉滴注给药。

2. 对症治疗 咳嗽剧烈而无痰或少痰可用右美沙芬、喷托维林镇咳。咳嗽痰黏而不易咳出，可口服祛痰剂如复方甘草合剂、盐酸氨溴索或溴己新等，也可行超声雾化吸入。支气管痉挛时可用平喘药，如茶碱类等。

（六）护理措施

1. 保持呼吸道通畅

（1）保持室内空气清新，温湿度适宜，减少对支气管黏膜的刺激，以利于排痰。

（2）注意休息，经常变换体位，叩击背部，指导并鼓励患者有效咳嗽，必要时行超声雾化吸入，以湿化呼吸道，利于排痰，促进炎症消散。

（3）遵医嘱使用抗生素、止咳祛痰剂、平喘剂，密切观察用药后的反应。

（4）哮喘性支气管炎的患者，注意观察有无缺氧症状，必要时给予吸氧。

2. 发热的护理

（1）密切观察体温变化，体温超过 39℃时采取物理降温或遵医嘱给予药物降温。

（2）保证充足的水分及营养的供给：多饮水，给营养丰富、易于消化的饮食。保持口腔清洁。

3. 健康教育

（1）增强体质，避免劳累，防治感冒。

（2）改善生活卫生环境，防止有害气体污染，避免烟雾刺激。

（3）清除鼻、咽、喉等部位的病灶。

（程春艳）

第二节　慢性阻塞性肺疾病

慢性阻塞性肺疾病（COPD）是一组以气流受限为特征的肺部疾病，气流受限不完全可逆，呈进行性发展。COPD 是一种慢性气道阻塞性疾病的统称，主要指具有不可逆性气道阻塞的慢性支气管炎和肺气肿两种疾病。患者在急性发作期过后，临床症状虽有所缓解，但其肺功能仍在继续恶化，并且由于自身防御和免疫功能的降低以及外界各种有害因素的影响，经常反复发作，而逐渐产生各种心肺并发症。

COPD 是呼吸系统疾病中的常见病和多发病，患病率和病死率均居高不下。因肺功能进行性减退，严重影响患者的劳动力和生活质量，给家庭和社会造成巨大的负担，根据世界银行/世界卫生组织发表的研究，至 2020 年 COPD 将成为世界疾病经济负担的第五位。

一、病因与发病机制

确切的病因不清楚，但认为与肺部对香烟烟雾等有害气体或有害颗粒的异常炎症反应有关。这些反应存在个体易感因素和环境因素的互相作用。

1. 吸烟　吸烟为重要的发病因素，吸烟者慢性支气管炎的患病率比不吸烟者高 2~8 倍，烟龄越长，吸烟量越大，COPD 患病率越高。烟草中含焦油、尼古丁和氢氰酸等化学物质，可损伤气道上皮细胞和纤毛运动，促使支气管黏液腺和杯状细胞增生肥大，黏液分泌增多，气道净化能力下降。还可使氧自由基产生增多，诱导中性粒细胞释放蛋白酶，破坏肺弹力纤维，诱发肺气肿形成。

2. 职业粉尘和化学物质　接触职业粉尘及化学物质，如烟雾、变应原、工业废气及室内空气污染等，浓度过高或时间过长时，均可能产生与吸烟类似的 COPD。

3. 空气污染　大气中的有害气体如二氧化硫、二氧化氮、氯气等可损伤气道黏膜上皮，使纤毛清除功能下降，黏液分泌增加，为细菌感染增加条件。

4. 感染因素　感染亦是 COPD 发生发展的重要因素之一。病毒感染以流感病毒、鼻病毒、腺病毒和呼吸道合胞病毒为常见。细菌感染常继发于病毒感染，常见病原体为肺炎链球菌、流感嗜血杆菌、卡他莫拉菌和葡萄球菌等。这些感染因素造成气管、支气管黏膜的损伤和慢性炎症。

5. 蛋白酶-抗蛋白酶失衡　蛋白水解酶对组织有损伤、破坏作用；抗蛋白酶对弹性蛋白酶等多种蛋白酶具有抑制功能，其中 α-抗胰蛋白酶是活性最强的一种。蛋白酶增多或抗蛋白酶不足均可导致组织结构破坏并产生肺气肿。吸入有害气体、有害物质可以导致蛋白酶产生增多或活性增强，而抗蛋白酶产生减少或灭活加快；同时氧化应激、吸烟等危险因素也可以降低抗蛋白酶的活性。先天性 α-抗胰蛋白酶缺乏，多见北欧血统的个体，我国尚未见正式报道。

6. 氧化应激　有许多研究表明 COPD 患者的氧化应激增加。氧化物主要有超氧阴离子（具有很强的氧化性和还原性，过量生成可致组织损伤，在体内主要通过超氧歧化酶清除）、羟根（OH^-）、次氯酸（HCL^-）和一氧化氮（NO）等。氧化物可直接作用并破坏许多生化大分子如蛋白质、脂质和核酸等，导致细胞功能障碍或细胞死亡，还可以破坏细胞外基质；引起蛋白酶-抗蛋白酶失衡；促进炎症反应，如激活转录因子，参与多种炎症因子的转录，如 IL-8、TNF-α、NO 诱导合成酶和环氧化物诱导酶等。

7. 炎症机制　气道、肺实质及肺血管的慢性炎症是 COPD 的特征性改变，中性粒细胞、巨噬细胞、T 淋巴细胞等炎症细胞均参与了 COPD 发病过程。中性粒细胞的活化和聚集是 COPD 炎症过程的一个重要环节，通过释放中性粒细胞弹性蛋白酶、中性粒细胞组织蛋白酶 G、中性粒细胞蛋白酶 3 和基质金属蛋白酶引起慢性黏液高分泌状态并破坏肺实质。

8. 其他　如自主神经功能失调、营养不良、气温变化等都有可能参与 COPD 的发生、发展。

二、临床表现

（一）症状

起病缓慢、病程较长。主要症状如下。

1. 慢性咳嗽　咳嗽时间持续在 3 周以上，随病程发展可终身不愈。常晨间咳嗽明显，夜间有阵咳或排痰。

2. 咳痰　一般为白色黏液或浆液性泡沫性痰，偶可带血丝，清晨排痰较多。急性发作期痰量增多，可有脓性痰。

3. 气短或呼吸困难　早期在劳动时出现，后逐渐加重，以致在日常活动甚至休息时也感到气短，是 COPD 的标志性症状。

4. 喘息和胸闷　部分患者特别是重度患者或急性加重时支气管痉挛而出现喘息。

5. 其他　晚期患者有体重下降，食欲减退等。

（二）体征

早期体征可无异常，随疾病进展出现以下体征。

1. 视诊　胸廓前后径增大，肋间隙增宽，剑突下胸骨下角增宽，称为桶状胸。部分患者呼吸变浅，频率增快，严重者可有缩唇呼吸等。

2. 触诊　双侧语颤减弱。

3. 叩诊　肺部过清音，心浊音界缩小，肺下界和肝浊音界下降。

4. 听诊　两肺呼吸音减弱，呼气延长，部分患者可闻及湿性啰音和（或）干性啰音。

（三）并发症

1. 慢性呼吸衰竭　常在 COPD 急性加重时发生，其症状明显加重，发生低氧血症和（或）高碳酸血症，可具有缺氧和二氧化碳潴留的临床表现。

2. 自发性气胸　如有突然加重的呼吸困难，并伴有明显的发绀，患侧肺部叩诊为鼓音，听诊呼吸音减弱或消失，应考虑并发自发性气胸，通过 X 线检查可以确诊。

3. 慢性肺源性心脏病　由于 COPD 肺病变引起肺血管床减少及缺氧致肺动脉痉挛、血管重塑，导致肺动脉高压、右心室肥厚扩大，最终发生右心功能不全。

三、辅助检查

1. 肺功能检查　这是判断气流受限的主要客观指标，对 COPD 诊断、严重程度评价、疾病进展、预后及治疗反应等有重要意义。吸入支气管舒张药后第一秒用力呼气容积占用力肺活量百分比（FEV_1/FVC）<70% 及 FEV_1<80% 预计值者，可确定为不能完全可逆的气流受限。肺总量（TLC）、功能残气量（FRC）和残气量（RV）增高，肺活量（VC）减低，表明肺过度充气，有参考价值。由于 TLC 增加不及 RV 增高程度明显，故 RV/TLC 增高大于 40% 有临床意义。

2. 胸部影像学检查　X 线胸片改变对 COPD 诊断特异性不高，早期可无变化，以后可出现肺纹理增粗、紊乱等非特异性改变，也可出现肺气肿改变。高分辨胸部 CT 检查对有疑问病例的鉴别诊断有一定意义。

3. 血气检查　对确定发生低氧血症、高碳酸血症、酸碱平衡失调以及判断呼吸衰竭的类型有重要价值。

4. 其他 COPD 合并细菌感染时，外周血白细胞增高，核左移。痰培养可能查出病原菌，常见病原菌为肺炎链球菌、流感嗜血杆菌、卡他莫拉菌、肺炎克雷白杆菌等。

四、诊断

1. 诊断依据 主要根据吸烟等高危因素史、临床症状、体征及肺功能检查等综合分析确定诊断。不完全可逆的气流受限是 COPD 诊断的必备条件。

2. 临床分级 根据 FEV_1/FVC、$FEV_1\%$ 预计值和症状可对 COPD 的严重程度做出分级（表5-1）。

表5-1 COPD 的临床严重程度分级

分级	临床特征
Ⅰ级（轻度）	$FEV_1/FVC<70\%$
	$FEV_1\geqslant80\%$ 预计值
	伴或不伴有慢性症状（咳嗽，咳痰）
Ⅱ级（中度）	$FEV_1/FVC<70\%$
	$50\%\leqslant FEV_1<80\%$ 预计值
	常伴有慢性症状（咳嗽，咳痰，活动后呼吸困难）
Ⅲ级（重度）	$FEV_1/FVC<70\%$
	$30\%\leqslant FEV_1<50\%$ 预计值
	多伴有慢性症状（咳嗽，咳痰，呼吸困难），反复出现急性加重
Ⅳ级（极重度）	$FEV_1/FVC<70\%$
	$FEV_1<30\%$ 预计值或 $FEV_1<50\%$ 预计值
	伴慢性呼吸衰竭，可合并肺心病及右心功能不全或衰竭

3. COPD 病程分期 ①急性加重期，指在慢性阻塞性肺疾病过程中，短期内咳嗽、咳痰、气短和（或）喘息加重，痰量增多，呈脓性或黏液脓性，可伴发热等症状。②稳定期，指患者咳嗽、咳痰、气短等症状稳定或症状较轻。

五、治疗

（一）稳定期治疗

1. 祛除病因 教育和劝导患者戒烟；因职业或环境粉尘、刺激性气体所致者，应脱离污染环境。接种流感疫苗和肺炎疫苗可预防流感和呼吸道细菌感染，避免它们引发的急性加重。

2. 药物治疗 主要是支气管舒张药，如 β_2 肾上腺素受体激动剂、抗胆碱能药、茶碱类和祛痰药、糖皮质激素，以平喘、祛痰，改善呼吸困难症状，促进痰液排泄。某些中药具有调理机体状况的作用，可予辨证施治。

3. 非药物治疗

（1）长期家庭氧疗（LTOT）：长期氧疗对 COPD 合并慢性呼吸衰竭患者的血流动力学、呼吸生理、运动耐力和精神状态产生有益影响，可改善患者生活质量，提高生存率。

①氧疗指征（具有以下任何一项）。静息时，$PaO_2 \leqslant 55mmHg$ 或 $SaO_2 < 88\%$，有或无高碳酸血症。$56mmHg \leqslant PaO_2 < 60mmHg$，$SaO_2 < 89\%$ 伴下述之一：继发红细胞增多（血细胞比容 $> 55\%$）；肺动脉高压（平均肺动脉压 $\geqslant 25mmHg$）；右心功能不全导致水肿。

②氧疗方法。一般采用鼻导管吸氧，氧流量为 $1.0 \sim 2.0L/min$，吸氧时间 > 15 小时/天，使患者在静息状态下，达到 $PaO_2 \geqslant 60mmHg$ 和（或）使 SaO_2 升至 90% 以上。

（2）康复治疗：康复治疗适用于中度以上 COPD 患者。其中呼吸生理治疗包括正确咳嗽、排痰方法和缩唇呼吸等；肌肉训练包括全身性运动及呼吸肌锻炼，如步行、踏车、腹式呼吸锻炼等；科学的营养支持与加强健康教育亦为康复治疗的重要方面。

（二）急性加重期治疗

最多见的急性加重原因是细菌或病毒感染。根据病情严重程度决定门诊或住院治疗。治疗原则为抗感染、平喘、祛痰、低流量持续吸氧。

六、主要护理诊断／问题

1. 气体交换受损　与呼吸道阻塞、呼吸面积减少引起通气和换气功能受损有关。

2. 清理呼吸道无效　与呼吸道炎症、阻塞、痰液过多有关。

3. 营养失调：低于机体需要量　与长期咳痰、呼吸困难致食欲下降或感染机体代谢加快有关。

4. 焦虑　与日常活动时供氧不足、疲乏有关、经济支持不足有关。

5. 活动无耐力　与疲劳、呼吸困难有关。

七、护理措施

1. 气体交换受损　与呼吸道阻塞、呼吸面积减少引起通气和换气功能受损有关。

（1）休息与体位：保持病室内环境安静、舒适，温度 $20 \sim 22℃$，湿度 $50\% \sim 60\%$。卧床休息，协助患者生活需要以减少患者氧耗。明显呼吸困难者摇高床头，协助身体前倾位，以利于辅助呼吸肌参与呼吸。

（2）病情观察：监测患者的血压、呼吸、脉搏、意识状态、血氧饱和度，观察患者咳嗽、咳痰情况，痰液的量、颜色及形状，呼吸困难有无进行性加重等。

（3）有效氧疗：COPD 氧疗一般主张低流量低浓度持续吸氧。对患者加强正确的氧疗指导，避免出现氧浓度过高或过低而影响氧疗效果。氧疗装置定期更换、清洁、消毒。急性加重期发生低氧血症者可鼻导管吸氧，或通过文丘里面罩吸氧。鼻导管给氧时，吸入的氧浓度与给氧流量有关，估算公式为吸入氧浓度（%）$= 21 + 4 \times$ 氧流量（L/min）。一般吸入氧浓度为 $28\% \sim 30\%$，应避免吸入氧浓度过高引起二氧化碳潴留。

（4）呼吸功能锻炼：在病情允许的情况下指导患者进行，以加强胸、膈呼吸肌肌力和耐力，改善呼吸功能。

①缩唇呼吸：目的是增加气道阻力，防止细支气管由于失去放射牵引和胸内高压引起的塌陷，以利于肺泡通气。方法：患者取端坐位，双手扶膝，舌尖放在下颌牙齿内底部，舌体略弓起靠近上颌硬腭、软腭交界处，以增加呼气时气流阻力，口唇缩成"吹口哨"的嘴形。吸气时闭嘴用鼻吸气，呼气时缩唇，慢慢轻轻呼出气体，吸气与呼气之比为 $1:2$，慢慢呼气达到 $1:4$。吸气时默数 1、2，呼气时默数 1、2、3、4。缩唇口型大小以能使距嘴唇 $15 \sim$

20cm 处蜡烛火焰随气流倾斜但不熄灭为度。呼气是腹式呼吸组成部分，应配合腹式呼吸锻炼。每天 3~4 次，每次 15~30 分钟。

②腹式呼吸：目的为锻炼膈肌，增加肺活量，提高呼吸耐力。方法：根据病情采取合适体位，初学者以半卧位为宜。

仰卧位的腹式呼吸。让患者髋关节、膝关节轻度屈曲，全身处于舒适的体位。患者一手放在腹部上，另一只手放在上胸部，此时治疗师的手与患者的手重叠放置，进行缩唇呼吸。精神集中，让患者在吸气和呼气时感觉手的变化，吸气时治疗师发出指令让患者放置于腹部的手轻轻上抬，治疗师在呼气的结束时，快速地徒手震动并对横膈膜进行伸张，以促进呼吸肌的收缩，此训练是呼吸系统物理治疗的基础，要对患者进行充分的指导，训练的时间每次 5~10 分钟，训练的效果随次数增加显现。训练时注意：a. 把握患者的呼吸节律。顺应患者的呼吸节律进行呼吸指导可避免加重患者呼吸困难程度。b. 开始时不要进行深呼吸。腹式呼吸不是腹式深呼吸，在开始时期指导患者进行集中精力的深呼吸，可加重患者的呼吸困难。腹式呼吸的指导应在肺活量 1/3~2/3 通气量的程度上进行练习。应理解腹式深呼吸是充分的腹式呼吸。c. 应了解横膈的活动。横膈在吸气时向下方运动，腹部上升，了解横膈的运动，易理解腹式呼吸。

坐位的腹式呼吸。坐位的腹式呼吸的基础是仰卧位的腹式呼吸。患者采用的体位是坐在床上或椅子上足跟着地，让患者的脊柱伸展并保持尽量前倾坐位。患者一手放在膝外侧支撑体重，另一手放在腹部。治疗师一手放在患者的颈部，触及斜角肌的收缩。另一手放在患者的腹部，感受横膈的收缩。这样能够发现患者突然出现的意外和不应出现的胸式呼吸。正确的腹式呼吸是吸气时横膈膜开始收缩，然后斜角肌等呼吸辅助肌使收缩扩大，呼气时吸气肌放松处于迟缓状态。

立位的腹式呼吸。手法：患者用单手扶床栏或扶手支撑体重。上半身取前倾位。治疗师按照坐位的腹式呼吸指导法指导患者训练。

（5）用药护理：按医嘱给予支气管舒张气雾剂、抗生素等药物，并注意用药后的反应。应用氨茶碱后，患者在 21 日出现心率增快的症状，停用氨茶碱加用倍他乐克减慢心率治疗后好转。

2. 清理呼吸道无效　与呼吸道炎症、阻塞、痰液过多有关。

（1）减少尘埃与烟雾刺激，避免诱因，注意保暖。

（2）补充水分：饮水（保持每天饮水 1.5~2L 以上）、雾化吸入（每日 2 次，每次 20 分钟）及静脉输液，有利于痰液的稀释便于咳出。

（3）遵医嘱用药，口服及静滴沐舒坦祛痰，静滴氨茶碱扩张支气管。

（4）注意无菌操作，加强口腔护理。

（5）定时巡视病房，加强翻身、叩背、吸痰。指导患者进行深呼吸和有效的咳嗽咳痰，定期（每 2 小时）进行数次随意的深呼吸（腹式呼吸），吸气末屏气片刻，然后进行咳嗽；嘱患者经常变换体位以利于痰液咳出，保证呼吸道的通畅，防止肺不张等并发症。

3. 焦虑　与日常活动时供氧不足、疲乏有关、经济支持不足有关。

（1）入院时给予热情接待，注意保持病室的整洁、安静，为患者创造一个舒适的周围环境。

（2）鼓励家属陪伴，给患者心理上带来慰藉和亲切感，消除患者的焦虑。

（3）随时了解患者的心理状况，多与其沟通，讲解本病有关知识及预后情况，使患者对疾病有一定的了解，说明不良情绪对病情有害无利，积极配合会取得良好的效果。

（4）加强巡视病房，在患者夜间无法入睡时适当给予镇静治疗。

4. 营养失调：营养低于机体需要量　与长期咳痰、呼吸困难致食欲下降或感染机体代谢加快有关。

（1）评估营养状况并了解营养失调原因，宣传饮食治疗的意义和原则。

（2）制定适宜的饮食计划，呼吸困难可使热量和蛋白质消耗增加，因此应制定高热量、高蛋白、高维生素的饮食计划，不能进食或输注过多的糖类，以免产生大量 CO_2，加重通气负担。改善患者进食环境，鼓励患者进食。少量多餐，进软食，细嚼慢咽，避免进食易产气食物。

（3）便秘者给予高纤维素食物和水果，有心衰或水肿者应限制水钠的摄入。

（4）必要时静脉补充营养。

5. 健康教育

（1）COPD 的预防主要是避免发病的高危因素、急性加重的诱发因素以及增强机体免疫力。戒烟是预防 COPD 的重要措施，也是最简单易行的措施，在疾病的任何阶段戒烟都有益于防止 COPD 的发生和发展。

（2）控制职业和环境污染，减少有害气体或有害颗粒的吸入，可减轻气道和肺的异常炎症反应。

（3）积极防治婴幼儿和儿童期的呼吸系统感染，可能有助于减少以后 COPD 的发生。流感疫苗、肺炎链球菌疫苗、细菌溶解物、卡介菌多糖核酸等对防止 COPD 患者反复感染可能有益。

（4）指导患者呼吸功能锻炼，防寒保暖，锻炼身体，增强体质，提高机体免疫力。

（5）对于有 COPD 高危因素的人群，应定期进行肺功能监测，以尽可能早期发现 COPD 并及时予以干预。

（程春艳）

第三节　肺源性心脏病

慢性肺源性心脏病（简称肺心病）最常见者为慢性缺氧、缺血性肺源性心脏病，又称阻塞性肺气肿性心脏病，是指由肺部、胸廓或肺动脉的慢性病变引起的肺循环阻力增高，致肺动脉高压和右心室肥大，甚至发展为右心衰竭的心脏病。肺心病在我国是常见病，多发病。

一、护理评估

1. 一般评估　神志，生命体征，饮食、睡眠情况，大小便及皮肤等。

2. 专科评估　咳嗽、咳痰及呼吸困难，发绀情况，评估动脉血气分析结果以了解患者缺氧及二氧化碳潴留情况。

二、护理措施

1. 一般护理

（1）环境：病室环境应安静、舒适，保持空气流通、新鲜，温度 18~22℃，空气相对湿度 50%~60%，病室内避免放置鲜花，禁用蚊香、花露水等带有刺激性气味的物品。

（2）休息和体位：心功能代偿期可适当活动，失代偿期嘱患者卧床休息，如出现严重呼吸困难时宜采取半卧位或端坐位，必要时设置床边桌，以便患者伏桌休息，以利心肺功能的恢复。

（3）饮食护理：少食多餐，软食为主，减少用餐时的疲劳。多进食高膳食纤维的蔬菜和水果，如芹菜、菠菜、蘑菇、木耳、萝卜、香蕉、苹果、橘子等，避免含糖高的食物，如白糖、红糖、蜂蜜、甘蔗、大米、面粉、红薯、大枣、甜菜及含糖量高的水果等。如患者出现腹水或水肿、尿量少时，应限制钠水摄入。

（4）基础护理：加强皮肤护理及口腔护理，清醒患者每天用生理盐水漱口，若发生感染可用 2%的碳酸氢钠漱口。昏迷患者按常规做口腔护理。

（5）氧疗护理：持续低流量、低浓度给氧，氧流量每分钟 1~2L，浓度 25%~29%。

肺心病患者给予低流量吸氧的原因：高碳酸血症的肺心病患者呼吸中枢化学感受器对二氧化碳改变的反应性差，其呼吸主要靠低氧血症对化学感受器的驱动作用，若吸入高浓度氧，氧分压迅速上升，减轻或消除缺氧对外周化学感受器的刺激，通气必然减少，二氧化碳潴留反而加重。

（6）有效祛痰，保持呼吸道通畅：对意识清醒的患者鼓励并指导患者有效咳嗽、咳痰，痰液黏稠者，亦可给予超声雾化吸入，雾化液中加入抗生素、祛痰药和解痉平喘药，每日 2~3 次；对意识不清或无力咳痰患者给予电动吸痰，必要时可给予拍背或振荡排痰仪，促进排痰。

2. 病情观察

（1）观察神志、体温、血压、心率，呼吸节律、频率、深浅，以及有无发绀、水肿、尿量等变化。

（2）观察患者的痰液的量、颜色、性状。

（3）定期监测血气分析的变化。

动脉血气分析的正常值：氧分压 80~100mmHg，二氧化碳分压 35~45mmHg。

3. 用药护理

（1）避免使用镇静药、麻醉药、催眠药，以免抑制呼吸功能和咳嗽反射。

（2）使用利尿药应以缓慢、小剂量间歇用药为原则。

（3）使用血管扩张药时，注意观察心率及血压情况。

（4）观察呼吸兴奋药不良反应，如皮肤潮红、出汗、血压升高、心悸等，应减慢滴速或停药并通知医生。

4. 加强锻炼　如呼吸肌锻炼、全身锻炼（进行呼吸操和有氧活动）、耐寒锻炼（用冷水洗脸、洗鼻）。

呼吸肌的锻炼包括缩唇呼吸和腹式呼吸。

（1）缩唇呼吸的训练方法：患者闭嘴经鼻吸气，缩口唇做吹口哨状缓慢呼气 4~6 秒，呼气时缩唇大小程度由患者自行选择调整，以能轻轻吹动面前30cm处的白纸为适度，缩唇呼吸可配合腹式呼吸一起应用。

（2）腹式呼吸的训练方法：患者取舒适体位，全身放松，闭嘴吸气至不能再吸，稍屏气或不屏气直接用口缓慢呼气。吸气时膈肌下降，腹部外凸，呼气时膈肌上升，腹部内凹。呼吸时可让患者两手置于肋弓下，要求呼气时须明显感觉肋弓下沉变小，吸气时则要感觉肋弓向外扩展。有时需要用双手按压肋下和腹部，促进腹肌收缩，使气呼尽。

5. 心理护理　由于疾病迁延不愈、反复发作，使患者产生恐惧、疑虑、烦恼、渴求等各种心理反应。护士应建立良好的护患关系，多进行心理沟通。与患者交谈，了解其心理状态，以优良的态度、娴熟的技术，赢得患者的信赖，使他们主动配合治疗和护理。

三、健康教育

1. 戒烟、戒酒。

2. 加强饮食营养，以保证机体康复的需要。指导患者进行耐寒锻炼，根据病情开展适当的体育锻炼，增强体质。

3. 冬季注意保暖，少到人多的公共场所，以防止发生上呼吸道感染。

4. 指导患者有效咳嗽的方法，当痰多时应尽量咳出，或采取体位引流等协助痰液排出。

5. 教导患者呼吸锻炼方法，如噘嘴呼吸、腹式呼吸。

（程春艳）

第四节　呼吸衰竭

呼吸衰竭指各种原因引起的肺通气和（或）换气功能严重障碍，以致在静息状态下亦不能进行维持足够的气体交换，导致低氧血症（伴或不伴）高碳酸血症，进而引起一系列的病理生理改变和相应的临床表现的一种综合征。其临床表现缺乏特异性，明确诊断有赖于动脉血气分析：在海平面、静息状态、呼吸空气条件下，动脉血氧分压（$PaCO_2$）<60mmHg，伴或不伴二氧化碳分压（$PaCO_2$）>50mmHg，并排除心内解剖分流和原发于心排血量降低等致低氧因素，可诊断为呼吸衰竭。

一、病因

呼吸系统疾病如严重呼吸系统感染、急性呼吸道阻塞性病变、重度或危重哮喘、各种原因引起的急性肺水肿、肺血管疾病、胸廓外伤或手术损伤、自发性气胸和急剧增加的胸腔积液，导致通气和（或）换气障碍；急性颅内感染、颅脑外伤、脑血管病变（脑出血、脑梗死）等直接或间接抑制呼吸中枢；脊髓灰质炎、重症肌无力、有机磷中毒及颈椎外伤等可损伤神经-肌肉传导系统，引起通气不足。上述各种原因均可造成急性呼吸衰竭。

二、分类

1. 按动脉血气分析分类

（1）Ⅰ型呼吸衰竭：缺氧性呼吸衰竭，血气分析特点是PaO_2<60mmHg，$PaCO_2$降低或正常。主要见于肺换气功能障碍疾病。

（2）Ⅱ型呼吸衰竭：即高碳酸性呼吸衰竭，血气分析特点是 $PaO_2<60mmHg$ 同时伴有 $PaCO_2>50mmHg$。系肺泡通气功能障碍所致。

2. 按发病急缓分为急性呼吸衰竭和慢性呼吸衰竭

（1）急性呼吸衰竭是指呼吸功能原来正常，由于多种突发因素的发生或迅速发展，引起通气或换气功能严重损害，短时间内发生呼吸衰竭，因机体不能很快代偿，如不及时抢救，会危及患者生命。

（2）慢性呼吸衰竭多见于慢性呼吸系统疾病，其呼吸功能损害逐渐加重，虽有缺 O_2，或伴 CO_2 潴留，但通过机体代偿适应，仍能从事个人生活活动，称为代偿性慢性呼吸衰竭。一旦并发呼吸道感染，或因其他原因增加呼吸生理负担所致代偿失调，出现严重缺 O_2、CO_2 潴留和酸中毒的临床表现，称为失代偿性慢性呼吸衰竭。

3. 按病理生理分为泵衰竭和肺衰竭

（1）泵衰竭：由神经肌肉病变引起。

（2）肺衰竭：是由气道、肺或胸膜病变引起。

三、发病机制

各种病因通过引起的肺通气不足、弥散障碍、通气/血流比例失调、肺内动-静脉解剖分流增加和氧耗增加 5 个机制，使通气和（或）换气过程发生障碍，导致呼吸衰竭。

1. 肺通气不足　肺泡通气量减少，肺泡氧分压下降，二氧化碳分压上升。气道阻力增加、呼吸驱动力弱、无效腔气量增加均可导致通气不足。

2. 弥散障碍　见于呼吸膜增厚（如肺水肿、肺间质病变）和面积减少（如肺不张、肺实变），或肺毛细血管血量不足（肺气肿）及血液氧合速率减慢（贫血）等。

3. 通气/血流比例失调

（1）通气/血流>正常：引起肺有效循环血量减少，造成无效通气。

（2）通气/血流<正常：形成无效血流或分流样血流。

4. 肺内动-静脉解剖分流增加　由于肺部病变如肺泡萎陷、肺不张、肺水肿、肺炎实变均可引起肺动脉样分流增加，使静脉血没有接触肺泡气进行气体交换，直接进入肺静脉。

5. 机体氧耗增加　氧耗量增加是加重缺 O_2 的原因之一，发热、寒战、呼吸困难和抽搐均将增加氧耗量。

四、护理评估

（一）致病因素

询问患者或家属是否有导致慢性呼吸系统疾病，如慢性阻塞性肺疾病、重症肺结核、肺间质纤维化等；是否有胸部的损伤；是否有神经或肌肉等病变。

（二）身体状况

1. 呼吸困难　是最早最突出的表现，表现为呼吸浅速，出现"三凹征"，并 CO_2 麻醉时，则出现浅慢呼吸或潮式呼吸。

2. 发绀　是缺氧的主要表现。当动脉血氧饱和度低于90%或氧分压<50mmHg 时，可在口唇、指甲、舌等处出现发绀。

3. 精神、神经症状　注意力不集中、定向障碍、烦躁、精神错乱，后期表现躁动、抽搐、昏迷。慢性缺氧多表现为智力和定向障碍。有 CO_2 潴留时常表现出兴奋状态，CO_2 潴留严重者可发生肺性脑病。

4. 血液循环系统　早期血压升高，心率加快，晚期血压下降，心率减慢、失常甚至心脏停搏。

5. 其他　严重呼衰对肝肾功能和消化系统都有影响，可有消化道出血，尿少，尿素氮升高，肌酐清除率下降，肾衰竭。

（三）辅助检查

1. 动脉血气分析　呼吸衰竭的诊断标准是在海平面、标准大气压、静息状态、呼吸空气条件下，动脉血氧分压（PaO_2）<60mmHg，伴或不伴有二氧化碳分压（$PaCO_2$）>50mmHg。单纯的 PaO_2<60mmHg 为 I 型呼吸衰竭；若伴 $PaCO_2$>50mmHg，则为 II 型呼吸衰竭。

2. 肺功能检测　肺功能有助于判断原发疾病的种类和严重程度。

3. 肺部影像学检查　包括肺部 X 胸片、肺部 CT 等有助于分析呼吸衰竭的原因。

（四）心理-社会状况

呼吸衰竭的患者常因呼吸困难产生焦虑或恐惧反应。由于治疗的需要，患者可能需要接受气管插管或气管切开，进行机械通气，患者因此加重焦虑情绪。他们可能害怕会永远依赖呼吸机。各种监测及治疗仪器也会加重患者的心理负担。

（五）治疗

1. 保持气道通畅　气道通畅是纠正缺 O_2 和 CO_2 潴留的先决条件。

（1）清除呼吸道分泌物。

（2）缓解支气管痉挛：用支气管解痉药，必要时给予糖皮质激素以缓解支气管痉挛。

（3）建立人工气道：对于病情危重者，可采用经鼻或经口气管插管，或气管切开，建立人工气道，以方便吸痰和机械通气治疗。

2. 氧疗　急性呼吸衰竭患者应使 PaO_2 维持在接近正常范围；慢性缺氧患者吸入的氧浓度应使 PaO_2 在 60mmHg 以上或 SaO_2 在 90% 以上；一般状态较差的患者应尽量使 PaO_2 在 80mmHg 以上。常用的给氧法为鼻导管、鼻塞、面罩、气管内机械给氧。对缺 O_2 不伴 CO_2 潴留的患者，应给予高浓度吸氧（>35%），宜将吸入氧浓度控制在 50% 以内。缺 O_2 伴明显 CO_2 潴留的氧疗原则为低浓度（<35%）持续给氧。

3. 机械通气　呼吸衰竭时应用机械通气的目的是改善通气、改善换气和减少呼吸功耗，同时要尽量避免和减少发生呼吸机相关肺损伤。

4. 病因治疗　对病因不明确者，应积极寻找。病因一旦明确，即应开始针对性治疗。对于病因无特效治疗方法者，可针对发病的各个环节合理采取措施。

5. 一般处理　应积极预防和治疗感染、纠正酸碱失衡和电解质紊乱、加强液体管理，保持血细胞比容在一定水平、营养支持及合理预防并发症的发生。

五、主要护理诊断/问题

1. 气体交换受损　与肺换气功能障碍有关。

2. 清理呼吸道无效　与呼吸道分泌物黏稠、积聚有关。

3. 有感染加重的危险　与长期使用呼吸机有关。

4. 有皮肤完整性受损的危险　与长期卧床有关。

5. 语言沟通障碍　与人工气道建立影响患者说话有关。

6. 营养失调：低于机体需要量　与摄入不足有关。

7. 恐惧情绪　与病情危重有关。

六、护理目标

1. 患者的缺氧和二氧化碳潴留症状得以改善，呼吸形态得以纠正。

2. 患者在住院期间呼吸道通畅，没有因痰液阻塞而发生窒息。

3. 患者住院期间感染未加重。

4. 卧床期间皮肤完整，无压疮。

5. 患者能认识到增加营养的重要性并能接受医务人员的合理饮食建议。

6. 护士和患者能够应用图片、文字、手势等多种方式建立有效交流。

7. 可以和患者进行沟通，使患者焦虑、恐惧心理减轻。

七、护理措施

（一）生活护理

1. 提供安静、整洁、舒适的环境。

2. 给予高蛋白、高热量、丰富的维生素、易消化的饮食，少量多餐。

3. 控制探视人员，防止交叉感染。

4. 急性发作时，护理人员应保持镇静，减轻患者焦虑。缓解期患者进行活动，协助他们适应生活，根据身体情况，做到自我照顾和正常的社会活动。

5. 咳痰患者应加强口腔护理，保持口腔清洁。

6. 长期卧床患者预防压疮发生，及时更换体位及床单位，骨隆突部位予以按摩或以软枕垫起。

（二）治疗配合

1. 呼吸困难的护理　教会有效的咳嗽、咳痰方法，鼓励患者咳痰，每日饮水在1 500~2 000mL，给予雾化吸入。对年老体弱咳痰费力的患者，采取翻身、叩背排痰的方法。对意识不清及咳痰无力的患者，可经口或经鼻吸痰。

2. 氧疗的护理　不同的呼衰类型，给予不同的吸氧方式和氧浓度。I型呼吸衰竭者，应提高氧浓度，一般可给予高浓度的氧（>50%），使 PaO_2 在60mmHg以上或 SaO_2 在90%以上；II型呼吸衰竭者，以低浓度持续给氧为原则，或以血气分析结果调节氧流量。给氧方法可用鼻导管、鼻塞或面罩等。应严密观察给氧效果，如果呼吸困难缓解，心率下降，发绀减轻，表示给氧有效，如若呼吸过缓，意识障碍加重，表示二氧化碳潴留加剧，应报告医师，并准备呼吸兴奋药和辅助呼吸等抢救物品。

3. 机械通气的护理　见急性呼吸窘迫综合征患者的护理。

4. 酸碱失衡和电解质紊乱的护理　呼吸性酸中毒为呼衰最基本和最常见的酸碱紊乱类

型。以改善肺泡通气量为主。包括有效控制感染、祛痰平喘、合理用氧、正确使用呼吸兴奋药及机械通气来改善通气，促进二氧化碳排出。水和电解质紊乱以低钾、低钠、低氯最为常见。慢性呼吸衰竭因低盐饮食、水潴留、应用利尿药等造成低钠，应注意预防。

（三）病情观察

1. 注意观察呼吸频率、节律、深度的变化。

2. 评估意识状况及神经精神症状，观察有无肺性脑病的表现。

3. 昏迷患者应评估瞳孔、肌张力、腱反射及病理反射。

4. 准确记录每小时出入量，尤其是尿量变化。合理安排输液速度。

（四）心理护理

呼吸衰竭的患者由于病情的严重及经济上的困难往往容易产生焦虑、恐惧等消极心理，因此从护理上应该重视患者心理情绪的变化，积极采用语言及非语言的方式跟患者进行沟通，了解患者的心理及需求，提供必要的帮助。同时加强与患者家属之间的沟通，使家属能适应患者疾病带来的压力，能理解和支持患者，从而减轻患者的消极情绪，提高生命质量，延长生命时间。

（五）健康教育

1. 讲解疾病的康复知识。

2. 鼓励进行呼吸运动锻炼，教会患者有效咳嗽、咳痰技术，如缩唇呼吸、腹式呼吸、体位引流、拍背等方法。

3. 遵医嘱正确用药，熟悉药物的用法、剂量和注意事项等。

4. 教会家庭氧疗的方法，告知注意事项。

5. 指导患者制定合理的活动与休息计划，教会其减少氧耗量的活动与休息方法。

6. 增强体质，避免各种引起呼吸衰竭的诱因　①鼓励患者进行耐寒锻炼和呼吸功能锻炼，如用冷水洗脸等，以提高呼吸道抗感染的能力。②指导患者合理安排膳食，加强营养，达到改善体质的目的。③避免吸入刺激性气体，劝告吸烟患者戒烟。④避免劳累、情绪激动等不良因素刺激。⑤嘱患者减少去人群拥挤的地方，尽量避免与呼吸道感染者接触，减少感染的机会。

八、护理评价

1. 呼吸平稳，血气分析结果正常。

2. 患者住院期间感染得到有效控制。

3. 患者住院期间皮肤完好。

4. 患者及家属无焦虑情绪存在，能配合各种治疗。

5. 患者掌握呼吸运动及正确咳嗽方法。

（程春艳）

第五节 肺血栓栓塞症

肺栓塞（PE）是以各种栓子阻塞肺动脉系统为其发病原因的一组疾病或临床综合征的总称，常见的栓子为血栓，少数为脂肪、羊水、空气等。肺血栓栓塞症（PTE）为来自静脉系统或右心的血栓阻塞肺动脉或其分支所致的疾病，主要临床特征为肺循环和呼吸功能障碍。PTE 为 PE 最常见的类型，通常所称的 PE 即指 PTE。

引起 PTE 的血栓主要来源于深静脉血栓形成（DVT）。DVT 与 PTE 实质上为一种疾病过程在不同部位、不同阶段的表现，两者合称为静脉血栓栓塞症（VTE）。

国外 PTE 发病率较高，病死率亦高，未经治疗的 PTE 的病死率为 25%～30%，大面积 PTE 1 小时内死亡率高达 95%，是仅次于肿瘤和心血管病，威胁人类生命的第三大杀手。PTE-DVT 发病和临床表现隐匿、复杂，对 PTE-DVT 的漏诊率和误诊率普遍较高。虽然我国目前尚无准确的流行病学资料，但随着诊断意识和检查技术的提高，诊断例数已有显著增加。

一、病因与发病机制

1. 深静脉血栓形成引起肺栓塞　引起 PTE 的血栓可以来源于下腔静脉径路、上腔静脉径路或右心腔，其中大部分来源于下肢近端的深静脉，即腘静脉、股静脉、髂静脉。腓静脉血栓一般较细小，即使脱落也较少引起 PTE。只有当血栓发展到近端血管并脱落后，才易引起肺栓塞。任何可以导致静脉血液淤滞、静脉系统内皮损伤和血液高凝状态的因素均可引起深静脉血栓形成。深静脉血栓形成的高危因素有：①获得性高危因素。高龄，肥胖，大于 4 天的长期卧床、制动，心脏疾病，如房颤合并心衰、动脉硬化等，手术，特别是膝关节、髋关节、恶性肿瘤手术，妊娠和分娩。②遗传性高危因素。凝血因子 V 因子突变引起的蛋白 C 缺乏、蛋白 S 缺乏和抗凝血酶缺乏等造成血液的高凝状态。患者年龄一般在 40 岁以下，常以无明显诱因反复发生 DVT 和 PTE 为主要临床表现。

2. 非深静脉血栓形成引起肺栓塞　全身静脉血回流至肺，故肺血管床极易暴露于各种阻塞和有害因素中，除上述深静脉血栓形成外，其他栓子也可引起肺栓塞，包括：脂肪栓塞，如下肢长骨骨折、羊水栓塞、空气栓塞、寄生虫栓塞、感染病灶、肿瘤的癌栓、毒品引起血管炎或继发血栓形成。

二、病理生理

肺动脉的血栓栓塞既可以是单一部位的，也可以是多部位的。病理检查发现多部位或双侧性的血栓栓塞更为常见。一般认为栓塞更易发生于右侧和下肺叶。发生栓塞后有可能在栓塞局部继发血栓形成，参与发病过程。PTE 所致病情的严重程度取决于栓子的性质及受累血管的大小和肺血管床阻塞的范围；栓子阻塞肺血管后释放的 5-羟色胺、组胺等介质引起的反应及患者原来的心肺功能状态。栓塞部位的肺血流减少，肺泡无效腔量增大，故 PTE 对呼吸的即刻影响是通气/血流比值增大。右心房压升高可引起功能性闭合的卵圆孔开放，产生心内右向左分流；神经体液因素可引起支气管痉挛；毛细血管通透性增高，间质和肺泡内液体增多或出血；栓塞部位肺泡表面活性物质分泌减少，肺泡萎陷，呼吸面积减小；肺顺应性下降，肺体积缩小并可出现肺不张；如累及胸膜，则可出现胸腔积液。以上因素导致通气/血流比例失调，出现低氧血症。

急性 PTE 造成肺动脉较广泛阻塞时，可引起肺动脉高压，出现急性肺源性心脏病，致右心功能不全，回心血量减少，静脉系统淤血；右心扩大致室间隔左移，使左心室功能受损，导致心排出量下降，进而可引起体循环低血压或休克；主动脉内低血压和右心房压升高，使冠状动脉灌注压下降，心肌血流减少，特别是心室内膜下心肌处于低灌注状态，加之 PTE 时心肌耗氧增加，可致心肌缺血，诱发心绞痛。

肺动脉发生栓塞后，若其支配区的肺组织因血流受阻或中断而发生坏死，称为肺梗死（PI）。由于肺组织接受肺动脉、支气管动脉和肺泡内气体弥散等多重氧供，PTE 中仅约不足 15% 发生 PI。

若急性 PTE 后肺动脉内血栓未完全溶解，或反复发生 PTE，则可能形成慢性血栓栓塞性肺动脉高压，继而出现慢性肺源性心脏病，右心代偿性肥厚和右心衰竭。

三、临床表现

（一）PTE 表现

1. 症状　常见症状有：①不明原因的呼吸困难及气促，尤以活动后明显，为 PTE 最多见的症状。②胸痛，包括胸膜炎性胸痛或心绞痛样疼痛。③晕厥，可为 PTE 的唯一或首发症状。④烦躁不安、惊恐甚至濒死感。⑤咯血，常为小量咯血，大咯血少见。⑥咳嗽、心悸等。各病例可出现以上症状的不同组合，具有多样性和非特异性。临床上若同时出现呼吸困难、胸痛及咯血，称为 PTE "三联征"，但仅见于约 20% 的患者。大面积肺栓塞时可发生休克甚至猝死。

2. 体征

（1）呼吸系统：呼吸急促最常见、发绀、肺部有时可闻及哮鸣音和（或）细湿啰音，肺野偶可闻及血管杂音；合并肺不张和胸腔积液时出现相应的体征。

（2）循环系统体征：心率快，肺动脉瓣区第二心音亢进及收缩期杂音；三尖瓣反流性杂音；心包摩擦音或胸膜心包摩擦音；可有右心衰体征如颈静脉充盈、搏动、肝大伴压痛、肝颈反流征（+）等。血压变化，严重时可出现血压下降甚至休克。

（3）其他可伴发热：多为低热，少数患者有 38℃ 以上的发热。

（二）DVT 表现

主要表现为患肢肿胀、周径增粗、疼痛或压痛、皮肤色素沉着，行走后患肢易疲劳或肿胀加重。但需注意，半数以上的下肢 DVT 患者无自觉症状和明显体征。应测量双侧下肢的周径来评价其差别。进行大、小腿周径的测量点分别为髌骨上缘以上 15cm 处，髌骨下缘以下 10cm 处。双侧相差>1cm 即考虑有临床意义。

最有意义的体征是反映右心负荷增加的颈静脉充盈、搏动及 DVT 所致的肿胀、压痛、僵硬、色素沉着及浅静脉曲张等，一侧大腿或小腿周径较对侧大 1cm 即有诊断价值。

四、治疗

1. 急救措施

（1）一般处理：对高度疑诊或确诊 PTE 的患者，应进行重症监护，绝对卧床 1~2 周。

剧烈胸痛者给予适当镇静、止痛对症治疗。

（2）呼吸循环支持，防治休克

①氧疗：采用经鼻导管或面罩吸氧，必要时气管插管机械通气，以纠正低氧血症。避免做气管切开，以免溶栓或抗凝治疗引发局部大出血。

②循环支持：对于出现右心功能不全但血压正常者，可使用多巴酚丁胺和多巴胺；若出现血压下降，可增大剂量或使用其他血管加压药物，如去甲肾上腺素等。扩容治疗会加重右室扩大，减低心排出量，不建议使用。液体负荷量控制在 500mL 以内。

2. 溶栓治疗　溶栓指征：大面积 PTE 有明显呼吸困难、胸痛、低氧血症等。对于次大面积 PTE，若无禁忌证可考虑溶栓，但存在争议。对于血压和右心室运动功能均正常的病例，不宜溶栓。溶栓的时间窗一般定为急性肺栓塞发病或复发 14 天以内。症状出现 48 小时内溶栓获益最大，溶栓治疗开始越早，治疗效果越好。

绝对禁忌证：有活动性内出血和近期自发性颅内出血。

相对禁忌证：2 周内的大手术、分娩、器官活检或不能压迫止血部位的血管穿刺；2 个月内的缺血性脑卒中；10 天内的胃肠道出血；15 天内的严重创伤；1 个月内的神经外科或眼科手术；难以控制的重度高血压（收缩压>180mmHg，舒张压>110mmHg）；近期曾行心肺复苏；血小板计数<100×10^9/L；妊娠；细菌性心内膜炎；严重肝、肾功能不全；糖尿病出血性视网膜病变等。对于致命性大面积 PTE，上述绝对禁忌证亦应被视为相对禁忌证，文献提示低血压和缺氧即是 PTE 立即溶栓的指征。

常用的溶栓药物：尿激酶（UK）、链激酶（SK）和重组组织型纤溶酶原激活剂（rt-PA）。三者溶栓效果相仿，临床可根据条件选用。

（1）尿激酶：负荷量 4 400IU/kg，静注 10 分钟，随后以 2 200IU/（kg·h）持续静滴12 小时。快速给药：按 2 万 IU/kg 剂量，持续静滴 2 小时。

（2）链激酶：负荷量 25 万 IU，静注 30 分钟，随后以 10 万 IU/h 持续静滴 24 小时。快速给药：150 万 IU，持续静滴 2 小时。链激酶具有抗原性，用药前需肌注苯海拉明或地塞米松，以防止过敏反应。链激酶 6 个月内不宜再次使用。

（3）rt-PA：推荐 rt-PA 50mg 持续静注 2 小时为国人标准治疗方案。

使用尿激酶、链激酶溶栓时无须同时使用肝素治疗；但以 rt-PA 溶栓，当 rt-PA 注射结束后，应继续使用肝素。

3. 抗凝治疗　抗凝为 PTE 和 DVT 的基本治疗方法，可以有效防止血栓再形成和复发，为机体发挥自身的纤溶机制溶解血栓创造条件。抗凝药物主要有非口服抗凝剂普通肝素（UFH）、低分子肝素（LMWH）、口服抗凝剂华法林。抗血小板药物阿司匹林或氯吡格雷的抗凝作用不能满足 PTE 或 DVT 的抗凝要求，不推荐使用。

临床疑诊 PTE 时，即可开始使用 UFH 或 LMWH 进行有效的抗凝治疗。用尿激酶或链激酶溶栓治疗后，应每 2~4 小时测定一次凝血酶原时间（PT）或活化部分凝血活酶时间（APTT），当其水平降至正常值的 2 倍时，即给予抗凝治疗。

UFH 给药时需根据 APTT 调整剂量，尽快使 APTT 达到并维持于正常值的 1.5~2.5 倍。LMWH 具有与 UFH 相同的抗凝效果。可根据体重给药，且无须监测 APTT 和调整剂量。UFH 或 LMWH 一般连用 5~10 天，直到临床情况平稳。使用肝素 1~3 天后加用口服抗凝剂华法林，初始剂量为 3.0~5.0mg。当连续两天测定的国际标准化比率（INR）达到 2.5

（2.0～3.0）时，或 P 延长至正常值的 1.5～2.5 倍时，停止使用肝素，单独口服华法林治疗。根据 INR 或 PT 调节华法林的剂量。一般口服华法林的疗程至少为 3～6 个月。对复发性 VTE、并发肺心病或危险因素长期存在者，抗凝治疗的时间应延长至 12 个月或以上，甚至终生抗凝。

4. 其他治疗　如肺动脉血栓摘除术、肺动脉导管碎解和抽吸血栓，仅适用于经积极的内科治疗无效的紧急情况或存在溶栓和抗凝治疗绝对禁忌证。为防止下肢深静脉大块血栓再次脱落阻塞肺动脉，可考虑放置下腔静脉滤器。若阻塞部位处于手术可及的肺动脉近端，可考虑行肺动脉血栓内膜剥脱术。

五、护理

1. 一般护理　安置患者于监护室，监测呼吸、心率、血压、静脉压、心电图及动脉血气的变化。患者应绝对卧床休息。避免大幅度的动作及用手按揉下肢深静脉血栓形成处，翻身时动作要轻柔，以防止血栓脱落，栓塞其他部位。做好各项基础护理，预防并发症。进食清淡、易消化的高维生素类食物。保持大便通畅，避免用力，以免促进深静脉血栓脱落。大便干燥时可酌情给予通便药或做结肠灌洗。

2. 镇静、止痛、给氧　患者胸痛剧烈时遵医嘱给予镇静、止痛药，以减轻患者的痛苦症状，缓解患者的紧张程度。保持呼吸道通畅，根据血气分析和临床情况合理给氧，改善缺氧症状。床旁备用气管插管用物及、呼吸机，便于患者出现呼吸衰竭时立即进行机械通气治疗。

3. 病情观察　密切观察患者的神志、血压、呼吸、脉搏、体温、尿量和皮肤色泽等，有无胸痛、晕厥、咯血及休克等现象。正确留取各项标本，观察动脉血气分析和各项实验室检查结果如血小板计数、凝血酶原时间（PT）或活化部分凝血活酶时间（APTT）、血浆纤维蛋白含量、3P 实验等。

4. 心理护理　PTE 患者多有紧张、焦虑、悲观的情绪，应减少不必要的刺激，给予相应的护理措施，如护理人员守护在患者床旁，允许家属陪伴，解释病情，满足患者所需等。鼓励患者配合治疗，树立战胜疾病的信心和勇气。

5. 溶栓及抗凝护理

（1）用药前：①溶栓前宜留置外周静脉套管针，以方便溶栓中取血监测，避免反复穿刺血管。②测定基础 APTT、PT 及血常规（含血小板计数、血红蛋白）等。③评估是否存在禁忌证，如活动性出血、凝血功能障碍、未予控制的严重高血压等。必要时应配血，做好输血准备。

（2）用药期间

①注意观察出血倾向：溶栓治疗的主要并发症为出血，包括皮肤、黏膜及脏器的出血。最严重的是颅内出血，发生率约 1%～2%。在用药过程中，观察患者有无头痛、呕吐、意识障碍等情况；观察皮肤黏膜有无紫癜及穿刺点有无渗血；观察大小便的颜色，及时留取标本进行潜血检查。肝素在使用的第 1 周每 1～2 天、第 2 周起每 3～4 天必须复查血小板计数一次，以发现肝素诱导的血小板减少症。若出现血小板迅速或持续降低达 30% 以上，或血小板计数<100×10^9/L，应停用 UFH。华法林在治疗的前几周，有可能引起血管性紫癜，导致皮肤坏死。华法林所致出血可以用维生素 K 拮抗。

②评估疗效：溶栓及抗凝后，根据医嘱定时采集血标本，对临床及相关辅助检查情况进行动态观察。

6. 健康教育　PTE 的预防和早期识别极为重要，应做好本病的有关预防和发病表现的宣教。老年、体弱、久病卧床的患者，应注意加强腿部的活动，经常更换体位，抬高下肢，以减轻下肢血液的淤滞，预防下肢深静脉血栓形成。长途空中旅行、久坐或久站，或孕妇妊娠期内引起的下肢和脚部浮肿、下肢静脉曲张，可采取非药物预防方法，如穿充气加压袜、使用间歇充气加压泵，以促进下肢静脉回流。已经开始抗凝药物治疗的患者应坚持长期应用抗凝药物并告诉患者注意观察出血倾向。当出现不明原因的气急、胸痛、咯血等表现时，应及时到医院诊治。

（程春艳）

第六节　急性呼吸窘迫综合征

急性呼吸窘迫综合征（ARDS）是多种原因引起的急性呼吸衰竭。ARDS 不是独立的疾病，是多种疾病的一种严重并发症。ARDS 晚期多诱发或合并多脏器功能障碍综合征，甚至多脏器功能衰竭（MOF），病情凶险，预后恶劣，病死率高达 50%~70%。

一、病因

休克、创伤、淹溺、严重感染、吸入有毒气体、药物过量、尿毒症、糖尿病酮症酸中毒、弥散性血管内凝血、体外循环等原因均可导致 ARDS。

二、临床表现

急性呼吸窘迫综合征通常发生于原发疾病或损伤起病后 24~48 小时以内。最初的症状为气促，伴有呼吸浅快，肺部可有湿啰音或哮鸣音。患者皮肤可见花斑状或青紫。随着病情进展，出现呼吸窘迫，吸气费力，发绀，烦躁不安，动脉血氧分压（PaO_2）明显降低、二氧化碳分压（$PaCO_2$）低。如病情继续恶化，呼吸窘迫和发绀继续加重，并出现酸中毒、MOF、甚至死亡。凡存在可能引起 ARDS 的各种基础疾病或诱因，一旦出现呼吸改变或血气异常，均应警惕有 ARDS 发生的可能。

三、治疗

治疗原则是改善换气功能、纠正缺氧，及时去除病因、控制原发病等。ARDS 治疗的关键在于原发病及其病因。包括氧疗、机械通气等呼吸支持治疗，输新鲜血、利尿维持适宜的血容量，根据病因早期应用肾上腺皮质激素，纠正酸碱和电解质紊乱，营养支持及体位治疗。

四、护理

在救治 ARDS 过程中，精心护理是抢救成功的重要环节。护士应做到及早发现病情，迅速协助医生采取有力的抢救措施。密切观察患者生命体征，做好各项记录，准确完成各种治疗，备齐抢救器械和药品，防止机械通气和气管切开的并发症。

1. 护理目标

（1）及早发现 ARDS 的迹象，及早有效地协助抢救。维持生命体征稳定，挽救患者生命。

（2）做好人工气道的管理，维持患者最佳气体交换，改善低氧血症，减少机械通气并发症。

（3）采取俯卧位通气护理，缓解肺部压迫，改善心脏的灌注。

（4）积极预防感染等各种并发症，提高救治成功率。

（5）加强基础护理，增加患者舒适感。

（6）减轻患者心理不适，使其合作、平静。

2. 护理措施

（1）及早发现病情变化：ARDS 通常在疾病或严重损伤的最初 24~48 小时后发生。首先出现呼吸困难，通常呼吸浅快。吸气时可存在肋间隙和胸骨上窝凹陷。皮肤可出现发绀和斑纹，吸氧不能使之改善。

护士发现上述情况要高度警惕，及时报告医生，进行动脉血气和胸部 X 线等相关检查。一旦诊断考虑 ARDS，立即积极治疗。若没有机械通气的相应措施，应尽早转至有条件的医院。患者转运过程中应有专职医生和护士陪同，并准备必要的抢救设备，氧气必不可少。若有指征行机械通气治疗，可以先行气管插管后转运。

（2）迅速连接监测仪，密切监护心率、心律、血压等生命体征，尤其是呼吸的频率、节律、深度及血氧饱和度等。观察患者意识、发绀情况、末梢温度等。注意有无呕血、黑粪等消化道出血的表现。

（3）氧疗和机械通气的护理：治疗 ARDS 最紧迫问题在于纠正顽固性低氧，改善呼吸困难，为治疗基础疾病赢得时间。需要对患者实施氧疗甚至机械通气。

严密监测患者呼吸情况及缺氧症状。若单纯面罩吸氧不能维持满意的血氧饱和度，应予辅助通气。首先可尝试采用经面罩持续气道正压吸氧等无创通气，但大多需要机械通气吸入氧气。遵医嘱给予高浓度氧气吸入或使用呼气末正压呼吸（PEEP）并根据动脉血气分析值的变化调节氧浓度。

使用 PEEP 时应严密观察，防止患者出现气压伤。PEEP 是在呼气终末时给予气道以一恒定正压使之不能回复到大气压的水平。可以增加肺泡内压和功能残气量改善氧合，防止呼气使肺泡萎陷，增加气体分布和交换，减少肺内分流，从而提高 PaO_2。由于 PEEP 使胸腔内压升高，静脉回流受阻，致心搏减少，血压下降，严重时可引起循环衰竭，另外正压过高，肺泡过度膨胀、破裂有导致气胸的危险。所以在监护过程中，注意 PEEP 观察有无心率增快、突然胸痛、呼吸困难加重等相关症状，发现异常立即调节 PEEP 压力并报告医生处理。

帮助患者采取有利于呼吸的体位，如端坐位或高枕卧位。

人工气道的管理有以下几方面。

妥善固定气管插管，观察气道是否通畅，定时对比听诊双肺呼吸音。经口插管者要固定好牙垫，防止阻塞气道。每班检查并记录导管刻度，观察有无脱出或误入一侧主支气管。套管固定松紧适宜，以能放入一指为准。

气囊充气适量。充气过少易产生漏气，充气过多可压迫气管黏膜导致气管食管瘘，可以采用最小漏气技术，用来减少并发症发生。方法：用 10mL 注射器将气体缓慢注入，直至在喉及气管部位听不到漏气声，向外抽出气体 0.25~0.5 毫升/次，至吸气压力到达峰值时出现少量漏气为止，再注入 0.25~0.5mL 气体，此时气囊容积为最小封闭容积，气囊压力为最小封闭压力，记录注气量。观察呼吸机上气道峰压是否下降及患者能否发音说话，长期机械通气患者要观察气囊有无破损、漏气现象。

保持气道通畅。严格无菌操作，按需适时吸痰。过多反复抽吸会刺激黏膜，使分泌物增加。先吸气道再吸口、鼻腔，吸痰前给予充分气道湿化、翻身叩背、吸纯氧 3 分钟，吸痰管最大外径不超过气管导管内径的 1/2，迅速插吸痰管至气管插管，感到阻力后撤回吸痰管 1~2cm，打开负压边后退边旋转吸痰管，吸痰时间不应超过 15 秒。吸痰后密切观察痰液的颜色、性状、量及患者心率、心律、血压和血氧饱和度的变化，一旦出现心律失常和呼吸窘迫，立即停止吸痰，给予吸氧。

用加温湿化器对吸入气体进行湿化，根据病情需要加入盐酸氨溴索、异丙托溴铵等，每日 3 次雾化吸入。湿化满意标准为痰液稀薄、无泡沫、不附壁能顺利吸出。

呼吸机使用过程中注意电源插头要牢固，不要与其他仪器共用一个插座；机器外部要保持清洁，上端不可放置液体；开机使用期间定时倒掉管道及集水瓶内的积水，集水瓶安装要牢固；定时检查管道是否漏气、有无打折、压缩机工作是否正常。

（4）维持有效循环，维持出入液量轻度负平衡。循环支持治疗的目的是恢复和提供充分的全身灌注，保证组织的灌流和氧供，促进受损组织的恢复。在能保持酸碱平衡和肾功能前提下达到最低水平的血管内容量。①护士应迅速帮助完成该治疗目标。选择大血管，建立 2 个以上的静脉通道，正确补液，改善循环血容量不足。②严格记录出入量、每小时尿量。出入量管理的目标是在保证血容量、血压稳定前提下，24 小时出量大于入量约 500~1 000mL，利于肺内水肿液的消退。充分补充血容量后，护士遵医嘱给予利尿剂，消除肺水肿。观察患者对治疗的反应。

（5）俯卧位通气护理：由仰卧位改变为俯卧位，可使 75%ARDS 患者的氧合改善。可能与血流重新分布，改善背侧肺泡的通气，使部分萎陷肺泡再膨胀达到"开放肺"的效果有关。随着通气/血流比例的改善进而改善了氧合。但存在血流动力学不稳定、颅内压增高、脊柱外伤、急性出血、骨科手术、近期腹部手术、妊娠等为禁忌实施俯卧位。①患者发病 24~36 小时后取俯卧位，翻身前给予纯氧吸入 3 分钟。预留足够的管路长度，注意防止气管插管过度牵拉致脱出。②为减少特殊体位给患者带来的不适，用软枕垫高头部 15°~30°，嘱患者双手放在枕上，并在髋、膝、踝部放软枕，每 1~2 小时更换 1 次软枕的位置，每 4 小时更换 1 次体位，同时考虑患者的耐受程度。③注意血压变化，因俯卧位时支撑物放置不当，可使腹压增加，下腔静脉回流受阻而引起低血压，必要时在翻身前提高吸氧浓度。④注意安全、防坠床。

（6）预防感染的护理：①注意严格无菌操作，每日更换气管插管切口敷料，保持局部清洁干燥，预防或消除继发感染。②加强口腔及皮肤护理，以防护理不当而加重呼吸道感染及发生褥疮。③密切观察体温变化，注意呼吸道分泌物的情况。

（7）心理护理，减轻恐惧，增加心理舒适度：①评估患者的焦虑程度，指导患者学会自我调整心理状态，调控不良情绪。主动向患者介绍环境，解释治疗原则，解释机械通气、监测及呼吸机的报警系统，尽量消除患者的紧张感。②耐心向患者解释病情，对患者提出的问题要给予明确、有效和积极的信息，消除心理紧张和顾虑。③护理患者时保持冷静和耐心，表现出自信和镇静。④如果患者由于呼吸困难或人工通气不能讲话，可提供纸笔或以手势与患者交流。⑤加强巡视，了解患者的需要，帮助患者解决问题。⑥帮助并指导患者及家属应用松弛疗法、按摩等。

（8）营养护理：ARDS 患者处于高代谢状态，应及时补充热量和高蛋白、高脂肪营养物质。能量的摄取既应满足代谢的需要，又应避免糖类的摄取过多，蛋白摄取量一般为每天 1.2~1.5g/kg。

尽早采用肠内营养，协助患者取半卧位，充盈气囊，证实胃管在胃内后，用加温器和输液泵匀速泵入营养液。若有肠鸣音消失或胃潴留，暂停鼻饲，给予胃肠减压。一般留置 5~7 天后拔除，更换到对侧鼻孔，以减少鼻窦炎的发生。

五、健康指导

在疾病的不同阶段，根据患者的文化程度做好有关知识的宣传和教育，让患者了解病情的变化过程。

1. 提供舒适安静的环境以利于患者休息，指导患者正确卧位休息，讲解由仰卧位改变为俯卧位的意义，尽可能减少特殊体位给患者带来的不适。

2. 向患者解释咳嗽、咳痰的重要性，指导患者掌握有效咳痰的方法，鼓励并协助患者咳嗽，排痰。

3. 指导患者自己观察病情变化，如有不适及时通知医护人员。

4. 嘱患者严格按医嘱用药，按时服药，不要随意增减药物剂量及种类。服药过程中，需密切观察患者用药后反应，以指导用药剂量。

5. 出院指导　指导患者出院后仍以休息为主，活动量要循序渐进，注意劳逸结合。此外，患者病后生活方式的改变需要家人的积极配合和支持，应指导患者家属给患者创造一个良好的身心休养环境。出院后 1 个月内来院复查 1~2 次，出现情况随时来院复查。

（程春艳）

第六章

心血管内科疾病护理

第一节　心力衰竭

一、概述

心力衰竭是由于各种心脏疾病导致心功能不全的临床综合征。心力衰竭通常伴有肺循环和（或）体循环的充血，故又称之为充血性心力衰竭。

心功能不全分为无症状和有症状两个阶段，无症状阶段是有心室功能障碍的客观指标如射血分数降低，但无充血性心力衰竭的临床症状，如果不积极治疗，将会发展成有症状心功能不全。

（一）临床类型分类

1. 发展速度分类　按其发展速度可分为急性和慢性两种，以慢性居多。急性心力衰竭常因急性的严重心肌损害或突然心脏负荷加重，使心排血量在短时间内急剧下降，甚至丧失排血功能。临床以急性左侧心力衰竭为常见，表现为急性肺水肿、心源性休克。

慢性心力衰竭病程中常有代偿性心脏扩大、心肌肥厚和其他代偿机制参与的缓慢的发展过程。

2. 发生部位分类　按其发生的部位可分为左心、右心和全心衰竭。左侧心力衰竭临床上较常见，是指左心室代偿功能不全而发生的，以肺循环淤血为特征的心力衰竭。

右侧心力衰竭是以体循环淤血为主要特征的心力衰竭，临床上多见于肺源性心脏病、先天性心脏病、高血压、冠心病等。

全心衰竭常是左侧心力衰竭使肺动脉压力增高，加重右心负荷，长此以往，右心功能下降、衰竭，即表现出全心功能衰竭症状。

3. 功能障碍分类　按有无舒缩功能障碍又可分为收缩性和舒张性心力衰竭。收缩性心力衰竭是指心肌收缩力下降，心排血量不能满足机体代谢的需要，器官、组织血液灌注不足，同时出现肺循环和（或）体循环淤血表现。

舒张性心力衰竭见于心肌收缩力没有明显降低，可使心排血量正常维持，心室舒张功能障碍以致左心室充盈压增高，使肺静脉回流受阻，而导致肺循环淤血。

（二）心力衰竭分期

心力衰竭的分期可以从临床上判断心力衰竭的不同时期，从预防着手，在疾病源头上给予干预，减少和延缓心力衰竭的发生，减少心力衰竭的发展和死亡。心力衰竭分期分为四期。

A 期：心力衰竭高危期，无器质性心脏或心力衰竭症状，如患者有高血压、代谢综合征、心绞痛，服用心肌毒性药物等，均可发展为心力衰竭的高危因素。

B 期：有器质性心脏病如心脏扩大、心肌肥厚、射血分数降低，但无心力衰竭症状。

C 期：有器质性心脏，病程中有过心力衰竭的症状。

D 期：需要特殊干预治疗的难治性心力衰竭。

心力衰竭的分期在病程中是不能逆转的，只能停留在某一期或向前发展，只有在 A 期对高危因素进行有效治疗，才能减少发生心力衰竭，在 B 期进行有效干预，可以延缓发展到有临床症状的心力衰竭。

（三）心功能分级

1. 根据患者主观症状和活动能力，心功能分为四级

Ⅰ级：患者表现为体力活动不受限制，一般活动不出现疲乏、心悸、心绞痛或呼吸困难等症状。

Ⅱ级：患者表现为体力活动轻度受限制，休息时无自觉症状，但日常活动可引起气急、心悸、心绞痛或呼吸困难等症状。

Ⅲ级：患者表现为体力活动明显受限制，稍事活动可有气急、心悸等症状，有脏器轻度淤血体征。

Ⅳ级：患者表现为体力活动重度受限制，休息状态也有气急、心悸等症状，体力活动后加重，有脏器重度淤血体征。

此分级方法多年来在临床应用，优点是简便易行，缺点是仅凭患者主观感觉，常有患者症状与客观检查有差距，患者个体之间差异比较大。

2. 根据客观评价指标，心功能分为 A、B、C、D 级

A 级：无心血管疾病的客观依据。

B 级：有轻度心血管疾病的客观依据。

C 级：有中度心血管疾病的客观依据。

D 级：有重度心血管疾病的客观依据。

此分级方法对于轻、中、重度的标准没有具体的规定，需要临床医师主观判断。但结合第一个根据患者主观症状和活动能力进行分级的方案，是能弥补第一分级方案的主观症状与客观指标分离情况的。如患者心脏超声检查提示轻度主动脉瓣狭窄，但没有体力活动受限制的情况，联合分级定为Ⅰ级 B。又如患者体力活动时有心悸、气急症状，但休息症状缓解，心脏超声检查提示左心室射血分数（LVEF）为<35%，联合分级定为Ⅱ级 C。

3. 6 分钟步行试验　要求患者 6 分钟之内在平直走廊尽可能地快走，测定其所步行的距离，若 6 分钟步行距离<150 米，表明为重度心功能不全，150～425 米为中度，426～550 米为轻度心功能不全。

此试验简单易行、安全、方便，用于评定慢性心力衰竭患者的运动耐力，评价心脏储备能力，也常用于评价心力衰竭治疗的效果。

二、慢性心力衰竭

慢性心力衰竭是多数心血管疾病的终末阶段，也是主要的死亡原因。心力衰竭是一种复杂的临床综合征，特定的症状是呼吸困难和乏力，特定的体征是水肿，这些情况可造成器官功能障碍，影响生活质量。主要表现为心脏收缩功能障碍的主要指标是左心室射血分数下降，一般<40%；而心脏舒张功能障碍的患者左心室射血分数相对正常，通常心脏无明显扩大，但有心室充盈指标受损。

我国引起慢性心力衰竭的基础心脏病的构成比与过去有所不同，过去我国以风湿性心脏病为主，近10年来其所占比例趋于下降，而冠心病、高血压的所占比例明显上升。

（一）病因与发病机制

1. 病因　各种原因引起的心肌、心瓣膜、心包或冠状动脉、大血管的结构损害，导致心脏容量负荷或压力负荷过重均可造成慢性心力衰竭。

冠心病、高血压、瓣膜病和扩张性心肌病是主要的病因；心肌炎、肾炎、先天性心脏病是较常见的病因；而心包疾病、贫血、甲状腺功能亢进与减退症、脚气病、心房黏液瘤、动脉-静脉瘘、心脏肿瘤和结缔组织病、高原病及少见的内分泌病等，是比较少见易被忽视的病因。

2. 诱因

（1）感染：感染是最主要的诱因，最常见的呼吸道感染，其次是风湿热，在幼儿患者中风湿热则占首位。女性患者泌尿系统感染的诱发亦常见，感染性心内膜炎、全身感染均是诱发因素。

（2）心律失常：特别是快速心律失常，如房颤等。

（3）生理、心理压力过大：如劳累过度、情绪激动、精神紧张。

（4）血容量增加：液体摄入过多过快、高钠饮食。

（5）妊娠与分娩。

（6）其他：大量失血、贫血；各种原因引起的水、电解质、酸碱平衡紊乱；某些药物应用不当等。

3. 发病机制　慢性心力衰竭的发病机制是很复杂的过程，心脏功能大致经过代偿期和失代偿期。

（1）心力衰竭代偿期：心脏受损初始引起机体短期的适应性和代偿性反应，启动了Frank-Starling机制，增加心脏的前负荷，使心回血量增加，心室舒张末容积增加，心室扩大，心肌收缩力增强，而维持心排血量的基本正常或相对正常。

机体的适应性和代偿性反应，激活交感神经体液系统，交感神经兴奋性增强，增强心肌收缩力并提高心率，以增加心排血量，但同时机体周围血管收缩，增加了心脏后负荷，心肌增厚，心率加快，心肌耗氧量加大。

心脏功能下降，心排血量降低、肾素-血管紧张素-醛固酮系统也被激活，代偿性增加血管阻力和潴留水、钠，以维持灌注压；交感神经兴奋性增加，同时激活神经内分泌细胞因子如心钠素、血管升压素、缓激肽等，参与调节血管舒缩，排钠利尿，对抗由于交感神经兴奋和肾素-血管紧张素-醛固酮系统激活造成的水钠潴留效应。在多因素作用下共同维持机体血压稳定、保证了重要脏器的灌注。

（2）心力衰竭失代偿期：长期、持续的交感神经和肾素-血管紧张素-醛固酮系统高兴奋性，多种内源性的神经激素和细胞因子的激活与失衡，又造成继发心肌损害，持续性心脏扩大、心肌肥厚，使心肌耗氧量增加，加重心肌的损伤。神经内分泌系统活性增加不断，加重血流动力学紊乱，损伤心肌细胞，导致心排血量不足，出现心力衰竭症状。

（3）心室重构：所谓的心室重构，就是在心脏扩大、心肌肥厚的过程中，心肌细胞、胞外基质、胶原纤维网等均有相应变化，左心室结构、形态、容积和功能发生一系列变化。研究表明，心力衰竭的发生发展的基本机制就是心室重构。由于基础病的不同，进展情况不同和各种代偿机制的复杂作用，有些患者心脏扩大、肥厚已很明显，但临床可无心力衰竭表现。但如基础病病因不能除，随着时间的推移，心室重构的病理变化，可自身不断发展，心力衰竭必然会出现。

从代偿到失代偿，除了因为代偿能力限度、代偿机制中的负面作用外，心肌细胞的能量供应和利用障碍，导致心肌细胞坏死、纤维化也是重要因素。

心肌细胞的减少使心肌收缩力下降，又因纤维化的增加使心室的顺应性下降，心室重构更趋明显，最终导致不可逆的心肌损害和心力衰竭。

（二）临床表现

慢性心力衰竭早期可以无症状或仅出现心动过速、面色苍白、出汗、疲乏和活动耐力减低症状等。

1. 左侧心力衰竭

（1）症状

①呼吸困难：劳力性呼吸困难是最早出现的呼吸困难症状，因为体力活动会使回心血量增加，左心房压力升高，肺淤血加重。开始仅剧烈活动或体力劳动后出现症状，休息后缓解，随肺淤血加重，逐渐发展到更轻活动后，甚至休息时，也出现呼吸困难。

夜间阵发性呼吸困难是左侧心力衰竭早期最典型的表现，又称为"心源性哮喘"。是由于平卧血液重新分布使肺血量增加，夜间迷走神经张力增加，小支气管收缩，膈肌位高，肺活量减少所致。典型表现是患者熟睡1~2小时，突然憋气而惊醒，被迫坐起，同时伴有咳嗽、咳泡沫痰和（或）哮鸣性呼吸音。多数患者端坐休息后可自行缓解，次日白天无异常感觉。严重者可持续发作，甚至发生急性肺水肿。

端坐呼吸多在病程晚期出现，是肺淤血达到一定程度，平卧回心血量增多、膈肌上抬，呼吸更困难，必须采用高枕卧位、半卧位，甚至坐位，才可减轻呼吸困难。最严重的患者即使端坐床边，下肢下垂，上身前倾，仍不能缓解呼吸困难。

②咳嗽、咳痰、咯血：咳嗽、咳痰早期即可出现，是肺泡和支气管黏膜淤血所致，多发生在夜间，直立或坐位症状减轻。咳白色浆液性泡沫样痰为其特点，偶见痰中带有血丝。如发生急性肺水肿，则咳大量粉红色泡沫痰。

③其他症状：倦怠、乏力、心悸、头晕、失眠、嗜睡、烦躁等症状，重者可有少尿，是与心排血量低下，组织、器官灌注不足的有关表现。

（2）体征

①慢性左侧心力衰竭可有心脏扩大，心尖冲动向左下移位。心率加快、第一心音减弱、心尖区舒张期奔马律，最有诊断价值。部分患者可出现交替脉，是左侧心力衰竭的特征性体征。

②肺部可闻湿啰音，急性肺水肿时可出现哮鸣音。

2. 右侧心力衰竭

（1）症状：主要表现为体循环静脉淤血。消化道症状如食欲缺乏、恶心、呕吐、水肿、腹胀、肝区胀痛等为右侧心力衰竭的最常见症状。

劳力性呼吸困难也是右侧心力衰竭的常见症状。

（2）体征

①水肿：早期在身体的下垂部位和组织疏松部位，出现凹陷性水肿，为对称性。重者可出现全身水肿，并伴有胸腔积液、腹水和阴囊水肿。胸腔积液是因体静脉压力增高所致，胸腔静脉有一部分回流到肺静脉，所以胸腔积液更多见于全心衰竭时，以双侧为多见。

②颈静脉征：颈静脉怒张是右侧心力衰竭的主要体征，其程度与静脉压升高的程度正相关；压迫患者的腹部或肝，回心血量增加而使颈静脉怒张更明显，称为肝颈静脉回流征阳性，肝颈静脉回流征阳性则更是具有特征性。

③肝大和压痛：可出现肝大和压痛；持续慢性右侧心力衰竭可发展为心源性肝硬化，晚期肝脏压痛不明显，但伴有黄疸、肝功能损害和腹水。

④发绀：发绀是由于供血不足，组织摄取血氧相对增加，静脉血氧降低所致。表现为面部毛细血管扩张、发绀、色素沉着。

3. 全心衰竭　右侧心力衰竭继发于左侧心力衰竭而形成全心衰竭，但当右侧心力衰竭后，肺淤血的临床表现减轻。扩张型心肌病等表现左、右心同时衰竭者，肺淤血症状都不严重，左侧心力衰竭的表现主要是心排血量减少的相关症状和体征。

（三）辅助检查

1. X线检查

（1）心影的大小、形态可为病因诊断提供重要依据，根据心脏扩大的程度和动态改变，间接反映心功能状态。

（2）肺门血管影增强是早期肺静脉压增高的主要表现；肺动脉压力增高可见右下肺动脉增宽；肺间质水肿可使肺野模糊；Kerley B线是在肺野外侧清晰可见的水平线状影，是肺小叶间隔内积液的表现，是慢性肺淤血的特征性表现。

2. 超声心动图　超声心动图比X线检查更能准确地提供各心腔大小变化及心瓣膜结构情况。左心室射血分数（LVEF值）可反映心脏收缩功能，正常左心室射血分数值>50%，左心室射血分数值≤40%为收缩期心力衰竭诊断标准。

应用多普勒超声是临床上最实用的判断心室舒张功能的方法，E峰是心动周期的心室舒张早期心室充盈速度的最大值，A峰是心室舒张末期心室充盈的最大值，正常人E/A的比值不小于1.2，中青年应更大。

3. 有创性血流动力学检查　此检查常用于重症心力衰竭患者，可直接反映左心功能。

4. 放射性核素检查　帮助判断心室腔大小，反映左心室射血分数值和左心室最大充盈速率。

（四）治疗

1. 病因治疗

（1）基本病因治疗：对有损心肌的疾病应早期进行有效治疗，如高血压、冠心病、糖尿病、代谢综合征等；心血管畸形、心瓣膜病力争在发生心脏衰竭之前进行介入或外科手术治疗；对于一些病因不明的疾病亦应早期干预如原发性扩张型心肌病，以延缓心室重构。

（2）诱因治疗：积极消除诱因，最常见的诱因是感染，特别是呼吸道感染，积极应用有针对性的抗生素控制感染。心律失常特别是房颤是引起心脏衰竭的常见诱因，对于快速房颤要积极控制心室率，及时复律。纠正贫血、控制高血压等均可防止心力衰竭发生和（或）加重。

2. 一般治疗　减轻心脏负担，限制体力活动，避免劳累和精神紧张。低钠饮食，少食多餐，限制饮水量。给予持续氧气吸入，流量 2~4L/min。

3. 利尿药　利尿药是治疗心力衰竭的常用药物，通过排钠排水减轻水肿、减轻心脏负荷、缓解淤血症状。原则上应长期应用，但在水肿消失后应以最小剂量维持，如氢氯噻嗪 25mg，隔日 1 次。常用利尿药有排钾利尿药如氢氯噻嗪等；襻利尿药如呋塞米、布美他尼（丁脲胺）等；保钾利尿药如螺内酯、氨苯蝶啶等。排钾利尿药主要不良反应是可引起低血钾，应补充氯化钾或与保钾利尿药同用。噻嗪类利尿药可抑制尿酸排泄，引起高尿酸血症，大剂量长期应用可影响胆固醇及糖的代谢，应严密监测。

4. 肾素-血管紧张素-醛固酮系统抑制药

（1）血管紧张素转化酶（ACE）抑制药的应用：ACE 抑制药扩张血管，改善淤血症状，更重要的是降低心力衰竭患者代偿性神经-体液的不利影响，限制心肌、血管重构，维护心肌功能，推迟心力衰竭的进展，降低远期病死率。

①用法：常用 ACE 抑制药如卡托普利 12.5~25mg，2 次/天，培哚普利 2~4mg，1 次/天，贝那普利对有早期肾功能损害患者较适用，使用量是 5~10mg，1 次/天。临床应用一定要从小剂量开始，逐渐加量。

②ACE 抑制药的不良反应：有低血压、肾功能一过性恶化、高血钾、干咳等。

③ACE 抑制药的禁忌证：无尿性肾衰竭、肾动脉狭窄、血肌酐升高 ≥225μmol/L、高血压、低血压、妊娠、哺乳期妇女及对此药过敏者。

（2）血管紧张素受体阻滞药（ARBBs）的应用：ARBBs 在阻断肾素-血管紧张素系统作用与 ACE 抑制药作用相同，但缺少对缓激肽降解抑制作用。当患者应用 ACE 抑制药出现干咳不能耐受，可应用 ARBBs 类药，常用 ARBBs 如坎地沙坦、氯沙坦、缬沙坦等。

ARBBs 类药的用药注意事项、不良反应除干咳以外，其他均与 ACE 抑制药相同。

（3）醛固酮拮抗药的应用：研究证明螺内酯 20mg，1~2 次/天小剂量应用，可以阻断醛固酮效应，延缓心肌、血管的重构，改善慢性心力衰竭的远期效果。

注意事项：中重度心力衰竭患者应用时，需注意血钾的监测；肾功能不全、血肌酐异常、高血钾及应用胰岛素的糖尿病患者不宜使用。

5. β 受体阻滞药　β 受体阻滞药可对抗交感神经激活，阻断交感神经激活后各种有害影响。临床应用其疗效常在用药后 2~3 个月才出现，但明显提高运动耐力，改善心力衰竭预后，降低病死率。

β 受体阻滞药具有负性肌力作用，临床中应慎重应用，应用药物应从小剂量开始，如美托洛尔 12.5mg，1 次/天；比索洛尔 1.25mg，1 次/天；卡维地洛 6.25mg，1 次/天，逐渐加量，适量维持。

注意事项：用药应在心力衰竭稳定、无体液潴留情况下、小剂量开始应用。

患有支气管痉挛性疾病、心动过缓、二度以上包括二度的房室传导阻滞的患者禁用。

6. 正性肌力药物　是治疗心力衰竭的主要药物，适于治疗以收缩功能异常为特征的心力衰竭，尤其对心腔扩大引起的低心排血量心力衰竭，伴快速心律失常的患者作用最佳。

（1）洋地黄类药物：是临床最常用的强心药物，具有正性肌力和减慢心率作用，在增加心肌收缩力的同时，不增加心肌耗氧量。

①适应证：充血性心力衰竭，尤其伴有心房颤动和心室率增快的心力衰竭是最好指征，对心房颤动、心房扑动和室上性心动过速均有效。

②禁忌证：严重房室传导阻滞、肥厚性梗阻型心肌病、急性心肌梗死 24 小时内不宜使用。洋地黄中毒或过量者为绝对禁忌证。

③用法：地高辛为口服制剂，维持量法，0.25mg，1 次/天。此药口服后 2~3 小时血浓度达高峰，4~8 小时获最大效应，半衰期为 1.6 天，连续口服 7 天后血浆浓度可达稳态。适用于中度心力衰竭的维持治疗。

毛花苷 C 为静脉注射制剂，注射后 10 分钟起效，1~2 小时达高峰，每次 0.2~0.4mg，稀释后静脉注射，24 小时总量 0.8~1.2mg。适用于急性心力衰竭或慢性心力衰竭加重时，尤其适用于心力衰竭伴快速心房颤动者。

④毒性反应：药物的治疗剂量和中毒剂量接近，易发生中毒。易导致洋地黄中毒的情况主要有：急性心肌梗死、急性心肌炎引起的心肌损害、低血钾、严重缺氧、肾衰竭等情况。

常见毒性反应有：胃肠道表现如恶心、呕吐；神经系统表现如视物模糊、黄视、绿视；心血管系统表现多为各种心律失常，也是洋地黄中毒最重要的表现，最常见的心律失常是室性期前收缩，多呈二联律。快速房性心律失常伴有传导阻滞是洋地黄中毒特征性的表现。

（2）β 受体兴奋药：临床通常短期应用治疗重症心力衰竭，常用静脉滴注多巴酚丁胺、多巴胺。适用于急性心肌梗死伴心力衰竭的患者；小剂量多巴胺 2~5μg/（kg·min）能扩张肾动脉，增加肾血流量和排钠利尿，从而用于充血性心力衰竭的治疗。

（五）护理

1. 环境与心理护理　保持环境安静、舒适，空气流通；限制探视，减少精神刺激；注意患者情绪变化，做好心理护理，要求患者家属要积极给予患者心理支持和治疗的协助，使患者心情放松情绪稳定，减少机体耗氧量。

2. 休息与活动　一般心功能Ⅰ级：不限制一般的体力活动，但避免剧烈运动和重体力劳动。心功能Ⅱ级：可适当进行轻体力工作和家务劳动，强调下午多休息。心功能Ⅲ级：日常生活可以自理或在他人协助下自理，严格限制一般的体力活动。心功能Ⅳ级：绝对卧床休息，生活需要他人照顾，可在床上做肢体被动运动和翻身，逐步过渡到坐床边或下床活动。当病情好转后，鼓励患者尽早做适量的活动，防止因长期卧床导致的静脉血栓、肺栓塞、便秘和压疮的发生。在活动中要监测有无呼吸困难、胸痛、心悸、疲劳等症状，如有不适应停止活动，并以此作为限制最大活动量的指征。

3. 病情观察

（1）观察水肿情况：注意观察水肿的消长情况，每日测量并记录体重，准确记录液体出入量。

（2）保持呼吸道通畅：监测患者呼吸困难的程度、发绀情况、肺部啰音的变化以及血气分析和血氧饱和度等变化，根据缺氧的轻重程度调节氧流量和吸氧方式。

（3）注意水、电解质变化及酸碱平衡情况：低钾血症可出现乏力、腹胀、心悸、心电图出现 u 波增高及心律失常，并可诱发洋地黄中毒。少数因肾功能减退，补钾过多而致高血钾，严重者可引起心搏骤停。低钠血症表现为乏力、食欲缺乏、恶心、呕吐、嗜睡等症状。如出现上述症状，要及时通报医师及时给予检查、纠正。

4. 保持排便通畅　患者常因精神因素使规律性排便活动受抑制，排便习惯改变，加之胃肠道淤血、进食减少、卧床过久影响肠蠕动，易致便秘。应帮助患者训练床上排便习惯，同时饮食中增加膳食纤维，如发生便秘，应用小剂量缓泻药和润肠药，病情许可时扶患者坐起使用便器，并注意观察患者的心率、反应，以防发生意外。

5. 输液的护理　根据患者液体出入情况及用药要求，控制输液量和速度，以防诱发急性肺水肿。

6. 饮食护理　给予高蛋白、高维生素的易消化清淡饮食，注意补充营养。少量多餐，避免过饱；限制水、钠摄入，每日食盐摄入量少于 5g，服利尿药者可适当放宽。

7. 用药护理

（1）使用利尿药的护理：遵医嘱正确使用利尿药，并注意有关不良反应的观察和预防。监测血钾及有无乏力、腹胀、肠鸣音减弱等低钾血症的表现，同时多补充含钾丰富的食物，必要时遵医嘱补充钾盐。口服补钾宜在饭后或将水剂与果汁同饮；静脉补钾时每 500mL 液体中氯化钾含量不宜超过 1.5g。

应用保钾利尿药需注意有无胃肠道反应、嗜睡、乏力、皮疹，高血钾等不良反应。

利尿药的应用时间选择早晨或日间为宜，避免夜间排尿过频而影响患者的休息。

（2）使用洋地黄的护理

①给药要求：严格遵医嘱给药，发药前要测量患者脉搏 1 分钟，当脉搏<60 次/分或节律不规则时，应暂停服药并通知医生。静脉给药时务必稀释后缓慢静脉注射，并同时监测心率、心律及心电图变化。

②遵守禁忌：注意不与奎尼丁、普罗帕酮、维拉帕米、钙剂、胺碘酮等药物合用，以免降低洋地黄类药物肾排泄率，增加药物毒性。

③用药后观察：应严密观察患者用药后毒性反应，监测血清地高辛浓度。

④毒性反应的处理：立即停用洋地黄类药；停用排钾利尿药；积极补充钾盐；快速纠正心律失常，血钾低者快速补钾，不低的可应用力多卡因等治疗，但一般禁用电复律，防止发生室颤；对缓慢心律失常，可使用阿托品 0.5~1mg 皮下注射或静脉注射治疗，一般不用安置临时起搏器。

（3）肾素-血管紧张素-醛固酮系统抑制药使用的护理：应用 ACE 抑制药时需预防直立性低血压、皮炎、蛋白尿、咳嗽、间质性肺炎等不良反应的发生。应用 ACE 抑制药和（或）ARBBs 期间要注意观察血压、血钾的变化，同时注意要小剂量开始，逐渐加量。

8. 并发症的预防与护理

（1）感染：室内空气流通，每日开窗通风 2 次，寒冷天气注意保暖，长期卧床者鼓励翻身，协助拍背，以防发生呼吸道感染和坠积性肺炎；加强口腔护理，以防发生由于药物治疗引起菌群失调导致的口腔黏膜感染。

（2）血栓形成：长期卧床和使用利尿药引起的血流动力学改变，下肢静脉易形成血栓。应鼓励患者在床上活动下肢和做下肢肌肉收缩运动，协助患者做下肢肌肉按摩。每天用温水浸泡足以加速血液循环，减少静脉血栓形成。当患者肢体远端出现局部肿胀时，提示有发生静脉血栓可能，应及早与医师联系。

（3）皮肤损伤：应保持床褥柔软、清洁、干燥，患者衣服柔软、宽松。对于长期卧床患者应加强皮肤护理，保持皮肤清洁、干燥，定时协助患者更换体位，按摩骨突出处，防止推、拉、扯强硬动作，以免皮肤完整性受损。如需使用热水袋取暖，水温不宜过高，40~50℃为宜，以免烫伤。

对于有阴囊水肿的男患者可用托带支托阴囊，保持会阴部皮肤清洁、干燥；水肿局部有液体外渗情况，要防止继发感染；注意观察皮肤有无发红、破溃等压疮发生，一旦发生压疮要积极给予减少受压、预防感染、促进愈合的护理措施。

9. 健康教育

（1）治疗病因、预防诱因：指导患者积极治疗原发心血管疾病，注意避免各种诱发心力衰竭的因素，如呼吸道感染、过度劳累和情绪激动、钠盐摄入过多、输液过多过快等。育龄妇女注意避孕，要在医师的指导下妊娠和分娩。

（2）饮食要求：饮食要清淡、易消化、富营养，避免饮食过饱，少食多餐。戒烟、酒，多食蔬菜、水果，防止便秘。

（3）合理安排活动与休息：根据心功能的情况，安排适当体力活动，以利于提高心脏储备力，提高活动耐力，同时也帮助改善心理状态和生活质量。但避免重体力劳动，建议患者进行散步、练气功、打太极拳等运动，掌握活动量，以不出现心悸、气促为度，保证充分睡眠。

（4）服药要求：指导患者遵照医嘱按时服药，不要随意增减药物，帮助患者认识所服药物的注意事项，如出现不良反应及时就医。

（5）坚持诊治：慢性心力衰竭治疗过程是终身治疗，应嘱患者定期门诊复诊，防止病情发展。

（6）家属教育：帮助家属认识疾病和目前治疗方法、帮助患者的护理措施和心理支持的技巧，教育其要给予患者积极心理支持和生活帮助，使患者树立战胜疾病信心，保持情绪稳定。

三、急性心力衰竭

急性心力衰竭是指心肌遭受急性损害或心脏负荷突然增加，使心排血量急剧下降，导致组织灌注不足和急性淤血的综合征。以急性左侧心力衰竭最常见，多表现为急性肺水肿或心源性休克。

（一）病因与发病机制

急性广泛心肌梗死、高血压急症、严重心律失常、输液过多过快等原因。使心脏收缩力突然严重减弱，心排血量急剧减少或左心室瓣膜性急性反流，左心室舒张末压迅速升高，肺静脉回流不畅，导致肺静脉压快速升高，肺毛细血管压随之升高，使血管内液体渗入到肺间质和肺泡内，形成急性肺水肿。

（二）临床表现

突发严重呼吸困难为特征性表现，呼吸频率达30~40次/分，患者被迫采取坐位，两腿下垂，双臂支撑以助呼吸，极度烦躁不安、大汗淋漓、口唇发绀、面色苍白。同时频繁咳嗽、咳大量粉红色泡沫痰。病情极重者可以出现意识模糊。

早期血压可以升高，随病情不缓解血压可降低直至休克；听诊可见心音较弱，心率增快，心尖部可闻及舒张期奔马律；两肺满布湿啰音和哮鸣音。

（三）治疗

1. 体位　置患者于两腿下垂坐位或半卧位。

2. 吸氧　吸入高流量（6~8L/min）氧气，加入 30%~50% 乙醇湿化。对病情严重患者可采用呼吸机持续加压面罩吸氧或双水平气道加压吸氧，以增加肺泡内的压力，促进气体交换，对抗组织液向肺泡内渗透。

3. 镇静　吗啡 3~10mg 皮下注射或静脉注射，必要时每 15 分钟重复 1 次，可重复 2~3 次。老年患者须酌情减量或肌内注射。伴颅内出血、神志障碍、慢性肺部疾病时禁用。

4. 快速利尿　呋塞米 20~40mg 静脉注射，在 2 分钟内推注完，每 4 小时可重复 1 次。呋塞米不仅有利尿作用，还有静脉扩张作用，利于肺水肿的缓解。

5. 血管扩张药　血管扩张药应用过程中，要严密监测血压，用量要根据血压进行调整，收缩压一般维持在 100mmHg 左右，对原有高血压的患者血压降低幅度不超过 80mmHg 为度。

（1）硝普钠应用：硝普钠缓慢静脉滴注，扩张小动脉和小静脉，初始用药剂量为 0.3μg/（kg·min），根据血压变化逐渐调整剂量，最大剂量为 5μg/（kg·min），一般维持量 50~100μg/min。因本药含有氰化物，用药时间不宜连续超过 24 小时。

（2）硝酸甘油应用：硝酸甘油扩张小静脉，降低回心血量。初始用药剂量为 10μg/min，然后每 10 分钟调整 1 次，每次增加初始用药剂量为 5~10μg。

（3）酚妥拉明应用：酚妥拉明可扩张小动脉及毛细血管。静脉用药以 0.1mg/min 开始，每 5~10 分钟调整 1 次，增至最大用药剂量为 1.5~2.0mg/min。

6. 洋地黄类药物　可应用毛花苷 C 0.4~0.8mg 缓慢静脉注射，2 小时后可酌情再给 0.2~0.4mg。近期使用过洋地黄药物的患者，应注意洋地黄中毒。对于急性心肌梗死在 24 小时内不宜使用，重度二尖瓣狭窄患者禁用。

7. 平喘　氨茶碱可以解除支气管痉挛，并有一定的正性肌力及扩血管利尿作用。氨茶碱 0.25mg 加入 100mL 液体内静脉滴注，但应警惕氨茶碱过量，肝肾功能减退患者、老年人应减量。

（四）护理

1. 保证休息　立即协助患者取半卧位或坐位休息，双腿下垂，以减少回心血量，减轻心脏前负荷。注意加强皮肤护理，防止因被迫体位而发生的皮肤损伤。

2. 吸氧　一般吸氧流量为 6~8L/min，加入 30%~50% 乙醇湿化，使肺泡内的泡沫表面张力降低破裂，增加气体交换的面积，改善通气。要观察呼吸情况，随时评估呼吸困难改善的程度。

3. 饮食　给予高营养、高热量、少盐、易消化清淡饮食，少量多餐，避免食用产气食物。

4. 病情观察

（1）病情早期观察：注意早期心力衰竭表现，一旦出现劳力性呼吸困难或夜间阵发性呼吸困难，心率增快、失眠、烦躁、尿量减少等症状，应及时与医师联系，并加强观察。如迅速发生极度烦躁不安、大汗淋漓、口唇发绀等表现，同时胸闷、咳嗽、呼吸困难、发绀、咳大量白色或粉红色泡沫痰，应警惕急性肺水肿发生，立即配合抢救。

（2）保持呼吸道通畅：严密观察患者呼吸频率、深度，观察患者的咳嗽情况，痰液的性质和量，协助患者咳嗽、排痰，保持呼吸道通畅。

（3）防止心源性休克：观察患者意识、精神状态，观察患者血压、心率的变化及皮肤颜色、温度变化。

（4）防止病情发展：观察肺部啰音的变化，监测血气分析结果。控制静脉输液速度，一般为每分钟 20~30 滴。准确记录液体出入量。

（5）心理护理：患者常伴有濒死感，焦虑和恐惧，应加强床旁监护，给予安慰及心理支持，以增加战胜疾病信心。医护人员抢救时要保持镇静，表现出忙而不乱，操作熟练，以增加患者的信任和安全感。避免在患者面前议论病情，以免引起误会，加剧患者的恐惧。必要时可留亲属陪伴患者。

（6）用药护理：应用吗啡时注意有无呼吸抑制、心动过缓；用利尿药要准确记录尿量，注意水、电解质和酸碱平衡情况；用血管扩张药要注意输液速度、监测血压变化；用硝普钠应现用现配，避光滴注，有条件者可用输液泵控制滴速；洋地黄制剂静脉使用时要稀释，推注速度宜缓慢，同时观察心电图变化。

（毛　雪）

第二节　心律失常

心律失常是指心脏冲动的频率、节律、起源部位、传导速度或激动顺序的异常。

一、概述

（一）发病机制

1. 冲动形成异常　窦房结、房室结等具有自律性的组织本身发生病变，或自主神经系统兴奋性改变均可导致不适当的冲动发放。此外在缺氧、电解质紊乱、儿茶酚胺增多及药物等病理状态下，原无自律性的心肌细胞如心房肌和心室肌细胞出现自律性异常增高，可导致快速性心律失常。

2. 冲动传导异常　折返是快速性心律失常的最常见发病机制。产生折返的基本条件是传导异常，它包括：①心脏两个或多个部位的传导性与不应期各不相同，相互连接成一个闭合环。②其中一条通路发生单向传导阻滞。③另一条通路传导缓慢，使原先发生阻滞的通道有足够时间恢复兴奋性。④原先阻滞的通道再次激动，从而完成一次折返冲动。激动在环内反复循环，产生持续而快速的心律失常（图6-1）。

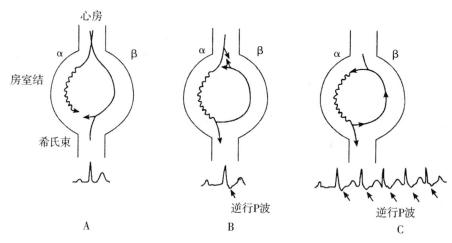

图6-1　房室结内折返示意图

房室结内有 α 与 β 两条通路。α 传导速度慢，不应期短；β 传导速度快，不应期长。A. 窦性心律时，冲动沿 β 路径前传至心室，同时沿 α 路径前传，但遭遇不应期未能抵达希氏束；B. 房性期前收缩受阻于 β 路径，由 α 路径缓慢传导到心室。冲动沿 β 路径逆向传导返回至心房，完成单次折返；C. 心房回波再循 α 路径前传，折返持续，引起折返性心动过速

（二）分类

1. 按其发生原理可分为激动起源异常及激动传导异常两大类　见图6-2。

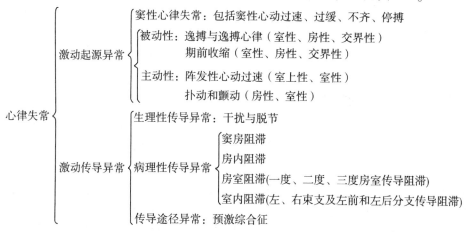

图6-2　心律失常按发生机制分类

2. 按心律失常发生时心率的快慢，可分为快速性心律失常与缓慢性心律失常。前者包括期前收缩、心动过速、扑动或颤动等，后者包括窦性心动过缓、房室传导阻滞等。

（三）病因

1. 老化　随着增龄，心脏传导系统有老化现象，起搏细胞和传导细胞的数量减少，导致自律性降低，故老年人易出现窦房结功能低下和各种传导阻滞。其次，老年人 β 受体数目减少或变性，对 β 肾上腺素能调节的反应性减弱，心脏对血液中儿茶酚胺敏感性降低，压力感受器和副交感神经对心率或心律的调节功能也减弱，从而易发生各种心律失常。

2. 器质性心脏病 其中以冠心病、心肌病、心肌炎和风湿性心脏病为多见，尤其在发生心力衰竭或急性心肌梗死时。

3. 药物和电解质紊乱 如洋地黄、奎尼丁、低血钾等。

4. 其他病因 如甲状腺功能亢进或减退，心脏自主神经功能失调，高热，麻醉、低温、胸腔或心脏手术等；部分病因不明。

5. 正常人在劳累、情绪激动或紧张、摄取刺激性食物，如咖啡、浓茶、吸烟、饮酒或辛辣制品，也可发生心律失常，如期前收缩、心动过速。

二、窦性心律失常

源于窦房结的心脏激动为窦性心律。其心电图表现为：①窦性 P 波在Ⅰ、Ⅱ、aVF 导联直立，aVR 倒置。②P-R 间期 0.12~0.20 秒。同一导联的 P-P 间期差值<0.12 秒。③频率为 60~100 次/分。窦性心律的频率因年龄、性别、体力活动等不同有显著的差异。由于窦房结冲动形成过快、过慢或不规则或窦房结冲动传导障碍所致的心律失常称为窦性心律失常。

（一）窦性心动过速、窦性心动过缓

1. 心电图特征 心电图表现符合窦性心律特征，如成人窦性心律的频率>100 次/分，称为窦性心动过速；心率<60 次/分，称为窦性心动过缓，常同时伴窦性心律不齐（不同 PP 间期差异>0.12 秒）。

2. 病因 窦性心动过速可见于健康人吸烟、饮茶或咖啡、饮酒、体力活动及情绪激动时。某些病理状态如发热、贫血、甲状腺功能亢进、休克、心肌缺血、充血性心力衰竭以及应用肾上腺素、阿托品等药物时亦可出现窦性心动过速。窦性心动过缓常见于健康青年人、运动员及睡眠状态。其他原因如颅内出血、甲状腺功能减退、低温、严重缺氧、阻塞性黄疸，以及应用胺碘酮等抗心律失常药物。窦房结病变及急性下壁心肌梗死亦常伴发窦性心动过缓。

3. 临床表现 窦性心动过速可无症状或有心悸感。窦性心动过缓一般也无症状，但心率过慢时可出现胸闷、头晕、晕厥等心排血量不足表现。

4. 治疗 窦性心动过速应先针对病因治疗，同时去除诱因。如治疗甲状腺功能亢进、充血性心力衰竭等。必要时给予 β 受体阻滞剂或非二氢吡啶类钙通道拮抗剂，以减慢心率。

无症状的窦性心动过缓无须治疗。如因心率过慢出现心排血量不足症状时，可应用阿托品或异丙肾上腺素等药物治疗，但长期应用易产生严重副作用，宜考虑心脏起搏治疗。

（二）病态窦房结综合征

此病简称病窦综合征，是指由于窦房结病变导致其功能减退，产生多种心律失常的综合表现。患者可出现一种以上的心律失常。主要特征为窦性心动过缓，当伴快速性心动过速时称心动过缓-心动过速综合征（简称慢-快综合征）。

1. 病因

（1）诸多病变如冠心病、心肌病、心肌淀粉样变、风心病或外科手术损伤等原因均可损害窦房结，导致窦房结起搏及传导功能受损。

（2）窦房结周围神经及心房肌的病变，窦房结动脉供血减少亦是其病因。

2. 心电图特征　①持续而显著的窦性心动过缓，心率在 50 次/分以下，并非由药物引起，且用阿托品不易纠正。②窦性停搏（较长时间内无 P 波与 QRS 波群出现，长的 PP 间期与基本的窦性 PP 间期无倍数关系）或窦房传导阻滞。③窦房传导阻滞及房室传导阻滞并存。④慢-快综合征。⑤交界性逸搏心律。

3. 临床表现　患者可出现与心动过缓相关的脑、心、肾等重要脏器供血不足表现，如发作性头晕、黑矇、乏力、胸痛、心悸等，严重者可发生晕厥，甚至发生阿-斯综合征。

4. 治疗　治疗原则为：无症状者无须治疗，但要定期随访。对于有症状的病窦综合征患者应行起搏治疗。慢-快综合征心动过速发作者，单独应用抗心律失常药物可能加重心动过缓，应先起搏治疗后再应用抗心律失常药物治疗。

三、房性心律失常

房性心律失常包括房性期前收缩（房早）、房性心动过速（房速）、心房扑动（房扑）、心房颤动（房颤）。房颤是成人最常见的持续性心律失常，在此将主要介绍。房颤是指规律有序的心房电活动丧失，代之以快速且无序的颤动波，是最严重的心房电活动紊乱。患病率随年龄的增长而增多，60 岁以上的人群中，房颤的发生率占 6% 以上，因此，房颤是老年人最常见的心律失常之一。

1. 病因　房颤主要见于器质性心脏病患者，如风湿性心瓣膜病、冠心病、高血压性心脏病、甲状腺功能亢进等，正常人情绪激动、运动或大量饮酒时后亦可发生。有不到 1/3 的患者无明确心脏病依据，称为特发性（孤立性、良性）房颤。

2. 心电图特征　①P 波消失，代之以小而不规则的 f 波，频率为 350~600 次/分，扑动波间的等电位线消失。②心室率极不规则，一般在 100~160 次/分之间，交感神经兴奋、甲状腺功能亢进等可加快心室率，洋地黄可延长房室结不应期而减慢心室率。③QRS 波形态基本正常，伴有室内差异性传导可增宽变形。

3. 临床表现　临床表现取决于心室率。房颤不伴快心室率时，患者可无症状；伴快心室率（>150 次/分）时可诱发心绞痛、心力衰竭。血栓栓塞和心力衰竭是房颤最主要的并发症。房颤时心房丧失收缩功能，血液容易在心房内淤滞而形成血栓，栓子脱落可导致体循环栓塞，其中以脑动脉栓塞发生率最高。二尖瓣狭窄或脱垂伴房颤时脑栓塞的发生率更高。房颤时心房收缩功能丧失和长期心率增快可导致心力衰竭，增加死亡率。

房颤时心脏听诊示第一心音强弱不等，心律极不规则，心室率快时可出现脉搏短绌。一旦房颤患者的心室率变得规则，应考虑以下几种可能：①恢复窦性心律。②转变为房速或房扑。③发生房室交界性心动过速或室性心动过速。④如心室律变得慢而规则（30~60 次/分），提示可能出现完全性房室传导阻滞。

4. 治疗

（1）积极治疗原发病：对于某些疾病如甲亢、急性酒精中毒、药物所致的房颤，在祛除病因之后，房颤可能自行消失，也可能持续存在。

（2）恢复窦性心律：这是房颤治疗的最佳结果。只有恢复窦性心律（正常心律），才能达到完全治疗房颤的目的；所以对于任何房颤患者均应该尝试恢复窦性心律的治疗方法。可采取直流电复律或药物复律，常用和证实有效的药物有胺碘酮、伊布利特、多非利特等。射频消融可根治房颤。

（3）控制快速心室率：对于不能恢复窦性心律的房颤患者，可以应用药物减慢较快的心室率。常用药物如下。①β受体阻滞剂：是最有效、最常用的药物，可单独应用。②钙通道拮抗剂：如维拉帕米和地尔硫䓬也可有效用于房颤时的心室率控制，尤其对于运动状态下的心室率的控制优于地高辛，和地高辛合用的效果也优于单独使用。尤其多用于无器质性心脏病或左室收缩功能正常以及伴有慢性阻塞性肺疾病的患者。③洋地黄：一直被认为是在紧急情况下控制房颤心室率的一线用药，目前临床上多用于伴有左心衰时的心室率控制。④胺碘酮：在其他药物控制无效或禁忌时、在房颤合并心力衰竭需紧急控制心室率时可首选胺碘酮与洋地黄合用。

（4）抗凝治疗：慢性房颤患者不能恢复窦性心律，有较高的栓塞发生率。过去有栓塞史、瓣膜病、高血压、糖尿病、老年患者、左心房扩大及冠心病者发生栓塞的危险性更大。存在上述任何一种情况者均应接受抗凝治疗。口服华法林使凝血酶原时间国际标准化比率（INR）维持在 2.0~3.0，能有效预防脑卒中的发生。不宜用华法林及无以上危险因素者，可用阿司匹林 100~300mg/d；抗凝治疗时应严密监测有无出血倾向。

四、房室交界性心律失常

房室交界性心律失常包括房室交界区性期前收缩（交界早）、房室交界区性逸搏与逸搏心律、非阵发性房室交界区性心动过速、与房室交界区相关的折返性心动过速、预激综合征。与房室交界区相关的折返性心动过速或称为阵发性室上性心动过速（PSVT），简称室上速，本节重点阐述。室上速由折返机制引起者多见，以房室结内折返性心动过速最常见。室上速常无器质性心脏病表现，不同性别及年龄均可发病。

1. 心电图特征　①心率 150~250 次/分，节律规则。②QRS 波形态与时限正常，如发生室内差异性传导，QRS 波时间与形态异常。③P 波为逆行性，常埋于 QRS 波内或位于其终末部分，且两者保持固定关系。④起始突然，通常由一个房性期前收缩触发，其下传的 P-R 间期显著延长，随之出现心动过速发作。

2. 临床表现　心动过速发作呈突然发生与终止，持续时间长短不一。患者可有心悸、胸闷、焦虑、头晕，少数有晕厥、心绞痛等，症状轻重取决于发作时心室率的快速程度及持续时间，亦与原发病严重程度有关。体检心尖区第一心音强度恒定，心律绝对规则。

3. 治疗

（1）急性发作期根据患者的基础心脏情况，既往发作史，对心动过速耐受程度进行适当处理以终止发作。

①刺激迷走神经。如患者心功能正常，可先尝试刺激迷走神经的方法。诱导恶心、冰水敷面。Valsalva 动作（深吸气后屏气，再用力呼气的动作）。按摩一侧颈动脉窦或压迫一侧眼球（青光眼或高度近视者禁用）5~10 秒。可终止心动过速的发作，但停止刺激后有时又恢复原来的心率。

②药物治疗。a. 腺苷及钙通道阻滞剂：首选腺苷 6~12mg 快速静推，起效迅速。无效者可改用维拉帕米治疗，低血压或心力衰竭者不应选用钙拮抗剂。b. 洋地黄与 β 受体阻滞剂：房室结折返性心动过速伴心功能不全时首选洋地黄，其他患者已少用此药。β 受体阻滞剂也能终止发作，但应注意禁忌证，如避免用于失代偿的心力衰竭、支气管哮喘患者。c. 其他：可选用普罗帕酮 1~2mg/kg 静脉注射。

③非药物治疗：食管心房调搏术亦可有效终止发作。直流电复律可用于患者发作时伴有严重心绞痛、低血压、充血性心力衰竭表现。

（2）预防复发

①射频消融术可有效根治心动过速，应优先考虑使用。

②药物可选用洋地黄、钙通道阻滞剂及β受体阻滞剂。

五、室性心律失常

室性心律失常主要包括室性期前收缩、室性心动过速、心室扑动与颤动。由于室性心律失常易导致心肌收缩不协调等，相对而言对机体所造成的危害更大。

（一）室性期前收缩

室性期前收缩也称室性早搏，简称室早，是最常见的心律失常，为提早出现的、源于窦房结以外心室任何部位的异位心律。

1. 病因　正常人与各种心脏病患者均可发生室早。正常人发生室早的机会随年龄增长而增加，心肌缺血缺氧、麻醉、心肌炎等亦可发生室早。洋地黄等中毒发生严重心律失常前，常先有室早出现。另外，电解质紊乱、焦虑、过量烟酒及咖啡可为室早的诱因。

2. 心电图特征　①提前发生的宽大畸形的 QRS 波群，时限>0.12 秒，其前无 P 波，ST-T 波与主波方向相反。②其后有完全性代偿间歇，即包含室性期前收缩在内的、前后两个下传的窦性 RR 间期，等于两个窦性 RR 间期。二联律是指每个窦性搏动后跟随一个室早；三联律是每两个正常搏动后跟随一个室早。连续两个室早称为成对室早。同一导联内室早形态相同者为单形性室早；形态不同者为多形性或多源性室早。室性期前收缩的 QRS 波群起始部落在前面的 T 波上，称为"RonT"现象。

3. 临床表现　患者可无症状，或有心悸、心前区不适和乏力等。听诊时，室早的第二心音减弱或听不到，第一心音后出现较长的停顿。患者是否有症状及症状的严重程度与期前收缩的频发程度常常不直接相关。频发性、成对出现、多源性、RonT 现象的室性期前收缩，因有进一步发展为室速甚至室颤的可能，又称为危险性室性期前收缩，应引起重视。

4. 治疗　应考虑有无器质性心脏病，是否影响心排血量以及发展为严重心律失常的可能性来决定治疗原则。

（1）无器质性心脏病：如无明显症状常无须用药治疗。如症状明显，宜做好解释，说明良性预后，消除顾虑；避免诱因如情绪紧张、劳累、吸烟、咖啡等。药物可选用镇静剂、β受体阻滞剂、普罗帕酮、美西律等。

（2）急性心肌缺血：急性心梗初期一旦出现室早与室性心动过速，应立即静脉使用利多卡因，以防室颤发生；若患者发生窦性心动过速与室早，早期应用β受体阻滞剂也可能减少室颤的危险。但室颤与室早之间并无必然联系，无须预防性使用抗心律失常药。

（3）慢性心脏病变：心肌梗死后与心肌病患者常伴室早，若无禁忌证，可用β受体阻滞剂或胺碘酮治疗。

（二）室性心动过速

室性心动过速简称室速。

室速常发生于各种器质性心脏病患者，最常见的是冠心病急性心肌梗死。发作时间稍长，则常出现严重血流动力学的改变，心脑器官供血不足明显，因此，临床上都表现较为紧急，是心血管病常见急症之一。

1. 心电图特征 ①3个或3个以上的室性期前收缩连续出现。②QRS波群宽大畸形，时限>0.12秒，ST-T波与QRS主波方向相反。③心室率通常100~250次/分，节律规则或略不规则。④心房波与QRS无固定关系，形成房室分离，可有心室夺获和室性融合波。⑤发作通常突然开始。

2. 临床表现 临床症状的轻重与室速发作时的心室率、持续时间、基础心脏病变和心功能状况有关。发作时间<30秒、能自行终止的非持续性室速的患者常无症状。持续性室速（发作时间>30秒，需药物或电复律方能终止）常伴血流动力学障碍和心肌缺血，患者可有血压下降、少尿、晕厥、心绞痛等症状。听诊时心率轻度不规则，第一、二心音分裂。

3. 治疗 治疗原则为有器质性心脏病或有明确诱因者首先给予针对性治疗；无器质性心脏病者发生非持续性室速，如无症状或无血流动力学障碍，处理原则同室早。持续性室速发作者，无论有无器质性心脏病，都应给予治疗。兴奋迷走神经的方式大多不能终止室速的发作。

（1）急性发作期的处理：急性发作期的处理原则为终止室速发作。

①同步直流电复律：已出现低血压、休克、心绞痛、充血性心力衰竭或脑血流灌注不良等症状，应首选迅速施行电复律，但洋地黄中毒引起者不宜用电复律。

②药物治疗：血流动力学尚稳定时，可先用抗心律失常药物治疗，无效再行电复律。首选利多卡因，其他药物可选用普罗帕酮、胺碘酮、普鲁卡因胺等。

（2）预防复发：治疗原则包括治疗基础疾病和消除诱因、抗心律失常药物治疗（如β受体阻滞剂、胺碘酮、普罗帕酮等）、外科治疗、射频消融治疗及植入式心脏复律除颤仪（IDC）治疗等。

（三）心室扑动与心室颤动

心室扑动与心室颤动简称室扑与室颤，是致命性的心律失常，如不治疗3~5分钟内可致命。室扑是室颤的前奏，室颤是导致心源性猝死的常见心律失常，也是临终前循环衰竭的心律改变。引起室扑与室颤的常见原因是缺血性心脏病，如冠心病、心肌病、瓣膜病；另外，抗心律失常药特别是引起长QT间期延长的药物如奎尼丁、严重缺血缺氧、预激综合征合并房颤等亦可引起室扑或室颤。

1. 心电图特征

（1）室扑：无正常的QRS-T波群，代之以连续快速的正弦波图形，波幅大而规则，频率为150~300次/分。

（2）室颤：出现波形、振幅及频率均极不规则的低小波（<0.2mv），无法辨别QRS-T波群，频率达200~500次/分。

2. 临床表现 包括抽搐、意识丧失、呼吸停顿甚至死亡。听诊心音消失，测不到脉搏及血压。无泵衰竭或心源性休克的急性心肌梗死患者出现的原发性室颤，预后较佳，抢救成功率较高，复发很低。反之，非伴随急性心梗的室颤，一年内复发率高达20%~30%。

3. 治疗 应争分夺秒进行抢救，尽快恢复有效心室收缩。抢救应遵循心肺复苏原则进行。最有效的方法是立即非同步直流电除颤，无条件电除颤的应即刻给予胸外心脏按压。

六、房室传导阻滞

房室传导阻滞是指由于生理或病理的原因，窦房结的冲动经心房传至心室的过程中，房室交界区出现部分或完全的传导阻滞。按阻滞的严重程度可将传导阻滞分三度：一度、二度为不完全性房室传导阻滞。三度为完全性传导阻滞，所有冲动都不能传导至心室。

1. 病因

（1）正常人或运动员可发生莫氏Ⅰ型（文氏型）房室阻滞，夜间多见，与迷走神经张力增高有关。

（2）器质性心脏病：是房室传导阻滞最常见的病因，如高血压性心脏病、冠心病、心脏瓣膜病。

（3）其他：心脏手术、电解质紊乱、药物中毒、甲状腺功能低下等都是房室阻滞的病因。

2. 心电图特征

（1）一度房室传导阻滞：一度房室传导阻滞仅有房室传导时间的延长，时间 >0.20 秒，无 QRS 波群脱落。

（2）二度房室传导阻滞

①Ⅰ型：又名文氏阻滞，较常见，极少发展为三度房室传导阻滞。心电图表现为：P-R 间期进行性延长，直至一个 P 波受阻不能下传心室。包含受阻 P 波在内的 R-R 间期小于正常窦性 PP 间期的两倍。QRS 波群大多正常。最常见的房室传导比例为 3 ：3 或 5 ：4。

②Ⅱ型：又称莫氏现象，易转变成三度房室传导阻滞。心电图特征为：下传的搏动中，P-R 间期固定不变，时限可正常亦可延长。有间歇性 QRS 波群脱落，常呈 2 ：1 或 3 ：1。

③QRS 波形态正常，则阻滞可能位于房室结内。

PR 间期逐渐延长，直至 P 波后的 QRS 波脱落，出现长间歇，为文氏型传导阻滞。P 波规律出现，PR 间期固定，P 波与 QRS 波之比为 2 ：1~3 ：2，为莫氏Ⅱ型房室传导阻滞。

（3）三度房室传导阻滞：心电图特征如下。①心房和心室的激动各自独立，互不相关。②心房率快于心室率，心房冲动来自窦房结或异位心房节律。③心室起搏点通常在阻滞部位以下，如为希氏束及其近邻，则频率 40~60 次/分，QRS 波正常；如位于室内传导系统的远端，则心室率在 40 次/分以下，QRS 波增宽。

3. 临床表现 一度房室传导阻滞的患者常无症状。二度房室传导阻滞可有心悸，也可无症状。三度房室阻滞的症状取决于心室率快慢与原发病变，可有疲倦、乏力、头晕，甚至晕厥、心肌缺血和心力衰竭的表现。突发的三度房室传导阻滞常因心室率过慢导致急性脑缺血，患者可出现意识丧失、甚至抽搐等症状，称为阿-斯综合征，严重可发生猝死。

听诊时，一度房室传导阻滞可有第一心音减弱；二度房室传导阻滞文氏型可有第一心音逐渐减弱，并有心搏脱落；莫氏型有间歇性心搏脱落，但第一心音强度恒定。三度房室传导阻滞的第一心音强度经常变化，可闻及大炮音，心率多在 40~60 次/分，伴有低血压。

4. 治疗 针对不同病因、不同阻滞程度及症状轻重进行不同的治疗。

（1）一度与二度Ⅰ型房室阻滞：心室率不太慢，故无须特殊治疗。

（2）二度Ⅱ型与三度房室阻滞：心室率显著减慢，伴有明显症状与血流动力学障碍，甚至出现阿-斯综合征，应及时提高心室率。

①药物治疗：阿托品（0.5~2.0mg，静脉注射），适用于房室结阻滞的患者。异丙肾上腺素（1~4μg/min，静脉滴注）适用于任何部位的房室阻滞，但急性心肌梗死患者易产生严重室性心律失常，故此类患者应慎用。上述药物不应长期使用。

②心脏起搏治疗：心室率低于40次/分，症状严重，特别是有阿–斯综合征发作者，应首选临时或埋藏式心脏起搏治疗。

七、心律失常患者的护理

（一）主要护理诊断/问题

1. 活动无耐力　与心律失常导致心排血量减少有关。

2. 焦虑/恐惧　与疾病带来的不适感、意识到自己的病情较重及不适应监护室气氛等有关。

3. 潜在的并发症　猝死。

4. 有受伤的危险　与心律失常引起的头晕及晕厥有关。

（二）护理措施

1. 病情观察

（1）心电监护：密切监测患者的血压、脉搏及呼吸的变化。应注意有无引起猝死的严重心律失常征兆如频发性、多源性或成对室早、室速，密切监测高度房室传导阻滞、病窦综合征等患者的心室率。发现上述情况应立即汇报医师处理，同时做好抢救准备。

（2）组织灌注不足的征象：倾听患者的主诉，观察患者的神志、面色、四肢末梢循环的变化，同时监测尿量。对行房颤电复律的患者，应注意有无栓塞征象的出现。

2. 休息与活动　功能性或轻度器质性心律失常且血流动力学改变不大的患者，应注意劳逸结合，可维持正常工作和生活，积极参加体育锻炼，以改善自主神经功能。血流动力学不稳定的患者应绝对卧床休息，以减少心肌耗氧量，降低交感神经活性。协助做好生活护理，保持大便通畅，避免和减少不良刺激。

3. 饮食护理　食物宜清淡、低脂、富纤维素及含钾丰富，少食多餐，避免饱食。合并心衰者应限制钠盐的摄入；鼓励进食含钾丰富的食物，避免低血钾诱发心律失常；鼓励多食纤维素丰富的食物，以保持大便通畅；戒烟酒，避免食用刺激性强的食物和咖啡、浓茶等。

4. 对症护理

（1）心悸：各种原因引起的心律失常均可导致心悸。①告诫患者保持情绪稳定，避免不良刺激与诱发因素。②症状明显时尽量避免左侧卧位，因该卧位时患者感觉到心脏搏动而使不适感加重。③伴呼吸困难、发绀时，给予2~4L/min氧气吸入，必要时遵医嘱服用β受体阻滞剂等药物。④做好基础心脏病的护理工作，因多数严重心悸患者的心律失常均存在基础心脏病。

（2）眩晕、晕厥：该病多为骤发，严重心律失常造成长时间心脏停搏或无有效的心排血量是心源性晕厥的最常见病因。常历时短暂，多在1~2分钟内恢复。

①避免诱因：嘱患者避免剧烈活动、情绪激动或紧张、快速改变体位以及屏气动作等。

②一旦出现眩晕、晕厥症状。a. 应立即使患者平卧位，保持气道通畅。b. 检查患者有无呼吸和脉搏，如无，则应立即叩击心前区1~2次，作体外心脏按压，并尽早电击除颤。

c. 建立静脉通道。d. 给予氧气吸入。

（3）阿-斯综合征和猝死

①加强心律失常高危患者的评估与监护，如冠心病、心力衰竭、心肌病、心肌炎、药物中毒、电解质紊乱和低氧血症、酸碱失衡。

②避免诱因：情绪创伤、劳累、寒冷、失眠、排便用力等是诱发猝死的因素，护士应正确指导患者的休息和活动，注意心理疏导，保持安静、舒适的生活环境，减少干扰，以降低猝死的发生率。

③当患者发生较严重心律失常时：绝对卧床休息，保持情绪稳定。给予鼻导管吸氧，持续心电监护，建立静脉通路并保持通畅。准备好抗心律失常的药物、抢救药品、除颤仪、临时起搏器等，随时做好抢救准备。对于突然发生室扑或室颤的患者，立即行非同步直流电除颤。

5. 用药、安置起搏器及心脏电复律的护理

（1）用药护理。①正确、准确使用抗心律失常药：口服药应按时按量服用；静脉注射速度应缓慢（腺苷除外），宜5~15分钟内注完；滴注药物可用输液泵调节速度。用药过程中及用药后要注意观察患者心律、心率、血压、呼吸及意识状况，以判断疗效。②观察药物不良反应（表6-1）。

表6-1 常用抗心律失常药物的适应证及不良反应

药名	适应证	不良反应
奎尼丁	房性与室性期前收缩；各种快速性心动过速；心房颤动和扑动；预防上述心律失常复发。	1. 消化道症状：厌食、呕吐、恶心、腹泻、腹痛等。 2. 心脏方面：窦性停搏、房室阻滞、QT间期延长与尖端扭转性室速、晕厥、低血压。 3. 其他：视听觉障碍、意识模糊、皮疹、发热。
普鲁卡因胺		1. 心脏方面：中毒浓度抑制心肌收缩力，低血压、传导阻滞与QT间期延长及多形性室速。 2. 胃肠道反应较奎尼丁少见，中枢神经系统反应较利多卡因少见。 3. 其他：可见发热、粒细胞减少症；药物性狼疮。
利多卡因	急性心肌梗死或复发性室性快速性心律失常；心室颤动复苏后防止复发。	1. 神经系统方面：眩晕、感觉异常、意识模糊、谵妄、昏迷。 2. 心脏方面：少数可引起窦房结抑制，房室传导阻滞。
美西律	急、慢性室性快速性心律失常（特别是QT间期延长者）；常用于小儿先天性心脏病及室性心律失常。	1. 心脏方面：低血压（发生于静脉注射时）、心动过缓。 2. 其他：呕吐、恶心、运动失调、震颤、步态障碍、皮疹。
普罗帕酮	室性期前收缩；各种类型室上性心动过速，难治性、致命性室速。	1. 心脏方面：窦房结抑制、房室传导阻滞、加重心力衰竭。 2. 其他：眩晕、味觉障碍、视力模糊；胃肠道不适；可能加重支气管痉挛。

续　表

药名	适应证	不良反应
β受体阻滞剂	甲状腺功能亢进、嗜铬细胞瘤、麻醉、运动与精神诱发的心律失常；房颤与房扑时减慢心室率；室上性心动过速；洋地黄中毒引起的心动过速、期前收缩等；长QT间期延长综合征；心肌梗死后。	1. 心脏方面：低血压、心动过缓、充血性心力衰竭、心绞痛患者突然撤药引起症状加重、心律失常、急性心肌梗死。 2. 其他：加剧哮喘与慢性阻塞性肺疾病；间歇性跛行、雷诺现象、精神抑郁；糖尿病患者可能出现低血糖、乏力。
胺碘酮	各种快速心律失常；肥厚性心肌病，心肌梗死后室性心律失常、复苏后预防室性心律失常复发。	1. 最严重心外毒性为肺纤维化；转氨酶升高；光过敏，角膜色素沉着；甲状腺功能亢进或减退；胃肠道反应。 2. 心脏方面：心动过缓，致心律失常作用少。
维拉帕米	各种折返性室上性心动过速；房颤与房扑时减慢心室率，某些特殊类型的室速。	1. 增加地高辛浓度。 2. 心脏方面：低血压、心动过缓、房室阻滞、心搏停顿。禁用于严重心力衰竭、严重房室传导阻滞、房室旁路前传的房颤、严重窦房结病变、室性心动过速、心源性休克。
腺苷	折返环中含有房室结的折返性心动过速的首选药；心力衰竭、严重低血压适用。	潮红，短暂的呼吸困难、胸部压迫感（1分钟左右），可有短暂的窦性停搏、室性期前收缩或短阵室性心动过速。

（2）安置起搏器及心脏电复律的护理。

6. 心理护理　经常与患者交流，倾听心理感受，给予必要的解释与安慰，加强巡视。鼓励家属安慰患者，酌情增减家属探视时间。

（三）健康教育

心律失常的预后取决于有无器质性心脏病及心律失常的类型、严重程度。健康教育主要体现在以下几个方面。

1. 疾病知识宣教　向患者讲解心律失常的病因、诱因、临床表现及防治知识。教会患者及家属自测脉搏和心律，每天1次，每次1分钟，并做好记录。积极治疗原发病，遵医嘱服用抗心律失常药，不可自行增减或停药，同时注意药物的副作用。有晕厥史的患者应避免从事驾驶、高空作业等危险工作，出现头晕等脑缺血症状时，应立即平卧，下肢适当抬高。教会家属心肺复苏术，以备急用。

2. 避免诱因　注意休息，劳逸结合，情绪稳定，防止增加心脏负担。无器质性心脏病的患者应积极参与体育锻炼，改善自主神经功能。有器质性心脏病的患者根据心功能情况酌情活动。快速型心律失常患者应戒烟酒、避免摄入刺激性食物，如咖啡、浓茶、槟榔等；心动过缓者应避免屏气用力动作，如用力排便，以免兴奋迷走神经而加重心动过缓。

3. 及时就诊　①脉搏过缓，少于60次/分，并有头晕、目眩或黑矇。②脉搏过快，超过100次/分，休息及情绪稳定时仍不减慢。③脉律不齐，有漏搏、期前收缩超过5次/分。④原来整齐的脉搏出现脉搏忽强忽弱、忽快忽慢。⑤应用抗心律失常药物后出现不良反应。

4. 定期门诊复查ECG。

（毛　雪）

第三节 冠状动脉硬化性心脏病

冠状动脉粥样硬化性心脏病是冠状动脉粥样硬化后造成管腔狭窄、阻塞和（或）冠状动脉功能性痉挛，导致心肌缺血、缺氧引起的心脏病，简称冠心病，又称缺血性心脏病，是动脉硬化引起器官病变的最常见类型，也是严重危害人们健康的常见病。本病发病多在 40 岁以后，早期男性发病率多于女性。

根据本病的病理解剖和病理生理变化的不同和临床表现特点，1979 年世界卫生组织将冠状动脉粥样硬化性心脏病分为：隐匿型冠心病、心绞痛型冠心病、心肌梗死型冠心病、缺血性心肌病及猝死型冠心病五种临床类型。

近年来临床专家将冠状动脉粥样硬化性心脏病分为急性冠状动脉综合征和慢性缺血综合征两大类。急性冠状动脉综合征类型中包括不稳定型心绞痛、非 ST 段抬高性心肌梗死、ST 抬高性心肌梗死、猝死型冠心病。慢性缺血综合征类型中包括稳定型心绞痛、冠状动脉正常的心绞痛（X 综合征）、无症状性心肌缺血、缺血性心肌病。

一、心绞痛

心绞痛临床分型分为稳定型心绞痛和不稳定型心绞痛。稳定型心绞痛是指在冠状动脉粥样硬化的基础上，由于心肌负荷增加，发生冠状动脉供血不足，导致心肌急剧暂时的缺血、缺氧所引起的临床综合征。

（一）病因与发病机制

当冠状动脉的供血与心肌需血量之间发生矛盾时，冠状动脉血流量不能满足心肌细胞代谢需要，造成心肌暂时的出现缺血、缺氧，心肌在缺血、缺氧情况下产生的代谢产物，刺激心脏内的传入神经末梢，颈$_{1\sim5}$胸交感神经节和相应的脊髓段，传入大脑，再与自主神经进入水平相同脊髓段的脊神经所分布的区域，即胸骨后、胸骨下段、上腹部、左肩、左臂前内侧与小指，产生疼痛感觉。由于心绞痛不是躯体神经传入，因此不能准确定位，常不是锐痛。

正常心肌耗氧的多少主要取决心肌张力、心肌收缩强度、心率，因此常用"心率×收缩压"，作为评估心肌耗氧的指标。心肌能量的产生需要心肌细胞将血液中大量的氧摄入，因此，当氧供需增加的时候，就难从血液中摄入更多的氧，只能增加冠状动脉的血流量提供。在正常情况下，冠状动脉血流量是随机体生理需要而变化，在剧烈体力活动、缺氧等情况时，冠状动脉就要扩张，使血流量增加，满足机体需要。

当冠状动脉粥样硬化所致的冠脉管腔狭窄和（或）部分分支闭塞时，冠状动脉扩张能力减弱，血流量减少，对心肌供血处于相对固定状态，一般休息状态可以无症状。当心脏负荷突然增加时，如劳累、情绪激动等，使心肌张力增加、心肌收缩力增加、心率增快，都可以引起心肌耗氧量增加，冠状动脉不能相应扩张以满足心肌需血量，引起心绞痛发作。另外如主动脉瓣膜病变、严重贫血、肥厚型心肌病等，由于血液携带氧的能力降低或是肥厚的心肌使心肌耗氧增加，或是心排血量过低/舒张压过低，均可造成心肌氧的供需失衡，心肌缺血、缺氧，引发心绞痛。各种原因引起冠状动脉痉挛，不能满足心肌需血量，亦可引发心绞痛。

稳定型心绞痛常发生于劳累、激动的当时，典型心绞痛在相似的情况下可重复出现，但是同样的诱因情况，可以只是在早晨而不在下午出现心绞痛，提示与早晨交感神经兴奋性增高等昼夜节律变化有关。当发作的规律有变化或诱因强度降低仍诱发心绞痛发作，常提示患者发生不稳定型心绞痛。

（二）临床表现

1. 症状　阵发性胸痛或心前区不适是典型心绞痛的特点。

（1）疼痛部位：胸骨体中上段、胸骨后可波及心前区，甚至整个前胸，边界表达不清。可放射至左肩、左臂内侧，甚至可达左手环指和小指，也可向上放射可至颈、咽部和下颊部，也可放射至上腹部甚至下腹部。

（2）疼痛性质：常为压迫感、发闷、紧缩感也可为烧灼感，偶可伴有濒死、恐惧感。患者可因疼痛而被迫停止原来的活动，直至症状缓解。

（3）持续时间：1~5 分钟，一般不超过 15 分钟。

（4）缓解方式：休息或含服硝酸甘油后几分钟内缓解。

（5）发作频率：发作频率不固定，可数天或数周发作 1 次，也可 1 天内多次发作。

（6）诱发因素：有体力劳动、情绪激动、饱餐、寒冷、吸烟、休克等情况。

2. 体征　发作时可有心率增快，暂时血压升高。有时出现第四或第三心音奔马律。也可有心尖部暂时性收缩期杂音，出现交替脉。

（三）辅助检查

1. 心电图检查　心电图检查是发现心肌缺血，诊断心绞痛最常用的检查方法。

（1）静息心电图检查：缓解期可无任何表现。心绞痛发作期特征性的心电图可见 ST 段压低>0.1mV，T 波低平或倒置，ST 段改变比 T 波改变更具有特异性。少部分患者发作时有低平、倒置的 T 波变为直立，也可以诊断心肌缺血。T 波改变对于心肌缺血诊断的特异性不如 ST 段改变，但发作时的心电图与发作前的心电图进行比较有明显差别，而且发作之后心电图有所恢复，有时具有诊断意义。

部分患者发作时可出现各种心律失常，最常见的是左束支传导阻滞和左前分支传导阻滞。

（2）心电图负荷试验：心电图负荷试验是最常用的运动负荷试验。心绞痛患者在运动中出现典型心绞痛，心电图有 ST 段水平型或下斜型压低≥0.1mV，持续 2 分钟即为运动负荷试验阳性。

2. 超声心动图　缓解期可无异常表现，心绞痛发作时可发现节段性室壁运动异常，可有一过性心室收缩、舒张功能障碍的表现。

超声心动图负荷试验是诊断冠心病的方法之一，敏感性和特异性高于心电图负荷试验，可以识别心肌缺血的范围和程度。

3. 放射性核素检查　^{201}TI（铊）静息和负荷心肌灌注显像，在静息状态可以见到心肌梗死后瘢痕部位的铊灌注缺损的显像。负荷心肌灌注显像是在运动诱发心肌缺血时，显示出冠状动脉供血不足而导致的灌注缺损。

4. 冠状动脉造影　冠状动脉造影目前是诊断冠心病的金标准。可发现冠状动脉系统病变的范围和程度，当管腔直径缩小 75% 以上时，将严重影响心肌供血。

（四）治疗

心绞痛治疗的主要目的，一是预防心肌梗死及猝死，改善预后；二是减轻症状，提高生活质量。

1. 心绞痛发作期治疗

（1）休息：发作时立刻休息，一般在停止活动后 3~5 分钟症状即可消失。

（2）应用硝酸酯类药物：硝酸酯类药物是最有效、作用最快终止心绞痛发作的药物，如舌下含化硝酸甘油 0.3~0.6mg，1~2 分钟开始起效，作用持续 30 分钟左右，或舌下含化硝酸异山梨酯 5~10mg，2~5 分钟起效，作用持续 2~3 小时。

2. 缓解期治疗

（1）去除诱因：尽量避免已确知的诱发因素，保持体力活动，调整活动量，避免过度劳累；保持平和心态，避免心情紧张、情绪激动；调整饮食结构，严禁烟酒，避免饱餐。

控制血压，将血压控制在 130/80mmHg 以下；改善生活方式，控制体重；积极治疗糖尿病，控制糖化血红蛋白≤7%。

（2）应用硝酸酯制剂：硝酸酯制剂可以扩张容量血管，减少静脉回流，同时对动脉也有轻度扩张，降低心脏后负荷，进而降低心肌耗氧量。硝酸酯制剂可以扩张冠状动脉，增加心肌供血，改善需血氧与供血氧的矛盾，缓解心绞痛症状。

①硝酸甘油：舌下含服，起效快，常用于缓解心绞痛发作。

②硝酸甘油气雾剂：也常可用于缓解心绞痛发作，作用方式如同舌下含片。

③2% 硝酸甘油贴剂：适用于预防心绞痛发作，贴在胸前或上臂，缓慢吸收。

④二硝酸异山梨酯：二硝酸异山梨酯口服，每次 5~20mg，3 次/天，服用后 30 分钟起效，作用维持 3~5 小时。舌下含服 2~5 分钟起效，每次可用 5~10mg，维持时间为 2~3 小时。

硝酸酯制剂不良反应有头晕、头部跳痛感、面红、心悸等，静脉给药还可有血压下降。硝酸酯制剂持续应用可以产生耐药性。

（3）应用 β 受体阻滞药：β 受体阻滞药是冠心病二级预防的首选药，应终身服用。如普萘洛尔、阿替洛尔、美托洛尔等。使用剂量应个体化，在治疗过程中以清醒时静息心率不低于 50 次/分为宜。从小剂量开始，逐渐增加剂量，以达到缓解症状，改善预后目的。如果必须停药应逐渐减量，避免突然停药引起症状反跳，甚至诱发急性心肌梗死。对于心动过缓、房室传导阻滞患者不宜使用。慢性阻塞性肺疾病、支气管哮喘、心力衰竭、外周血管病患者均应慎用。

（4）应用钙离子拮抗药：钙离子拮抗药抑制心肌收缩，扩张周围血管，降低动脉压，降低心脏后负荷，减少心肌耗氧量。还可以扩张冠状动脉，缓解冠状动脉痉挛，改善心内膜下心肌的供血。临床常用制剂有硝苯地平、地尔硫䓬等。

常见不良反应有胫前水肿、面色潮红、头痛、便秘、嗜睡、心动过缓、房室传导阻滞等。

（5）应用抑制血小板聚集的药物：冠状动脉内血栓形成是急性冠心病事件发生的主要特点，抑制血小板功能对于预防事件、降低心血管死亡具有重要意义。临床常用肠溶阿司匹林 75~150mg/d，主要不良反应是胃肠道症状，严重程度与药物剂量有关，引发消化道出血的年发生率为 1‰~2‰。如有消化道症状及不能耐受、过敏、出血等情况，可应用氯吡格雷和质子泵抑制药如奥美拉唑，替代阿司匹林。

（五）护理

1. 一般护理 发作时应立即休息，同时舌下含服硝酸甘油。缓解期可适当活动，避免剧烈运动，保持情绪稳定。秋、冬季外出应注意保暖。对吸烟患者应鼓励戒烟，以免加重心肌缺氧。

2. 病情观察 了解患者发生心绞痛的诱因，发作时疼痛的部位、性质、持续时间、缓解方式、伴随症状等。发作时应尽可能描记心电图，以明确心肌供血情况。如症状变化应警惕急性心肌梗死的发生。

3. 用药护理 应用硝酸甘油时，嘱咐患者舌下含服，或嚼碎后含服，应在舌下保留一些唾液，以利于药物迅速溶解而吸收。含药后应平卧，以防低血压的发生。服用硝酸酯类药物后常有头胀、面红、头晕、心悸等血管扩张的表现，一般持续用药数天后可自行好转。对于心绞痛发作频繁或含服硝酸甘油效果不好的患者，可静脉滴注硝酸甘油，但注意滴速，需监测血压、心率变化，以免造成血压降低。青光眼、低血压者禁忌。

4. 饮食护理 给予低热量、低脂肪、低胆固醇、少糖、少盐、适量蛋白质、丰富的维生素饮食，宜少食多餐，不饮浓茶、咖啡，避免辛辣刺激性食物。

5. 健康教育

（1）饮食指导：告诉患者宜摄入低热量、低动物脂肪、低胆固醇、少糖、少盐、适量蛋白质食物，饮食中应有适量的纤维素和丰富的维生素，宜少食多餐，不宜过饱，不饮浓茶、咖啡，避免辛辣刺激性食物。肥胖者控制体重。

（2）预防疼痛：寒冷可使冠状动脉收缩，加重心肌缺血，故冬季外出应注意保暖。告诉患者洗澡不要在饱餐或饥饿时进行，洗澡水温不要过冷或过热，时间不宜过长，不要锁门，以防意外。有吸烟习惯的患者应戒烟，因为吸烟产生的一氧化碳影响氧合，加重心肌缺氧，引发心绞痛。

（3）活动与休息：合理安排活动和休息缓解期可适当活动，但应避免剧烈运动（如快速登楼、追赶汽车），保持情绪稳定，避免过劳。

（4）定期复查：定期检查心电图、血脂、血糖情况，积极治疗高血压、控制血糖和血脂。如出现不适疼痛加重，用药效果不好，应到医院就诊。

（5）按医嘱服药：平时要随身携带保健药盒（内有保存在深色瓶中的硝酸甘油等药物）以备急用，并注意定期更换。学会自我监测药物的不良反应，自测脉率、血压，密切观察心率血压变化，如发现心动过缓应到医院调整药物。

二、急性心肌梗死

急性心肌梗死是在冠状动脉硬化的基础上，冠状动脉血供应急剧减少或中断，使相应的心肌发生严重持久的缺血导致心肌坏死。临床表现为持久的胸前区疼痛、发热、血白细胞计数增多、血清心肌坏死标记物增多和心电图进行变化，还可发生心律失常、休克或心力衰竭三大并发症，亦属于急性冠状动脉综合征的严重类型。

（一）病因与发病机制

基本病因是冠状动脉粥样硬化，造成一支或多支血管狭窄，在侧支循环未建立时，使心肌供血不足。也有极少数患者由于冠状动脉栓塞、炎症、畸形、痉挛和冠状动脉口阻塞为基本病因。

在冠状动脉严重狭窄的基础上，一旦心肌需血量猛增或冠状动脉血供锐减，使心肌缺血达 20~30 分钟或以上，即可发生急性心肌梗死。

研究证明，多数心肌梗死是由于粥样斑块破溃、出血、管腔内血栓形成，使管腔闭塞。还有部分患者是由于冠状动脉粥样斑块内或其下出血或血管持续痉挛，也可使冠状动脉完全闭塞。

促使粥样斑块破裂、出血、血栓形成的诱因有：①机体交感神经活动增高，应激反应性增强，心肌收缩力加强、心率加快、血压增高。②饱餐，特别在食用大量脂肪后，使血脂升高，血黏稠度增高。③剧烈活动、情绪过分紧张或过分激动、用力排便或血压突然升高，均可使左心室负荷加重。④脱水、出血、手术、休克或严重心律失常，可使心排血量减少，冠状动脉灌注减少。

急性心肌梗死发生并发症，均可使冠状动脉灌注量进一步降低，心肌坏死范围扩大。

（二）临床表现

1. 先兆表现　50%以上的患者发病数日或数周前有胸闷、心悸、乏力、恶心、大汗、烦躁、血压波动、心律失常、心绞痛等前驱症状。以新发生的心绞痛，或原有心绞痛发作频繁且程度加重、持续时间长、服用硝酸甘油效果不好为常见。

2. 主要症状

（1）疼痛：为最早、最突出的症状，其性质和部位与心绞痛相似，但程度更剧烈，伴有烦躁、大汗、濒死感。一般无明显的诱因，疼痛可持续数小时或数天，经休息和含服硝酸甘油无效。少数患者症状不典型，疼痛可位于上腹部或颈背部，甚至无疼痛表现。

（2）全身症状：一般在发生疼痛 24~48 小时或以后，出现发热、心动过速。一般发热体温在 38℃ 左右，多在 1 周内恢复正常。可有胃肠道症状如恶心、呕吐、上腹胀痛，重者可有呃逆。

（3）心律失常：有 75%~95% 的患者发生心律失常，多发生于病后 1~2 天，前 24 小时内发生率最高，以室性心律失常最多见，如频发室性期前收缩，成对出现或呈短阵室性心动过速，常是出现室颤先兆。室颤是急性心肌梗死早期患者死亡的主要原因。

（4）心源性休克：疼痛时常见血压下降，如疼痛缓解时，收缩压 < 80mmHg（10.7kPa），同时伴有烦躁不安、面色苍白或发绀、皮肤湿冷、脉搏细速、尿量减少、反应迟钝，则为休克表现，约 20% 的患者常于心肌梗死后数小时至 1 周内发生。

（5）心力衰竭：约 50% 的患者在起病最初几天，疼痛或休克好转后，出现呼吸困难、咳嗽、发绀、烦躁等左侧心力衰竭的表现，重者可发生急性肺水肿，随后可出现颈静脉怒张、肝大、水肿等右侧心力衰竭的表现。右心室心肌梗死患者可发病开始即可出现右侧心力衰竭表现，同时伴有血压下降。

3. 体征　多数患者心率增快，但也有少数患者心率变慢，心尖部第一心音减低，出现第三、四心音奔马律。有 10%~20% 的患者在发病的 2~3 天，由于反应性纤维性心包炎，可出现心包摩擦音。可有各种心律失常。

除极早期血压可增高外，随之几乎所有患者血压下降，发病前高血压患者血压可降至正常，而且多数患者不再恢复起病前血压水平。

可有与心律失常、休克、心力衰竭相关体征。

4. 其他并发症 乳头肌功能不全或断裂、心室壁瘤、栓塞、心脏破裂、心肌梗死后综合征等。

（三）辅助检查

1. 心电图改变

（1）特征性改变：①面向坏死区的导联，出现宽而深的异常 Q 波。②在面向坏死区周围损伤区的导联，出现 ST 段抬高呈弓背向上。③在面向损伤区周围心肌缺氧区的导联，出现 T 波倒置。④在背向心肌梗死的导联则出现 R 波增高、ST 段压低、T 波直立并增高。

（2）动态性改变：起病数小时后 ST 段弓背向上抬高，与直立的 T 波连接成单向曲线；2 天内出现病理性 Q 波，R 波减低；数日后 ST 段恢复至基线水平，T 波低平、倒置或双向；数周后 T 波可倒置，病理性 Q 波永久遗留。

2. 实验室检查

（1）肌红蛋白：肌红蛋白敏感性高但特异性不高，起病后 2 小时内升高，12 小时内达到高峰，24～48 小时恢复正常。

（2）肌钙蛋白：肌钙蛋白 I 或肌钙蛋白 T 起病后 3～4 小时升高。肌钙蛋白 I 11～24 小时达到高峰，7～10 天恢复正常。肌钙蛋白 T 24～48 小时达到高峰，10～14 天恢复正常。

这些心肌结构蛋白含量增加是诊断心肌梗死的敏感指标。

（3）血清心肌酶：出现肌酸激酶同工酶 CK-MB、磷酸肌酸激酶、门冬氨酸氨基转移酶、乳酸脱氢酶升高，其中磷酸肌酸激酶是出现最早、恢复最早的酶，肌酸激酶同工酶 CK-MB 诊断敏感性和特异性均极高，起病 4 小时内增高，16～24 小时达到高峰，3～4 天恢复正常。增高程度与梗死的范围呈正相关，其高峰出现时间是否提前有助于判断溶栓治疗是否成功。

（4）血细胞：发病 24～48 小时后白细胞升高（10～20）×10⁹/L，中性粒细胞增多，嗜酸性粒细胞减少；红细胞沉降率增快；C 反应蛋白增高。

（四）治疗

急性心肌梗死治疗原则是尽快恢复心肌血流灌注，挽救心肌，缩小心肌缺血范围，防止梗死面积扩大，保护和维持心功能，及时处理各种并发症。

1. 一般治疗

（1）休息：急性期卧床休息 12 小时，若无并发症，24 小时内应鼓励患者床上活动肢体，第 3 天可床边活动，第 4 天起逐步增加活动量，1 周内可达到每日 3 次步行 100～150 米。

（2）监护：急性期进行心电图、血压、呼吸监护，密切观察生命体征变化和心功能变化。

（3）吸氧：急性期持续吸氧 4～6L/min，如发生急性肺水肿，按其处理原则处理。

（4）抗凝治疗：无禁忌证患者嚼服肠溶阿司匹林 150～300mg，连服 3 天，以后改为 75～150mg/d，长期服用。

2. 解除疼痛 哌替啶 50～100mg 肌内注射或吗啡 5～10mg 皮下注射，必要时 1～2 小时可重复使用 1 次，以后每 4～6 小时重复使用，用药期间要注意防止呼吸抑制。疼痛轻的患者可应用可待因或罂粟碱 30～60mg 肌内注射或口服。也可用硝酸甘油静脉滴注，但需注意心率、血压变化，防止心率增快、血压下降。

3. 心肌再灌注 心肌再灌注是一种积极治疗措施，应在发病12小时内，最好在3~6小时进行，使冠状动脉再通，心肌再灌注，使濒临坏死的心肌得以存活，坏死范围缩小，减轻梗死后心肌重塑，改善预后。

（1）经皮冠状动脉介入治疗（PCI）：实施PCI首先要有具备实施介入治疗条件，并建立急性心肌梗死急救的绿色通道，患者到院明确诊断之后，即要对患者给予常规治疗，又要做好术前准备的同时将患者送入心导管室。

①直接PCI适应证：ST段抬高和新出现左束支传导阻滞。ST段抬高性心肌梗死并发休克。非ST段抬高性心肌梗死，但梗死的动脉严重狭窄。有溶栓禁忌证，又适宜再灌注治疗的患者。

注意事项：发病12小时以上患者不宜实施PCI。对非梗死相关的动脉不宜实施PCI。心源性休克需先行主动脉球囊反搏术，待血压稳定后方可实施PCI。

②补救PCI：对于溶栓治疗后仍有胸痛，抬高的ST段降低不明显，应实施补救PCI。

③溶栓治疗再通后PCI：溶栓治疗再通后，在7~10天行冠状动脉造影，对残留的狭窄血管并适宜的行PCI，可进行PCI。

（2）溶栓疗法：对于由于各种原因没有进行介入治疗的患者，在无禁忌证情况下，可尽早行溶栓治疗。

①适应证。溶栓疗法适应证有：2个以上（包括两个）导联ST段抬高或急性心肌梗死伴左束支传导阻滞，发病<12小时，年龄<75岁。ST段抬高明显心肌梗死患者，>75岁。ST段抬高性心肌梗死发病已达12~24小时，但仍有胸痛、广泛ST段抬高者。

②禁忌证。溶栓疗法禁忌证有：既往病史中有出血性脑卒中。近1年内有过缺血性脑卒中、脑血管病。颅内肿瘤。近1个月有过内脏出血或已知出血倾向。正在使用抗凝药。近1个月有创伤史、>10分钟的心肺复苏；近3周来有外科手术史；近2周内有在不能压迫部位的大血管穿刺术。未控制高血压>180/110mmHg。未排除主动脉夹层。

③常用溶栓药物。尿激酶（UK）在30分钟内静脉滴注150万~200万U；链激酶（SK）、重组链激酶（rSK）在1小时内静脉滴注150万U。应用链激酶须注意有无过敏反应，如寒战、发热等。重组组织型纤溶酶原激活药（rt-PA）在90分钟内静脉给药100mg，先静脉注射15mg，继而在30分钟内静脉滴注50mg，随后60分钟内静脉滴注35mg。另外，在用rt-PA前后均需静脉滴注肝素，应用rt-PA前需用肝素5 000U，用rt-PA后需每小时静脉滴注肝素700~1 000U，持续使用2天。之后3~5天，每12小时皮下注射肝素7 500U或使用低分子肝素。

血栓溶解指标：①抬高的ST段2小时内回落50%。②2小时内胸痛消失。③2小时内出现再灌注性心律失常。④血清CK-MB酶峰值提前出现。

4. 心律失常处理 室性心律失常常可引起猝死，应立即处理，首选给予利多卡因静脉注射，反复出现可使用胺碘酮治疗，发生室颤时立即实施电复律；对房室传导阻滞，可用阿托品、异丙肾上腺素等药物，严重者需安装人工心脏起搏器。

5. 控制休克 补充血容量，应用升压药物及血管扩张药，纠正酸碱平衡紊乱。如处理无效时，应选用在主动脉内球囊反搏术的支持下，积极行经皮冠状动脉成形术或支架置入术。

6. 治疗心力衰竭　主要是治疗急性左侧心力衰竭。急性心肌梗死24小时内禁止使用洋地黄制剂。

7. 二级预防　预防动脉粥样硬化、冠心病的措施属于一级预防，对于已经患有冠心病、心肌梗死患者预防再次梗死，防止发生心血管事件的措施属于二级预防。

二级预防措施有：①应用阿司匹林或氯吡格雷等药物，抗血小板集聚。应用硝酸酯类药物，抗心绞痛治疗。②预防心律失常，减轻心脏负荷。控制血压在140/90mmHg以下，合并糖尿病或慢性肾功能不全应控制在130/80mmHg以下。③戒烟、控制血脂。④控制饮食，治疗糖尿病，糖化血红蛋白应低于7%，体重指数应控制在标准体重之内。⑤对患者及家属要普及冠心病相关知识教育，鼓励患者有计划、适当地运动。

（五）护理

1. 身心休息　急性期绝对卧床，减少心肌耗氧，避免诱因。保持安静，减少探视避免不良刺激，保证睡眠。陪伴和安慰患者，操作熟练，有条不紊，理解并鼓励患者表达恐惧。

2. 改善活动耐力　改善活动耐力，帮助患者制订逐渐活动计划。对于有固定时间和情境出现疼痛的患者，可预防性给药。若患者在活动后出现呼吸加快或困难、脉搏过快或停止后3分钟未恢复，血压异常、胸痛、眩晕应停止活动，并以此作为限制最大活动量的指标。

3. 病情观察　监护5~7天，监测心电图、心率、心律、血压、血流动力学，有并发症应延长监护时间。如心率、心律和血压变化，出现心律失常，特别是室性心律失常和严重的房室传导阻滞、休克的发生，及时报告医师处理。观察尿量、意识改变，以帮助判断休克的情况。

4. 吸氧　前3天给予高流量吸氧4~6L/min，而后可间断吸氧。如发生急性肺水肿，按其处理原则护理。

5. 镇痛护理　遵医嘱给予哌替啶、吗啡、哌替啶等镇痛药物，对于烦躁不安的患者可给予地西泮肌内注射。观察疼痛性质及其伴随症状的变化，注意有无呼吸抑制、心率加快等不良反应。

6. 防止便秘护理　向患者强调预防便秘的重要性，食用富含纤维食物。注意饮水，1 500mL/d。遵医嘱长期服用缓泻药，保证排便通畅。必要时应用润肠药、低压灌肠等。

7. 饮食护理　给予低热量、低脂、低胆固醇和高维生素饮食，少量多餐，避免刺激性食品。

8. 溶栓治疗护理　溶栓前要建立并保持静脉通道畅通。仔细询问病史，除外溶栓禁忌证；溶栓前需检查血常规、凝血时间、血型，配血备用。

溶栓治疗中观察患者有无寒战、皮疹、发热等过敏反应。应用抗凝药物如阿司匹林、肝素，使用过程中应严密观察有无出血倾向。应用溶栓治疗时应严密监测出凝血时间和纤溶酶原，防止出血，注意观察有无牙龈、皮肤、穿刺点出血，观察尿、粪便的颜色。出现大出血时需立即停止溶栓，输鱼精蛋白、输血。

溶栓治疗后应定时记录心电图、检查心肌酶谱，观察胸痛有无缓解。

9. 经皮冠状动脉介入治疗后护理　防止出血与血栓形成，停用肝素4小时后，复查全血凝固时间，凝血时间在正常范围之内，拔除动脉鞘管，压迫止血，加压包扎，患者继续卧床24小时，术肢制动。同时，严密观察生命体征，有无胸痛。观察足背动脉搏动情况，鞘管留置部位有无出血、血肿。

10. 预防并发症

（1）预防心律失常及护理：急性期要持续心电监护，发现频发室性期前收缩，成对的、多源性的、呈 RonT 现象的室性期前收缩或发现房室传导阻滞时，应及时通知医师处理，遵医嘱应用利多卡因等抗心律失常药物，同时要警惕发生室颤、猝死。

电解质紊乱、酸碱失衡也是引起心律失常的重要因素，要监测电解质和酸碱平衡状态，准备好急救药物和急救设备如除颤器、起搏器等。

（2）预防休克及护理：遵医嘱给予扩容、纠酸、血管活性药物，避免脑缺血、保护肾功能，让患者平卧位或头低足高位。

（3）预防心力衰竭及护理：在起病最初几天甚至在心肌梗死演变期内，急性心肌梗死的患者可以发生心力衰竭，多表现左侧心力衰竭。因此要严密观察患者有无咳嗽、咳痰、呼吸困难、尿少等症状，观察肺部有无湿性啰音。避免情绪烦躁、饱餐、用力排便等加重心脏负荷的因素。如发生心力衰竭，即按心力衰竭护理进行护理。

11. 健康教育

（1）养成良好生活习惯：调整生活方式，缓解压力，克服不良情绪，避免饱餐、寒冷刺激。洗澡时应注意：不在饱餐和饥饿时洗，水温和体温相当，时间不要过长，卫生间不上锁，必要时有人陪同。

（2）积极治疗危险因素：积极治疗高血压、高血脂、糖尿病、控制体重于正常范围，戒除烟酒。自觉落实二级预防措施。

（3）按时服药：了解所服药物作用、不良反应，随身带药物和保健卡。按时服药、定期复查，终身随诊。

（4）合理饮食：食用低热量、低脂、低胆固醇，总热量不宜过高的饮食，以维持正常体重为度。清淡饮食，少量多餐。避免大量刺激性食品。多食含纤维素和果胶的食物。

（毛　雪）

第七章

消化内科疾病的护理

第一节　消化系统疾病的常见症状与体征的护理

一、恶心与呕吐

恶心与呕吐是消化系统疾病的常见症状。恶心是指一种对食物反感或食后即想呕吐的感觉。呕吐是指胃内容物或一部分小肠内容物，通过食管逆流出口腔的一种复杂的反射性动作。

恶心常是呕吐的前驱症状，也可单独出现。呕吐是人体的一种本能，可将有害物由胃排出，从而起到保护作用。因此，恶心、呕吐也是身体的一个警示。但持久而剧烈的呕吐可引起水、电解质紊乱，代谢性碱中毒及营养障碍等。

（一）常见原因

1. 胃源性呕吐　当胃黏膜受到化学性或机械性刺激（如急性胃炎、胃癌等）或胃过度充盈（幽门梗阻）时即可发生呕吐。

2. 腹部疾病引起的反射性呕吐　各种急腹症，如肠梗阻、腹膜炎、阑尾炎、胆管及胰腺疾病，因刺激迷走神经纤维引起反射性呕吐。

（二）临床表现

1. 呕吐物量大，见于幽门梗阻、小肠上部梗阻。

2. 呕吐物为血性，见于上消化道出血，如食管下端黏膜撕裂症、溃疡病、出血性胃炎、胃癌、食管静脉曲张破裂等。

3. 混有胆汁，提示梗阻的部位在十二指肠以下。

4. 混有隔餐食物或隔日食物，提示幽门梗阻。

5. 呕吐物有粪臭味，提示小肠低位梗阻、麻痹性肠梗阻、近段肠腔内有大量细菌繁殖、结肠梗阻或有回盲瓣关闭不全、结肠造瘘或上段小肠结肠瘘。

6. 呕吐物中见少量未消化食物，见于贲门失弛缓症等食管性呕吐。

（三）辅助检查

1. 体检

（1）一般检查：注意营养状态、精神状态，有无失水现象。

（2）腹部检查：有无振水音和胃肠蠕动波、肠型。有无腹胀、腹壁有无紧张、压痛、反跳痛。腹部有无包块及移动性浊音，肠鸣音有无亢进、减弱或消失。

（3）眼底检查：有无脑膜刺激症状、脑膜刺激的神经反射征，颅压增高时应做眼底检查。

2. 实验室检查　恶心、呕吐患者的实验室检查：①血常规、尿常规及酮体的检查。②血糖、尿素氮及二氧化碳结合力的测定。③电解质及肝功能检查。④必要时做呕吐物化学分析或细菌培养。⑤疑有颅内疾患时，做脑脊液检查。

3. X线检查　恶心、呕吐患者的 X 线检查包括腹部透视或平片，食管、胃肠、胆囊或颅骨摄影等，必要时做脑 CT、脑血管造影、磁共振检查。

4. 特殊检查　①食管测压：用于发现食管动力性疾病，如弥漫性食管痉挛、贲门失弛缓等引起的假性呕吐。②胃排空测定：包括放射性闪烁扫描显像法、胃超声评价液体食物的排空以及 ^{13}C 尿素呼气试验。③胃电图：用于识别胃起搏点的节律异常，但存在信号不良、伪差与临床症状相关性差等缺点。④胃肠测压：是评价上胃肠道动力异常最可靠的生理学检查，但是检查烦琐、昂贵、操作困难。

（四）治疗原则

1. 治疗原则　呕吐的治疗原则：①积极寻找病因，给予针对性的治疗。②镇吐对症治疗。③纠正水、电解质代谢紊乱。④其他并发症治疗。

2. 对症治疗

（1）呕吐严重时禁食，待呕吐逐渐好转后，可给流质或半流质饮食。

（2）补液维持水、电解质及酸碱平衡。

（3）适当给予镇静、镇吐或解痉药物，如多潘立酮 10mg 或甲氧氯普胺 10mg，每日 2～3 次口服。

（4）针灸治疗：胃肠病引起的呕吐针刺足三里、内关、中脘穴位。脑部疾病引起的呕吐针刺合谷、少商、足三里穴位。

（五）护理评估

1. 健康史

（1）常见原因：妊娠呕吐、反应性呕吐、消化系统疾病、急性中毒、呼吸系统疾病、泌尿系统疾病、循环系统疾病、妇科疾病、青光眼、遗传因素、胃及十二指肠运动异常、应激紧张、吸烟、饮酒等。

（2）恶心、呕吐的规律性：餐后近期内出现呕吐，并有骤起的集体发病情况，应考虑食物中毒；神经性呕吐多在餐后即刻发生；在餐后较久或积数餐之后才出现呕吐的，多见于消化性溃疡及胃癌等引起的幽门、十二指肠慢性不全梗阻。

（3）恶心、呕吐发生时间：晨间呕吐在育龄女性应考虑早期妊娠反应，有时也见于尿毒症或慢性酒精中毒。有些鼻窦炎因分泌物刺激咽部，也有晨起恶心和干呕。夜间呕吐多见于幽门梗阻。

（4）恶心、呕吐的特点：一般呕吐常先有明显恶心，然后出现呕吐。但神经性呕吐可不伴有恶心或仅有轻微恶心，呕吐并不费力，甚至可以随心所欲地呕吐。高血压脑病或颅内病变引起颅压增高时，也常常没有恶心而突然出现喷射状呕吐。

（5）恶心、呕吐物的性质：幽门梗阻的呕吐物含有隔餐或隔日食物，有酸臭味；呕吐物中含有多量黄色胆汁，多见于频繁剧烈呕吐或十二指肠乳头以下的肠梗阻；大量呕吐多见于幽门梗阻或急性胃扩张，一次呕吐可超过 1 000mL；呕吐物有粪便臭味的可能是低位肠梗阻；呕吐大量酸性胃液多见于高酸性胃炎、活动期十二指肠溃疡或促胃液素瘤；呕吐物呈咖啡样或鲜红色，考虑上消化道出血。

2. 身体状况　对于频繁、剧烈呕吐者，评估血压、尿量、皮肤弹性及有无水、电解质平衡紊乱等症状。

（六）护理问题

1. 有体液不足的危险　与大量呕吐导致失水有关。

2. 活动无耐力　与频繁呕吐导致失水和电解质有关。

3. 焦虑　与频繁呕吐、不能进食有关。

（七）护理措施

1. 评估患者的一般情况　包括年龄、原发疾病、全身情况、生命体征、神志、营养状况，有无失水表现。评估患者心理状态，恶心、呕吐发生的时间、频率、原因或诱因、与进食的关系等。

2. 生活护理　协助患者进行日常生活活动。患者呕吐时应协助其坐起或侧卧，头偏向一侧，以免误吸。呕吐完毕协助漱口，更换污染衣物、被褥，开窗通风去除异味。遵医嘱应用镇吐药物及其他治疗，促使患者逐步恢复正常饮食和体力。告知患者坐起、站立时动作应缓慢，以免发生直立性低血压。

3. 应用放松技术　常用深呼吸、转移注意力等放松技术，减少呕吐的发生。深呼吸法：用鼻吸气，然后张口慢慢呼气，反复进行；转移注意力：通过与患者交谈，或倾听轻松的音乐、阅读喜爱的文章等方法转移患者注意力。

4. 心理护理　通过观察患者以及与患者家属交谈，了解患者心理状态，耐心解答患者及家属所提出的种种疑惑。解释呕吐与精神因素的关系，讲解精神紧张不利于呕吐的缓解，而且紧张、焦虑影响食欲及消化能力。

5. 病情观察　患者呕吐量大时，注意有无水、电解质及酸碱平衡失调。

（1）监测生命体征：定时测量和记录患者生命体征直至稳定。血容量不足时可发生心动过速、呼吸急促、血压降低，特别是直立性低血压。持续性呕吐导致大量胃液丢失而发生代谢性碱中毒时，患者呼吸浅而慢。

（2）观察失水征象：准确记录每日的出入量、尿比重、体重。动态观察实验室检查结果，如电解质、酸碱平衡状态。观察患者有无失水征象，依失水程度不同，患者可出现软弱无力、口渴、皮肤黏膜干燥及弹性减弱、尿量减少、尿比重增高，甚至出现烦躁、神志不清及昏迷等表现。

（3）观察呕吐情况：观察患者呕吐的特点，记录呕吐的次数，呕吐物的性质、量、颜色及气味。

（4）积极补充水分和电解质：剧烈呕吐不能进食或严重水、电解质失衡时，主要通过静脉输液给予纠正。口服补液时，应少量多次饮用，以免再次引起恶心、呕吐。口服补液未能达到所需补液量时，需要静脉输液以恢复和保持机体的液体平衡。

二、呕血与黑便

呕血是指上消化道或消化器官出血，血液从口腔呕出。上消化道或小肠出血时，血红蛋白的铁质在肠道经硫化物作用形成黑色硫化铁，粪便可呈黑色而发亮，称为柏油样便。常由上消化道疾病（食管、胃十二指肠、胃空肠吻合术后的空肠、胰腺、胆管）急性出血所致，少数见于某些全身性疾病。大量呕血易发生失血性休克，危及生命。

（一）临床表现

每日出血量超过 60mL 即可有黑便；有呕血则提示胃内储血量至少达 300mL。呕血前常有上腹不适及恶心，大量出血时常发生急性周围循环衰竭，对出血量的判断见表 7-1。

表 7-1 上消化道出血程度的判断

分级	失血量	血压	脉搏	血红蛋白	临床表现
轻度	占全身总血量 10%～15%，成人失血量<500mL	基本正常	正常	无变化	一般不引起全身症状，或仅有头晕、乏力
中度	占全身总血量 20%～30%，成人失血量 500～1 000mL	收缩压下降 80mmHg	100～120 次/分	70～100g/L	一时性眩晕、口渴、心悸、烦躁、尿少、肤色苍白
重度	占全身总血量>30%，成人失血量>1 500mL	收缩压<80mmHg	>120 次/分	<70g/L	神志恍惚、四肢厥冷、大汗、少尿或无尿

（二）辅助检查

1. 一般检查　呕血与黑便的一般检查：注意面容与贫血程度，有无周围循环衰竭表现，如四肢厥冷、脉搏细数、血压下降、烦躁不安等，有无蜘蛛痣、黄疸、肝掌及皮肤色素沉着，有无黏膜或皮肤或出血，有无锁骨上淋巴结或全身淋巴结增大。

2. 腹部检查　呕血与黑便的腹部检查：有无腹壁静脉曲张，有无腹压痛和包块，有无肝、脾大和腹腔积液。

3. 肛门直肠指检的作用　肛门直肠指检在呕血与黑便的检查中可早期发现黑便，注意有无痔或肿块。

4. 实验室检查　呕血与黑便的化验检查：①血常规、尿常规检查。②血型测定并做好交叉配血试验。③肝功能检查、尿素氮测定。④必要时做 ESR 和出血性疾病常规检查。

5. 特殊检查　①急诊内镜检查，应在出血 24～48 小时内进行，对出血部位和性质的诊断有重要价值。②超声波肝、脾、胆囊探查。③X 线检查，一般在出血停止后 1 周做胃肠钡餐检查。④必要时做腹部血管造影，协助诊断出血病灶与部位。

（三）治疗原则

1. 一般处理措施　呕血与黑便的一般处理措施：绝对静卧，监测脉搏、血压、呼吸、神志变化，烦躁不安者给予镇静剂。呕血者宜暂禁食，呕血停止后可给予少量多次流质饮食。

2. 止血措施　呕血与黑便的止血措施：①食管静脉曲张破裂出血可放置三腔二囊管压迫止血和（或）静脉注射血管升压素、生长抑素。②消化性溃疡或急性胃黏膜病变出血可用 H_2 受体阻断剂，如 Famotidine 或质子泵抑制剂 Omeprazole 静脉注射。③口服或胃内灌注

8mg/dl 去甲肾上腺素溶液。④内镜注射硬化剂、组织胶及套扎治疗或电凝止血。

3. 介入治疗 严重消化道大出血在少数特殊情况下既无法进行内镜治疗又不能耐受手术治疗，可考虑在选择性肠系膜动脉造影找到出血灶的同时进行血管栓塞治疗。

4. 手术治疗 呕血与黑便患者经内科积极抢救 24~48 小时仍不能控制止血时，应考虑外科手术治疗。

（四）护理评估

1. 评估可能引起出血的原因及部位 如溃疡出血、肠系膜血管畸形出血、术后吻合口出血、门脉高压出血等。

2. 遵医嘱给予辅助检查 胃镜、肠镜、BUS、CT、消化道造影、DSA 等。

3. 实验室和特殊检查结果 血常规、血尿素氮、红细胞计数、网织红细胞、便常规、肝肾功能、电解质水平。

4. 血红蛋白情况 血红蛋白 90~110g/L 为轻度贫血，60~90g/L 中度贫血，50~60g/L 重度贫血，<60g/L 有输血指征。

5. 评估面色、有无休克征象（烦躁不安或神志不清、面色苍白、四肢湿冷、口唇发绀、呼吸急促等，血压下降、脉压变小、心率加快、尿量减少）。

（五）护理问题

1. 组织灌注量无效（外周） 与上消化道出血致血容量不足有关。

2. 活动无耐力 与呕血、黑便致贫血有关。

3. 焦虑/恐惧 与大量呕血与黑便有关。

4. 潜在并发症 休克。

5. 有误吸的危险 与呕吐物误吸入肺内有关。

（六）护理措施

1. 一般护理措施

（1）绝对卧床休息：保持安静，避免不必要的交谈。休克患者平卧位床挡拉起。出血停止后以卧床休息为主，适当活动，避免头晕跌倒。床边悬挂防跌倒牌。及时清除血污物品，保持床单元整洁。

（2）体位：急性出血期给予侧卧或平卧位，头偏向一侧，以防窒息。

（3）饮食：出血期禁食，关注补液量是否恰当，以防血容量不足。禁食患者应做好口腔护理，恢复期根据医嘱给予适当饮食，从流质→无渣（低纤维）半流→低纤维普食，渐进恢复饮食。

（4）心理指导：耐心做心理疏导，使其放松身心，配合治疗。

2. 基础生命体征观察

（1）体温：大量出血后，多数患者在 24 小时内出现低热，一般不超过 38.5℃，持续 3~5 天。

（2）出血时先脉搏加快，然后血压下降。注意测量坐卧位血压和脉搏（如果患者卧位改坐位血压下降>20mmHg，心率上升>10 次/分提示血容量明显不足，是紧急输血的指征）。

（3）病情观察：观察呕血的颜色、量、持续时间及频率。患者的呼吸、血压、血氧、脉搏、心率、尿量、皮肤及甲床色泽。

（4）注意观察有无窒息征兆症状：咯血停止、发绀、自感胸闷、心悸、大汗淋漓、喉痒有血腥味及精神高度紧张等。

3. 症状及体征观察

（1）再出血的观察：呕血的颜色（鲜红或有血块、咖啡色）、量，排便次数、颜色（血便、黑便、柏油样、黏液血便）和性状（成形、糊状、稀便、水样）。

（2）出血严重程度的估计：成人每日消化道出血 5～10mL 粪便潜血试验出现阳性；50～100mL 可出现黑便；胃内积血量在 250～300mL 可引起呕血；一次出血量<400mL 一般不引起全身症状；出血量>400～500mL，可出现全身症状，如头晕、心悸、乏力等；短时间内出血量>1 000mL，可出现周围循环衰竭表现，如口干、意识变化、休克等。

（3）肠鸣音和伴随的腹部体征，尿量（有无急性肾衰竭及血容量补充是否足够）。

4. 用药观察

（1）呕血量较大者常用垂体后叶素 18U 加入生理盐水 100mL，静脉泵入 10mL/h（高血压、冠心病患者及孕妇禁用），可用立其丁（酚妥拉明）10mg 加入生理盐水 100mL 静脉泵入 10mL/h，注意观察有无腹痛等不良反应。

（2）镇静药：对烦躁不安者常用镇静药，如地西泮 5～10mg 肌内注射。禁用吗啡、哌替啶，以免抑制呼吸。

（3）应备齐急救药品及器械：如止血药、强心药、呼吸中枢兴奋药等药物。此外，应备开口器、压舌板、舌钳、氧气筒或氧气枕、电动吸引器等急救器械。

三、腹痛

腹痛按起病急缓、病程长短可分为急性与慢性腹痛。急性腹痛多由腹腔脏器的急性炎症、扭转或破裂，空腔脏器梗阻或扩张，腹腔内血管阻塞等引起；慢性腹痛的原因常为腹腔脏器的慢性炎症、腹腔脏器包膜的张力增加、消化性溃疡、胃肠神经功能紊乱、肿瘤压迫及浸润等。此外，某些全身性疾病、泌尿生殖系统疾病、腹外脏器疾病，如急性心肌梗死和下叶肺炎也可引起腹痛。

（一）临床表现

腹痛可表现为隐痛、钝痛、灼痛、胀痛、刀割样痛、钻痛或绞痛等，可为持续性或阵发性疼痛，其部位、性质和程度常与疾病有关。如胃、十二指肠疾病引起的腹痛多为中上腹部隐痛、灼痛或不适感，伴畏食、恶心、呕吐、嗳气、反酸等。小肠疾病多呈脐周疼痛，并有腹泻、腹胀等表现。

大肠病变所致的腹痛为腹部一侧或双侧疼痛。急性胰腺炎常出现上腹部剧烈疼痛，为持续性钝痛、钻痛或绞痛，并向腰背部呈带状放射。急性腹膜炎时疼痛弥漫全腹，腹肌紧张，有压痛、反跳痛。

（二）辅助检查

根据不同病种进行相应的实验室检查，必要时需做 X 线检查、消化道内镜检查等。

（三）护理评估

1. 健康史　腹痛发生的原因或诱因，起病急骤或缓慢、持续时间，腹痛的部位、性质和程度；腹痛与进食、活动、体位等因素的关系；腹痛发生时的伴随症状，如有无恶心、呕吐、腹泻、呕血、便血、血尿、发热等；有无缓解疼痛的方法；有无精神紧张、焦虑不安等心理反应。

2. 身体状况

（1）全身情况：生命体征、神志、神态、体位、营养状况以及有关疾病的相应体征，如腹痛伴黄疸者提示与胰腺、胆系疾病有关，腹痛伴休克者可能与腹腔脏器破裂、急性胃肠穿孔、急性出血性坏死性胰腺炎、急性心肌梗死、肺炎等有关。

（2）腹部检查：腹部外形，有无膨隆或凹陷；有无胃形、肠形及蠕动波；有无腹壁静脉显露及其分布与血流方向。肠鸣音是否正常。腹壁紧张度，有无腹肌紧张、压痛、反跳痛，其部位、程度；肝脾是否大，其大小、硬度和表面情况；有无腹块。有无振水音、移动性浊音。为了避免触诊引起胃肠蠕动增加，使肠鸣音发生变化，腹部检查的顺序为视、听、触、叩，但仍按视、触、叩、听的顺序记录。

（四）护理问题

1. 疼痛：腹痛　与腹腔脏器或腹外脏器的炎症、缺血、梗阻、溃疡、肿瘤或功能性疾病等有关。

2. 焦虑　与剧烈腹痛、反复或持续腹痛不易缓解有关。

（五）护理措施

腹痛是很常见的临床症状。因发病原因的不同，腹痛的性质、程度、持续时间和转归各异，需要有针对性地治疗、护理，包括病因治疗和镇痛措施。腹痛患者的一般护理原则包括以下几个方面。

1. 疼痛　腹痛。

（1）腹痛的监测

①观察并记录患者腹痛的部位、性质及程度，发作的时间、频率，持续时间，以及相关疾病的其他临床表现。如果疼痛突然加重、性质改变，且经一般对症处理疼痛不能减轻，需警惕某些并发症的出现，如消化性溃疡穿孔引起弥漫性腹膜炎等。

②观察非药物性和（或）药物镇痛治疗的效果。

（2）非药物性缓解疼痛的方法：该方法是对疼痛，特别是慢性疼痛的主要处理方法，能减轻患者的焦虑、紧张，提高其疼痛阈值和对疼痛的控制感。具体方法如下。

①行为疗法：指导式想象（利用一个人对某特定事物的想象而达到特定的正向效果，如回忆一些有趣的往事可转移对疼痛的注意）、深呼吸、冥想、音乐疗法、生物反馈等。

②局部热疗法：除急腹症外，对疼痛局部可应用热水袋进行热敷，以解除肌肉痉挛达到镇痛效果。

③针灸镇痛：根据不同疾病和疼痛部位选择针疗穴位。

（3）用药护理：镇痛药物种类甚多，应根据病情、疼痛性质和程度选择性给药。癌性疼痛应遵循按需给药的原则，有效控制患者的疼痛。观察药物不良反应，如口干、恶心、呕吐、便秘和用药后的镇静状态。急性剧烈腹痛诊断未明时，不可随意使用镇痛药物，以免掩盖症状，延误病情。

（4）生活护理：急性剧烈腹痛患者应卧床休息，要加强巡视，随时了解和满足患者所需，做好生活护理。应协助患者取适当的体位，以减轻疼痛感并有利于休息，从而减少疲劳感和体力消耗。对烦躁不安者应采取防护措施，防止坠床等意外发生。

2. 焦虑　疼痛是一种主观感觉。对疼痛的感受既与疾病的性质、病情有关，也与患者对疼痛的耐受性和表达有关。后者的主要影响因素有患者的年龄、个性、文化背景、情绪和注意力；周围人们的态度；疼痛对患者的生活、工作、休息、睡眠和社交活动的影响，其影响对患者是否具有重要意义；以及疾病的性质，例如，是否危及生命等。

急骤发生的剧烈腹痛、持续存在或反复出现的慢性腹痛以及预后不良的癌性疼痛均可造成患者精神紧张、情绪低落，而消极悲观和紧张的情绪又可使疼痛加剧。因此，护士对患者和家属应进行细致全面的心理评估，取得家属的配合，有针对性地对患者进行心理疏导，以减轻紧张恐惧心理，稳定情绪，有利于增强患者对疼痛的耐受性。

四、腹泻

正常人的排便习惯多为每天 1 次，有的人每天 2~3 次或每 2~3 天 1 次，只要粪便的性状正常，均属于正常范围。腹泻是指排便次数增加，粪便稀薄并可带有黏液、脓血或未消化的食物。如排便次数每日 3 次以上，或每天粪便总量>200g，其中粪便含水量>85%，则可认为是腹泻。

腹泻可分急性与慢性腹泻两类。急性腹泻发病急，病程在 2~3 周之内；腹泻超过 3 周者属于慢性腹泻，慢性腹泻病程至少 4 周以上，或间歇期在 2~4 周的复发性腹泻。

腹泻多是肠道疾病引起，其他原因还有药物、全身性疾病、过敏和心理因素等。

（一）临床表现

1. 小肠性腹泻　多为水样便或粪便稀薄，无里急后重，常有脐周疼痛。

2. 大肠性腹泻　可出现黏液血便、脓血便或果酱样粪便，多有里急后重感。

3. 严重腹泻　可造成脱水、电解质紊乱及代谢性酸中毒。

4. 长期慢性腹泻　可导致营养不良或全身衰竭表现。

（二）辅助检查

采集新鲜粪便标本做显微镜检查，必要时做细菌学检查。急性腹泻者注意监测血清电解质、酸碱平衡状况。

（三）护理评估

1. 健康史　腹泻发生的时间、起病原因或诱因、病程长短；粪便的性状、气味和颜色，排便次数和量；有无腹痛及疼痛的部位，有无里急后重、恶心、呕吐、发热等伴随症状；有无口渴、疲乏无力等提示失水的表现；有无精神紧张、焦虑不安等心理因素。

2. 身体状况　①急性严重腹泻时，注意观察患者的生命体征、神志、尿量、皮肤弹性等。慢性腹泻时应注意患者的营养状况，有无消瘦、贫血的体征。②腹部检查，见"腹痛的身体评估"。③肛周皮肤，有无因排便频繁及粪便刺激引起的肛周皮肤糜烂。

3. 心理-社会状况　慢性腹泻治疗效果不明显时，患者往往对预后感到担忧，结肠镜等检查有一定痛苦，某些腹泻，如肠易激综合征与精神因素有关，故应注意患者心理状况的评估和护理，鼓励患者配合检查和治疗，稳定患者情绪。

（四）护理问题

1. 腹泻　与肠道疾病或全身性疾病有关。

2. 有体液不足的危险 与大量腹泻引起失水有关。

（五）护理措施

1. 病情观察 包括排便情况、伴随症状等。

2. 饮食护理 饮食以少渣、易消化食物为主，避免生冷、多纤维、味道浓烈的刺激性食物。急性腹泻应根据病情和医嘱，给予禁食、流质、半流质或软食。

3. 活动与休息 急性起病、全身症状明显的患者应卧床休息，注意腹部保暖。可用热水袋热敷腹部，以减弱肠道运动，减少排便次数，并有利于腹痛等症状的减轻。

4. 用药护理 腹泻以病因治疗为主。应用止泻药时注意观察患者排便情况，腹泻得到控制应及时停药。应用解痉镇痛剂（如阿托品）时注意药物不良反应，如口干、视物模糊、心动过速等。

5. 肛周皮肤护理 排便频繁时，粪便刺激可损伤肛周皮肤，引起糜烂及感染。排便后应用温水清洗肛周，保持清洁、干燥，涂无菌凡士林或抗生素软膏以保护肛周皮肤，促进损伤处愈合。

6. 液体平衡状态的动态观察 急性严重腹泻时丢失大量水分和电解质，可引起脱水及电解质紊乱，严重时导致休克。故应严密监测患者生命体征、神志、尿量的变化；有无口渴、口唇干燥、皮肤弹性下降、尿量减少、神志淡漠等脱水表现；有无肌肉无力、腹胀、肠鸣音减弱、心律失常等低钾血症的表现；监测血生化指标的变化。

7. 补充水分和电解质的护理 及时遵医嘱给予液体、电解质、营养物质，以满足患者的生理需要量，补充额外丢失量，恢复和维持血容量。一般可经口服补液，严重腹泻、伴恶心与呕吐、禁食或全身症状显著者经静脉补充水分和电解质。注意输液速度的调节。老年患者尤其应及时补液并注意输液速度，因老年人易因腹泻发生脱水，也易因输液速度过快引起循环衰竭。

五、便秘

便秘是指排便频率减少，3天内排便次数少于1次，伴排便困难并需用力、粪便量减少、粪便干硬，排便后有不尽感，是临床上常见的症状，多长期持续存在。

正常排便需要的条件：①饮食量和所含纤维素适当，有足够的入量水，对肠道产生有效的机械刺激。②胃肠道无梗阻，消化吸收和蠕动正常。③有正常的排便反射，腹肌、膈肌及盆底肌群有足够的力量协助排便动作。任何一个环节发生问题，都有可能引起便秘。

根据罗马Ⅲ的标准，便秘的定义为：①排便困难，硬便，排便频率减少或排便不尽感。②每周完全排便<3次，每天排便量<35g。③全胃肠或结肠通过时间延长。随着人们生活方式的改变、精神心理和社会因素的影响，其发病率呈升高趋势，严重影响人们的健康和生活质量。

（一）临床表现

1. 排便次数减少，粪质干硬难以排出，常有腹痛、腹胀甚至恶心、呕吐。

2. 慢性便秘多为单纯功能性，部分患者可有腹胀、腹痛、食欲缺乏等症状。

3. 便秘可引起自身中毒，出现精神不振、食欲减退、恶心、腹胀、失眠等症状。便秘可致患结肠癌的风险加大。因便秘排便屏气使劲，增加腹压可造成心脑血管疾病发作，诱发心绞痛、心肌梗死、脑出血等。

（二）辅助检查

1. 检查指征　①需明确便秘是否为系统性疾病或者消化道器质性疾病所致。②当治疗无效时，需明确便秘的病理生理过程。

2. 一般检查　便秘的常规检查包括粪检和潜血试验。若便秘临床表现提示症状是炎症、肿瘤或其他系统性疾病所致，需要化验血红蛋白、血沉、甲状腺功能、血钙、血糖等有关生化检查。

3. 明确肠道器质性病变的检查　钡灌肠检查可显示结肠的宽度、长度，并且发现可导致便秘的严重梗阻性病变。只有当怀疑假性肠梗阻或小肠梗阻时才需要行小肠造影检查。当近期出现排便习惯改变，便中带血或者体重下降、发热等报警症状时，应进行全结肠检查以明确是否存在结肠癌、炎症性肠病、结肠狭窄等器质性病变。

4. 特殊的检查方法　便秘患者的特殊检查方法有胃肠传输试验、肛门直肠测压，气囊排出试验、24 小时结肠压力监测、排粪造影、会阴神经潜伏期或肌电图检查等。

（三）治疗原则

1. 探求便秘的原因，并针对病因来解决便秘。

2. 适当调整饮食，增加含纤维素多的食物。凉开水、蜂蜜均有助于便秘的预防和治疗。

3. 鼓励患者参加适当的体力劳动或体育锻炼，以增强腹肌、膈肌、肛提肌等的肌力，养成每日定时排便习惯。

4. 对症处理　酌情选用容积性泻剂（甲基纤维素每日 1.5～5g）、润滑性泻剂（甘油或液状石蜡）、高渗性泻剂（硫酸镁、山梨醇、乳果糖）、刺激性泻剂（番泻叶、大黄苏打片）及胃肠动力药。应注意药物不可滥用和长期使用。

5. 肿瘤、梗阻、绞窄所致的便秘应及时请外科处理。

（四）护理评估

1. 健康史

（1）评估患者有无年龄因素、全身性疾病、消化系统疾病、滥用泻药等；有无大肠、直肠或肛门阻塞性病变；有无大肠直肠运动异常；有无因药物而致的便秘、内分泌失调或其他慢性疾病引起的功能性便秘；有无因便秘引起口臭、下腹饱胀感、不安、失眠及注意力不集中等症状。

（2）目前排便状况：排便次数、间隔时间、排便难易度、粪便形状、腹部饱胀感、残便感及有无出血等。

（3）影响排便的次数、含水量及性质的因素：年龄、性别、情绪、压力、饮食结构、运动量、药物使用、生活习惯、生活方式及环境因素等。老年人便秘的发病率较高，与老年人食量和体力活动减少，胃肠道功能下降有关，如消化液分泌减少，肠管张力和蠕动减弱以及参与排便的肌张力低下等因素有关；婴儿进食太少时，消化后液体吸收，余渣少，致使排便减少、变稠，奶中糖量不足时肠蠕动减慢，可使粪便干燥；小儿偏食，喜食肉食，少吃或不吃蔬菜，食物中纤维素太少，均易发生便秘。

2. 身体状况

（1）腹部检查：有无腹胀，腹部蠕动是否每分钟少于 5 次，腹部有无肿块，肿块的位置、硬度及有无压痛。

（2）肛门检查：肛周有无脓肿，有无肛裂及痔。

3. 心理–社会状况　有无生活改变导致的饮食习惯、排便地点的变化；是否存在精神压力。

（五）护理措施

1. 饮食调理　增加膳食纤维的摄入，尤其是粗粮类和鲜豆类。保证充分的水分摄入，多饮水，便秘者每天清晨饮温开水或者淡盐水 200~300mL，每日饮水量>1 500mL。选择合理、科学的饮食结构，避免不良的饮食习惯，食物选择要粗细搭配，避免食用刺激性食物，适当进食润肠通便的食物，炒菜时可适当多放些食用油。

2. 体育疗法　参加体育运动，增加身体活动，是提高整个机体的紧张度，加强生理排便功能，恢复正常排便反射机制的好方法。

3. 心理指导　有学者指出，对便秘患者进行心理疏导，缓解其焦虑、抑郁、紧张情绪可能有助于便秘的治疗。

4. 用药护理　教育患者杜绝滥用药物，对易引起便秘的药物要合理使用。便秘患者可运用温和缓泻药促进排便。一般缓泻药以睡前服用为佳，以达到次晨排便，但缓泻药不能长期服用，避免肠道失去自行排便的功能，加重便秘。

5. 便秘处理

（1）针灸按摩对治疗便秘可达到理想的效果，按摩分别施术于背部膀胱经巡行部位。针灸脾俞、胃俞、大肠俞等。

（2）粪便嵌顿，患者无法自行排出，护士可戴手套帮助患者从直肠内取出粪石，操作中应随时观察患者病情变化。

六、黄疸

黄疸是高胆红素血症的临床表现，即血中胆红素浓度增高使巩膜、皮肤、黏膜以及其他组织和体液发生黄染的现象。正常血清总胆红素含量为 5~17μmol/L（0.3~1.0mg/dl），主要为非结合胆红素。当血中胆红素浓度在 17.1~34.2μmol/L，临床不易察觉，无肉眼黄疸时，称隐性或亚临床黄疸。超过 34.2μmol/L（2.0mg/dl）时，出现黄疸。

（一）临床表现

1. 溶血性黄疸　黄疸为轻度，呈浅柠檬色，急性溶血时可有发热、寒战、头痛、呕吐、腰痛，并有不同程度的贫血和血红蛋白尿（尿呈酱油色或茶色），严重者可有急性肾衰竭。慢性溶血多为先天性。除贫血外还有脾大的表现。

2. 肝细胞性黄疸　临床表现为皮肤、黏膜浅黄至深黄色，食欲减退、疲乏，严重者可有出血倾向。

3. 胆汁淤积性黄疸　患者的皮肤呈暗绿色，完全阻塞者颜色更深，甚至呈黄绿色，并有皮肤瘙痒及心动过速的表现，患者尿色深，粪便颜色变浅或呈白陶土色。

（二）辅助检查

1. 溶血性黄疸的实验室检查　溶血性黄疸的血清总胆红素（TB）增高，以非结合胆红素（UCB）为主，结合胆红素（CB）基本正常。尿中尿胆原也增加，但无胆红素。急性溶血时尿中有血红蛋白排出，潜血试验阳性。血液检查除贫血外还有骨髓红细胞系列增生旺盛、网织红细胞增加等。

2. 肝细胞性黄疸的实验室检查　肝细胞性黄疸的血中 CB 与 UCB 均增加，黄疸型肝炎时 CB 增加多高于 UCB。尿中 CB 定性试验阳性，尿胆原可因肝功能障碍而增加。此外，血液检查有不同程度的肝功能损害。

3. 胆汁淤积性黄疸的实验室检查　胆汁淤积性黄疸患者的血清 CB 增加，尿胆红素试验阳性，尿胆原及粪胆素减少或缺如，血清碱性磷酸酶及谷氨酰转肽酶增高。

4. 黄疸实验室检查的区别　见表 7-2。

表 7-2　黄疸实验室检查的区别

项目	溶血性	肝细胞性	胆汁淤积性
TB	增加	增加	增加
CB	正常	增加	明显增加
CB/TB	<15%~20%	>30%~40%	>50%~60%
尿胆红素	-	+	++
尿胆原	增加	轻度增加	减少或消失
ALT、AST	正常	明显增加	可增高
ALP	正常	增高	明显增高
GGT	正常	增高	明显增高
PT	正常	延长	延长
对维生素 K 反应	正常	差	好
胆固醇	正常	轻度增加或降低	明显增加
血浆蛋白	正常	ALB 降低 Glob 升高	正常

5. 黄疸的影像学检查　黄疸的影像学检查包括 CT 及 MRI、超声显像、放射性核素检查和在 X 线下的各种胰胆管造影术，可显示肿瘤、结石以及肝内外胆管有无扩张，对黄疸的鉴别提供极其重要的信息。

（三）治疗原则

1. 护肝疗法　黄疸患者应给予高热量饮食，适当选用护肝药物，注意避免使用损肝药物。阻塞性黄疸时，可因肠道缺乏结合的胆汁酸盐而出现脂溶性维生素 A、D、K 的缺乏，宜注射补充。

2. 对症支持治疗　黄疸患者应针对黄疸的症状进行支持治疗，如镇痛、退热。瘙痒明显者，可试用熊去氧胆酸，每日 4 次，每次 100~150mg。对 Gilbert 综合征、Crigler-Najjar 综合征 II 型，应用肝细胞葡萄糖醛基转移酶的诱导剂苯巴比妥，可降低血清非结合胆红素。

3. 中医中药治疗　中医治疗黄疸可选用有退黄作用的中药方剂，随症状加减。例如，茵陈四逆汤、大黄消石汤和茵陈蒿汤或茵陈五苓散等。也可静脉滴注茵栀黄、甘草酸二胺（甘利欣）注射液。

（四）护理评估及护理措施

1. 评估患者健康史　询问既往有无肝炎、肝硬化、胆石症、胆管蛔虫病、胆囊炎、胆管手术及溶血性疾病史等；有无肝炎患者接触史；有无输血史；有无长期用药或饮酒史；黄疸的发生与饮食有无关系等。

2. 询问有无伴随症状　如伴发热、乏力、恶心、呕吐、食欲下降等多为病毒性肝炎；伴有寒战、高热、头痛、呕吐、腰背四肢疼痛多为急性溶血；伴有右上腹痛、寒战、高热多为化脓性梗阻性胆管炎；伴有上消化道出血、腹腔积液可见于肝硬化；伴有肝区疼痛，肝大且质地坚硬表面不平者多见于肝癌。

3. 注意表现及症状　注意有无鼻出血、牙龈出血、皮下出血等表现；有无腹胀、腹泻等消化道症状；有无皮肤瘙痒引起的皮肤破损；溶血性黄疸有无少尿等肾功能变化；肝硬化、肝癌患者有无性格行为异常、扑翼样震颤等肝性脑病的改变等。

4. 真性黄疸与假性黄疸的鉴别　观察皮肤、黏膜和巩膜有无黄染以及黄染的程度和范围，确定真性黄疸。真性黄疸应与假性黄疸相鉴别，当进食过多的胡萝卜、南瓜、橘子等可致血中胡萝卜素增加而引起皮肤黄染，但一般以手掌、足底、前额及鼻部等处明显，而巩膜和口腔黏膜无黄染；长期服用米帕林（阿的平）、呋喃类等含黄色素的药物也可引起皮肤黄染，严重时可出现巩膜黄染，但其特点是近角膜缘处巩膜黄染最明显。

5. 实验室检查　注意观察尿、粪颜色及皮肤的色泽，是否伴有瘙痒等。一般皮肤、黏膜黄染的程度与血胆红素的升高成正比，当黄疸的颜色较深，呈暗黄色，伴皮肤瘙痒，为胆汁淤积性黄疸的特征；当黄疸的颜色变浅，瘙痒减轻，则示梗阻减轻。急性溶血性黄疸时尿呈酱油色；肝细胞性和胆汁淤积性黄疸时尿色加深如浓茶样。胆汁淤积性黄疸时粪便颜色变浅或呈白陶土样。

6. 促进皮肤舒适，保持皮肤完整性

（1）沐浴时使用中性无刺激性香皂及温水清洗，沐浴后涂抹润滑液，保持皮肤湿润。

（2）修剪指甲并磨平，必要时可戴棉布手套。

（3）建议患者穿棉质、柔软舒适的衣物，室内保持凉爽的温度（25~26℃）。

（4）保持床单位的平整、清洁。

7. 减轻患者焦虑，增加患者维护自我形象

（1）与患者及家属说明黄疸形成的原因，告知随着疾病逐渐康复，肤色也会逐渐恢复。以关心、接纳、温暖的态度去照顾患者，倾听患者的主诉。

（2）分散患者的注意力，如与人交谈、听音乐、看书报等。

（3）教导美化外表的方法。

8. 并发症护理

（1）急性肾衰竭、休克、肝性脑病征兆者，绝对卧床，专人守护。

（2）监测生命体征，注意有无性格、行为的改变以及扑翼样震颤等肝性脑病前兆症状。

（3）给予低蛋白质饮食；如不能进食者可鼻饲流质食物。

（4）配合医师尽快消除诱因，如控制胃肠道出血、控制感染，停用利尿药，纠正水、电解质、酸碱失衡等。

七、高热

高热是指体温>39℃；体温>41℃称过高热；高热超过1~2周，尚未查明原因者称不明热。热型分为稽留热、弛张热、间歇热和不规则热等。

（一）临床表现

高热时人体各系统产生一系列相应变化，如新陈代谢加强，呼吸、心跳次数增加，特别是神经系统兴奋性增高，严重时可出现烦躁、谵妄、幻觉、全身抽搐等，甚至昏迷。

（二）护理评估

评估患者的体温、脉搏、呼吸、血压和伴随症状。观察皮肤有无皮疹、出血点、麻疹、瘀斑、黄染，注意皮肤的温度、湿度及弹性等。评估患者意识状态及体液平衡状况。

（三）护理措施

1. 一般护理措施

（1）绝对卧床休息，对于躁动、幻觉的患者，护士应床旁护理或允许亲人陪护，防止发生意外，同时加用护挡，必要时用约束带，以防碰伤或坠床。

（2）严密观察病情变化，体温高于39℃者，应给予物理降温，如冷敷、温水擦浴、冷生理盐水灌肠等，以降低代谢率，减少耗氧量。

（3）加强营养支持，给予高热量、高蛋白、高维生素、易消化的流质或半流质饮食，保证每日摄水量达2 500~3 000mL。

（4）应用冰袋物理降温的患者要经常更换冷敷部位，避免局部冻伤。

（5）加强口腔护理，每日2~3次，饮食前后漱口，口唇干裂者可涂液状石蜡。

（6）做好心理指导：对高热患者应尽量满足其合理需求，保持病室安静，减少探视，室内空气清新，定时开窗通风，保持患者心情愉快。

（7）可疑传染病者在确诊前，应做好床边隔离，预防交叉感染。

2. 病情观察

（1）发热伴寒战，可能是肺炎、急性胆囊炎、急性肾盂肾炎、流行性脑脊髓膜炎或败血症等。

（2）发热伴咳嗽、咳痰、胸痛、气喘等，可能是肺炎、胸膜炎、肺结核或肺脓肿。

（3）发热伴头痛、呕吐，可能是上呼吸道感染、流行性脑脊髓膜炎、流行性乙型脑炎等。

（4）发热伴上腹痛、恶心、呕吐，可能是急性胃炎、急性胆囊炎等。

（5）发热伴下腹痛、腹泻、里急后重、脓血便等，可能是细菌性痢疾。

（6）发热伴右上腹痛、厌食或黄疸等可能是病毒性肝炎或胆囊炎。

（7）发热伴关节肿痛，可能是风湿热或败血症等。

（8）发热伴腰痛、尿急、尿刺痛，可能是尿路感染、肾结核等。

（9）发热伴有局部红肿、压痛，可能是脓肿、软组织感染等。

（10）间歇性发热伴寒战、畏寒、大汗等，可能是疟疾或伤寒等病。

（11）发热伴皮下出血及黏膜出血，可能是流行性出血热、重症病毒性肝炎、败血症或急性白血病等。

（牛苗玲）

第二节　贲门失弛缓症

贲门失弛缓症又称贲门痉挛、巨食管，是食管贲门部的神经肌肉功能障碍所致的食管功能性疾病。其主要特征是食管缺乏蠕动，食管下端括约肌（LES）高压和对吞咽动作的松弛反应减弱。食物滞留于食管腔内，逐渐导致伸长和屈曲，可继发食管炎及在此基础上可发生癌变，癌变率为2%～7%。

失弛缓症的病因迄今不明。一般认为是神经肌肉功能障碍所致。其发病与食管肌层内Auerbach神经节细胞变性、减少或缺乏以及副交感神经分布缺陷有关，或许病因与免疫因素有关。

一、临床表现

1. 吞咽困难　无痛性吞咽困难是最常见、最早出现的症状，占80%～95%。起病症状表现多较缓慢，但亦可较急，多呈间歇性发作，常因情绪波动、发怒、忧虑、惊骇或进食生冷和辛辣等刺激性食物而诱发。

2. 食物反流和呕吐　发生率可达90%。呕吐多在进食后20～30分钟内发生，可将前一餐或隔夜食物呕出。呕吐物可混有大量黏液和唾液。当并发食管炎、食管溃疡时，反流物可含有血液。患者可因食物反流、误吸而引起反复发作的肺炎、气管炎，甚至支气管扩张或肺脓肿。

3. 疼痛　40%～90%的贲门失弛缓症患者有疼痛的症状，性质不一，可为闷痛、灼痛、针刺痛、割痛或锥痛。疼痛部位多在胸骨后及中、上腹；也可在胸背部、右侧胸部、右胸骨缘以及左季肋部。疼痛发作有时酷似心绞痛，甚至舌下含硝酸甘油片后可获缓解。

4. 体重减轻　体重减轻与吞咽困难影响食物的摄取有关。病程长久者可有体重减轻、营养不良和维生素缺乏等表现，而呈恶病质者罕见。

5. 其他　贲门失弛缓症患者偶有食管炎所致的出血。在后期病例，极度扩张的食管可压迫胸腔内器官而产生干咳、气短、发绀和声嘶等。

二、辅助检查

1. 食管钡餐X线造影　吞钡检查见食管扩张、食管蠕动减弱、食管末端狭窄呈鸟嘴状、狭窄部黏膜光滑，是贲门失弛缓症患者的典型表现。

Henderson等将食管扩张分为3级：Ⅰ级（轻度），食管直径<4cm；Ⅱ级（中度），直径4～6cm；Ⅲ级（重度），直径>6cm，甚至弯曲呈S形。

2. 食管动力学检测　食管下端括约肌高压区的压力常为正常人的2倍以上，吞咽时下段食管和括约肌压力不下降。中、上段食管腔压力亦高于正常。

3. 胃镜检查　检查可排除器质性狭窄或肿瘤。在内镜下贲门失弛缓症表现特点如下。

（1）大部分患者食管内见残留有中到大量的积食，多呈半流质状态覆盖管壁，且黏膜水肿增厚致使失去正常的食管黏膜色泽。

（2）食管体部见扩张，并有不同程度的扭曲变形。

（3）管壁可呈节段性收缩环，似憩室膨出。

（4）贲门狭窄程度不等，直至完全闭锁不能通过。应注意的是，有时检查镜身通过贲门感知阻力不甚明显时易忽视该病。

三、治疗原则

贲门失弛缓症治疗的目的在于降低食管下端括约肌压力，使食管下段松弛，从而解除功能性梗阻，使食物顺利进入胃内。

1. 保守治疗　对轻度患者应解释病情，安定情绪，少食多餐，细嚼慢咽，并服用镇静解痉药物，如钙离子通道阻滞剂（如硝苯地平等），部分患者症状可缓解。为防止睡眠时食物溢流入呼吸道，可用高枕或垫高床头。

2. 内镜治疗　随着微创观念的深入，新的医疗技术及设备不断涌现，内镜下治疗贲门失弛缓症得到广泛应用，并取得很多新进展。传统内镜治疗手段主要包括内镜下球囊扩张和支架植入、镜下注射 A 型肉毒杆菌毒素、内镜下微波切开和硬化剂注射治疗等。

3. 手术治疗　对中、重度及传统内镜下治疗效果不佳的患者应行手术治疗。贲门肌层切开术（Heller 手术）仍是目前最常用的术式。可经胸或经腹手术，也可在胸腔镜或者腹腔镜下完成。远期并发症主要是反流性食管炎，故有人主张附加抗反流手术，如胃底包绕食管末端 360°（Nissen 手术）、270°（Belsey 手术）、180°（Hill 手术），或将胃底缝合在食管腹段和前壁（Dor 手术）。

经口内镜下肌切开术（POEM）治疗贲门失弛缓症取得了良好的效果。POEM 手术无皮肤切口，通过内镜下贲门环形肌层切开，最大限度地恢复食管的生理功能并减少手术的并发症，术后早期即可进食，95%的患者术后吞咽困难得到缓解，且反流性食管炎的发生率低。由于 POEM 手术时间短，创伤小，恢复特别快，疗效可靠，可能是目前治疗贲门失弛缓症的最佳选择。

四、护理问题

1. 疼痛　与胃酸、大量食物和分泌物长期滞留食管，刺激食管黏膜发生食管炎、食管溃疡以及基底内暴露的神经末梢有关。食管炎症可降低神经末梢的痛阈以及食管黏膜的抗反流防御机制。

2. 营养失调　与吞咽困难、因胸骨后不适惧怕进食有关。

3. 焦虑　与病程长、症状反复、生活质量降低有关。

4. 窒息　与食物难以通过狭窄的贲门、食物积聚发生呕吐、食物反流误入气管有关。

五、护理措施

1. 一般护理

（1）指导患者少量多餐，每 2~3 小时 1 餐，每餐 200mL，避免食物温度过冷或过热，注意细嚼慢咽，减少食物对食管的刺激。

（2）禁食酸、辣、煎炸、生冷食物，忌烟酒。

（3）指导服药及用药方法，常用药物有硝苯地平（心痛定）、异山梨酯（消心痛）、多潘立酮（吗丁啉）、西沙必利等。颗粒药片一定碾成粉末，加凉开水冲服。

（4）介绍食管-贲门失弛缓症的基本知识，让患者了解疾病的发展过程和预后。

2. 疼痛护理　遵医嘱给予硝酸甘油类药物，其有弛缓平滑肌作用，改善食管的排空。

3. 术前护理　术前使用内镜下球囊扩张治疗贲门失弛缓症。

（1）告知患者球囊扩张治疗不需开刀，痛苦少，改善症状快，费用低。

（2）详细介绍球囊扩张术的操作过程及注意事项。尽可能让患者与治愈的患者进行咨询、交流，以消除其顾虑、紧张的情绪，能够主动配合医师操作，达到提高扩张治疗的成功率。

（3）术前1天进食流质，术前禁食12小时，禁水4小时。对部分病史较长、食管扩张较严重者需禁食24~48小时。

4. 术后护理　术后使用内镜下球囊扩张治疗贲门失弛缓症。

（1）术后患者应绝对卧床休息，取半卧位或坐位，平卧及睡眠时也要抬高头部15°~30°，防止胃食物反流。

（2）术后12小时内禁食。12小时后患者若无不适可进温凉流质，术后3天进固体食物。

（3）餐后1~2小时内不宜平卧，进食时尽量取坐位。

5. 并发症观察　扩张术的并发症主要有出血、感染、穿孔等。术后应严密监测生命体征，密切观察患者胸痛的程度、性质、持续时间。注意观察有无呕吐及呕吐物、粪便的颜色及性质。轻微胸痛及少量黑便一般不需特殊处理，1~3天会自行消失。

六、健康教育

1. 简介疾病知识　贲门失弛缓症是一种原发的病因不明的食管运动功能障碍性疾病，而且不易治愈。其特性是食管体部及食管下端括约肌（LES）解剖区域分布的神经损害所致。贲门失弛缓症是临床上较少见的疾病，很难估计其发病率及流行病情况，因为有的患者临床症状很轻微而没有就诊。许多学者的流行病学研究都是回顾性的，一般认为其发生率为每年（0.03~1.5）/10万人，且无种族、性别差异，发病年龄有两个峰值，即20~40岁及70岁。贲门失弛缓症如果不治疗，其症状会逐渐加重。因此，早期进行充分的治疗能减轻疾病的进展，并防止发生并发症。另外，如果不改善食管LES排空障碍减轻梗阻可能会使病情恶化导致巨食管症。

2. 饮食指导

（1）扩张术后患者在恢复胃肠道蠕动后，可先口服少许清水进行观察，然后进食半量流质，少食多餐，无特殊不适，逐步进全量流质再过渡到半流质饮食，直至普食。

（2）饮食以易消化、少纤维的软食为宜，细嚼慢咽，并增加水分摄入量，忌进食过多、过饱，避免进食过冷或刺激性食物。

（3）患者进食时注意观察是否有咽下困难等进食梗阻症状复发，必要时给予胃动力药或作进一步处理。出院后可进软食1个月，再逐步恢复正常饮食。

3. 出院指导　嘱患者生活起居有规律，避免感染，避免暴饮暴食，少进油腻食物。不穿紧身衣服，保持心情愉快，睡眠时抬高头部。有反酸、胃灼热、吞咽困难等症状随时就诊，定期复查。

（牛苗玲）

第三节 功能性消化不良

功能性消化不良（FD）是临床上最常见的一种功能性胃肠病，是指具有上腹痛、上腹胀、早饱、嗳气、食欲不振、恶心、呕吐等上腹不适症状，经检查排除了引起这些症状的胃肠、肝胆及胰腺等器质性疾病的一组临床综合征，症状可持续或反复发作，病程一般超过1个月或在1年中累计超过12周。

根据临床特点，FD分为3型。①运动障碍型，以早饱、食欲不振及腹胀为主。②溃疡型，以上腹痛及反酸为主。③反流样型。

一、临床表现

1. 症状　FD有上腹痛、上腹胀、早饱、嗳气、食欲不振、恶心、呕吐等症状，常以某一个或某一组症状为主，至少持续或累积4周/年以上，在病程中症状也可发生变化。

FD起病多缓慢，病程常经年累月，呈持续性或反复发作，不少患者由饮食、精神等因素诱发。部分患者伴有失眠、焦虑、抑郁、头痛、注意力不集中等精神症状。无贫血、消瘦等消耗性疾病表现。

2. 体征　FD的体征多无特异性，多数患者中上腹有触痛或触之不适感。

二、辅助检查

1. 三大常规和肝、肾功能均正常，血糖及甲状腺功能正常。

2. 胃镜、B超、X线钡餐检查。

3. 胃排空试验近50%的患者出现胃排空延缓。

三、治疗原则

主要是对症治疗，个体化治疗和综合治疗相结合。

1. 一般治疗　避免烟、酒及服用非甾体抗炎药，建立良好的生活习惯。注意心理治疗，对失眠、焦虑患者适当予以镇静药物。

2. 药物治疗

（1）抑制胃酸分泌药：H_2受体阻滞剂或质子泵抑制剂，适用于以上腹痛为主要症状的患者。症状缓解后不需要维持治疗。

（2）促胃肠动力药：常用多潘立酮、两沙必利和莫沙必利，以后二者疗效为佳。适用于以上腹胀、早饱、嗳气为主要症状患者。

（3）胃黏膜保护剂：常用枸橼酸铋钾。

（4）抗幽门螺杆菌治疗：疗效尚不明确，对部分有幽门螺杆菌感染的FD患者可能有效，以选用铋剂为主的三联为佳。

（5）镇静剂或抗抑郁药：适用于治疗效果欠佳且伴有精神症状明显的患者，宜从小剂量开始，注意观察药物的不良反应。

四、护理问题

1. 舒适的改变　与腹痛、腹胀、反酸有关。
2. 营养失调：低于机体需要量　与消化不良、营养吸收障碍有关。
3. 焦虑　与病情反复、迁延不愈有关。

五、护理措施

1. 心理护理　本病为慢性反复发作的过程，因此，护士应做好心理疏导工作，尽量避免各种刺激及不良情绪，详细讲解疾病的性质，鼓励患者，提高认知水平，帮助患者树立战胜疾病的信心。教会患者稳定情绪，保持心情愉快，培养广泛的兴趣爱好。

2. 饮食护理　建立良好的生活习惯，避免烟、酒及服用非甾体抗炎药。强调饮食规律性，进食时勿做其他事情，睡前不要进食，利于胃肠道的吸收及排空。避免高脂油炸食物，忌坚硬食物及刺激性食物，注意饮食卫生。饮食适量，不宜极渴时饮水，一次饮水量不宜过多。不能因畏凉食而进食热烫食物。进食适量新鲜蔬菜水果，保持低盐饮食。少食易产气的食物及寒、酸性食物。

3. 合理活动　参加适当的活动，如打太极拳、散步或练习气功等，以促进胃肠蠕动及消化腺的分泌。

4. 用药指导　对于焦虑、失眠的患者可适当给予镇静剂，从小剂量开始使用，严密观察使用镇静剂后的不良反应。

六、健康教育

1. 一般护理　功能性消化不良患者在饮食中应避免油腻及刺激性食物、戒烟、戒酒、养成良好的生活习惯，避免暴饮暴食及睡前进食过量；可采取少食多餐的方法；加强体育锻炼；要特别注意保持愉快的心情和良好的心境。

2. 预防护理

（1）进餐时应保持轻松的心情，不要匆促进食，也不要囫囵吞食，更不要站着或边走边吃。

（2）不要泡饭或和水进食，饭前或饭后不要立即大量饮用液体。

（3）进餐时不要讨论问题或争吵，讨论应在饭后 1 小时以后进行。

（4）不要在进餐时饮酒，进餐后不要立即吸烟。

（5）不要穿着束紧腰部的衣裤就餐。

（6）进餐应定时。

（7）避免大吃大喝，尤其是辛辣和富含脂肪的饮食。

（8）有条件可在两餐之间喝 1 杯牛奶，避免胃酸过多。

（9）少食过甜、过咸食品，食入过多糖果会刺激胃酸分泌。

（10）进食不要过冷或过烫。

（牛苗玲）

第四节　肠结核和结核性腹膜炎

一、肠结核

肠结核是结核分枝杆菌引起的肠道慢性特异性感染。结核分枝杆菌侵犯肠道主要经口感染。患者多有开放性肺结核或喉结核，是经常吞下含结核分枝杆菌的痰液引起，或是经常和开放性肺结核患者密切接触而被感染。一般见于青壮年，女性略多于男性。

肠结核多由人型结核杆菌引起，少数患者可由牛型结核杆菌感染致病。其感染途径包括3种。①经口感染，为结核杆菌侵犯肠道的主要途径。②血行播散，多见于粟粒型肺结核。③直接蔓延，肠结核主要位于回盲部，其他部位按发病率高低依次为升结肠、空肠、横结肠、降结肠、阑尾、十二指肠和乙状结肠等，少数见于直肠。

（一）临床表现

肠结核大多起病缓慢，病程较长。早期症状不明显，容易被忽视。

1. 症状

（1）腹痛：多位于右下腹或脐周，间歇性发作。常为痉挛性阵痛伴腹鸣，于进餐后加重，排便或肛门排气后缓解。腹痛可能与进餐引起胃肠反射或肠内容物通过炎症、狭窄肠段，引起局部肠痉挛有关。

（2）腹泻和便秘：腹泻是溃疡型肠结核的主要表现之一。每天排便2~4次，粪便呈糊状或稀水状，不含黏液或脓血，如直肠未受累，无里急后重感。若病变严重而广泛腹泻次数可达每天十余次，粪便可有少量黏液、脓液。此外，可间断有便秘，粪便呈羊粪状，隔数天再有腹泻。腹泻与便秘交替是肠结核引起胃肠功能紊乱所致。增生型肠结核多以便秘为主要表现。

（3）全身症状和肠外结核表现：溃疡型肠结核常有结核毒血症及肠外结核，特别是肺结核的临床表现，严重时可出现维生素缺乏、营养不良性水肿等表现；增生型肠结核全身情况一般较好。

2. 体征　患者可呈慢性病容、消瘦、苍白。腹部肿块为增生型肠结核的主要体征，常位于右下腹，较固定，质地中等，伴有轻、中度压痛。若溃疡型肠结核并发局限性腹膜炎、局部病变肠管与周围组织粘连，或同时有肠系膜淋巴结结核也可出现腹部肿块。

3. 并发症　见于晚期患者，常有肠梗阻、瘘管形成，肠出血少见，也可并发结核性腹膜炎，偶有急性肠穿孔。

（二）辅助检查

1. 实验室检查　可有轻至中度贫血，红细胞沉降率多增快，可作为估计结核病活动程度的指标之一。粪便检查显微镜下可见少量脓细胞与红细胞，潜血试验阳性。结核菌素试验呈强阳性有助于诊断。

2. X线检查　溃疡型肠结核钡剂于病变肠段呈现激惹征象，排空很快，充盈不佳，而在病变的上、下肠段则钡剂充盈良好，称为X线钡影跳跃征象。病变肠段如能充盈，则显示黏膜皱襞粗乱、肠壁边缘不规则，有时呈锯齿状，可见溃疡。也可见肠腔变窄、肠段缩短变形、回肠盲肠正常角度消失。

3. 结肠镜检查 内镜下见病变肠黏膜充血、水肿，溃疡形成（常呈横形、边缘呈鼠咬状），大小及形态各异的炎症息肉，肠腔变窄等。镜下取活体组织送病理检查具有确诊价值。

（三）治疗原则

肠结核的治疗与肺结核相同，均应强调早期、联合、适量及全程用药。

1. 休息与营养 合理的休息与营养应作为治疗结核的基础。活动性肠结核应强调卧床休息，减少热量消耗，改善营养，增加机体抗病能力。

2. 抗结核药物治疗

（1）异烟肼（H）：每日300mg，顿服。偶可发生药物性肝炎，肝功能异常者慎用，需注意观察。如果发生周围神经炎可服用维生素 B_6（吡哆醇）。

（2）利福平（R）：每日450mg，顿服。用药后如出现一过性氨基转移酶上升可继续用药，加保肝治疗观察，如出现黄疸应立即停药。

（3）吡嗪酰胺（Z）：0.5g，每日三次；每周3次用药为1.5~2.0g/d。常见不良反应为高尿酸血症、肝损害、食欲不振、关节痛和恶心。

（4）乙胺丁醇（E）：0.75g/d，顿服；每周3次用药为1.0~1.25g/d。不良反应为视神经炎。

（5）链霉素（S）：肌内注射，每日量为0.75g，每周5次；间歇用药每次为0.75~1.0g，每周2~3次。不良反应主要为耳毒性、前庭功能损害和肾毒性等，严格掌握使用剂量。儿童、老人、孕妇、听力障碍和肾功能不良等要慎用或不用。

（6）氨基水杨酸（P）：4.0g，每日两次。常引起胃肠道反应，宜饭后服。

标准化疗方案，即2个月强化期和4~6个月巩固期。①强化期，异烟肼、利福平、吡嗪酰胺和乙胺丁醇，顿服，2个月。②巩固期，异烟肼、利福平，顿服，4个月。简写为2HRZE/4HR。

3. 对症处理

（1）腹痛：可用颠茄、阿托品或其他抗胆碱能药物。

（2）不完全性肠梗阻：有时需行胃肠减压，并纠正水、电解质紊乱。

（3）有贫血及维生素缺乏症表现者：对症用药。

4. 手术治疗 手术治疗主要限于：①完全性肠梗阻，或部分性肠梗阻经内科治疗未见好转者。②急性肠穿孔引起粪瘘经保守治疗未见改善者。③大量肠道出血经积极抢救未能止血者。

（四）护理评估

1. 评估患者肠结核的临床症状 肠结核一般起病缓慢，早期症状不明显，易被忽视，全身症状表现为发热、盗汗、消瘦、乏力等结核病中毒症状以及腹胀、腹痛、腹泻与便秘等消化道症状。观察患者餐后有无腹胀，是否伴有消化不良、食欲减退、恶心、呕吐等肠结核早期症状。

2. 评估患者是否存在腹泻与便秘的症状 腹泻为肠结核最常见症状，粪便多为稀水样或糊状，一日数次或十几次，多在腹痛后出现。腹泻与便秘交替是肠道功能紊乱的结果。

3. 评估患者腹痛的部位和疼痛程度 腹痛为主要常见症状，占 80%～90%。为慢性腹痛，腹痛部位和病变部位相关。一般为隐痛，有时是绞痛，进食可以诱发或加重。

4. 观察患者是否存在并发症 肠梗阻、肠穿孔、肠出血、窦道形成等为肠结核的并发症。

（五）护理问题

1. 疼痛 与结核杆菌侵犯肠黏膜导致炎性病变有关。

2. 腹泻 与肠结核所致肠道功能紊乱有关。

3. 营养失调：低于机体需要量 与结核杆菌感染及病程迁延导致慢性消耗有关。

4. 有体液不足的危险 与腹泻有关。

（六）护理措施

1. 一般护理 保持病室环境整洁、安静、舒适；患者应卧床休息，避免劳累；全身毒血症状重者应严格卧床休息，以降低机体消耗，待病情稳定后可逐步增加活动量。

2. 饮食护理 患者应摄入高热量、高蛋白、高维生素、易消化的食物。

3. 心理护理 主动关心、体贴患者，做好有关疾病及自我护理知识的宣传教育。特别对于有精神、神经症状的患者，更应给予关照，关注其情绪变化，及时疏导其不良心理状态，使之安心疗养。

4. 病情观察 观察结核毒血症状及腹部症状体征的变化；观察患者粪便性状、颜色；监测血沉变化，以判断肠结核的转归情况。

5. 对症护理 腹痛时可采取分散患者注意力、腹部按摩、针灸等方法，必要时遵医嘱应用阿托品等药物镇痛；腹泻时应避免进食含纤维素多的食物，同时可适当使用止泻药物；便秘时嘱患者多食含纤维素高的食物，可使用开塞露、灌肠等通便方法。

6. 用药护理 根据病情、疼痛性质和程度选择性地给予药物镇痛，是解除胃肠道疾病疼痛的重要措施。

（1）一般疼痛发生前用药要较疼痛剧烈时用药效果好且剂量偏小。用药后应注意加强观察，防止发生不良反应、耐药性和依赖性。因阿托品有加快心率、咽干、面色潮红等不良反应，哌替啶、吗啡有依赖性，吗啡还可抑制呼吸中枢等，故疼痛减轻或缓解后应及时停药。

（2）观察抗结核药物不良反应，使用链霉素、异烟肼（雷米封）、利福平等药物时，注意有无耳鸣、头晕、恶心、呕吐等中毒症状及过敏反应。

7. 体温过高护理

（1）保持病室环境整洁、安静、舒适。患者应卧床休息，避免劳累；全身毒血症状重者应严格卧床休息，以降低机体消耗，待病情稳定后可逐步增加活动量。

（2）给予高热量、高蛋白、高维生素、易消化的流质或半流质饮食，鼓励多进食，多食水果，多饮水，保证每日摄水量达 2 500～3 000mL。不能进食者，应按医嘱从静脉补充营养与水分，同时监测患者的尿量和出汗情况，以便调整补液量，并保持排便通畅。

（3）严密观察病情变化，体温>38.5℃时，应每 4 小时测量 1 次体温、脉搏、呼吸，处于体温变化过程中的患者应每 2 小时测量 1 次并记录，或按病情需要随时监测。

（4）体温>39℃，应给予物理降温，如冷敷、温水擦浴、冷生理盐水灌肠等，以降低代谢率、减少耗氧量。冷湿敷法是用冷水或冰水浸透毛巾敷于头面部和血管丰富处，如腘窝、股根部、腋下、颈部，每10~15分钟更换1次；用冷生理盐水灌肠，婴儿每次100~300mL。

8. 腹痛护理

（1）病情观察：①密切观察疼痛的部位、性质、程度及其变化，增生型肠结核注意有无并发肠梗阻。②急性腹痛者还应观察生命体征的变化。③溃疡型肠结核注意有无盗汗、发热、消瘦、贫血等症状。④腹痛发作时严禁随意使用镇痛药，以免掩盖症状。⑤观察腹泻程度、粪便的性状、次数、量、气味和颜色的变化。注意有无脱水征。

（2）一般护理：①急性起病、腹痛明显者应卧床休息，保持环境安静、舒适，温湿度适宜。②根据疼痛的性质、程度，按医嘱选择禁食、流质、半流质饮食。

（3）对症护理：①排便后用温水清洗肛周，保持清洁干燥，涂凡士林或抗生素软膏以保护肛周皮肤。②遵医嘱给予液体、电解质、营养物质输入，注意输入速度的调节。③全身毒血症状严重、盗汗多者及时更换衣服，保持床铺清洁、干燥，加强口腔护理。

（4）向患者讲解有关缓解腹痛的知识：①指导和帮助其用鼻深吸气，然后张口慢慢呼气，如此有节奏地反复进行。②指导式的想象，利用一个人对某一特定事物的想象力从而达到预期效果，如通过回忆一些有趣的往事等使注意力转移、疼痛减轻。③局部热疗法，除急腹症外，可对疼痛的局部用热水袋热敷。热敷时注意水温，防止烫伤。④放松疗法，通过自我意识，集中注意力，使全身各部分肌肉放松，从而提高患者对疼痛的耐受力。

（5）用药护理：根据病情、疼痛性质和程度选择性地给予药物镇痛，是解除胃肠道疾病疼痛的重要措施。一般疼痛发生前用药较疼痛剧烈时用药效果好，且剂量偏小。

（6）心理指导：慢性腹痛患者因病程长、反复发作，且又无显著疗效，常出现焦虑情绪。疼痛发作时可通过心理疏导或转移注意力及介绍必要的疾病相关知识等方法，消除患者恐惧、焦虑、抑郁等心理，稳定患者的情绪，使其精神放松，增强对疼痛的耐受性，从而减轻或消除疼痛。

9. 腹泻护理 可用热敷，以减弱肠道运动，减少排便次数，并有利于腹痛等症状的减轻。慢性轻症者可适当活动，饮食以少渣、易消化食物为主，避免生冷、多纤维、刺激性食物。急性腹泻应根据病情和医嘱，给予饮食护理，如禁食或用流质、半流质、软食。排便频繁时，因粪便的刺激，可使肛周皮肤损伤，引起糜烂及感染。排便后应用温水清洗肛周，保持清洁、干燥。

10. 失眠护理

（1）安排有助于睡眠和休息的环境，关闭门窗、拉上窗帘，夜间睡眠时使用壁灯。

（2）保持病室内温度舒适，盖被适宜。

（3）尽量满足患者以前的入睡习惯和入睡方式，建立与以前相类似规律的活动和休息时间表。有计划地安排好护理活动，尽量减少对患者睡眠的干扰。

（4）提供促进睡眠的措施，睡前减少活动量。睡前避免喝咖啡或浓茶水。睡前热水泡足或洗热水浴，可以做背部按摩、听轻柔的音乐或提供娱乐性的读物。

（5）指导患者使用放松技术，如缓慢地深呼吸，全身肌肉放松疗法等。

（6）限制晚饭的饮水量，睡前排尿，必要时，入睡前把便器放在床旁。

（7）遵医嘱给镇静催眠药，并评价效果，积极实施心理治疗。

（七）健康教育

1. 饮食指导

（1）向患者解释营养对治疗肠结核的重要性。由于结核病是慢性消耗性疾病，只有保证营养的供给，提高机体抵抗力，才能促进疾病的痊愈。

（2）与患者及家属共同制订饮食计划。

（3）应给予高热量、高蛋白、高维生素且易消化的食物。

（4）腹泻明显的患者应少食乳制品、富含脂肪的食物和粗纤维食物，以免加快肠蠕动。

（5）肠梗阻的患者要严格禁食。严重营养不良者应协助医师进行静脉营养治疗，以满足机体代谢需要。

（6）每周测量患者的体重，并观察有关指标，如电解质、血红蛋白，以评价其营养状况。

2. 心理指导　肠结核治疗效果不明显时，患者往往担忧预后。纤维结肠镜等检查有一定痛苦，故应注重患者的心理护理，通过解释、鼓励来提高患者对配合检查和治疗的认识，稳定其情绪。

3. 出院指导

（1）肠结核的预后取决于早期诊断与及时正规治疗，一般预后良好。必须向患者强调有关结核病的防治知识，特别是肠结核的预防重在肠外结核，如肺结核的早期诊断与积极治疗对于防治肠结核至关重要。

（2）注意个人卫生，提倡公筷进餐或分餐制，鲜牛奶应消毒后饮用。

（3）患者的餐具及用物均应消毒，对患者的粪便也应进行消毒处理。

（4）嘱患者注意休息，要劳逸结合，避免疲劳、受寒。

（5）指导患者坚持抗结核药物治疗，说明规范治疗与全程治疗结核病的重要性，按时、按量服用药物，切忌自行停药。

（6）要注意观察药物的疗效和不良反应，了解抗结核药物不良反应及预防方法，有不适立即到医院就诊，并遵医嘱定期门诊复查。

二、结核性腹膜炎

结核性腹膜炎是由结核杆菌引起的慢性弥漫性腹膜感染。以儿童、青壮年多见，女性略多于男性。临床表现主要为倦怠、发热、腹痛与腹胀等，可引起肠梗阻、肠穿孔和形成瘘管等并发症。

大多数结核性腹膜炎是腹腔脏器，如肠系膜淋巴结结核、肠结核、输卵管结核等活动性结核病灶直接蔓延侵及腹膜引起。少数病例可由血行播散引起，常见的原发病灶有粟粒型肺结核及关节、骨、睾丸结核，可伴有结核性多浆膜炎等。

因侵入腹腔的结核菌数量、毒力及机体免疫力不同，结核性腹膜炎的病理改变可表现为3种基本的病理类型，即渗出型、粘连型、干酪型，以渗出型、粘连型多见。当可有2种或3种类型的病变并存时，称混合型。

（一）临床表现

结核性腹膜炎的临床表现随原发病灶、感染途径、病理类型及机体反应性的不同而异。

其起病缓急不一，多数起病较缓，也有急性发病者。

1. 症状

（1）全身症状：结核毒血症状常见，主要是发热和盗汗。以低热和中等热为最多，约1/3 患者有弛张热，少数可呈稽留热。高热伴有明显毒血症者，主要见于渗出型、干酪型，或伴有粟粒型肺结核、干酪型肺炎等严重结核病的患者。后期有营养不良，表现为消瘦、贫血、水肿、舌炎、口角炎等。

（2）腹痛：多位于脐周或右下腹，间歇性发作，常为痉挛性阵痛，进餐后加重，排便或肛门排气后缓解。腹痛的发生可能与进餐引起胃肠反射或肠内容物通过炎症、狭窄肠端、引起局部肠痉挛有关。如腹痛呈阵发性加剧，应考虑并发不完全性肠梗阻。偶可表现为急腹症，是肠系膜淋巴结结核、腹腔内其他结核的干酪样坏死病灶破溃，或肠结核急性穿孔所致。

（3）腹胀：多数患者可出现不同程度的腹胀，多是结核毒血症或腹膜炎伴有肠功能紊乱引起，也可因腹腔积液或肠梗阻所致。

（4）腹泻、便秘：腹泻常见，排便次数因病变严重程度和范围不同而异，一般每天 2～4 次，重者每天达十余次。粪便成糊状，一般不含脓血，不伴有里急后重。腹泻主要与腹膜炎引起的胃肠功能紊乱有关，偶可由伴有的溃疡性肠结核或干酪样坏死病变引起的肠管内瘘等引起。有时腹泻与便秘交替出现。

（5）腹壁柔韧感：柔韧感是腹膜受到轻度刺激或慢性炎症造成，可见于各型，但一般认为是粘连型结核性腹膜炎的临床特征。绝大多数患者均有不同程度的压痛，一般较轻微，少数压痛明显并有反跳痛，后者多见于干酪型。

（6）腹部肿块：粘连型及干酪型患者的腹部常可触及肿块，多位于中下腹部。肿块多由增厚的大网膜、肿大的肠系膜淋巴结、粘连成团的肠曲或干酪样坏死脓性物积聚而成，其大小不一，边缘不齐，有时呈横行块状物或有结节感，多有轻微触痛。

2. 体征

（1）全身状况：患者呈慢性病容，后期有明显的营养不良，表现为消瘦、水肿、苍白、舌炎、口角炎等。

（2）腹部压痛与反跳痛：多数患者有腹部压痛，一般轻微，少数压痛明显，且有反跳痛，常见于干酪型结核性腹膜炎。

（3）腹壁柔韧感：是结核性腹膜炎的临床特征，是腹膜慢性炎症、增厚、粘连所致。

（4）腹部包块：见于粘连型或干酪型，常由增厚的大网膜、肿大的肠系膜淋巴结、粘连成团的肠曲或干酪样坏死脓性物积聚而成。多位于脐周，大小不一，边缘不整，表面粗糙呈结节感，不易推动。

（5）腹腔积液：多为少量至中量腹腔积液，腹腔积液超过 1 000mL 时可出现移动性浊音。

3. 并发症 肠梗阻常见，多发生于粘连型。肠瘘一般多见于干酪型，往往同时有腹腔脓肿形成。

4. 结核性腹膜炎与肠结核的鉴别　见表7-3。

表7-3　结核性腹膜炎与肠结核的鉴别

项目		结核性腹膜炎	肠结核
感染途径		多为直接蔓延	多为经口感染
原发病		肠结核（最常见）、肠系膜淋巴结结核、输卵管结核、血行播散感染者多为粟粒型肺结核	开放性肺结核（最常见）、血型播散感染者多为粟粒型肺结核、直接蔓延者多为女性生殖器结核
临床表现	发热	低或中度热（最常见）	低热、弛张热、稽留热
	腹痛	多位于脐周、下腹的持续性隐痛或钝痛	多位于右下腹的持续性隐痛或钝痛
	触诊	腹壁柔韧感	无特征
	腹腔积液	草黄色、淡血性、乳糜性	无
	腹块	见于粘连型或干酪型	见于增生型肠结核
	腹泻	常见，3~4次/天，粪便糊状	因病变范围及严重程度不同而异
	梗阻	多见于粘连型	晚期可有

（二）辅助检查

1. 血常规、红细胞沉降率与结核菌素试验　部分患者有轻度至中度贫血，多为正细胞正色素性贫血。白细胞计数大多正常，干酪型患者或腹腔结核病灶急性扩散时，白细胞计数增多。多数患者红细胞沉降率增快，可作为活动性病变的指标。结核菌素试验呈强阳性有助于结核感染的诊断。

2. 腹腔积液检查　腹腔积液多为草黄色渗出液，少数为淡血色，偶见乳糜性，比重一般超过1.018，蛋白质含量>30g/L，白细胞计数>$500×10^6$/L，以淋巴细胞为主。但有时因低清蛋白血症或合并肝硬化，腹腔积液性质可接近漏出液。结核性腹膜炎的腹腔积液腺苷脱氨酶活性常增高，普通细菌培养结果常为阴性，腹腔积液浓缩找结核分枝杆菌或结核分枝杆菌培养阳性率均低，腹腔积液动物接种阳性率>50%，但费时较长。

3. 腹部B超检查　可发现少量腹腔积液，也可为腹腔穿刺提示准确位置，同时也可辅助鉴别腹部包块性质

4. X线检查　腹部X线平片检查有时可见钙化影，提示钙化的肠系膜淋巴结结核。X线胃肠钡剂造影检查可发现肠粘连、肠结核、肠瘘、肠腔外肿块等征象，有辅助诊断的价值。

5. 腹腔镜检查　可窥见腹膜、网膜、内脏表面有散在或聚集的灰白色结节，浆膜浑浊粗糙，活组织检查有确诊价值。检查适用于有游离腹腔积液的患者，禁用于腹膜有广泛粘连者。

（三）治疗原则

1. 抗结核化学药物治疗　一般以链霉素、异烟肼及利福平联合应用为佳，也可另加吡嗪酰胺或乙胺丁醇，病情控制后，可改为异烟肼与利福平或异烟肼口服加链霉素每周2次，疗程应>12个月。

2. 对腹腔积液型患者，在放腹腔积液后于腹腔内注入链霉素、醋酸可的松等药物，每周1次，可加速腹腔积液吸收并减少粘连。

3. 对血行播散或结核毒血症严重的患者，在应用有效的抗结核药物治疗的基础上，也可加用肾上腺皮质激素以减轻中毒症状，防止肠粘连及肠梗阻发生。

4. 鉴于本病常继发于体内其他结核病，多数患者已接受过抗结核药物治疗，因此，对这类患者应选择以往未用或少用的药物，制订联合用药方案。

5. 当并发肠梗阻、肠穿孔、化脓性腹膜炎时，可行手术治疗。与腹内肿瘤鉴别确有困难时，可行剖腹探查。手术适应证包括：①并发完全性肠梗阻或有不全性肠梗阻经内科治疗而未见好转者。②急性肠穿孔，或腹腔脓肿经抗生素治疗未见好转者。③肠瘘经抗结核化疗与加强营养而未能闭合者。④当诊断困难，与急腹症不能鉴别时，可考虑剖腹探查。

（四）护理评估

1. 健康史　需要采集病史，评估病因，了解是否有结核病史。

2. 身体状况　仔细评估结核性腹膜炎的影响及生命体征情况。

3. 心理-社会状况　评估患者与家属心理情况与需求，了解患者的心理压力与应激表现，提供适当心理、社会支持。

（五）护理问题

1. 体温过高　与结核病毒血症有关。

2. 营养失调：低于机体需要量　与慢性消耗性疾病以及舌炎、口角炎进食困难有关。

3. 腹痛　与腹膜炎有关。

4. 腹泻　与腹膜炎性刺激导致肠功能紊乱有关。

5. 体液过多（腹腔积液）　与腹膜充血、水肿、浆液纤维蛋白渗出有关。

6. 潜在并发症　肠梗阻、腹腔脓肿、肠瘘及肠穿孔。

（六）护理措施

1. 一般护理

（1）保持环境整洁、安静、空气流通及适宜的温、湿度。卧床休息，保证充足的睡眠，减少活动。有腹腔积液者取平卧位或半坐卧位。

（2）提供高热量、高蛋白、高维生素、易消化饮食，如新鲜蔬菜、水果、鲜奶、豆制品、肉类及蛋类等；有腹腔积液者限制钠盐摄入，少进或不进引起腹胀的食物。

（3）结核毒血症状重者，应保持皮肤清洁、干燥，及时更换衣裤；给予腹泻患者肛周护理。

2. 病情观察

（1）密切观察腹痛的部位、性质及持续时间，对骤起急腹痛要考虑腹腔内其他结核病灶破溃或并发肠梗阻、肠穿孔等。

（2）观察腹泻、便秘情况，有无发热。

（3）定期监测体重、血红蛋白等营养指标。

3. 用药护理

（1）观察抗结核药物的不良反应，注意有无头晕、耳鸣、恶心等中毒症状及过敏反应。

（2）定期检查患者听力及肝、肾功能。

（3）督促患者不能自行停药，避免影响治疗。

4. 腹腔穿刺放腹腔积液护理

（1）术前向患者解释腹腔穿刺的目的、方法、注意事项，消除其紧张心理，以取得配合。

（2）术前测量体重、腹围、生命体征，排空膀胱。

（3）术中及术后监测生命体征，观察有无不适反应。

（4）术毕缚紧腹带，记录抽出腹腔积液的量、性质、颜色，及时送验标本。

5. 体温过高护理

（1）高热时卧床休息，减少活动。提供合适的环境温度。出汗较多而进食较少者应遵医嘱补充热量、水及电解质。

（2）评估发热类型及伴随症状，体温过高时，应根据具体情况选择适宜的降温方式，如温水或酒精擦浴、冰敷、冰盐水灌肠及药物降温等。

（3）及时更换衣服、盖被，注意保暖，并协助翻身，注意皮肤、口腔的清洁与护理。

6. 疼痛护理

（1）观察疼痛的部位、性质及持续时间。耐心听取患者对疼痛的主诉，并表示关心和理解。

（2）提供安静舒适的环境，保证充足睡眠。

（3）腹痛应对方法：教会患者放松技巧，如深呼吸、全身肌肉放松、自我催眠等；教会患者分散注意力，如与人交谈、听音乐、看书报等；适当给予解痉药，如阿托品、东莨菪碱等。

（4）腹痛严重时遵医嘱给予相应处理，如合并肠梗阻行胃肠减压，合并急性穿孔行外科手术治疗。

7. 腹泻护理

（1）观察患者排便次数及粪便的性状、量、颜色。

（2）腹泻严重者给予禁食，并观察有无脱水症，遵医嘱补液、止泻。

（3）排便频繁者，每次便后宜用软质纸擦拭肛门，并用温水清洗干净，以防肛周皮肤黏膜破溃、糜烂。

（4）检测电解质及肝功能变化。

（七）健康教育

1. 饮食指导

（1）为提高患者的抗病能力，除给予支持疗法外还需帮助患者选择高蛋白、高热量，高维生素（尤其含维生素 A）食物，如牛奶、豆浆、鱼、瘦肉、甲鱼、鳝鱼、蔬菜、水果等。

（2）鼓励患者多饮水，每日>2L，保证机体代谢的需要和体内毒素的排泄，必要时遵医嘱给予静脉补充。

（3）协助患者晨起、餐后、睡前漱口，加强口腔护理，口唇干燥者涂液状石蜡保护。积极治疗和预防口角炎、舌炎及口腔溃疡。

（4）进食困难者遵医嘱静脉补充高营养，如氨基酸、脂肪乳剂、白蛋白等。必要时检测体重及血红蛋白水平。

2. 心理指导　指导患者及家属与同病房患者进行沟通，讲解本病的基本知识，使其了解本病无传染性，解除思想顾虑。给患者创造良好的休养环境及家庭社会支持系统。

3. 基础护理

（1）结核活动期，有高热等严重结核病毒性症状应卧床休息，保持环境安静、整洁、舒适、空气流通及适宜的温、湿度，保证充足的睡眠，使患者心境愉悦，以最佳的心理状态接受治疗。减少活动。

（2）有腹腔积液者取平卧位或半坐卧位，恢复期可适当增加户外活动，如散步、打太极拳、做保健操等，有条件者可选择空气新鲜、气候温和处疗养，提高机体的抗病能力。

（3）轻症患者在坚持化疗的同时，可进行正常工作，但应避免劳累和重体力劳动，戒烟、戒酒，做到劳逸结合。

4. 出院指导

（1）告知患者本病呈慢性经过，经正规抗结核治疗，一般预后良好。

（2）嘱患者积极配合治疗。根据原发结核病灶不同，有针对性地对患者及家属进行有关消毒、隔离等知识的宣教，防止结核菌的传播。

（3）指导患者注意休息，适当进行体力活动，注意避免劳累，避免受寒和感冒。

（4）加强营养，指导患者进食高热量、高蛋白、高维生素、易消化的食物，多食蔬菜、水果类。

（5）坚持按医嘱服药，不能随意自行停药，注意观察药物的不良反应，如恶心、呕吐等胃肠道反应以及肝、肾功能损害等。

（6）遵医嘱定期复查，及时了解病情变化，以利于治疗方案的调整。

（牛苗玲）

第五节 病毒性肝炎

一、概述

（一）概念

病毒性肝炎是由几种不同的嗜肝病毒（肝炎病毒）引起的以肝脏炎症和坏死病变为主的一组感染性疾病。它是法定乙类传染病，具有传染性较强、传播途径复杂、流行面广泛、发病率高等特点。目前已确定的有甲型、乙型、丙型、丁型及戊型病毒性肝炎五种类型，部分乙型、丙型和丁型肝炎患者可演变成慢性，并可发展为肝硬化和原发性肝细胞癌，对人民健康危害甚大。

（二）病原学

甲型肝炎病毒（HAV）属于小 RNA 病毒科的嗜肝病毒属，感染后在肝细胞内复制，随胆汁经肠道排出，对外界抵抗力较强，能耐受 56℃ 30 分钟或室温一周。在干燥粪便中 25℃能存活 30 天，在贝壳类动物、污水、淡水、海水、泥土中能存活数月。这种稳定性对 HAV通过水和食物传播十分有利。高压蒸汽（121℃，20 分钟）、煮沸 5 分钟、紫外线照射 1 小时可灭活，70%乙醇 25℃ 3 分钟也可有效灭活 HAV。

乙型肝炎病毒（HBV）属于嗜肝 DNA 病毒科，在肝细胞内合成后释放入血，还可存在于唾液、精液、阴道分泌物等各种体液中。完整的 HBV 病毒分包膜和核心两部分，包膜含乙肝表面抗原（HBsAg），核心部分含有环状双股 DNA、DNA 聚合酶（DNAP）、核心抗原（HBcAg）和 e 抗原（HBeAg），是病毒复制的主体，具有传染性。HBV 抵抗力很强，对高温、低温、干燥、紫外线及一般浓度的消毒剂均能耐受，但煮沸 10 分钟、高压蒸汽消毒、2%戊二醛、5%过氧乙酸等可使之灭活。

丙型肝炎病毒（HCV）属于黄病毒科，为单股正链 RNA 病毒，易发生变异，不易被机体清除，但对有机溶剂敏感，煮沸 5 分钟、氯仿（10%~20%）、甲醛（1∶1 000）6 小时、高压蒸汽和紫外线等可使之灭活。

丁型肝炎病毒（HDV）为一种缺陷的 RNA 病毒，位于细胞核内，其生物周期的完成要依赖于乙型肝炎病毒的帮助，因此丁型肝炎不能单独存在，必须在 HBV 存在的条件下才能感染和引起疾病，以 HBsAg 作为病毒外壳，与 HBV 共存时才能复制、表达。

戊型肝炎病毒（HEV）属萼状病毒科，为单股正链 RNA 病毒，感染后在肝细胞内复制，经胆管随粪便排出，发病早期可在感染者的粪便和血液中存在，碱性环境下较稳定，对热、氯仿敏感。

（三）发病机制

病毒性肝炎发病机制较复杂，不同类型的病毒引起疾病的机制也不尽相同。目前认为 HAV 可能通过免疫介导引起肝细胞损伤；HBV 并不直接引起肝细胞损伤，肝细胞损伤主要由病毒诱发的免疫反应引起，乙型肝炎慢性化可能与免疫耐受有关；HCV 引起肝细胞损伤的机制与 HCV 直接致病作用及免疫损伤有关，而 HCV 易慢性化的特点可能与病毒在血中水平低，具有泛嗜性、易变性等有关；复制状态的 HDV 与肝损害关系密切，免疫应答可能是导致肝损害的主要原因；戊型肝炎的发病机制与甲型肝炎相似。

（四）流行病学

1. 传染源　①甲型和戊型肝炎，为急性期患者和亚临床感染者在发病前 2 周至起病后 1 周传染性最强。②乙型、丙型和丁型肝炎为急、慢性患者，亚临床感染者和病毒携带者，其中慢性患者和病毒携带者是主要传染源。乙型肝炎有家庭聚集现象。

2. 传播途径　①粪-口传播，甲型和戊型肝炎的主要传播途径。②血液传播、体液传播乙型、丙型和丁型肝炎的主要传播途径。③母婴传播，乙型肝炎感染的一种重要传播途径。

3. 人群易感性　普遍易感，各型肝炎之间无交叉免疫力。①甲型肝炎，成人抗-HAV IgG 阳性率达 80%，感染后免疫力可持续终身。②乙型肝炎，我国成人抗-HBs 阳性率达 50%。③丙型肝炎，抗 HCV 并非保护性抗体。④丁型肝炎，目前仍未发现对 HDV 的保护性抗体。⑤戊型肝炎，普遍易感，尤以孕妇易感性较高。感染后免疫力不持久。

4. 流行特征　甲型肝炎以秋、冬季为发病高峰，戊型肝炎多发生于雨季，其他型肝炎无明显的季节性。我国是乙型肝炎的高发区，一般人群无症状携带者占 10%~15%；丁型肝炎以南美洲、中东为高发区，我国以西南地区感染率最高；戊型肝炎主要流行于亚洲和非洲。

二、护理评估

评估时重点询问有无家人患病史及与肝炎患者密切接触史，近期有无进食过污染的水和食物（如水生贝类）；近期有无血液和血制品应用史、血液透析、有创性检查治疗等，有无静脉药物依赖、意外针刺伤、不安全性接触等，是否接种过疫苗。

（一）身体状况

潜伏期：甲型肝炎为 5～45 天，平均为 30 天，乙型肝炎为 30～180 天，平均为 70 天，丙型肝炎为15～150天，平均为 50 天；丁型肝炎为 28～140 天，平均为 30 天，戊型肝炎为 10～70 天，平均为 40 天。

1. 症状　甲型和戊型肝炎主要表现为急性肝炎。乙型、丙型和丁型肝炎除表现为急性肝炎外，慢性肝炎更常见。

（1）急性肝炎：急性肝炎又分为急性黄疸型肝炎和急性无黄疸型肝炎。

①急性黄疸型肝炎典型的表现分为三期：黄疸前期，平均 5～7 天，甲、戊型肝炎起病较急，乙、丙、丁型肝炎起病较缓慢，表现为畏寒、发热、疲乏、全身不适等病毒血症和食欲减退、厌油、恶心、呕吐、腹胀、腹痛、腹泻等消化系统症状，本期快结束时可出现尿黄。黄疸期，可持续 2～6 周，黄疸前期的症状逐渐好转，但尿色加深如浓茶样，巩膜和皮肤黄染，约 2 周达到高峰。部分患者伴有粪便颜色变浅、皮肤瘙痒、心动过缓等肝内阻塞性黄疸的表现。恢复期平均持续 4 周，症状逐渐消失，黄疸逐渐减退，肝脾回缩，肝功能逐渐恢复正常。

②急性无黄疸型肝炎：较黄疸型肝炎多见，症状也较轻，主要表现为消化道症状常不易被发现而成为重要的传染源。

（2）慢性肝炎：病程超过半年者，称为慢性肝炎，见于乙型、丙型和丁型肝炎。部分患者发病日期不确定或无急性肝炎病史，但临床有慢性肝炎表现，即反复出现疲乏、厌食、恶心、肝区不适等症状，晚期可出现肝硬化和肝外器官损害的表现。

（3）重型肝炎：重型肝炎是肝炎中最严重的一种类型。各型肝炎均可引起，常可因劳累、感染、饮酒、服用肝损药物、妊娠等诱发。预后差，病死率高。

①急性重型肝炎：又称暴发性肝炎。起病急，初期表现似急性黄疸型肝炎，10 天内病情迅速进展，出现肝功能衰竭，主要表现为黄疸迅速加深、肝脏进行性缩小、肝臭、出血倾向、腹腔积液、中毒性鼓肠、肝性脑病和肝肾综合征。病程一般不超过 3 周，常因肝性脑病、继发感染、出血、肝肾综合征等并发症而死亡。

②亚急性重型肝炎：又称亚急性肝坏死。发病 10 天后出现上述表现，易转化为肝硬化。病程多为 3 周至数月。出现肝肾综合征者，提示预后不良。

③慢性重型肝炎：在慢性肝炎或肝硬化的基础上发生的重型肝炎，同时具有慢性肝病和重型肝炎的表现。预后差，病死率高。

（4）淤胆型肝炎：以肝内胆汁淤积为主要表现的一种特殊类型的肝炎，又称为毛细胆管型肝炎。临床表现类似于急性黄疸型肝炎，有黄疸深、消化道症状轻，同时伴全身皮肤瘙痒、粪便颜色变浅等梗阻性特征。病程较长，可达 2～4 个月或较长时间。

（5）肝炎后肝硬化：在肝炎基础上发展为肝硬化，表现为肝功能异常及门静脉高压症。

2. 体征

（1）急性肝炎：黄疸，肝大、质地软、轻度压痛和叩击痛，部分患者有轻度脾大。

（2）慢性肝炎：肝病面容，肝大、质地中等，伴有蜘蛛痣、肝掌、毛细血管扩张和进行性脾大。

（3）重型肝炎：肝脏缩小、肝臭、腹腔积液等。

（二）辅助检查

1. 肝功能检查

（1）血清酶检测：谷氨酸氨基转移酶（ALT）是判定肝细胞损害的重要标志，急性黄疸型肝炎常明显升高，慢性肝炎可持续或反复升高，重型肝炎时因大量肝细胞坏死，ALT 随黄疸加深反而迅速下降，称为胆-酶分离。此外，部分肝炎患者天门冬氨酸氨基转移酶（AST）、碱性磷酸酶（ALP）、谷氨酰转肽酶（γ-GT）也升高。

（2）血清蛋白检测：慢性肝病可出现清蛋白下降，球蛋白升高和清/球比值下降。

（3）血清和尿胆红素检测：黄疸型肝炎时，血清直接和非结合胆红素均升高，尿胆原和胆红素明显增加；淤胆型肝炎时，血清结合胆红素升高，尿胆红素增加，尿胆原减少或阴性。

（4）凝血酶原活动度（PTA）检查：PTA 与肝损害程度成反比，重型肝炎 PTA 常 < 40%，PTA 愈低，预后愈差。

2. 肝炎病毒病原学（标记物）检测

（1）甲型肝炎：血清抗 HAV IgM 阳性提示近期有 HAV 感染，是确诊甲型肝炎最主要的标记物；血清抗 HAV IgG 是保护性抗体，见于甲型肝炎疫苗接种后或既往感染 HAV 的患者。

（2）乙型肝炎

①血清病毒标记物的临床意义。

乙型肝炎表面抗原（HBsAg）：阳性提示为 HBV 感染者，急性感染可自限，慢性感染者 HBsAg 阳性可持续多年，若无临床表现而 HBsAg 阳性持续 6 个月以上为慢性乙型肝炎病毒携带者。本身不具有传染性，但因其常与 HBV 同时存在，常作为传染性标志之一。

乙型肝炎表面抗体（抗-HBs）：此为保护性抗体，阳性表示对 HBV 有免疫力，见于乙型肝炎恢复期乙肝疫苗接种后或既往感染者。

乙型肝炎 e 抗原（HBeAg）：阳性提示 HBV 复制活跃，表明乙型肝炎处于活动期，传染性强，持续阳性则易转为慢性，如转为阴性表示病毒停止复制。

乙型肝炎 e 抗体（抗-HBe）：阳性提示 HBV 大部分被消除，复制减少，传染性减低，如急性期即出现阳性则易进展为慢性肝炎，慢性活动性肝炎出现阳性者则可进展为肝硬化。

乙型肝炎核心抗体（抗 HBc）：抗-HBc IgG 阳性提示过去感染或近期低水平感染，抗-HBc IgM 阳性提示目前有活动性复制。

②HBV-DNA 和 DNA 聚合酶检测阳性提示体内有 HBV 复制，传染性强。

（3）丙型肝炎：HCV-RNA 阳性提示有 HCV 病毒感染。抗-HCV 为非保护性抗体，其阳性是 HCV 感染的标志，抗 HCV IgM 阳性提示丙型肝炎急性期，高效价的抗-HCV IgG 常提示 HCV 的现症感染，而低效价的抗-HCV IgG 提示丙型肝炎恢复期。

（4）丁型肝炎：血清或肝组织中的 HDVAg 和 HDV RNA 阳性有确诊意义，抗-HDV IgG 是现症感染的标志，效价增高提示丁型肝炎慢性化。

（5）戊型肝炎：抗-HEV IgM 和抗-HEV IgG 阳性可作为近期 HEV 感染的标志。

（三）心理-社会状况

患者因住院治疗担心影响工作和学业而出现紧张、焦虑情绪，疾病反复和久治不愈易产生悲观、消极、怨恨愤怒情绪。部分患者因隔离治疗和疾病的传染性限制了社交而情绪低落。病情严重者因疾病进展、癌变、面临死亡而出现恐惧和绝望。

（四）治疗要点

肝炎目前尚无特效治疗方法，治疗原则为综合治疗，以休息、营养为主，辅以适当的药物进行治疗，避免使用肝脏损害的药物。

1. 急性肝炎　以一般治疗和对症、支持治疗为主，强调早期卧床休息，辅以适当的护肝药物，除急性丙型肝炎的早期可使用干扰素外，一般不主张抗病毒治疗。

2. 慢性肝炎　除了适当休息和营养外，还需要保肝、抗病毒、对症及防治肝纤维化等综合治疗。常用护肝药物有维生素类药物（如 B 族维生素及维生素 C、维生素 E、维生素 K 等）、促进解毒功能的药物（如葡醛内酯、维丙胺等）、促进能量代谢的药物（如肌苷、ATP、辅酶 A 等）、促进蛋白代谢的药物（如肝安）等；抗病毒药物有干扰素、核苷类药物（如拉米夫定、阿德福韦、恩替卡韦等）。

3. 重型肝炎　以支持、对症治疗为基础，促进肝细胞再生，预防和治疗并发症，有条件者可采用人工肝支持系统，争取肝移植。

三、护理问题

1. 活动无耐力　与肝功能受损、能量代谢障碍有关。
2. 营养失调：营养低于机体需要量　与食欲下降、呕吐、腹泻、消化和吸收功能障碍有关。
3. 焦虑　与隔离治疗、病情反复、久治不愈、担心预后等有关。
4. 知识缺乏　缺乏肝炎预防和护理知识。
5. 潜在并发症　肝硬化、肝性脑病、出血、感染、肝肾综合征。

四、护理目标

患者体力恢复，补充营养以改善营养失调，减轻或消除顾虑，无并发症发生。

五、护理措施

（一）一般护理

1. 甲、戊型肝炎患者自发病之日起实行消化道隔离 3 周，急性乙型肝炎实行血液（体液）隔离至 HBsAg 转阴，慢性乙型和丙型肝炎按病原携带者管理。

2. 休息与活动急性肝炎、慢性肝炎活动期、重型肝炎均应卧床休息，待症状好转、黄疸减轻、肝功能改善后，逐渐增加活动量，以不感到疲劳为度。

3. 饮食护理　急性期患者应进食清淡、易消化、富含维生素的流质饮食，多食蔬菜和水果，保证足够热量，糖类为 250~400g/d；适量蛋白质（动物蛋白为主）1.0~1.5g/（kg·d），适当限制脂肪的摄入，腹胀时应减少牛奶、豆制品等产气食品的摄入，食欲差时可遵医嘱静脉补充葡萄糖、脂肪乳和维生素，食欲好转后应少食多餐，避免暴饮暴食。慢性肝炎患者宜进食适当高蛋白、高热量、高维生素、易消化的食物，蛋白质（优质蛋白为主）1.5~2.0g/（kg·d），但应避免长期摄入高糖、高热量饮食和饮酒。重型肝炎患者宜进食低盐、低脂高热量、高维生素饮食，有肝性脑病倾向者应限制或禁止蛋白质摄入。

（二）病情观察

观察患者消化道症状、黄疸、腹腔积液等的变化和程度，观察患者的生命体征和神志变化，有无并发症的早期表现和危险因素。一旦发现病情变化及时报告医生，积极配合处理。

(三) 用药护理

遵医嘱用药，注意观察药物疗效和不良反应。使用干扰素前应向患者受家属解释使用干扰素治疗的目的和不良反应，嘱患者一定要按医嘱用药，不可自行停药或加量。常见的不良反应如下。①发热反应，一般在最初 3~5 次注射时发生，以第 1 次注射后的 2~3 小时最明显，可伴有头痛，肌肉、骨骼酸痛，疲倦无力等，随治疗次数增加反而不断减轻。发热时应嘱患者多饮水，卧床休息，必要时对症处理。②脱发，1/3~1/2 患者在疗程中后期出现脱发，停药后可恢复。③骨髓抑制，患者会出现白细胞计数减少，若白细胞计数>$3×10^9$/L 应坚持治疗，可遵医嘱给予升白细胞药物；若白细胞计数<$3×10^9$/L。或血小板计数<$40×10^9$/L 可减少干扰素的剂量甚至停药。此外，部分患者会出现胃肠道症状、肝功能损害和神经精神症状，一般对症处理，严重者应停药。

(四) 心理护理

护士应向患者和家属解释疾病的特点、隔离的意义和预后，鼓励患者多与医务人员、家属、病友等交谈，说出自己心中的感受，给予患者精神上的安慰和支持，对患者所关心的问题耐心解答。此外，还需与其家属取得联系，使其消除对肝炎患者和肝炎传染性的恐惧，安排探视时日，给患者家庭的温暖和支持，同时积极协助患者取得社会支持。

(五) 健康指导

1. 疾病知识指导　应向患者及家属宣传病毒性肝炎的家庭护理和自我保健知识，特别是慢性患者和无症状携带者：①正确对待疾病，保持乐观情绪。生活规律，劳逸结合，恢复期患者可参加散步、体操等轻体力活动，肝功能正常 1~3 个月后可恢复日常活动及工作，但应避免过度劳累和重体力劳动。②加强营养，适当增加蛋白质摄入，但要避免长期高热量、高脂肪饮食，戒烟酒。③不滥用保肝药物和其他损害肝脏的药物，如吗啡、苯巴比妥、磺胺药、氯丙嗪等，以免加重肝损害。④实施适当的家庭隔离，患者的食具用品、洗漱用品、美容美发用品、剃须刀等应专用，患者的排泄物、分泌物可用 3% 漂白粉消毒后弃去，防止污染环境。家中密切接触者应进行预防接种。⑤出院后定期复查，HBsAg、HBeAg、HBV DNA 和 HCV RNA 阳性者应禁止献血和从事托幼、餐饮业工作。

2. 疾病预防指导　甲型和戊型肝炎应预防消化道传播，重点加强粪便管理，保护水源，饮用水严格消毒，加强食品卫生和食具消毒。乙、丙、丁型肝炎重点防止血液和体液传播，做好血源监测，凡接受输血、应用血制品、大手术等的人，定期检测肝功能及肝炎病毒标记物，推广应用一次性注射用具，重复使用的医疗器械要严格消毒，个人生活用具应专用，接触患者后用肥皂和流动水洗手。

3. 易感人群指导　甲型肝炎易感者可接种甲型肝炎疫苗，接触者可在 10 天内注射人血清免疫球蛋白以防止发病。HBsAg 阳性患者的配偶、医护人员、血液透析者等抗 HBs 均阴性的易感人群及未受 HBV 感染的对象可接种乙型肝炎疫苗。HBsAg 阳性母亲的新生儿应在出生后立即注射乙肝免疫球蛋白，2 周后接种乙肝疫苗。乙肝疫苗需接种 3 次（0、1 个月、6 个月），接种后若抗-HBs>10IU/L，显示已有保护作用，保护期为 3~5 年。

（牛苗玲）

第八章

神经内科疾病的护理

第一节 短暂性脑缺血发作

1965 年，美国第四届脑血管病普林斯顿会议对短暂性脑缺血发作（TIA）的定义为：突然出现的局灶性或全脑的神经功能障碍，持续时间不超过 24 小时，且排除非血管源性原因。

2002 年，美国 TIA 工作组提出了新的 TIA 定义：由于局部脑或视网膜缺血引起的短暂性神经功能缺损发作，典型临床症状持续不超过 1 小时，且在影像学上无急性脑梗死的证据。

2009 年，美国卒中协会（ASA）发布的 TIA 定义：脑、脊髓或视网膜局灶性缺血所致的、不伴急性梗死的短暂性神经功能障碍。

我国 TIA 的专家共识中建议由于脊髓缺血诊断临床操作性差，暂推荐定义为：脑或视网膜局灶性缺血所致的、未伴急性梗死的短暂性神经功能障碍。

TIA 临床症状一般持续 10~15 分钟，多在 1 小时内，不超过 24 小时，不遗留神经功能缺损症状和体征，结构性影像学（CT、MRI）检查无责任病灶。

TIA 好发于 50~70 岁，男多于女，患者多伴有高血压、动脉粥样硬化、糖尿病或高脂血症等脑血管病的危险因素。

一、临床表现

TIA 起病突然，历时短暂，症状和体征出现后迅速达高峰，持续时间为数秒至数分钟、数小时，24 小时内完全恢复正常而无后遗症。各个患者的局灶性神经功能缺失症状常按一定的血管支配区而反复刻板地出现，多则一日数次，少则数周、数月甚至数年才发作 1 次，椎-基底动脉系统 TIA 发作较频繁。根据受累的血管不同，临床上将 TIA 分为两大类：颈内动脉系统和椎-基底动脉系统 TIA。

1. 颈内动脉系统 TIA　症状多样，以大脑中动脉支配区 TIA 最常见。常见的症状可有患侧上肢和（或）下肢无力、麻木、感觉减退或消失，亦可有失语、失读、失算、书写障碍，偏盲较少见，瘫痪通常以上肢和面部较重。短暂的单眼失明是颈内动脉分支眼动脉缺血的特征性症状，为颈内动脉系统 TIA 所特有。如果发作性偏瘫伴有瘫痪对侧的短暂单眼失明或视觉障碍，则临床上可诊断为失明侧颈内动脉短暂性脑缺血发作。上述症状可单独或合并出现。

2. 椎-基底动脉系统 TIA　有时仅表现为头昏、视物模糊、走路不稳等含糊症状而难以诊断，局灶性症状以眩晕为最常见，一般不伴有明显的耳鸣。若有脑干、小脑受累的症状如复视、构音障碍、吞咽困难、交叉性或双侧肢体瘫痪等感觉障碍、共济失调，则诊断较为明确，大脑后动脉供血不足可表现为皮质性盲和视野缺损。倾倒发作为椎-基底动脉系统 TIA 所特有，患者突然双下肢失去张力而跌倒在地，而无可觉察的意识障碍，患者可即刻站起，此乃双侧脑干网状结构缺血所致。枕后部头痛，猝倒，特别是在急剧转动头部或上肢运动后发作，上述症状均提示椎-基底动脉系供血不足并有颈椎病、锁骨下动脉盗血征等存在的可能。

3. 共同症状　症状既可见于颈内动脉系统，亦可见于椎-基底动脉系统。这些症状包括构音困难、同向偏盲等。发作时单独表现为眩晕（伴或不伴恶心、呕吐）、构音困难、吞咽困难、复视者，最好不要轻易诊断为 TIA，应结合其他临床检查寻找确切的病因。上述 2 种以上症状合并出现，或交叉性麻痹伴运动、感觉、视觉障碍及共济失调，即可诊断为椎-基底动脉系统 TIA 发作。

4. 发作时间　TIA 的时限短暂，持续 15 分钟以下，一般不超过 30 分钟，少数也可达 12~24 小时。

二、辅助检查

1. CT 和 MRI 检查　多数无阳性发现。恢复几天后，MRI 可有缺血改变。

2. TCD 检查　了解有无血管狭窄及动脉硬化程度。椎-基底动脉供血不足（VBI）患者早期发现脑血流量异常。

3. 单光子发射计算机断层显像（SPECT）检查　脑血流灌注显像可显示血流灌注减低区。发作和缓解期均可发现异常。

4. 其他检查　血生化检查血液成分或流变学检查等。

三、诊断

短暂性脑缺血发作的诊断主要是依据患者和家属提供的病史，而无客观检查的直接证据。临床诊断要点如下。

1. 突然的、短暂的局灶性神经功能缺失发作，在 24 小时内完全恢复正常。

2. 临床表现完全可用单一脑动脉病变解释。

3. 发作间歇期无神经系统体征。

4. 常有反复发作史，临床症状常刻板地出现。

5. 起病年龄大多在 50 岁以上，有动脉粥样硬化症。

6. 脑部 CT 或 MRI 检查排除其他脑部疾病。

四、治疗

1. 病因治疗　对病因明显的患者，应针对病因进行积极治疗，如控制高血压、糖尿病、高脂血症，治疗颈椎病、心律失常、血液系统疾病等等。

2. 抗血小板聚集治疗　抗血小板聚集剂可减少微栓子的发生，预防复发，常用药物有阿司匹林和噻氯匹定（抵克立得）。

3. 抗凝治疗　抗凝治疗适用于发作次数多，症状较重，持续时间长，且每次发作症状逐渐加重，又无明显禁忌证的患者，常用药物有肝素、低分子量肝素和华法林。

4. 危险因素的干预 控制高血压、糖尿病；治疗冠状动脉性疾病和心律不齐、充血性心力衰竭、瓣膜性心脏病；控制高脂血症；停用口服避孕药；停止吸烟；减少饮酒；适量运动。

5. 手术治疗 如颈动脉狭窄超过70%或药物治疗效果较差，反复发作者可进行颈动脉内膜剥脱术或者血管内支架及血管成形术。

6. 其他治疗 还可给予钙通道阻滞剂（如尼莫地平、氟桂利嗪）、脑保护治疗和中医中药（如丹参、川芎、红花、血栓通等）治疗。

五、护理评估

1. 健康史

（1）了解既往史和用药情况：①了解既往是否有原发性高血压病、心脏病、高脂血症及糖尿病病史，临床上TIA患者常伴有高血压、动脉粥样硬化、糖尿病或心脏病病史。②了解患者既往和目前的用药情况，患者的血压、血糖、血脂等各项指标是否控制在正常范围之内。

（2）了解患者的饮食习惯及家族史：①了解患者是否有肥胖、吸烟、酗酒，是否偏食、嗜食，是否长期摄入高胆固醇饮食，因为长期高胆固醇饮食常使血管发生动脉粥样硬化。②了解其长辈及亲属有无脑血管病的患病情况。

2. 身体状况

（1）询问患者的起病形式与发作情况，是否症状突然发作、持续时间是否短暂，本病一般为5~30分钟，恢复快，不留后遗症。是否反复发作，且每次发作出现的症状基本相同。

（2）评估有无神经功能缺失：①检查有无肢体乏力或偏瘫、偏身感觉异常，因为大脑中动脉供血区缺血可致对侧肢体无力或轻偏瘫、偏身麻木或感觉减退。②有无一过性单眼黑矇或失明、复视等视力障碍，以评估脑缺血的部位。颈内动脉分支眼动脉缺血可致一过性单眼盲，中脑或脑桥缺血可出现复视和眼外肌麻痹，双侧大脑后动脉距状支缺血因视皮质受累可致双眼视力障碍（暂时性皮质盲）。③有无跌倒发作和意识丧失，下部脑干网状结构缺血可致患者因下肢突然失去张力而跌倒，但意识清楚。④询问患者起病的时间、地点及发病过程，以了解记忆力、定向力、理解力是否正常，因为大脑后动脉缺血累及边缘系统时，患者可出现短时间记忆丧失，常持续数分钟至数十分钟，伴有对时间、地点的定向障碍，但谈话、书写和计算能力仍保持。⑤观察进食时有无吞咽困难，有无失语。脑干缺血所致延髓性麻痹或假性延髓性麻痹时，患者可出现吞咽障碍、构音不清，优势半球受累可出现失语症。⑥观察其有无步态不稳的情况，因为椎-基底动脉缺血导致小脑功能障碍可出现共济失调、步态不稳。

3. 心理-社会状况 评估患者是否因突然发病或反复发病而产生紧张、焦虑和恐惧的心理，或者患者因缺乏相关知识而麻痹大意。

六、护理问题

1. 肢体麻木、无力 神经功能缺失所致。

2. 潜在并发症 脑梗死。

七、护理措施

1. 一般护理 发作时卧床休息，注意枕头不宜太高，以枕高 15~25cm 为宜，以免影响头部的血液供应；转动头部时动作宜轻柔、缓慢，防止颈部活动过度诱发 TIA；平时应适当运动或体育锻炼，注意劳逸结合，保证充足睡眠。

2. 饮食护理 指导患者进食低盐低脂、清淡、易消化、富含蛋白质和维生素的饮食，多吃蔬菜、水果，戒烟酒，忌辛辣油炸食物和暴饮暴食，避免过分饥饿。并发糖尿病的患者还应限制糖的摄入，严格执行糖尿病饮食。

3. 症状护理

（1）对肢体乏力或轻偏瘫等步态不稳的患者，应注意保持周围环境的安全，移开障碍物，以防跌倒；教会患者使用扶手等辅助设施；对有一过性失明或跌倒发作的患者，如厕、沐浴或外出活动时应有防护措施。

（2）对有吞咽障碍的患者，进食时宜取坐位或半坐位，喂食速度宜缓慢，药物宜压碎，以利吞咽，并积极做好吞咽功能的康复训练。

（3）对有构音不清或失语症的患者，护士在实施治疗和护理活动过程中，注意言行不要有损患者自尊，鼓励患者用有效的表达方式进行沟通，表达自己的需要，并指导患者积极进行语言康复训练。

4. 用药护理 详细告知药物的作用机制、不良反应及用药注意事项，并注意观察药物疗效情况。①血液病，有出血倾向，严重的高血压和肝、肾疾病，消化性溃疡等均为抗凝治疗禁忌证。②抗凝治疗前需检查患者的凝血机制是否正常，抗凝治疗过程中应注意观察有无出血倾向，发现皮疹、皮下瘀斑、牙龈出血等立即报告医师处理。③肝素 50mg 加入生理盐水 500mL 静脉滴注时，速度宜缓慢，10~20 滴/分，维持 24~48 小时。④注意观察患者肢体无力或偏瘫程度是否减轻，肌力是否增加，吞咽障碍、构音不清、失语等症状是否恢复正常，如果上述症状呈加重趋势，应警惕缺血性脑卒中的发生；若为频繁发作的 TIA 患者，应注意观察每次发作的持续时间、间隔时间以及伴随症状，并做好记录，配合医师积极处理。

5. 心理护理 帮助患者了解本病治疗与预后的关系，消除患者的紧张、恐惧心理，保持乐观心态，积极配合治疗，并自觉改变不良生活方式，建立良好的生活习惯。

6. 安全护理

（1）使用警示牌提示患者，贴于床头呼吸带处，如小心跌倒、防止坠床。

（2）楼道内行走、如厕、沐浴有人陪伴，穿防滑鞋，卫生员清洁地面后及时提示患者。

（3）呼叫器置于床头，告知患者出现头晕、肢体无力等表现及时通知医护人员。

八、健康教育

1. 保持心情愉快、情绪稳定，避免精神紧张和过度疲劳。

2. 指导患者了解肥胖、吸烟酗酒及饮食因素与脑血管病的关系，改变不合理饮食习惯，选择低盐、低脂、充足蛋白质和丰富维生素饮食。少食甜食、限制钠盐，戒烟酒。

3. 生活起居有规律，养成良好的生活习惯，坚持适度运动和锻炼，注意劳逸结合，对经常发作的患者应避免重体力劳动，尽量不要单独外出。

4. 按医嘱正确服药，积极治疗高血压、动脉硬化、心脏病、糖尿病、高脂血症和肥胖症，定期监测凝血功能。

5. 定期门诊复查，尤其出现肢体麻木乏力、眩晕、复视或突然跌倒时应随时就医。

（刘　娟）

第二节　脑梗死

脑梗死是指各种原因所致脑部血液供应障碍，导致局部脑组织缺血、缺氧性坏死软化而出现相应神经功能缺损的一类临床综合征。脑梗死又称缺血性脑卒中，包括脑血栓形成、脑栓塞和腔隙性脑梗死等。脑梗死是卒中最常见类型，约占 70%～80%。好发于 60 岁以上的老年人，男女无明显差异。

脑梗死的基本病因为动脉粥样硬化，并在此基础上发生血栓形成，导致血液供应区域和邻近区域的脑组织血供障碍，引起局部脑组织软化、坏死；其次为血液成分改变和血流动力学改变等。本病常在静息或睡眠中起病，突然出现偏瘫、感觉障碍、失语、吞咽障碍和意识障碍等。其预后与梗死的部位、疾病轻重程度以及救治情况有关。病情轻、救治及时，能尽早获得充分的侧支循环，则患者可以基本治愈，不留后遗症；重症患者，因受损部位累及重要的中枢，侧支循环不能及时建立，则常常留有失语、偏瘫等后遗症；更为严重者，常可危及生命。

一、动脉粥样硬化性血栓性脑梗死

（一）病因

血栓性脑梗死最常见病因为动脉粥样硬化，其次为高血压、糖尿病和血脂异常，另外，各种性质的动脉炎、高半胱氨酸血症、血液异常或血流动力学异常也可视为脑血栓形成的病因。

（二）临床表现

中老年患者多见，常于静息状态或睡眠中起病，约 1/3 患者的前驱症状表现为反复出现 TIA。根据动脉血栓形成部位不同，出现不同的临床表现。

1. 颈内动脉形成血栓　病灶侧单眼一过性黑矇，偶可为永久性视物障碍（因眼动脉缺血）或病灶侧 Horner 征（因颈上交感神经节后纤维受损）；颈动脉搏动减弱，眼或颈部血管杂音；对侧偏瘫、偏身感觉障碍和偏盲等（大脑中动脉或大脑中、前动脉缺血）；主侧半球受累可有失语症，非主侧半球受累可出现体象障碍；亦可出现晕厥发作或痴呆。

2. 大脑中动脉形成血栓

（1）主干闭塞：①三偏症状，病灶对侧中枢性面舌瘫及偏瘫、偏身感觉障碍和偏盲或象限盲，上下肢瘫痪程度基本相等。②可有不同程度的意识障碍。③主侧半球受累可出现失语症，非主侧半球受累可见体象障碍。

（2）皮质支闭塞：①上分支包括至眶额部、额部、中央回、前中央回及顶前部的分支，闭塞时可出现病灶对侧偏瘫和感觉缺失，面部及上肢重于下肢，Broca 失语（主侧半球）和体象障碍（非主侧半球）。②下分支包括至颞极及颞枕部，颞叶前、中、后部的分支，闭塞时常出现 Wernicke 失语、命名性失语和行为障碍等，而无偏瘫。

（3）深穿支闭塞：①对侧中枢性上下肢均等性偏瘫，可伴有面舌瘫。②对侧偏身感觉障碍，有时可伴有对侧同向性偏盲。③主侧半球病变可出现皮质下失语。

3. 大脑前动脉形成血栓

（1）主干闭塞：发生于前交通动脉之前，因对侧代偿可无任何症状。发生于前交通动脉之后可有：①对侧中枢性面舌瘫及偏瘫，以面舌瘫及下肢瘫为重，可伴轻度感觉障碍。②尿潴留或尿急（旁中央小叶受损）。③精神障碍如淡漠、反应迟钝、欣快、始动障碍和缄默等（额极与胼胝体受累），常有强握与吸吮反射（额叶病变）。④主侧半球病变可见上肢失用，亦可出现 Broca 失语。

（2）皮质支闭塞：①对侧下肢远端为主的中枢性瘫，可伴感觉障碍（胼周和胼缘动脉闭塞）。②对侧肢体短暂性共济失调、强握反射及精神症状（眶动脉及额极动脉闭塞）。

4. 大脑后动脉形成血栓

（1）主干闭塞：对侧偏盲、偏瘫及偏身感觉障碍（较轻），丘脑综合征，主侧半球病变可有失读症。

（2）皮质支闭塞：①因侧支循环丰富而很少出现症状，仔细检查可见对侧同向性偏盲或象限盲，而黄斑视力保存（黄斑回避现象）；双侧病变可有皮质盲。②主侧颞下动脉闭塞可见视觉失认及颜色失认。③顶枕动脉闭塞可见对侧偏盲，可有不定型的光幻觉痫性发作，主侧病损可有命名性失语；矩状动脉闭塞出现对侧偏盲或象限盲。

（3）深穿支闭塞：①丘脑穿通动脉闭塞产生红核丘脑综合征（病侧小脑性共济失调、意向性震颤、舞蹈样不自主运动，对侧感觉障碍）。②丘脑膝状体动脉闭塞可见丘脑综合征（对侧感觉障碍，深感觉为主，以及自发性疼痛、感觉过度、轻偏瘫，共济失调和不自主运动，可有舞蹈、手足徐动症和震颤等锥体外系症状）。③中脑支闭塞出现韦伯综合征（Weber syndrome）（同侧动眼神经麻痹，对侧中枢性偏瘫），或贝内迪克特综合征（Benedikt syndrome）（同侧动眼神经麻痹，对侧不自主运动）。

（4）后脉络膜动脉闭塞：罕见，主要表现对侧象限盲。

5. 基底动脉形成血栓

（1）主干闭塞：常引起脑干广泛梗死，出现脑神经、锥体束及小脑症状，如眩晕、呕吐、共济失调、瞳孔缩小、四肢瘫痪、肺水肿、消化道出血、昏迷、高热等，常因病情危重死亡。

（2）基底动脉尖综合征（TOB）：基底动脉尖端分出两对动脉即小脑上动脉和大脑后动脉，其分支供应中脑、丘脑、小脑上部、额叶内侧及枕叶，故可出现以中脑病损为主要表现的一组临床综合征。临床表现：①眼动障碍及瞳孔异常，一侧或双侧动眼神经部分或完全麻痹、眼球上视不能（上丘受累）及一个半综合征，瞳孔对光反射迟钝而调节反应存在（顶盖前区病损）。②意识障碍，一过性或持续数天，或反复发作（中脑或丘脑网状激活系统受累）。③对侧偏盲或皮质盲。④严重记忆障碍（颞叶内侧受累）。

（3）其他：中脑支闭塞出现 Weber 综合征（动眼神经交叉瘫）、Benedikt 综合征（同侧动眼神经麻痹、对侧不自主运动）；脑桥支闭塞出现米亚尔-谷布勒综合征（Millard-Gubler syndrome）（外展、面神经麻痹，对侧肢体瘫痪）、福维尔综合征（Foville syndrome）（同侧凝视麻痹、周围性面瘫，对侧偏瘫）。

6. 椎动脉形成血栓 若双侧椎动脉粗细差别不大，当一侧闭塞时，因对侧供血代偿多不出现明显症状。当双侧椎动脉粗细差别较大时，优势侧闭塞多表现为小脑后下动脉闭塞综合征［瓦伦贝格综合征（Wallenberg syndrome）］，主要表现：①眩晕、呕吐、眼球震颤（前庭神经核受损）。②交叉性感觉障碍（三叉神经脊束核及对侧交叉的脊髓丘脑束受损）。③同侧 Horner 综合征（交感神经下行纤维受损）。④吞咽困难和声音嘶哑（舌咽、迷走神经受损）。⑤同侧小脑性共济失调（绳状体或小脑受损）。由于小脑后下动脉的解剖变异较大，临床常有不典型的临床表现。

（三）辅助检查

1. 血液检查 包括血常规、血流变、血糖、血脂、肾功能、凝血功能等。这些检查有助于发现脑梗死的危险因素并对病因进行鉴别。

2. 头颅 CT 检查 是最常用的检查。脑梗死发病 24 小时内一般无影像学改变，24 小时后梗死区呈低密度影像。发病后尽快进行 CT 检查，有助于早期脑梗死与脑出血的鉴别。脑干和小脑梗死及较小梗死灶，CT 难以检出。

3. MRI 检查 与 CT 相比，此检查可以发现脑干、小脑梗死及小灶梗死。功能性 MRI，如弥散加权成像（DWI）可以早期（发病 2 小时以内）显示缺血组织的部位、范围，甚至可显示皮质下、脑干和小脑的小梗死灶，诊断早期梗死的敏感性为 88%～100%，特异性达 95%～100%。

4. 血管造影检查 DSA 和 MRA 可以发现血管狭窄、闭塞和其他血管病变，如动脉炎、动脉瘤和动静脉畸形等。其中 DSA 是脑血管病变检查的金标准，但因对人体有创且检查费用、技术条件要求高，临床不作为常规检查项目。

5. TCD 检查 对评估颅内外血管狭窄、闭塞、血管痉挛或侧支循环建立的程度有帮助。用于溶栓治疗监测，对判断预后有参考意义。

（四）诊断

根据以下临床特点可明确诊断。

1. 中、老年患者，存在动脉粥样硬化、高血压、高血糖等脑卒中的危险因素。

2. 静息状态下或睡眠中起病，病前有反复的 TIA 发作史。

3. 偏瘫、失语、感觉障碍等局灶性神经功能缺损的症状和体征在数小时或数日内达高峰，多无意识障碍。

4. 结合 CT 或 MRI 可明确诊断。应注意与脑栓塞和脑出血等疾病鉴别。

（五）治疗

治疗流程实行分期、分型的个体化治疗。

1. 超早期溶栓治疗 包括静脉溶栓和动脉溶栓治疗。静脉溶栓操作简便，准备快捷，费用低廉。动脉溶栓因要求专门（介入）设备，准备时间长，费用高而推广受到限制，其优点是溶栓药物用药剂量小，出血风险比静脉溶栓时低。

2. 脑保护治疗 如尼莫地平、吡拉西坦、维生素 E 及其他自由基清除剂。

3. 其他治疗 超早期治疗时间窗过后或不适合溶栓患者，可采用降纤、抗凝、抗血小板凝聚、扩血管、扩容药物、中医药、各种脑保护剂治疗，并及早开始康复训练。

（六）护理评估

1. 健康史

（1）了解既往史和用药情况：①询问患者的身体状况，了解既往有无脑动脉硬化、原发性高血压、高脂血症及糖尿病病史。②询问患者是否进行过治疗，目前用药情况怎样，是否按医嘱正确服用降压、降糖、降脂及抗凝药物。

（2）询问患者的起病情况：①了解起病时间和起病形式。②询问患者有无明显的头晕、头痛等前驱症状。③询问患者有无眩晕、恶心、呕吐等伴随症状，如有呕吐，了解是使劲呕出还是难以控制地喷出。

（3）了解生活方式和饮食习惯：①询问患者的饮食习惯，有无偏食、嗜食爱好，是否喜食腊味、肥肉、动物内脏等，是否长期摄入高盐、高胆固醇饮食。②询问患者有无烟酒嗜好及家族中有无类似疾病史或有卒中、原发性高血压病史。

2. 身体状况

（1）观察神志、瞳孔和生命体征情况：①观察神志是否清楚，有无意识障碍及其类型。②观察瞳孔大小及对光反射是否正常。③观察生命体征，起病初始体温、脉搏、呼吸一般正常，病变范围较大或脑干受累时可见呼吸不规则等。

（2）评估有无神经功能受损：①观察有无精神、情感障碍。②询问患者双眼能否看清眼前的物品，了解有无眼球运动受限、眼球震颤及眼睑闭合不全，视野有无缺损。③观察有无口角㖞斜或鼻唇沟变浅，检查伸舌是否居中。④观察有无言语障碍、饮水反呛等。⑤检查患者四肢肌力、肌张力情况，了解有无肢体活动障碍、步态不稳及肌萎缩。⑥检查有无感觉障碍。⑦观察有无尿便障碍。

3. 心理-社会状况　观察患者是否存在因疾病所致焦虑等心理问题；了解患者和家属对疾病发生的相关因素、治疗和护理方法、预后、如何预防复发等知识的认知程度；了解患者家庭条件与经济状况及家属对患者的关心和支持度。

（七）护理问题

1. 躯体活动障碍　与运动中枢损害致肢体瘫痪有关。

2. 语言沟通障碍　与语言中枢损害有关。

3. 吞咽障碍　与意识障碍或延髓麻痹有关。

4. 有失用综合征的危险　与意识障碍、偏瘫所致长期卧床有关。

5. 焦虑/抑郁　与瘫痪、失语、缺少社会支持及担心疾病预后有关。

6. 知识缺乏　缺乏疾病治疗、护理、康复和预防复发的相关知识。

（八）护理措施

1. 一般护理　急性期不宜抬高患者床头，宜取头低位或放平床头，以改善头部的血液供应；恢复期枕头也不宜太高，患者可自由采取舒适的主动体位；应注意患者肢体位置的正确摆放，指导和协助家属被动运动和按摩患侧肢体，鼓励和指导患者主动进行有计划的肢体功能锻炼，如指导和督促患者进行 Bobath 握手和桥式运动，做到运动适度，方法得当，防止运动过度而造成肌腱牵拉伤。

2. 生活护理　卧床患者应保持床单位整洁和皮肤清洁，预防压疮的发生。尿便失禁的患者，应用温水擦洗臀部、肛周和会阴部皮肤，更换干净衣服和被褥，必要时洒肤疾散类粉剂或涂油膏以保护局部皮肤黏膜，防止出现湿疹和破损；对尿失禁的男患者可考虑使用体外导尿，如用接尿套连接引流袋等；留置导尿管的患者，应每日更换引流袋，接头处要避免反复打开，以免造成逆行感染，每4小时松开开关定时排尿，促进膀胱功能恢复，并注意观察尿量、颜色、性质是否有改变，发现异常及时报告医师处理。

3. 饮食护理　饮食以低脂、低胆固醇、低盐（高血压者）、适量糖类、丰富维生素为原则。少食肥肉、猪油、奶油、蛋黄、带鱼、动物内脏及糖果甜食等；多吃瘦肉、鱼虾、豆制品、新鲜蔬菜、水果和含碘食物，提倡食用植物油，戒烟酒。

有吞咽困难的患者，药物和食物宜压碎，以利吞咽；教会患者用吸水管饮水，以减轻或避免饮水呛咳；进食时宜取坐位或半坐位，予以糊状食物从健侧缓慢喂入；必要时鼻饲流质，并按鼻饲要求做好相关护理。

4. 安全护理　对有意识障碍和躁动不安的患者，床铺应加护栏，以防坠床，必要时使用约束带加以约束。对步行困难、步态不稳等运动障碍的患者，应注意其活动时的安全保护，地面保持干燥平整，防湿防滑，并注意清除周围环境中的障碍物，以防跌倒；通道和卫生间等患者活动的场所均应设置扶手；患者如厕、沐浴、外出时需有人陪护。

5. 用药护理　告知药物的作用与用法，注意观察药物的疗效与不良反应，发现异常情况，及时报告医师处理。

（1）使用溶栓药物进行早期溶栓治疗需经CT扫描证实无出血灶，患者无出血。溶栓治疗的时间窗为症状发生后3小时或3~6小时以内。使用低分子量肝素、巴曲酶、降纤酶、尿激酶等药物治疗时可发生变态反应及出血倾向，用药前应按药物要求做好皮肤过敏试验，检查患者凝血机制，使用过程中应定期查血常规和注意观察有无出血倾向，发现皮疹、皮下瘀斑、牙龈出血或女患者经期延长等立即报告医师处理。

（2）卡荣针扩血管作用强，需缓慢静脉滴注，6~8滴/分，100mL液体通常需4~6小时滴完。如输液速度过快，极易引起面部潮红、头晕、头痛及血压下降等不良反应。前列腺素E滴速为10~20滴/分，必要时加利多卡因0.1g同时静脉滴注，可以减轻前列腺素E对血管的刺激，如滴注速度过快，则可导致患者头痛、穿刺局部疼痛、皮肤发红、甚至发生条索状静脉炎。葛根素连续使用时间不宜过长，以7~10天为宜。因据报道此药连续使用时间过长时，易出现发热、寒战、皮疹等超敏反应，故使用过程中应注意观察患者有无上述不适。

（3）使用甘露醇脱水降颅内压时，需快速静脉滴注，常在15~20分钟内滴完，必要时还需加压快速滴注。滴注前需确定针头在血管内，因为该药漏在皮下，可引起局部组织坏死。甘露醇的连续使用时间不宜过长，因为长期使用可致肾功能损害和低血钾，故应定期检查肾功能和电解质。

（4）右旋糖酐40可出现超敏反应，使用过程中应注意观察患者有无恶心、苍白、血压下降和意识障碍等不良反应，发现异常及时通知医师并积极配合抢救。必要时，于使用前取本药0.1mL做过敏试验。

6. 心理护理　疾病早期，患者常因突然出现瘫痪、失语等产生焦虑、情感脆弱、易激惹等情感障碍；疾病后期，则因遗留症状或生活自理能力降低而形成悲观抑郁、痛苦绝望等不良心理。应针对患者不同时期的心理反应予以心理疏导和心理支持，关心患者的生活，尊重他（她）们的人格，耐心告知病情、治疗方法及预后，鼓励患者克服焦虑或抑郁心理，保持乐观心态，积极配合治疗，争取达到最佳康复水平。

（九）健康教育

1. 保持正常心态和有规律的生活，克服不良嗜好，合理饮食。

2. 康复训练要循序渐进，持之以恒，要尽可能做些力所能及的家务劳动，日常生活活动不要依赖他人。

3. 积极防治原发性高血压、糖尿病、高脂血症、心脏病。原发性高血压患者服用降压药时，要定时服药，不可擅自服用多种降压药或自行停药、换药，防止血压骤降骤升；使用降糖、降脂药物时，也需按医嘱定时服药。

4. 定期门诊复查　检查血压、血糖、血脂、心脏功能以及智力、瘫痪肢体、语言的恢复情况，并在医师的指导下继续用药和进行康复训练。

5. 如果出现头晕、头痛、视物模糊、言语不利、肢体麻木、乏力、步态不稳等症状时，请随时就医。

二、脑栓塞

脑栓塞是各种栓子随血流进入颅内动脉使血管腔急性闭塞，引起相应供血区脑组织坏死及功能障碍。根据栓子来源可分为：①心源性，占 60% ~ 75%，常见病因为慢性心房纤颤、风湿性心瓣膜病等。②非心源性，动脉粥样硬化斑块脱落、肺静脉血栓、脂肪栓、气栓、脓栓等。③来源不明，约 30% 的脑栓塞不能明确原因。

（一）临床表现

脑栓塞临床表现特点如下。

1. 可发生于任何年龄，以青壮年多见。

2. 多在活动中发病，发病急骤，数秒至数分钟达高峰。

3. 多表现为完全性卒中，意识清楚或轻度意识障碍；栓塞血管多为主干动脉，大脑中动脉、基底动脉尖常见。

4. 易继发出血。

5. 前循环的脑栓塞占 4/5，表现为偏瘫、偏身感觉障碍、失语或局灶性癫痫发作等。

6. 后循环的脑栓塞占 1/5，表现为眩晕、复视、交叉瘫或四肢瘫、共济失调、饮水呛咳及构音障碍等。

（二）辅助检查

1. 头颅 CT 检查　可显示脑栓塞的部位和范围。CT 检查在发病后 24 ~ 48 小时内病变部位呈低密度影像。发生出血性梗死时，在低密度梗死区可见 1 个或多个高密度影像。

2. 脑脊液检查　大面积梗死脑脊液压力增高，如非必要，应尽量避免此检查。亚急性感染性心内膜炎所致脑脊液含细菌栓子，白细胞增多；脂肪栓塞所致脑脊液可见脂肪球；出血性梗死时脑脊液呈血性或镜检可见红细胞。

3. 其他检查　应常规进行心电图、胸部 X 线和超声心动图检查。疑为感染性心内膜炎时，应进行血常规和细菌培养等检查。心电图检查可作为确定心律失常的依据和协助诊断心肌梗死；超声心动图检查有助于证实是否存在心源性栓子。

（三）诊断

既往有风湿性心脏病、心房颤动及大动脉粥样硬化、严重骨折等病史，突发偏瘫、失语等局灶性神经功能缺损，症状在数秒至数分钟内达高峰，即可做出临床诊断。头颅 CT 和 MRI 检查可确定栓塞的部位、数量及是否伴发出血，有助于明确诊断。应注意与脑血栓形成和脑出血等鉴别。

（四）治疗

1. 原发病治疗　积极治疗引起栓子产生的原发病，如风湿性心脏病、颈动脉粥样硬化斑块、长骨骨折等，给予对症处理。心脏瓣膜病的介入和手术治疗、感染性心内膜炎的抗生素治疗和控制心律失常等，可消除栓子来源，防止复发。

2. 脑栓塞治疗　与脑血栓形成的治疗相同，包括急性期的综合治疗，尽可能恢复脑部血液循环，进行物理治疗和康复治疗等。因本病易并发脑出血，溶栓治疗应严格掌握适应证。

（1）心源性栓塞：因心源性脑栓塞容易再复发，所以，急性期应卧床休息数周，避免活动量过大，减少再发的危险。

（2）感染性栓塞：感染性栓塞应用足量有效的抗生素，禁行溶栓或抗凝治疗，以防感染在颅内扩散。

（3）脂肪栓塞：应用肝素、低分子右旋糖酐、5%$NaHCO_3$ 及脂溶剂（如酒精溶液）等静脉点滴溶解脂肪。

（4）空气栓塞：指导患者采取头低左侧卧位，进行高压氧治疗。

3. 抗凝和抗血小板聚集治疗　应用肝素、华法林、阿司匹林，能防止被栓塞的血管发生逆行性血栓形成和预防复发。研究证据表明，脑栓塞患者抗凝治疗导致的梗死区出血，很少对最终转归带来不利影响。

当发生出血性梗死时，应立即停用溶栓、抗凝和抗血小板聚集的药物，防止出血加重，并适当应用止血药物、脱水降颅内压、调节血压等。脱水治疗过程应中注意保护心功能。

（五）护理评估

1. 健康史　评估患者的既往史和用药情况。询问患者是否有慢性心房纤颤、风湿性心瓣膜病等心源性疾病，是否有动脉粥样硬化斑块脱落、肺静脉血栓、脂肪栓、气栓、脓栓等非心源性疾病。

询问患者是否进行过治疗，目前用药情况怎样，是否按医嘱正确服用降压、降糖、降脂及抗凝药物。

2. 身体状况　评估患者是否有轻度意识障碍或偏瘫、偏身感觉障碍、失语或局灶性癫痫发作等症状。是否有眩晕、复视、交叉瘫或四肢瘫、共济失调、饮水呛咳及构音障碍等。

3. 心理-社会状况　观察患者是否存在因疾病所致焦虑等心理问题；了解患者和家属对疾病发生的相关因素、治疗和护理方法、预后、如何预防复发等知识的认知程度；了解患者家庭条件与经济状况及家属对患者的关心和支持度。

（六）护理问题

参见"本节一、动脉粥样硬化性血栓性脑梗死"。

（七）护理措施

1. 个人卫生的护理　个人卫生是脑栓塞患者自身护理的关键，定时擦身，更换衣裤，晒被褥等。并且注意患者的口腔卫生也是非常重要的。

2. 营养护理　患者需要多补充蛋白质、维生素、纤维素和电解质等营养。如果有吞咽障碍尚未完全恢复的患者，可以吃软的固体食物。多吃新鲜的蔬菜和水果，少吃油腻不消化、辛辣刺激的食物。

3. 心理护理　老年脑栓塞患者生活处理能力较弱，容易出现情绪躁动的情况，甚至会有失去治疗信心的情况，此时患者应保持良好的心理素质，提升治疗病患的信心，以有利于疾病的治愈，身体的康复。

（八）健康教育

1. 疾病预防指导　对有发病危险因素或病史者，指导进食高蛋白、高维生素、低盐、低脂、低热量清淡饮食，多食新鲜蔬菜、水果、谷类、鱼类和豆类，保持能量供需平衡，戒烟、限酒；应遵医嘱规则用药，控制血压、血糖、血脂和抗血小板聚集；告知改变不良生活方式，坚持每天进行 30 分钟以上的慢跑、散步等运动，合理休息和娱乐；对有 TIA 发作史的患者，指导在改变体位时应缓慢，避免突然转动颈部，洗澡时间不宜过长，水温不宜过高，外出时有人陪伴，气候变化时注意保暖，防止感冒。

2. 疾病知识指导　告知患者和家属本病的常见病因和控制原发病的重要性；指导患者遵医嘱长期抗凝治疗，预防复发；在抗凝治疗中定期门诊复诊，监测凝血功能，及时在医护人员指导下调整药物剂量。

3. 康复指导　告知患者和家属康复治疗的知识和功能锻炼的方法，帮助分析和消除不利于疾病康复的因素，落实康复计划，并与康复治疗师保持联系，以便根据康复情况及时调整康复训练方案。如吞咽障碍的康复方法包括：唇、舌、颜面肌和颈部屈肌的主动运动和肌力训练；先进食糊状或胶冻状食物，少量多餐，逐步过渡到普通食物；进食时取坐位，颈部稍前屈（易引起咽反射）；软腭冰刺激；咽下食物练习呼气或咳嗽（预防误咽）；构音器官的运动训练（有助于改善吞咽功能）。

4. 鼓励生活自理　鼓励患者从事力所能及的家务劳动，日常生活不过度依赖他人；告知患者和家属功能恢复需经历的过程，使患者和家属克服急于求成的心理，做到坚持锻炼，循序渐进。嘱家属在物质和精神上对患者提供帮助和支持，使患者体会到来自多方面的温暖，树立战胜疾病的信心。同时，也要避免患者产生依赖心理，增强自我照顾能力。

三、腔隙性脑梗死

腔隙性脑梗死是长期高血压引起脑深部白质及脑干穿通动脉病变和闭塞，导致缺血性微梗死，缺血、坏死和液化的脑组织由吞噬细胞移走而形成腔隙，约占脑梗死的 20%。病灶直径小于 2cm 的脑梗死，病灶多发可形成腔隙状态。

（一）临床表现

常见临床综合征有：①纯感觉性卒中。②纯运动性卒中。③混合性卒中。④共济失调性轻偏瘫。⑤构音障碍-手笨拙综合征。

（二）辅助检查

1. 血液生化检查　可见血糖、血清总胆固醇、血清三酰甘油和低密度脂蛋白增高。

2. TCD 检查　可发现颈动脉粥样硬化斑块。

3. 影像学检查　头部 CT 扫描可见深穿支供血区单个或多个病灶，呈腔隙性阴影，边界清晰。MRI 显示腔隙性病灶呈 T_1 等信号或低信号、T_2 高信号，是最有效的检查手段。

（三）诊断

目前诊断标准尚未统一，以下标准可供参考：①中老年发病，有长期高血压病史。②临床表现符合常见腔隙综合征之一。③CT 或 MRI 检查可证实存在与神经功能缺失一致的病灶。④预后良好，多在短期内恢复。

（四）治疗

目前尚无有效的治疗方法，主要是预防疾病的复发。

1. 有效控制高血压及各种类型脑动脉硬化是预防本病的关键。

2. 阿司匹林等抑制血小板聚集药物效果不确定，但常应用。

3. 活血化瘀类中药对神经功能恢复有益。

4. 控制其他可干预危险因素，如吸烟、糖尿病、高脂血症等。

（五）护理评估

1. 健康史

（1）了解既往史和用药史：询问患者既往是否有原发性高血压病、高脂血症、糖尿病病史；是否针对病因进行过治疗，能否按医嘱正确用药。

（2）了解患者的生活方式：询问患者的工作情况，是否长期精神紧张、过度疲劳，询问患者日常饮食习惯，有无嗜食、偏食习惯，是否长期进食高盐、高胆固醇饮食，有无烟酒嗜好等，因为上述因素均可加速动脉硬化，加重病情。

（3）评估起病形式：询问患者起病时间，了解是突然起病还是缓慢发病，起病常较突然，多为急性发病，部分为渐进性或亚急性起病。

2. 身体状况

（1）评估有无神经功能受损：询问患者有无肢体乏力、感觉障碍现象，询问患者进食、饮水情况，了解有无饮水反呛、进食困难或构音障碍现象。病灶位于内囊后肢、脑桥基底部或大脑脚时，常可出现一侧面部和上下肢无力，对侧偏身或局部感觉障碍；病变累及双侧皮质延髓束时可出现假性延髓性麻痹的症状，如构音障碍、吞咽困难、进食困难、面部表情呆板等。

（2）评估患者的精神与智力情况：询问患者日常生活习惯，与患者进行简单的语言交流，以了解患者有无思维、性格的改变，有无智力的改变，脑小动脉硬化造成多发性腔隙性脑梗死时，患者表现出思维迟钝，理解能力、判断能力、分析能力和计算能力下降，常有性格改变和行为异常，少数患者还可出现错觉、幻觉、妄想等。

3. 心理-社会状况　本疾病可导致患者产生语言障碍，评估患者是否有情绪焦躁、痛苦的表现。

（六）护理问题

参见"本节一、动脉粥样硬化性血栓性脑梗死"。

（七）护理措施

1. 一般护理　轻症患者注意生活起居有规律，坚持适当运动，劳逸结合；晚期出现智力障碍时，要引导患者在室内或固定场所进行活动，外出时一定要有人陪伴，防止受伤和走失。

2. 饮食护理　予以富含蛋白质和维生素的低脂饮食，多吃蔬菜和水果，戒烟酒。

3. 症状护理

（1）对有肢体功能障碍和感觉障碍的患者，应鼓励和指导患者进行肢体功能锻炼，尽量坚持生活自理，并注意用温水擦洗患侧皮肤，促进感觉功能恢复。

（2）对有延髓性麻痹进食困难的患者，应给予制作精细的糊状食物，进食时取坐位或半坐位，进食速度不宜过快，应给患者充分的进餐时间，避免进食时看电视或与患者谈笑，以免分散患者注意力，引起窒息。

（3）对有精神症状的患者，床应加护栏，必要时加约束带固定四肢，以防坠床、伤人或自伤。

（4）对有智力障碍的患者，外出时需有人陪护，并在其衣服口袋中放置填写患者姓名、联系电话等个人简单资料的卡片，以防走失。

（5）对缺乏生活自理能力的患者，应加强生活护理，协助其沐浴、进食、修饰等，保持皮肤和外阴清洁。对有延髓性麻痹致进食呛咳的患者，如果体温增高，应注意是否有吸入性肺炎发生；同时还应注意观察患者是否有尿频、尿急、尿痛等现象，防止发生尿路感染。

4. 用药护理　告知药物的作用与用法，注意观察药物的疗效与不良反应，发现异常情况及时报告医师处理。

（1）对有痴呆、记忆力减退或精神症状的患者应注意督促按时服药并看到服下，同时注意观察药物疗效与不良反应。

（2）静脉注射尼莫同等扩血管药物时，尽量使用微量输液泵缓慢注射（8～10mL/h），并注意观察患者有无面色潮红、头晕、血压下降等不适，如有异常应报告医师及时处理。

（3）服用安理申的患者应注意观察有无肝、肾功能受损的表现，定时检查肝、肾功能。

5. 心理护理　关心体贴患者，鼓励患者保持情绪稳定和良好的心态，避免焦躁、抑郁等不良心理，积极配合治疗。

（八）健康教育

1. 避免进食过多动物油、黄油、奶油、动物内脏、蛋黄等高胆固醇饮食，多吃豆制品、鱼等优质蛋白食品，少吃糖。

2. 做力所能及的家务，以防自理能力快速下降；坚持适度的体育锻炼和体力劳动，以改善血液循环，增强体质，防止肥胖。

3. 注意安全，防止跌倒、受伤或走失。

4. 遵医嘱正确服药。

5. 定期复查血压、血脂、血糖等，如有症状加重须及时就医。

（刘　娟）

第三节　脑出血

脑出血（ICH）是指原发性非外伤性脑实质内的出血，也称自发性脑出血。我国发病率占急性脑血管病的30%，急性期病死率占30%～40%。绝大多数是高血压病伴发的脑小动脉病变在血压骤升时破裂所致，称为高血压性脑出血。老年人是脑出血发生的主要人群，以

40~70 岁为最主要的发病年龄。

脑出血最常见的病因是高血压并发小动脉硬化。血管的病变与高血脂、糖尿病、高血压、吸烟等密切相关。通常所说的脑出血是指自发性脑出血。患者往往于情绪激动、用力时突然发病。脑出血发病的主要原因是长期高血压、动脉硬化。绝大多数患者发病当时血压明显升高，导致血管破裂，引起脑出血。其次是脑血管畸形、脑淀粉样血管病、溶栓抗凝治疗所致脑出血等。

一、临床表现

1. 基底节区出血　约占全部脑出血的 70%，其中以壳核出血最为常见，其次为丘脑出血。由于此区出血常累及内囊，并以内囊损害体征为突出表现，故又称内囊区出血；壳核出血又称内囊外侧型出血，丘脑出血又称内囊内侧型出血。

（1）壳核出血：系豆纹动脉尤其是其外侧支破裂所致。表现为对侧肢体轻偏瘫、偏身感觉障碍和同向性偏盲（"三偏"），优势半球出血常出现失语。凝视麻痹，呈双眼持续性向出血侧凝视。也可出现失用、体像障碍、记忆力和计算力障碍、意识障碍等。大量出血患者可迅速昏迷，反复呕吐，尿便失禁，在数小时内恶化，出现上部脑干受压征象，双侧病理征，呼吸深快不规则，瞳孔扩大固定，可出现去脑强直发作以至死亡。

（2）丘脑出血：系丘脑膝状动脉和丘脑穿通动脉破裂所致。临床表现与壳核出血相似，亦有突发对侧偏瘫、偏身感觉障碍、偏盲等。但与壳核出血不同处为偏瘫多为均等或基本均等，对侧半身深浅感觉减退，感觉过敏或自发性疼痛；特征性眼征表现为眼球向上注视麻痹，常向内下方凝视、眼球会聚障碍和无反应性小瞳孔等；可有言语缓慢而不清、重复言语、发音困难、复述差，朗读正常等丘脑性失语及记忆力减退、计算力下降、情感障碍、人格改变等丘脑性痴呆；意识障碍多见且较重，出血波及丘脑下部或破入第Ⅲ脑室可出现昏迷加深、瞳孔缩小、去皮质强直等中线症状。本型死亡率较高。

（3）尾状核头出血：较少见，临床表现与蛛网膜下隙出血相似，常表现为头痛、呕吐，有脑膜刺激征，无明显瘫痪，可有对侧中枢性面、舌瘫。有时可因头痛在 CT 检查时偶然发现。

2. 脑干出血　脑桥是脑干出血的好发部位，偶见中脑出血，延髓出血极少见。

（1）脑桥出血：表现为突然头痛、呕吐、眩晕、复视、注视麻痹、交叉性瘫痪或偏瘫、四肢瘫等。出血量较大时，患者很快进入意识障碍、针尖样瞳孔、去大脑强直、呼吸障碍，并可伴有高热、大汗、应激性溃疡等；出血量较少时可表现为一些典型的综合征，如 Foville 综合征、Millard-Gubler 综合征和闭锁综合征等。

（2）中脑出血：表现为①突然出现复视、上睑下垂。②一侧或两侧瞳孔扩大、眼球不同轴、水平或垂直眼震、同侧肢体共济失调，也可表现为 Weber 或 Benedikt 综合征。③严重者很快出现意识障碍、去大脑强直。

（3）延髓出血：表现为①重症可突然出现意识障碍，血压下降，呼吸节律不规则，心律失常，继而死亡。②轻者可表现为不典型的 Wallenberg 综合征。

3. 小脑出血　小脑出血好发于小脑上动脉供血区，即半球深部齿状核附近，发病初期患者大多意识清楚或有轻度意识障碍，表现为眩晕、频繁呕吐、枕部剧烈头痛和平衡障碍等，但无肢体瘫痪是其常见的临床特点；轻症者表现出一侧肢体笨拙、行动不稳、共济失调和眼球震颤，无瘫痪；两眼向病灶对侧凝视，吞咽及发音困难，四肢锥体束征，病侧或对侧瞳孔缩小、对光反射减弱；晚期瞳孔散大，中枢性呼吸障碍，最后枕大孔疝死亡；暴发型则常突然昏迷，在数小时内迅速死亡。如出血量较大，病情迅速进展，发病时或发病后 12~24 小时出现昏迷及脑干受压征象，可有面神经麻痹、两眼凝视病灶对侧、肢体瘫痪及病理反射出现等。

4. 脑叶出血　脑叶出血也称为皮质下白质出血，可发生于任何脑叶。一般症状均略轻，预后相对较好。脑叶出血除表现为头痛、呕吐外，不同脑叶的出血，临床表现亦有不同。

（1）额叶出血：前额疼痛、呕吐、痫性发作较多见；对侧偏瘫、共同偏视、精神异常、智力减退等；优势半球出血时可出现 Broca 失语。

（2）顶叶出血：偏瘫较轻，而对侧偏身感觉障碍显著；对侧下象限盲；优势半球出血时可出现混合性失语，左右辨别障碍，失算、失认、失写［格斯特曼综合征（Gerstmann syndrome）］。

（3）颞叶出血：表现为对侧中枢性面舌瘫及上肢为主的瘫痪；对侧上象限盲；有时有同侧耳前部疼痛；优势半球出血时可出现 Wernicke 失语；可有颞叶癫痫、幻嗅、幻视。

（4）枕叶出血：主要症状为对侧同向性偏盲，并有黄斑回避现象，可有一过性黑矇和视物变形；有时有同侧偏瘫及病理征。

5. 脑室出血　脑室出血一般分为原发性和继发性两种。原发性脑室出血为脑室内脉络丛动脉或室管膜下动脉破裂出血，较为少见，占脑出血的 3%~5%。继发性者是由于脑内出血量大，穿破脑实质流入脑室，常伴有脑实质出血的定位症状和体征。根据脑室内血肿大小可将脑室出血分为全脑室积血（Ⅰ型）、部分性脑室出血（Ⅱ型）以及新鲜血液流入脑室内，但不形成血凝块者（Ⅲ型）3 种类型。Ⅰ型因影响脑脊液循环而急剧出现颅内压增高、昏迷、高热、四肢弛缓性瘫痪或呈去皮质状态，呼吸不规则。Ⅱ型及Ⅲ型仅有头痛、恶心、呕吐、脑膜刺激征阳性，无局灶性神经体征。出血量大、病情严重者迅速出现昏迷或昏迷加深，早期出现去皮质强直，脑膜刺激征阳性。常出现丘脑下部受损的症状及体征，如上消化道出血、中枢性高热、大汗、应激性溃疡、急性肺水肿、血糖增高、尿崩症等，病情多严重，预后不良。

二、辅助检查

1. 血常规及血液生化检查　白细胞可增多，超过 $10×10^9/L$ 者占 60%~80%，甚至可达（15~20）$×10^9/L$，并可出现蛋白尿、尿糖、血尿素氮和血糖浓度升高。

2. 脑脊液检查　脑脊液（CSF）压力常增高，多为血性脑脊液。应注意重症脑出血患者，如诊断明确，不宜行腰穿检查，以免诱发脑疝导致死亡。

3. CT 检查　CT 检查可显示血肿部位、大小、形态，是否破入脑室，血肿周围有无低密度水肿带及占位效应、脑组织移位等。24 小时内出血灶表现为高密度，边界清楚。48 小时以后，出血灶高密度影周围出现低密度水肿带。

4. 数字减影血管造影（DSA）检查　对血压正常疑有脑血管畸形等的年轻患者，可考虑行 DSA 检查，以便进一步明确病因，积极针对病因治疗，预防复发。脑血管 DSA 对颅内动脉瘤、脑血管畸形等的诊断，均有重要价值。颈内动脉造影正位像可见大脑前、中动脉间距在正常范围，豆纹动脉外移。

5. MRI 检查 MRI 具有比 CT 更高的组织分辨率，且可直接多方位成像，无颅骨伪影干扰，又具有血管流空效应等特点，使对脑血管疾病的显示率及诊断准确性，比 CT 更胜一筹。CT 能诊断的脑血管疾病，MRI 均能做到；而对发生于脑干、颞叶和小脑等的血管性疾病，MRI 比 CT 更佳；对脑出血、脑梗死的演变过程，MRI 比 CT 显示更完整；对 CT 较难判断的脑血管畸形、烟雾病等，MRI 比 CT 更敏感。

6. TCD 检查 多普勒超声检查最基本的参数为血流速度与频谱形态。血流速度增加可表示高血流量、动脉痉挛或动脉狭窄；血流速度减慢则可能是动脉近端狭窄或循环远端阻力增高的结果。

三、诊断

脑出血的诊断要点为：①多为中老年患者。②多数患者有高血压病史，因某种因素血压急骤升高而发病。③起病急骤，多在兴奋状态下发病。④有头痛、呕吐、偏瘫，多数患者有意识障碍，严重者昏迷和脑疝形成。⑤脑膜刺激征阳性。⑥多数患者为血性脑脊液。⑦头颅 CT 和 MRI 可见出血病灶。

四、治疗

1. 保持呼吸通畅 注意气道管理，清理呼吸道分泌物，保证正常换气功能，有肺部感染时应用抗生素，必要时气管切开。

2. 降低颅内压 可选用 20% 甘露醇 125~250mL 静脉滴注，每 6~8 小时 1 次和（或）甘油果糖注射液 250mL 静脉滴注，12 小时 1 次或每日 1 次。呋塞米 20~40mg 静脉注射，每 6 小时、8 小时或 12 小时 1 次。也可根据病情应用白蛋白 5~10g 静脉滴注，每天 1 次。

3. 血压的管理 应平稳、缓慢降压，不能降压过急、过快，否则易致脑血流灌注不足，出现缺血性损害加重病情。

4. 高血压性脑出血的治疗 可不用止血药。有凝血障碍的可酌情应用止血药，如巴曲酶、6-氨基己酸、氨甲苯酸等。

5. 亚低温疗法 应用冰帽等设备降低头部温度，降低脑耗氧量，保护脑组织。

6. 中枢性高热者的治疗 可物理降温。

7. 预防性治疗 下肢静脉血栓形成及肺栓塞建议穿弹力袜进行预防。

8. 防治并发症 脑出血的并发症有应激性溃疡、电解质紊乱等。可根据病情选用质子泵阻滞剂（如奥美拉唑等）或 H_2 受体阻滞剂（如西咪替丁、法莫替丁等），根据患者出入量调整补液量，并补充氯化钾等，维持水电解质平衡，痫性发作可给予地西泮 10~20mg 缓慢静脉注射或苯巴比妥钠 100~200mg 肌内注射控制发作，一般不需长期治疗。

9. 外科手术治疗 必要时进行外科手术治疗。对于内科非手术治疗效果不佳，或出血量大，有发生脑疝征象的，或怀疑为脑血管畸形引起出血的，可外科手术治疗（去骨瓣减压术、小骨窗开颅血肿清除术、钻孔血肿抽吸术、脑室外引流术、微创穿刺颅内血肿碎吸引流术等）。手术指征：①基底节中等量以上出血（壳核出血 ≥30mL，丘脑出血 ≥15mL）。②小脑出血 ≥10mL 或直径 ≥3cm 或出现明显脑积水。③重症脑室出血。

五、护理评估

1. 健康史

（1）了解患者的既往史和用药情况：①询问患者既往是否有原发性高血压、动脉粥样硬化、高脂血症、血液病病史。②询问患者曾经进行过哪些治疗，目前用药情况怎样，是否持续使用过抗凝、降压等药物，发病前数日有无自行停服或漏服降压药的情况。

（2）询问患者的起病情况：①了解起病时间和起病形式。询问患者起病时间，当时是否正在活动，或者是在生气、大笑等情绪激动时，或者是在用力排便时。脑出血患者多在活动和情绪激动时起病，临床症状常在数分钟至数小时内达到高峰，观察患者意识状态，重症患者数分钟内可转入意识模糊或昏迷。②询问患者有无明显的头晕、头痛等前驱症状。大多数脑出血患者病前无预兆，少数患者可有头痛、头晕、肢体麻木等前驱症状。③了解有无头痛、恶心、呕吐等伴随症状。脑出血患者因血液刺激以及血肿压迫脑组织引起脑组织缺血、缺氧，发生脑水肿和颅内压增高，可致剧烈头痛和喷射状呕吐。

（3）了解患者的生活方式和饮食习惯：①询问患者工作与生活情况，是否长期处于紧张忙碌状态，是否缺乏适宜的体育锻炼和休息时间。脑出血患者常在活动和情绪激动时发病。②询问患者是否长期摄取高盐、高胆固醇饮食，高盐饮食可致水钠潴留，使原发性高血压加重；高胆固醇饮食与动脉粥样硬化密切相关。③询问患者是否有嗜烟、酗酒等不良习惯以及家族卒中病史。

2. 身体状况

（1）观察患者的神志、瞳孔和生命体征情况。①观察神志是否清楚，有无意识障碍及其类型：无论轻症或重症脑出血患者起病初时均可以意识清楚，随着病情加重，意识逐渐模糊，常常在数分钟或数十分钟内神志转为昏迷。②观察瞳孔大小及对光反射是否正常：瞳孔的大小与对光反射是否正常，与出血量、出血部位有密切关联，轻症脑出血患者瞳孔大小及对光反射均可正常；"针尖样"瞳孔为脑桥出血的特征性体征；双侧瞳孔散大可见于脑疝患者；双侧瞳孔缩小、凝视麻痹伴严重眩晕，意识障碍呈进行性加重，应警惕脑干和小脑出血的可能。③观察生命体征的情况：重症脑出血者呼吸深沉带有鼾声，甚至呈潮式呼吸或不规则呼吸；脉搏缓慢有力，血压升高；当脑桥出血时，丘脑下部对体温的正常调节被阻断而使体温严重上升，甚至呈持续高热状态。如脉搏增快，体温升高，血压下降，则有生命危险。

（2）观察有无神经功能受损。①观察有无"三偏征"：大脑基底核为最常见的出血部位，当累及内囊时，患者常出现偏瘫、偏身感觉障碍和偏盲。②了解有无失语及失语类型，脑出血累及大脑优势半球时，常出现失语症。③有无眼球运动及视力障碍，除了内囊出血可发生"偏盲"外，枕叶出血可引起皮质盲；丘脑出血可压迫中脑顶盖，产生双眼上视麻痹而固定向下注视；脑桥出血可表现为交叉性瘫痪，头和眼转向非出血侧，呈"凝视瘫肢"状；小脑出血可有面神经麻痹，眼球震颤、两眼向病变对侧同向凝视。④检查有无肢体瘫痪及瘫痪类型，除内囊出血、丘脑出血和额叶出血引起"偏瘫"外，脑桥小量出血还可引起交叉性瘫痪，脑桥大量出血（血肿>5mL）和脑室大出血可迅即发生四肢瘫痪和去皮质强直发作。⑤其他，颞叶受累除了发生 Wernicke 失语外，还可引起精神症状；小脑出血则可出现眩晕、眼球震颤、共济失调、行动不稳、吞咽障碍。

3. 心理-社会状况　评估脑出血患者是否因有偏瘫、失语等后遗症，而产生抑郁、沮丧、烦躁、易怒、悲观失望等情绪反应；评估这些情绪是否对日后生活有一定的影响。

六、护理问题

1. 并发症　压疮、吸入性肺炎、泌尿系感染、深静脉血栓。
2. 生活自理能力缺陷　与脑出血卧床有关。
3. 潜在并发症　脑疝、上消化道出血。
4. 其他问题　吞咽障碍、语言沟通障碍。

七、护理措施

1. 一般护理　患者绝对卧床休息 4 周，抬高床头 15°~30°，以促进脑部静脉回流，减轻脑水肿；取侧卧位或平卧头侧位，防止呕吐物反流引起误吸。脑出血急性期患者应尽量就地治疗，避免不必要的搬动，并注意保持病房安静，严格限制探视。翻身时，注意保护头部，动作宜轻柔缓慢，以免加重出血，避免咳嗽和用力排便。神经系统症状稳定 48~72 小时后，患者即可开始早期康复锻炼，但应注意不可过度用力或憋气。恢复期的康复训练不可急于求成，应循序渐进、持之以恒。

2. 饮食护理　急性期患者给予高蛋白、高维生素、高热量饮食，并限制钠盐摄入（<3g/d）。有意识障碍、消化道出血的患者宜禁食 24~48 小时，然后酌情给予鼻饲流质，如牛奶、豆浆、藕粉、蒸蛋或混合匀浆等，4~5 次/日，每次约 200mL。恢复期患者应给予清淡、低盐、低脂、适量蛋白质、高维生素食物，戒烟酒，忌暴饮暴食。

3. 症状护理

（1）对神志不清、躁动或有精神症状的患者，床应加护栏，并适当约束，防止跌伤。

（2）注意保持呼吸道通畅：及时清除口鼻分泌物，协助患者轻拍背部，以促进痰痂的脱落排出，但急性期应避免刺激咳嗽，必要时可给予负压吸痰、吸氧及定时雾化吸入。

（3）协助患者完成生活护理：按时翻身，保持床单干燥整洁，保持皮肤清洁卫生，预防压疮的发生；如有闭眼障碍的患者，应涂四环素眼膏，并用湿纱布盖眼，保护角膜；昏迷和鼻饲患者应做好口腔护理，2 次/日。有尿便失禁的患者，注意及时用温水擦洗外阴及臀部，保持皮肤清洁、干燥。

（4）有吞咽障碍的患者，喂饭喂水时不宜过急，遇呕吐或反呛时应暂停喂食喂水，防止食物呛入气管引起窒息或吸入性肺炎，对昏迷等不能进食的患者可酌情予以鼻饲流质。

（5）注意保持瘫痪肢体功能位置，防止足下垂，被动运动关节和按摩患肢，防止手足挛缩、变形及神经麻痹，病情稳定后应尽早开始肢体功能锻炼和语言康复训练，以促进神经功能的早日康复。

（6）中枢性高热的患者先行物理降温，如温水擦浴、酒精浴、冰敷等，效果不佳时可给予退热药，并注意监测和记录体温的情况。

（7）密切观察病情，尤其是生命体征、神志、瞳孔的变化，及早发现脑疝的先兆表现，一旦出现，应立即报告医师及时抢救。

4. 用药护理　告知药物的作用与用法，注意观察药物的疗效与不良反应，发现异常情况，及时报告医师处理。

（1）颅内高压使用 20% 甘露醇静脉滴注脱水时，要保证绝对快速输入，20% 的甘露醇 50~100mL 要在 15~30 分钟内滴完，注意防止药液外漏，并注意尿量与血电解质的变化，尤其应注意有无低血钾发生。①患者每日补液量可按尿量加 500mL 计算，在 1 500~2 000mL 以内，如有高热、多汗、呕吐或腹泻者，可适当增加入液量。②每日补钠 50~70mmol/L，补钾 40~50mmol/L。防止低钠血症，以免加重脑水肿。

（2）严格遵医嘱服用降压药，不可骤停和自行更换，亦不宜同时服用多种降压药，避免血压骤降或过低致脑供血不足。应根据患者的年龄、基础血压、病后血压等情况判定最适血压水平，缓慢降压，不宜使用强降压药（如利舍平）。

（3）用地塞米松消除脑水肿时，因其易诱发上消化道应激性溃疡，应观察有无呃逆、上腹部饱胀不适、胃痛、呕血、便血等，注意胃内容物或呕吐物的性状，以及有无黑便；鼻饲流质的患者，注意观察胃液的颜色是否为咖啡色或血性，必要时可做隐血试验检查，如发现异常及时通知医师处理。

（4）躁动不安的患者可根据病情给予小量镇静、镇痛药；患者有抽搐发作时，可用地西泮静脉缓慢注射，或苯妥英钠口服。

5. 心理护理　主动关心患者与家属，耐心介绍病情及预后，消除其紧张焦虑、悲观抑郁等不良情绪，保持患者及家属情绪稳定，积极配合抢救与治疗。

八、健康教育

1. 避免情绪激动，去除不安、恐惧、愤怒、抑郁等不良情绪，保持正常心态。

2. 给予低盐低脂、适量蛋白质、富含维生素与纤维素的清淡饮食，多吃蔬菜、水果，少食辛辣刺激性强的食物，戒烟酒。

3. 生活有规律，保持排便通畅，避免排便时用力过度和憋气。

4. 坚持适度锻炼，避免重体力劳动。如坚持做保健体操、慢散步、打太极拳等。

5. 尽量做到日常生活自理，康复训练时注意克服急于求成的心理，做到循序渐进、持之以恒。

6. 定期复查血压、血糖、血脂、血常规等项目，积极治疗原发性高血压、糖尿病、心脏病等原发疾病。如出现头痛、呕吐、肢体麻木无力、进食困难、饮水呛咳等症状时需及时就医。

（刘　娟）

第四节　蛛网膜下隙出血

蛛网膜下隙出血（SAH）一般分为原发性蛛网膜下隙出血和继发性蛛网膜下隙出血。其中，原发性蛛网膜下隙出血是指脑底部或脑表面血管破裂后，血液流入蛛网膜下隙的急性出血性脑血管病；继发性蛛网膜下隙出血是指脑实质内出血、脑室出血、硬膜外或硬膜下血管破裂，血液穿破脑组织和蛛网膜，流入蛛网膜下隙。本节主要讨论原发性蛛网膜下隙出血。

一、病因

1. 颅内动脉瘤　最常见的病因（约占 50%~80%）。其中先天性粟粒样动脉瘤约占 75%，还可见高血压、动脉粥样硬化所致梭形动脉瘤及感染所致的真菌性动脉瘤等。

2. 血管畸形　约占 SAH 病因的 10%，其中动静脉畸形（AVM）占血管畸形的 80%。多见于青年人，90% 以上位于幕上，常见于大脑中动脉分布区。

3. 其他　如烟雾病（Moyamoya diease）（占儿童 SAH 的 20%）、颅内肿瘤、垂体卒中、血液系统疾病、颅内静脉系统血栓和抗凝治疗并发症等。

二、临床表现

1. 头痛　动脉瘤性 SAH 的典型表现是突发异常剧烈全头痛，头痛不能缓解或呈进行性加重。多伴发一过性意识障碍和恶心、呕吐。约 1/3 的动脉瘤性 SAH 患者发病前数日或数周有轻微头痛的表现，可持续数日不变，2 周后逐渐减轻，如头痛再次加重，常提示动脉瘤再次出血。但动静脉畸形破裂所致 SAH 头痛常不严重。局部头痛常可提示破裂动脉瘤的部位。

2. 脑膜刺激征　患者出现颈强直、Kernig 征和布鲁津斯基征（Brudzinski sign）等脑膜刺激征，以颈强直最多见，而老年、衰弱患者或小量出血者，可无明显脑膜刺激征。脑膜刺激征常于发病后数小时出现，3~4 周后消失。

3. 眼部症状　20% 患者眼底可见玻璃体下片状出血，发病 1 小时内即可出现，是急性颅内压增高和眼静脉回流受阻所致，对诊断具有提示作用。此外，眼球活动障碍也可提示动脉瘤所在的位置。

4. 精神症状　约 25% 的患者可出现精神症状，如欣快、谵妄和幻觉等，常于起病后 2~3 周内自行消失。

5. 其他症状　部分患者可出现脑心综合征、消化道出血、急性肺水肿和局限性神经功能缺损症状等。

三、并发症

1. 再出血　是 SAH 主要的急性并发症，指病情稳定后再次发生剧烈头痛、呕吐、痫性发作、昏迷甚至去脑强直发作，颈强直、Kernig 征加重，复查脑脊液为鲜红色。20% 的动脉瘤患者病后 10~14 天可发生再出血，使死亡率约增加一倍；动静脉畸形急性期再出血者较少见。

2. 脑血管痉挛（CVS）　发生于蛛网膜下隙中血凝块环绕的血管，痉挛严重程度与出血量相关，可导致约 1/3 以上病例脑实质缺血。临床症状取决于发生痉挛的血管，常表现为波动性的轻偏瘫或失语，有时症状还受侧支循环和脑灌注压的影响，对载瘤动脉无定位价值，是死亡和致残的重要原因。病后 3~5 天开始发生，5~14 天为迟发性血管痉挛高峰期，2~4 周逐渐消失。TCD 或 DSA 可帮助确诊。

3. 急性或亚急性脑积水　起病 1 周内约 15%~20% 的患者发生急性脑积水，血液进入脑室系统和蛛网膜下隙形成血凝块阻碍脑脊液循环通路所致。轻者出现嗜睡、思维缓慢、短时记忆受损、上视受限、展神经麻痹、下肢腱反射亢进等体征，严重者可造成颅内高压，甚至脑疝。亚急性脑积水发生于起病数周后，表现为隐匿出现的痴呆、步态异常和尿失禁。

4. 其他 5%～10%的患者发生癫痫发作，不少患者发生低钠血症。

四、辅助检查

1. 三大常规检查 起病初期常有白细胞增多，尿糖常可呈阳性但血糖大多正常，偶可出现蛋白尿。

2. 脑脊液检查 脑脊液（CSF）为均匀一致血性，压力增高（>200mmH$_2$O），蛋白含量增加。

3. 影像学检查 颅脑 CT 是确诊 SAH 的首选诊断方法，可见蛛网膜下隙高密度出血灶，并可显示出血部位、出血量、血液分布、脑室大小和有无再出血；MRI 检查可发现动脉瘤或动静脉畸形。

4. 数字减影血管造影（DSA）检查 DSA 检查可为 SAH 的病因诊断提供可靠依据，如发现动脉瘤的部位、显示解剖行程、侧支循环和血管痉挛情况；还可发现动静脉畸形、烟雾病、血管性肿瘤等。

5. 经颅多普勒超声检查 TCD 检查可作为追踪监测 SAH 后脑血管痉挛的一个方法，具有无创伤性。

五、诊断

突然发生的持续性剧烈头痛、呕吐、脑膜刺激征阳性，伴或不伴意识障碍，检查无局灶性神经系统体征，应高度怀疑 SAH。同时 CT 证实脑池和蛛网膜下隙高密度征象或腰穿检查示压力增高和血性脑脊液等可临床确诊。

六、治疗

急性期治疗原则为防治再出血、制止继续出血，防治继发性脑血管痉挛，减少并发症，寻找出血原因，治疗原发病和预防复发。

1. 一般处理 住院监护，绝对卧床 4～6 周，镇静、镇痛，避免引起颅内压增高的因素，如用力排便、咳嗽、喷嚏和情绪激动等，可选用足量镇静镇痛药、缓泻剂等对症处理。

2. 脱水降颅内压 可选甘露醇、呋塞米、清蛋白等。

3. 预防再出血 可给予 6-氨基己酸（EACA）等抗纤溶药物治疗，维持 2～3 周。

4. 应用尼莫地平等钙通道阻滞剂 预防脑血管痉挛发生，推荐尼莫地平 30～40mg 口服，每日 4～6 次，连用 3 周。

5. 放脑脊液疗法 腰穿缓慢放出血性脑脊液，每次 10～20mL，每周 2 次，可有效缓解头痛症状，并可减少脑血管痉挛及脑积水发生，但有诱发脑疝、动脉瘤破裂再出血、颅内感染等可能，应严格掌握适应证。

6. 外科手术或介入治疗 对于动脉瘤或动静脉畸形引起的 SAH，可外科手术治疗或考虑介入栓塞等治疗，是根除病因预防复发的有效方法。

七、护理评估

1. 健康史

（1）了解既往史及用药情况：①询问患者既往身体状况，了解有无颅内动脉瘤、脑血管畸形和高血压动脉硬化病史。②询问患者有无冠心病、糖尿病、血液病、颅内肿瘤、脑炎病史。③询问患者是否进行过治疗，过去和目前的用药情况怎样。④了解患者有无抗凝治疗史等。

（2）询问患者起病的情况：①了解起病的形式。询问患者起病时间，了解是否在剧烈活动或情绪大悲大喜时急性起病，SAH 起病很急，常在剧烈活动或情绪激动时突然发病。②了解有无明显诱因和前驱症状。询问患者起病前数日内是否有头痛等不适症状，部分患者在发病前数日或数周有头痛、恶心、呕吐等"警告性渗漏"的前驱症状。③询问患者有无伴随症状。多见的有短暂意识障碍、项背部或下肢疼痛、畏光等伴随症状。

2. 身体状况

（1）观察神志、瞳孔及生命体征的情况，询问患者病情，了解患者有无神志障碍。少数患者意识始终清醒，瞳孔大小及对光反射正常；半数以上患者有不同程度的意识障碍，轻者出现神志模糊，重者昏迷逐渐加深。监测患者血压、脉搏状况，了解患者血压、脉搏有无改变。起病初期患者常可出现血压上升、脉搏加快、有时节律不齐，但呼吸和体温均可正常；由于出血和脑动脉痉挛对下丘脑造成的影响，24 小时以后患者可出现发热、脉搏不规则、血压波动、多汗等症状。

（2）评估有无神经功能受损：①活动患者头颈部，了解脑膜刺激征是否阳性，大多数患者在发病后数小时内即可出现脑膜刺激征，以颈强直最具特征性，Kernig 征及 Brudzinski 征均呈阳性。②了解患者有无瘫痪、失语及感觉障碍，这与出血引起脑水肿、血肿压迫脑组织，或出血后迟发性脑血管痉挛导致脑缺血、脑梗死等有关；大脑中动脉瘤破裂可出现偏瘫、偏身感觉障碍及抽搐；椎-基底动脉瘤可引起面瘫等脑神经瘫痪。③观察患者瞳孔，了解有无眼征。后交通动脉瘤可压迫动眼神经而致上睑下垂、瞳孔散大、复视等麻痹症状，有时眼内出血亦可引起严重视力减退。④观察患者有无精神症状，少数患者急性期可出现精神症状，如烦躁不安、谵妄、幻觉等，且 60 岁以上的老年患者精神症状常较明显，大脑前动脉瘤可引起精神症状。⑤有无癫痫发作，脑血管畸形患者常有癫痫发作。

3. 心理-社会状况　评估患者的心理状态，主动与患者进行交谈，了解患者有无恐惧、紧张、焦虑及悲观绝望的心理。患者常因起病急骤，对病情和预后的不了解以及害怕进行 DSA 检查和开颅手术，易出现上述不良心理反应。

八、护理问题

1. 疼痛：头痛　与脑水肿、颅内高压、血液刺激脑膜或继发性脑血管痉挛有关。
2. 恐惧　与起病急骤，对病情和预后的不了解以及剧烈头痛、担心再出血有关。
3. 自理缺陷　与长期卧床（医源性限制）有关。
4. 潜在并发症　再出血、脑疝。

九、护理措施

1. 一般护理　头部稍抬高（15°~30°），以减轻脑水肿；尽量少搬动患者，避免振动其头部；即使患者神志清楚，无肢体活动障碍，也必须绝对卧床休息 4~6 周，在此期间，禁止患者洗头、如厕、淋浴等一切下床活动；避免用力排便、咳嗽、喷嚏，情绪激动，过度劳累等诱发再出血的因素。

2. 安全护理　对有精神症状的患者，应注意保持周围环境的安全，对烦躁不安等不合作的患者，床应加护栏，防止跌床，必要时遵医嘱予以镇静。有记忆力、定向力障碍的老年患者，外出时应有人陪护，注意防止患者走失或其他意外发生。

3. 饮食护理　给予清淡易消化、含丰富维生素和蛋白质的饮食，多食蔬菜水果。避免辛辣等刺激性强的食物，戒烟酒。

4. 头痛护理　注意保持病室安静舒适，避免声、光刺激，减少探视，指导患者采用放松术减轻疼痛，如缓慢深呼吸，听轻音乐，全身肌肉放松等。必要时可遵医嘱给予镇痛药。

5. 运动和感觉障碍的护理　应注意保持良好的肢体功能位，防止足下垂、爪形手、髋外翻等后遗症，恢复期指导患者积极进行肢体功能锻炼，用温水擦洗患肢，改善血液循环，促进肢体知觉的恢复。

6. 心理护理　关心患者，耐心告知病情、特别是绝对卧床与预后的关系，详细介绍DSA检查的目的、程序与注意事项，鼓励患者消除不安、焦虑、恐惧等不良情绪，保持情绪稳定，安静休养。

7. 用药护理　告知药物的作用与用法，注意观察药物的疗效与不良反应，发现异常情况，及时报告医师处理。

(1) 使用20%甘露醇脱水治疗时，应快速静脉滴入，并确保针头在血管内。

(2) 尼莫同静脉滴注时常刺激血管引起皮肤发红和剧烈疼痛，应通过三通阀与5%葡萄糖注射液或生理盐水溶液同时缓慢滴注，5~10mL/h，并密切观察血压变化，如果出现不良反应或收缩压<90mmHg，应报告医师适当减量、减速或停药处理；如果无三通阀联合输液，一般将50mL尼莫同针剂加入5%葡萄糖注射液500mL中静脉滴注、速度为15~20滴/分，6~8小时输完。

(3) 使用6-氨基己酸止血时应特别注意有无双下肢肿胀疼痛等临床表现，谨防深静脉血栓形成，有肾功能障碍者应慎用。

十、健康教育

1. 预防再出血　告知患者情绪稳定对疾病恢复和减少复发的意义，使患者了解，并能遵医嘱绝对卧床并积极配合治疗和护理。指导家属关心、体贴患者，在精神和物质上对患者给予支持，减轻患者的焦虑、恐惧等不良心理反应。告知患者和家属再出血的表现，发现异常，及时就诊。女性患者1~2年内避免妊娠和分娩。

2. 疾病知识指导　向患者和家属介绍疾病的病因、诱因、临床表现、应进行的相关检查、病程和预后、防治原则和自我护理的方法。SAH患者一般在首次出血后3天内或3~4周后进行DSA检查，以避开脑血管痉挛和再出血的高峰期。应告知数字减影血管造影的相关知识，使患者和家属了解进行DSA检查以明确和去除病因的重要性，积极配合。

（刘　娟）

第九章

内分泌科疾病护理

第一节　糖尿病饮食治疗

一、教育对象

所有糖尿病患者和（或）其亲属。

二、教育内容

（一）饮食治疗的目的

1. 减轻胰岛负担，使血糖、血脂、血压接近正常。
2. 控制病情，延缓和防止并发症发生。
3. 合理控制热能，维持或接近理想体重。
4. 保持良好的营养状态，保证儿童和青少年正常生长发育及成年患者维持正常生活。

（二）饮食治疗的原则

1. 合理控制总热能，热能摄入量以达到或维持理想体重为宜。
2. 平衡膳食　选择多样化、营养合理的食物。
3. 多饮水，限制饮酒，戒烟。
4. 坚持少食多餐，定时定量进餐。

（三）饮食治疗的方法

1. 摄入总能量

（1）按性别、年龄、身高、劳动强度、身体状况个性化计算。

（2）摄入与消耗平衡：体重维持在理想体重±10%。

2. 碳水化合物

（1）在总能量控制的前提下，适当提高碳水化合物的摄入量不仅可改善糖耐量，降低胆固醇及甘油三酯，还可提高周围组织对胰岛素的敏感性。

（2）对糖尿病患者来说，要尽量选择血糖指数（GI 值）低的食品，以避免餐后高血糖。

（3）应以谷类食物为主，故宜选用粗粮、杂粮，全麦面包较佳。

3. 脂肪

（1）糖尿病患者每日脂肪需要量为 0.6~1.0g/kg。

（2）脂肪占总能量较适合的比例为 20%~25%。

（3）烹调食用油及多种食品中所含的脂肪均应计算在内。

（4）糖尿病患者每日胆固醇摄入应小于 300mg。

4. 蛋白质

（1）糖尿病患者每日蛋白质的需要量为 1.0~1.5g/kg，约占总能量的 15%~20%。

（2）动物性蛋白质应占总蛋白质摄入量的 40%~50%。

（3）大豆类制品也需限量。

（4）长期高蛋白饮食对糖尿病患者并无益处，尤其对已患糖尿病肾病的患者，对病情的发展有不利影响。

5. 水果

（1）血糖控制良好时选用。

（2）两餐之间或运动前食用。

（3）相应减少主食。

（4）尽量选用新鲜、低糖水果。

6. 食物纤维

（1）膳食纤维也是多糖，但是不能被消化吸收，因此产生热量少，容易有饱腹感。

（2）延缓小肠对糖、脂肪的吸收，有利于降糖、降脂。

（3）预防肠道内有害物质形成，预防结肠癌。

（4）润肠通便，治疗便秘。

（5）每日膳食纤维摄入量 25~30g。

7. 限制饮酒

（1）酒精产热 7kcal/g，并会给肝脏带来负担。

（2）如果无法避免，也尽量不饮白酒，而选用酒精浓度低的啤酒或红（白）葡萄酒。

（3）记入总热量：1 份标准量的酒 = 10g 酒精 = 285mL 啤酒 = 275mL 生啤 = 100mL 红酒 = 30mL 白酒。

8. 饮食治疗好办法

（1）少量多餐：可降低单次进餐对胰腺的负担，有利于血糖控制。

（2）建议每日保证至少 3 餐；注射胰岛素者每日 4~5 餐为宜，可以预防低血糖发生。

（3）定时定量进餐，与药物作用、运动时间保持一致，使血糖不会产生太大波动。

（4）不要因为血糖的数值随意改变饮食的量。

（5）以个人饮食习惯为基础，结合病情、年龄、身高、实际体重、活动强度、季节、生长发育等情况。

（6）与专科医师或护士及营养师共同制定营养计划，循序渐进的达到理想状态。

9. 烹调小窍门

（1）选择含有大量不饱和脂肪酸的植物油（茶油），避免使用动物油。

（2）采取蒸、煮、灼、焖等方法，减少煎炸。

（3）选用不粘锅，以减少食用油的用量，不要用瓶子直接倒入锅中，最好先倒入勺子再倒入锅中。

（4）调料以清淡少盐为原则，可用香料或配料，如姜、葱、蒜头、八角等，以增加食物的香味。

三、效果评价

糖尿病患者和（或）其亲属能够：

1. 了解饮食治疗的目的、意义。
2. 熟悉饮食治疗的原则。
3. 掌握常见食物的选择和搭配技巧。

四、教具/用物

1. 食品交换份挂图。
2. 食物或食物模型。
3. 患者自我管理手册。

（王艳艳）

第二节 口服降糖药护理

一、教育对象

所有需应用口服降糖药的糖尿病患者和（或）其亲属。

二、教育内容

（一）口服降糖药适应证

1. 2 型糖尿病患者饮食和生活方式改变后血糖仍不达标时。

2. 1 型糖尿病患者在用胰岛素治疗的前提下，可酌情合用胰岛素增敏剂，以减少胰岛素用量，稳定血糖。

（二）口服降糖药分类

1. 促胰岛素分泌剂 磺脲类、格列奈类。

（1）磺脲类降糖药代表药物

①第一代磺脲类：甲磺丁脲、氯磺丙脲。

②第二代磺脲类：格列本脲（优降糖）、格列齐特（达美康）、格列吡嗪（美吡哒、优达灵）、格列喹酮（糖适平）。

③第三代磺脲类：格列美脲。

（2）格列奈类代表药物：瑞格列奈（诺和龙浮来迪）、那格列奈（唐力）。

2. 非促胰岛素分泌剂 双胍类、噻唑烷二酮类、a 糖苷酶抑制剂。

（1）双胍类代表药物：二甲双胍、格华止。

（2）噻唑烷二酮类代表药物：马来酸罗格列酮（文迪雅）、盐酸罗格列酮（宜力喜）、吡格列酮（瑞彤）。

（3）α-糖苷酶抑制剂代表药物：拜唐平、倍欣。

（三）各类药物作用机制、用药方法及副作用观察

1. 磺脲类促泌剂

（1）作用机理

①主要刺激胰岛 β 细胞分泌胰岛素。

②胰外效应：减轻肝脏胰岛素抵抗和外周（肌肉）胰岛素抵抗。

（2）用药方法：餐前 15~30 分钟服用。

（3）不良反应

①低血糖最常见。

②皮疹。

③白细胞降低，甚至再障。

④肝功能异常。

2. 非磺脲类促泌剂

（1）作用机理：促进胰岛 β 细胞分泌胰岛素。

（2）作用特点：吸收快、起效快、作用时间短，有利于控制餐后高血糖，低血糖事件少。

（3）用药方法：可餐时服用。

3. 二甲双胍

（1）作用机理

①抑制肝内糖异生，减少肝葡萄糖输出。

②加强外周组织（肌肉）对葡萄糖的摄取。

③减少肠道葡萄糖吸收，改善血脂代谢。

④不刺激胰岛素分泌，单独应用不引起低血糖。

⑤增强机体对胰岛素的敏感性。

（2）适应证

①超重和肥胖 2 型糖尿病患者控制高血糖的一线药物，可以防止或延缓糖耐量异常向糖尿病进展。

②可与其他口服药物联用治疗 2 型糖尿病。

③1 型糖尿病用胰岛素治疗血糖不稳定，辅用二甲双胍，有助于稳定血糖，减少胰岛素用量。

④12 岁以上青少年糖尿病。

（3）用药方法：餐前、餐中或餐后服用均可。

（4）不良反应

①消化道反应最常见，表现为剂量依赖性腹泻、恶心、呕吐、腹胀、厌食。

②乳酸性酸中毒较为少见，但最为严重，肾功能减退患者、老年患者应提高警惕。

4. α-糖苷酶抑制剂

（1）作用机制：抑制碳水化合物在小肠上部的吸收，降低餐后血糖。

（2）用药方法：在第一口就餐时嚼服。

（3）不良反应

①消化道反应：腹胀、排气增加、腹痛、腹泻，经数周后消化道反应即减轻、消失。

②单独服用本类药物通常不会发生低血糖；与其他药物合用时，患者如果出现低血糖，治疗时需使用葡萄糖。

5. 胰岛素增敏剂

（1）作用机理：增强靶组织对胰岛素的敏感性，减轻外周组织对胰岛素的抵抗，促进外周组织对葡萄糖的摄取。

（2）用药方法：无特殊要求，每日 1 次即可。

（3）不良反应：常见不良反应为水肿、肝脏损害、体重增加（一般 1.5kg 以下）。

（四）口服药物的联合疗法的原则

1. 单一药物不能满意控制血糖者可以联合用药。

2. 不同作用机理的药物可以联合。

3. 一般联合应用 2 种药物，必要时可用 3 种药物。

4. 需考虑费用—效果因素。

三、效果评价

糖尿病患者和（或）其亲属能够：

1. 了解口服降糖药的作用。

2. 掌握口服降糖药正确的服用方法与剂量。

3. 熟悉药物的副作用，识别异常情况并采取适当的措施，必要时及时就诊。

四、教具/用物

1. 药物样品。

2. 患者自我管理手册。

（王艳艳）

第三节　胰岛素治疗

一、教育对象

所有使用胰岛素治疗的患者和（或）其亲属。

二、教育内容

1. 什么是胰岛素　胰岛素是人体胰岛 β 细胞分泌的体内能降低血糖的物质。胰岛素最重要的功能之一是帮助细胞利用葡萄糖，使血糖保持在正常的范围内。

2. 为什么要使用胰岛素

（1）胰岛素就像一把钥匙，开启葡萄糖进入细胞的大门。

（2）早期使用胰岛素可改善高糖毒性、脂毒性，克服胰岛素抵抗，保护胰岛 β 细胞。

3. 胰岛素的种类

（1）按胰岛素来源分为：猪胰岛素、牛胰岛素（是由猪、牛的胰脏提取出来的）、人胰岛素（是以基因工程技术由酵母菌或大肠杆菌产生的）、胰岛素类似物。

（2）按胰岛素纯度分为：普通胰岛素、单峰胰岛素、单组分胰岛素。

（3）按胰岛素起作用和维持作用时间的长短来分：超短效、短效、中效、长效、超长效、预混胰岛素。

4. 胰岛素不良反应　低血糖反应、过敏反应、水肿、视力模糊。

5. 胰岛素治疗的方法　胰岛素补充治疗、胰岛素替代治疗、胰岛素强化治疗。

6. 胰岛素治疗与体重改变。

三、效果评价

使用胰岛素治疗的糖尿病患者和（或）其亲属能：

1. 了解什么是胰岛素、胰岛素的种类。

2. 掌握胰岛素的不良反应及处理方法。

四、教具/教材

1. 各种剂型胰岛素、胰岛素注射器、胰岛素注射笔、胰岛素泵。

2. 胰岛素治疗相关挂图。

3. 患者自我管理手册。

（王艳艳）

第四节　胰岛素注射技术

一、教育对象

所有使用胰岛素治疗的患者和（或）其亲属。

二、教育的内容

1. 相关知识

（1）胰岛素治疗的原因。

（2）从何处获得胰岛素和胰岛素注射器或胰岛素笔。

（3）在家或旅行时，胰岛素瓶或胰岛素笔芯的护理与保存。

（4）胰岛素注射的时间。

（5）胰岛素注射的不良反应。

（6）低血糖的症状、体征和处理方法。

（7）变换注射部位的重要性和方法。

（8）定期自我检测注射部位的重要性。

（9）影响胰岛素吸收的因素。

（10）抽吸、混和胰岛素的方法和注射技术。

（11）处置注射器和针头的方法。

2. 操作技能

（1）洗手技巧。

（2）根据处方剂量正确地吸取和（或）混和胰岛素，以及正确的注射。

三、效果评价

使用胰岛素治疗的糖尿病患者和（或）其亲属能够：

1. 掌握胰岛素的正确储存方法。

2. 正确抽吸、混和胰岛素。

3. 正确执行胰岛素注射过程。

4. 正确操作及保养胰岛素笔。

5. 在正确的部位以正确的角度注射胰岛素。

6. 安全地丢弃胰岛素注射器和针头。

7. 掌握轮换注射部位的方法。

8. 避免注射部位脂肪增生或脂肪萎缩。

四、教具/材料

1. 糖尿病自我管理手册。

2. 胰岛素治疗相关挂图。

3. 各种剂型胰岛素、胰岛素注射器、胰岛素注射笔、胰岛素泵。

（王艳艳）

第五节 糖尿病运动治疗

一、教育对象

所有糖尿病患者和（或）其亲属。

二、教育内容

1. 运动对健康的益处

（1）降低总胆固醇、甘油三酯、低密度脂蛋白，降低血压（低、中度高血压）。

（2）改善心肺功能，减少冠心病风险。

（3）减少血栓形成风险。

（4）降低关节疼痛和关节僵硬。

（5）减少骨质疏松风险。

（6）减肥。

（7）减少日常活动的疲惫感，增加舒适感。

（8）松弛情绪，帮助睡眠。

（9）改善心情。

2. 运动对糖尿病患者的益处

（1）增加葡萄糖的利用，降低血糖。

（2）增加胰岛素的敏感性，更好的控制血糖。

（3）减少空腹和餐后胰岛素的水平。

（4）减少葡萄糖从肝脏的产生。

3. 运动适应证

（1）病情控制稳定的 2 型糖尿病。

（2）体重超重的 2 型糖尿病（最佳适应证）。

（3）稳定期的 1 型糖尿病。

（4）稳定期的妊娠糖尿病。

4. 以下人群运动前必须咨询医生

（1）年龄超过 65 岁。

（2）患糖尿病超过 10 年者。

（3）患有高血压、心脏病、微循环不良等糖尿病并发症者。

5. 不宜运动的状况

（1）血糖>14mmol/L。

（2）收缩压>180mmHg。

（3）有急性感染。

（4）有发热、腹泻。

（5）有酮症。

（6）近期反复发生低血糖。

（7）严重心、肾病变。

6. 运动的种类与强度

（1）最轻度运动：购物、散步、做家务。

（2）轻度运动：做操、太极拳、气功。

（3）中等强度运动：快走、慢跑、骑车、爬楼梯、健身操。

（4）稍高强度运动：跳绳、爬山、游泳、球类、跳舞。

7. 运动强度估计

（1）强度决定了效果：只有达到一定运动强度才能改善代谢和心血管功能。

（2）运动强度达到靶心率既能获得较好的运动效果，又能确保患者安全。靶心率的估算：170-年龄（次/分）。

8. 运动的时间

（1）不空腹运动，最好餐后 1 小时运动。

（2）不宜餐后立即运动，以免胃部不适。

（3）傍晚运动好于清晨运动。

（4）温度适宜时运动好。

（5）每周运动至少 3~5 次。

（6）每次运动持续 40~60 分钟，包括：准备活动时间、达到运动强度后应坚持 30 分钟、整理运动时间。

9. 运动前注意事项

（1）我能运动吗？

（2）我应该选择何种运动？

（3）慢性并发症者的特殊要求。

10. 运动前物品准备

（1）选择合适的着装，以舒适为主要基准，鞋、袜、衣裤要有良好的透气性和吸汗性。

（2）携带防止低血糖的用物：个人资料卡片、糖果、适量矿泉水。

11. 运动中注意事项

（1）最好先做10~15分钟的热身运动，以舒缓肌肉、活动关节。

（2）运动时间不要过长，一般在30~60分钟左右；中间要有1~2次休息的机会。

（3）运动中随时补充水分。

（4）运动中出现以下情况应立即停止运动：胸闷、胸痛、憋气、视力模糊、出虚汗、腿疼。

（5）运动结束前再做10分钟左右的恢复整理运动，如弯弯腰、踢踢腿、摆摆手等。

12. 运动后自我护理要点

（1）注意有无运动损伤，如足部红肿、水泡、血泡、青紫，关节损伤等。

（2）初次运动、有条件者运动后测血糖、血压。

（3）记运动日记。

13. 运动与饮食

（1）阻止成年人渐进性的体重增加：每周至少4天中等或更大强度的运动，同时不增加热量摄入。

（2）成年人减肥：每天至少60~90分钟中等至更大强度的运动，同时不增加热量摄入。

（3）糖尿病患者运动前、中、后若血糖≤5.6mmol/L，可以立即补充1~2份食物。

14. 运动与监测

（1）监测是安全运动的保障，监测内容：心率、血压、呼吸、血糖、主观感觉。

（2）监测是确定运动是否有效的可靠依据：如血糖、体重。

15. 血糖水平与运动建议

（1）血糖≥13.9mmol/L，且有酮症，应避免运动。

（2）血糖≥16.7mmol/L，无酮症，应谨慎运动。

（3）血糖<5.6mmol/L，应补充1~2份碳水化合物再运动。

16. 运动与药物治疗

（1）运动治疗是糖尿病治疗的基础，除非反复发生低血糖，短期内无需改变药物治疗方案。

（2）胰岛素治疗者，优选腹部注射胰岛素。

（3）运动前后血糖均正常，是治疗合适的标志，不是减药的标志。

17. 运动与生活和工作

（1）运动不一定需要特定的时间，只需要有运动的意识，见缝插针。

（2）运动不一定到室外，家、办公室均可以。

（3）运动没有固定的形式，或许愉快的家务、体力劳动亦是一种运动。

（4）选择哪种运动形式并不重要，关键是有兴趣、便于坚持。

18. 日常生活中养成运动习惯

（1）上下楼梯。

（2）等车不要坐下，来回踱步。

（3）路程不远，步行出门。

（4）路程较远，骑自行车出门。

（5）经常与家人、朋友户外郊游。

三、效果评价

糖尿病患者和（或）其亲属能够：

1. 了解运动的益处。

2. 熟悉运动的注意事项。

3. 能够掌握选择合适的运动方式、运动量的技巧。

四、教具、用品

患者自我管理手册、秒表、计步器、运动器材、鞋袜。

（王艳艳）

第六节　糖尿病患者的自我监测

一、教育对象

所有的糖尿病患者和（或）其亲属。

二、教育内容

（一）为什么要监测

通过自我监测了解病情，以随时调整治疗方案，是战胜糖尿病的基础。

（二）监测内容

1. 了解基本病情　包括血糖、尿糖、尿酮体、糖化血红蛋白、血脂、血压等指标。

2. 警惕并发症　包括眼底、尿微量白蛋白、心电图、糖尿病足等检查。

3. 其他需要测量检查的项目　体重、腰围等。

（三）血糖监测

1. 监测血糖的频率

（1）病情稳定，每周测 3~4 次（1 次空腹，3 次餐后）。

（2）以下情况应每天监测 3~7 次

①病情不稳定时（如合并感染或血糖很高）。

②更换药物时。

③胰岛素强化治疗时（一天注射≥4 次或用胰岛素泵的患者）。

④1 型糖尿病。

2. 血糖测试的步骤

（1）预备物品：血糖仪、血糖试纸、采血笔、针头、消毒棉花、记录本。

（2）洗手抹干、消毒。

（3）核对血糖试纸的条码和有效期。

（4）采血，将血滴在试纸上。

（5）插入试纸。

（6）用干棉花压住出血点。

（7）等候结果，作出记录。

3. 影响血糖检测结果的因素

（1）手指温度（寒冷致血管收缩，影响血糖值）。

（2）血量太少，用力挤血。

（3）血糖试纸保管不当（过期、潮湿、氧化）。

（4）血糖仪或检测窗不干净。

（5）血糖仪和血糖试纸不配套。

（6）电池不足。

（7）环境温度、湿度。

（8）取血部位残留酒精。

（四）尿糖的监测

尿糖反映两次排尿之间血糖水平的总体情况，只能粗略估计血糖，不能代替血糖监测。通常血糖在 10mmol/L 时，尿糖才会出现阳性。

三、预期结果

糖尿病患者和（或）其亲属能够：

1. 了解监测的意义，了解影响血糖监测结果的因素。

2. 熟悉监测的项目、时间、频率。

3. 掌握微量血糖监测的方法。

四、教具/材料

1. 家用血糖监测仪样品。

2. 尿/血酮体试纸样品。

3. 糖尿病患者自我管理手册。

（王艳艳）

第七节　糖尿病相关性高血糖的管理

一、教育对象

所有的糖尿病患者和（或）其亲属。

二、教育内容

（一）糖尿病高血糖临床表现

1. 糖尿病临床表现加重或反复　多尿、多饮、多食和体重减轻。

2. 严重高血糖可导致糖尿病急性并发症　糖尿病酮症酸中毒、高渗性非酮症糖尿病昏迷。

3. 长期高血糖导致各种慢性并发症。

（二）糖尿病酮症酸中毒

1. 定义

（1）酮体：即乙酰乙酸、β-羟丁酸、丙酮三种物质。

（2）酮症：血酮体高于正常，出现尿酮体。

（3）酮症酸中毒：血酮继续升高，超过机体处理能力，血 pH 值下降，发生酸中毒。

2. 酮症酸中毒的临床表现

（1）"三多一少"症状加重。

（2）典型表现

①消化系统：食欲不振、恶心、呕吐、有时腹痛。

②呼吸系统：呼出气体有类似烂苹果气味的酮臭味，呼吸慢而深。

③循环系统：心率加快、脉搏细弱、血压下降、四肢发冷。

④神经系统：头痛、头晕、烦躁、嗜睡、昏迷。

⑤脱水症状：皮肤黏膜干燥、少尿等。

（3）血糖>13.9mmol/L，尤其是>16.7mmol/L。

（4）尿糖（++）~（+++），尿酮阳性或强阳性。

3. 酮症酸中毒的预防

（1）1 型糖尿病不能随意停、减胰岛素治疗。

（2）2 型糖尿病合理用药，不随意停药。

（3）加强饮食控制，不暴饮暴食，也不靠饥饿控制血糖。

（4）生病期间加强血糖监测。

（5）当出现感染、发热、大量出汗、持续呕吐或腹泻及自觉虚弱时，应尽快去医院监测血、尿酮体。

（三）糖尿病非酮症性高渗综合征

1. 定义　糖尿病非酮症性高渗综合征是指糖尿病患者在某些高血糖或造成脱水的诱因下，血糖极度升高、血钠过高、血浆渗透压增高，出现以神经系统症状为主要表现的临床综合征，又称高渗昏迷。

2. 糖尿病非酮症性高渗综合征临床表现

（1）血糖>33.3mmol/L。

（2）继尿量增多后出现尿量减少、尿色加深。

（3）极度的口渴。

（4）黏膜干燥，尤其是口腔干燥。

（5）皮肤发烫、无汗、干燥。

（6）疲乏无力。

（7）视物模糊。

（8）头痛、头晕、烦躁、嗜睡、昏迷。

3. 糖尿病非酮症性高渗综合征的预防

（1）积极治疗糖尿病，避免高血糖，尤其是老年糖尿病患者。

（2）鼓励患者多饮水，不要等明显口渴才饮水。

（3）防治感染、应激、外伤等造成血糖和血渗透压增高的诱因。

（4）生病期间，及时补液、补充胰岛素。

（5）患者和其家属应了解高渗性昏迷的诱因和临床表现，以做到早发现、早治疗。

（6）非内分泌科就诊时，说明糖尿病病史，避免误输大量葡萄糖。

（四）乳酸酸中毒

1. 定义　体内无氧酵解的代谢产物——乳酸大量堆积，导致高乳酸血症，进一步出现血 pH 值降低，即为乳酸酸中毒。

2. 糖尿病乳酸性酸中毒的临床表现

（1）原因不明的大呼吸、缺氧伴有紫绀。

（2）恶心、腹痛，偶有腹泻、血压低及脱水。

（3）神志模糊、面部潮红、体温低、嗜睡、昏迷。

3. 糖尿病乳酸性酸中毒的预防

（1）老年糖尿病患者慎用双胍类降糖药。

（2）有严重肝、肾功能损害者，心、肺功能不全的患者及休克患者，忌用双胍类降糖药。

（3）戒酒。

三、预期结果

糖尿病患者和（或）其亲属能够：

1. 了解高血糖的危害。

2. 熟悉各种糖尿病急性并发症的临床表现，并能及时寻求医疗帮助。

3. 掌握各种急性并发症的预防方法。

四、教具／用物

1. 家用血糖监测仪样品。

2. 尿／血酮体试纸样品。

3. 糖尿病患者自我管理手册。

（王艳艳）

第八节 糖尿病相关低血糖的管理

一、教育对象

所有接受口服降糖药物治疗和（或）胰岛素治疗的糖尿病患者和（或）其家属。

二、教育的内容

（一）低血糖的定义

1. 一般成人以血浆血糖浓度<2.8mmol/L，或全血葡萄糖<2.5mmol/L 为低血糖。

2. 糖尿病患者血浆血糖浓度<3.9mmol/L 即为低血糖。

（二）低血糖的临床表现

1. 交感神经和肾上腺过度兴奋症状　大汗淋漓、无力、饥饿感、肢体发抖、心悸、心慌等症状，查体可发现血压轻度升高、心率加快。

2. 神经低糖症状　可有注意力不集中、头晕、嗜睡、反应迟钝、言语含糊不清，视力模糊或眼前一过性发黑。有的患者可出现精神失常，如幻觉、躁动、行为怪异、思维混乱，甚至神志不清、抽搐、大小便失禁、昏迷等。

3. 低血糖的特殊临床类型

（1）睡眠中发生低血糖，患者可突然觉醒、皮肤潮湿多汗。

（2）未察觉性低血糖：当血糖降至 3.0mmol/L 左右而未能察觉或没有交感神经兴奋的警告症状，而迅速陷入昏迷或惊厥者（即在中枢神经症状出现之前没有自主神经症状）。

（3）索莫吉氏现象：患者出现低血糖表现后，身体会产生反弹性高血糖，低血糖与高血糖症状交替出现。

（4）相对性低血糖（低血糖反应）：是指在治疗糖尿病时，患者原血糖较高，经用胰岛素等降糖药物后在短时间内血糖下降过快或下降幅度过大，患者出现交感神经过度兴奋症状，而实际血糖处于正常或正常偏高水平。

（三）低血糖的原因

1. 不正确服用口服降糖药。

2. 注射过量胰岛素。

3. 进食量减少或延迟进食。

4. 运动量过大，能量消耗过多，或空腹进行剧烈运动。

5. 饮酒导致低血糖，尤其是空腹饮酒。

（四）低血糖的危害

1. 低血糖时造成血糖波动，病情加重。

2. 长期反复严重的低血糖（即血糖<2.1mmol/L）发作可导致中枢神经系统不可逆的损害，引起患者性格变异、精神失常、痴呆等。

3. 低血糖还可以刺激心血管系统，促发心律失常、心肌梗死、脑卒中等。

4. 低血糖昏迷过久未被发现可导致死亡。

（五）低血糖的救治

1. 仅有出汗、心慌、乏力、饥饿等症状，神志清醒时

（1）应立即口服相当于 15g 碳水化合物的食物，例如：2~4 片葡萄糖片、一杯脱脂奶、半杯果汁、3 块硬糖、蜂蜜一汤勺、粗面饼干 5~6 块。

（2）15 分钟后测血糖如仍低于 3.9mmol/L，继续补充以上食物一份。

（3）一般十几分钟后低血糖症状就会消失。

（4）在进食以上食物后，可再适当食用些米饭或馒头等食物，以防止低血糖的再次发作。

2. 患者神志已发生改变，立即送医院急救。

（六）低血糖的预防

1. 定时定量进餐，保持生活起居有规律。当不得已需延迟进餐时应预先进食适量的饼干或水果等。

2. 严格按医嘱按时、按量用药。

3. 定时测试血糖，及早察觉低血糖。

4. 外出时，带上糖尿卡、少量糖、食物。

5. 如低血糖持续或频繁出现及早就医。

三、预期结果

糖尿病患者和（或）其亲属能够：

1. 了解低血糖的定义、低血糖的危害。
2. 熟悉低血糖的原因、临床表现、预防措施，能自我诊断低血糖及避免低血糖的发生。
3. 掌握低血糖的救治方法和求助办法。

四、教具/材料

1. 救治低血糖的食物或食物模型。
2. 糖尿病自我管理手册。
3. 家用血糖监测仪。

（王艳艳）

第九节　糖尿病足护理

一、教育对象

所有糖尿病患者和（或）其家属。

二、教育内容

（一）概述

1. 糖尿病足的定义　糖尿病足是指下肢远端神经异常和不同程度周围血管病变引起的

足部感染、溃疡和（或）深层组织破坏。

2. 发生糖尿病足的危险因素

（1）血糖和血压控制不佳。

（2）男性患者。

（3）吸烟。

（4）糖尿病病程超过 10 年。

（5）老年人，尤其是独自生活者。

（6）合并血管、肾脏、眼底或神经病变。

（7）以往有足溃疡史或截肢史。

（8）足部畸形，如鹰爪足。

（9）失明或视力严重减退，不能观察自己足部的患者。

3. 糖尿病足的诱发因素

（1）溃破、水泡破裂、烫伤、碰撞伤。

（2）损伤及新鞋磨破伤等。

（3）趾间或足部皮肤瘙痒而搔抓皮肤。

4. 糖尿病足的危害

（1）足部疼痛。

（2）足部深溃疡。

（3）坏疽。

（4）截肢。

（三）糖尿病患者保护双足的措施

1. 足部检查方法

（1）每天仔细观察双足、足趾，尤其是足趾之间。

（2）检查足部是否有伤口、水疱、红肿、鸡眼、皮肤变色、内生趾甲或其他问题。

（3）如果无法看清自己的足底部，可以请求他人帮助或利用一面镜子观察（把镜子放在地板上可能效果更好）。

2. 掌握正确的洗脚方法

（1）洗脚时动作一定要轻柔。

（2）用温水洗脚，水温不超过 40℃。

（3）用不含致敏物质的软性肥皂。

（4）洗完后用干净、柔软和吸水性好的毛巾轻轻将水擦干，特别是脚趾缝。

（5）皮肤干燥时可用保湿霜，脚趾间不用。

3. 趾甲护理的方法

（1）推荐定期进行趾甲护理（如每周一次）。

（2）要用指甲钳将趾甲小心修剪平整，不要剪得太短，长度与趾尖平齐。

（3）如果视力欠佳，应请家人帮助。

（4）如果发生趾甲陷进肉里，应请足病医生或护士处理。

4. 正确选鞋、买鞋

（1）鞋子的长度、宽度、深度都应合适。

（2）鞋的脚趾部分应该深且宽，保证脚趾有足够的活动空间。

（3）感觉障碍的患者在穿鞋前应该用手检查鞋内是否有钉子、趾甲或异物。

（4）买鞋的时间尽可能选择在下午，穿新鞋时要特别小心，让脚逐渐适应。

（5）不要穿高跟鞋或尖头鞋。

（6）不要光脚行走。

5. 选择合适的袜子

（1）穿清洁、干燥、柔软的棉袜或纯羊毛袜。

（2）穿袜子前一定要检查袜子是否平坦、柔软和无皱，最好穿无接缝的袜子。

（3）不可穿太紧或太松的袜子，避免穿有松紧带的袜子，以免挤压腿部。

（4）每天换袜子。

6. 鞋垫的选择

（1）推荐用皮革鞋垫。

（2）鞋垫应该没有可导致皮肤受压的突起。

（3）晚间推荐取出鞋垫进行清洗或烘干。

7. 真菌感染的护理

（1）脚部出汗较多的人特别容易受真菌感染，所以要经常保持足部干爽。

（2）如果有脚癣，应请医生和护士诊治，使用合适的药物治疗。

（3）合理使用抗真菌药。

8. "冷脚"护理的特别注意事项

（1）冷的脚应该穿羊毛袜和（或）毛皮制的鞋子保暖。

（2）禁止使用热水袋、电热毯、加热器和加热垫。

9. 预防损伤的护理

（1）烫伤、割伤或擦伤等，必须立即处理。

（2）小的损伤要立即用盐水清洗，用消毒纱布覆盖。

（3）切记不要自己弄破足部的水疱，万一水疱破裂，应请医生或护士处理伤口。

（4）对于大的损伤、不愈合的伤口或有感染迹象的伤口应该寻求医疗帮助。

10. 鸡眼和胼胝的特殊护理

（1）不要用化学药膏处理，因为这些药膏具有强烈的腐蚀性。

（2）换一双更舒适的鞋子，因为这通常是由鞋子过紧造成的。

（3）千万不要自己试着用刀片或鸡眼水剔除鸡眼或老茧，应请足病医生或护士处理。

（三）糖尿病足的综合治疗方法

1. 基础治疗　控制血糖、血液，改善微循环。

2. 抗感染治疗

3. 局部治疗

（1）引流、清创术、换药。

（2）血管介入治疗。

（3）截肢。

依据感染损伤的严重程度选择不同的治疗方法。

三、效果评价

糖尿病患者和（或）其亲属：

1. 了解糖尿病患者足部护理的重要性、糖尿病足筛查方法和频率。
2. 熟悉常见足部问题的处理方法和寻求医疗帮助的时机。
3. 掌握如何选择合适的鞋袜、足部自我检查的方法、足部损伤预防要点。

四、教具/用物

1. 糖尿病自我管理手册。
2. 水温计、护肤品、鞋袜样品。
3. 糖尿病足护理挂图。

（王红梅）

第十节　妊娠与糖尿病

一、教育对象

所有妊娠糖尿病患者和糖尿病合并妊娠患者和（或）其亲属。

二、教育内容

1. 妊娠糖尿病的定义

（1）妊娠糖尿病：妊娠期间发现或发生糖耐量异常而引起不同程度的高血糖；当血糖异常达到诊断标准时，称为妊娠糖尿病。

（2）糖尿病合并妊娠：即糖尿病患者怀孕，在怀孕前即发现患有糖尿病。

2. 妊娠糖尿病的相关危险因素

（1）肥胖史。

（2）年龄超过 30 岁。

（3）有糖尿病家族史。

（4）既往生过巨大胎儿。

（5）既往有妊娠糖尿病病史。

3. 妊娠糖尿病的筛查

（1）筛查时间一般在孕 24~28 周。

（2）采用 50g 葡萄糖筛查试验。

（3）1 小时血糖>7.8mmol/L 时需进行 75g 葡萄糖耐量试验。

4. 妊娠糖尿病的诊断标准

（1）空腹血糖>5.3mmol/L。

（2）1 小时血糖>10.0mmol/L。

（3）2 小时血糖>8.6mmol/L。

若有两个或以上≥上述数值确诊。

5. 妊娠糖尿病的危害

（1）孕妇：围产期并发症发生率高，死亡率增加。

- 妊高症　25%，3~5 倍
- 羊水过多　25%，20 倍
- 感染率增高　重要死因之一
- 出血增多　手术、产道裂伤、宫缩不良
- 低血糖　消耗增加、摄入不足、治疗不当
- 糖尿病酮症酸中毒

（2）胎儿：围生期儿病死率高达 35%。

- 呼吸窘迫综合征　5~6 倍
- 巨大儿　25%，10 倍
- 先天性畸形　10%~25%，2~3 倍
- 新生儿低血糖症　<2.2mmol/L，30%~60%
- 高胆红素血症　早产儿>0.18mmol/L，足月产儿>0.17mmol/L
- 低钙血症　<1.75mmol/L，10%
- 智力障碍　低血糖、宫内缺氧
- 其他　早产儿及低体重儿、低血镁、红细胞增多症

6. 妊娠糖尿病的管理

（1）团队合作管理

①产科医师。

②助产师。

③营养师。

④运动医学师。

⑤糖尿病专科医师。

⑥糖尿病教育者。

⑦患者家属和朋友。

（2）妊娠糖尿病教育模式

①个体教育。

②教育课堂。

③电话随访。

④病房教育。

⑤产后门诊随访。

（3）饮食调整

①体重增长不超过 1.5kg/月，孕期增加 10~12kg。

②避免低热量摄入导致酮症及低血糖。

③切忌妊娠时减肥。

④平衡饮食，定时定量进食。

⑤根据个人活动量、体质及孕前体重决定摄入量和饮食重点。

（4）运动治疗

①选择舒缓、有节奏的运动项目。

②以更轻微的运动逐渐结束。

③不能进行紧张剧烈的体育运动。

④心率保持在 130 次／分以内。

⑤持续时间 20~30 分钟左右。

⑥避免发生低血糖。

⑦有高危因素时避免运动。

（5）孕期监测

①定期产前检查，监测血糖、尿酮体、胎儿情况。

②尿糖不能反映血糖。

③孕 28 周前，每月全面体检一次。

④孕 29 周后，每两周一次。

⑤孕 35 周后，住院待产。

（6）血糖检测

①每天最少 4 次血糖检测。

②空腹和三餐后 1 小时或 2 小时检测血糖。

③如果使用胰岛素，加测餐前和睡前血糖。

④出现任何低血糖症状时都应检测。

⑤血糖控制目标：空腹血糖<5.6mmol/L，餐后 2 小时血糖<6.7mmol/L。

（7）使用胰岛素

①饮食调整 3~5 天后血糖控制不理想者。

②伴有胎儿大于孕周者。

（8）母亲产后管理

①健康饮食计划。

②产后早期运动。

③母乳喂养。

④产后避免使用避孕药避孕。

⑤产后 6 周行 OGTT 检查。

⑥每 2 年复查 OGTT。

⑦IGT/IFG 每年复查。

（9）新生儿管理

①留脐血检测血糖值。

②无论体重大小均按早产儿处理。

③足月新生儿血糖<2.2mmol/L 可诊断新生儿低血糖。

④新生儿娩出后 30 分钟定时滴服 25% 葡萄糖液。

⑤注意防止低血糖、低血钙、高胆红素血症。

（10）糖尿病合并妊娠患者

①孕前期达到最佳的血糖控制水平及健康状态。

②使用胰岛素控制血糖。

③孕期严密监测血糖。

④加强胎儿及母亲健康状况监测。

⑤注意糖尿病并发症的检查。

⑥采取各种避孕措施，防止意外怀孕。

三、效果评价

妊娠糖尿病患者和糖尿病合并妊娠患者和（或）其亲属能够：

1. 了解糖尿病与妊娠的相互影响，了解监测血糖、饮食调整、运动治疗及胰岛素治疗的重要性。

2. 熟悉孕期及产后管理要点。

3. 掌握孕期如何自我检测血糖、饮食调整与运动治疗，掌握孕期监测内容并能自我判断，在适当的时机寻求医护人员的帮助，适时调整治疗护理措施。

四、教具／用物

1. 糖尿病自我管理手册。

2. 血糖检测仪。

3. 胰岛素注射笔。

（王红梅）

第十一节　患病期间的管理

一、教育对象

糖尿病患者和（或）其亲属。

二、教育内容

1. 疾病对于血糖的影响

（1）患者能量消耗增加，胰岛素的需求量增加；应激状态下交感神经兴奋，肾上腺髓质及皮质激素分泌增多，血浆胰高血糖素和生长激素分泌增加导致胰岛素的敏感性下降，使患者处于高血糖状态。

（2）胃肠功能异常如恶心、呕吐、腹泻等，使患者食欲减低，加之饮食量、运动量与降糖药剂量调整不适当，患者容易发生低血糖。

2. 疾病期间的管理原则

（1）在患病之前同医护人员就进行有效沟通，制定患病期间糖尿病管理的个体化方案。

（2）继续维持胰岛素或者药物治疗，除非持续的呕吐或腹泻。

（3）每2~4小时监测血糖，记录监测的时间和数值，1型糖尿病应每4小时监测酮体。

（4）大量补充液体，每小时约250mL。

（5）根据血糖水平补充碳水化合物：血糖>14mmol/L，继续补充不含能量的液体；血糖<10mmol/L，每小时补充15g的碳水化合物。

（6）若血糖持续上升或出现酮体，应立即补充速效/短效胰岛素。

3. 出现以下情况应及时联系医生

（1）持续发热，体温>37.8℃达24小时。

（2）持续高血糖>16mmol/L。

（3）持续腹泻超过8小时。

（4）呕吐，超过4小时不能进食。

（5）生病状态超过24小时。

（6）严重腹痛。

（7）呼吸困难。

（8）尿中出现中等量或大量酮体。

（9）其他不明原因的症状。

4. 疾病预防

（1）每年注射流感疫苗或肺炎球菌疫苗。

（2）健康饮食。

（3）充分休息。

（4）充足的液体摄入。

（5）戒烟。

三、效果评价

糖尿病患者和（或）其亲属能够：

1. 了解疾病期间糖尿病管理的重要性，掌握患病期间管理的一般原则。

2. 发生紧急状况时能第一时间联系医生，避免发生酮症酸中毒和非酮症性高渗性昏迷。

四、教具/材料

1. 糖尿病自我管理手册。

2. 患病期间管理工具包　血糖监测试纸、糖尿病药物、含糖或不含糖的饮料、治疗呕吐或腹泻的药物、速效/短效胰岛素、健康护理团队的联系号码。

3. 15g碳水化合物的食物交换份样品

（1）1/2杯香草冰激凌。

（2）1/2杯苹果汁或橙汁。

（3）1/3杯葡萄汁。

（4）1/2杯可乐。

（5）3茶勺（≈12mL）蜂蜜。

（6）1片烤面包。

（7）6片苏打饼干。

（王红梅）

第十二节 糖尿病旅行期间管理

一、教育对象

所有糖尿病患者和（或）其亲属。

二、教育内容

（一）出发前准备

1. 确认病情允许旅行

（1）无急性并发症。

（2）血糖、血压控制良好。

（3）无严重慢性并发症或慢性并发症控制较好。

2. 准备一份完整的病情介绍 病情、所用药物名称及剂量。

3. 预防 必要时，在出发前一个月接受防疫注射。

4. 信息准备

（1）行程安排：最好按平时作息时间。

（2）查询目的地时差：假如有时差，应向医生请教药物的调整办法，包括药物剂量和给药时间。

（3）查询途中或目的地可获得的医疗服务资源。

（4）查询航空公司或旅行社能否提供合适的膳食，条件不具备应自行准备。

（5）查询途中或目的地气候情况。

5. 医疗小药箱

（1）药物准备：降糖药、降压药、救心药、感冒药、止泻药、抗生素等，量要充足，最好多准备一份，以防药物洒落、遗失等。

（2）葡萄糖粉或高糖食品。

（3）有条件者备血糖仪、血压计、尿糖、尿酮试纸。

6. 准备胰岛素

（1）随身携带双份用量胰岛素。

（2）去热带旅行带好可存放胰岛素的冰袋。

（3）坐飞机需要医生证明，出国旅游，最好用中文、英文和所在国家3种语言书写。

7. 物品准备

（1）食品准备：日常食品、纠正低血糖的食品、充足的水。

（2）准备合适的鞋袜：舒适、透气、吸汗。

（3）衣服准备：舒适、透气、吸汗、足量。

（二）旅途中注意事项

1. 旅途中 应早评估、晚检查、晚护理。

（1）早评估

· 我今天适合旅游吗？

· 今天的行程如何？

· 晨起有不舒适吗？

· 血糖、血压是多少？

（2）晚检查

· 血糖、血压是多少？

· 我的足部完好吗？

（3）晚护理

· 皮肤护理；

· 足部护理。

2. 饮食、饮水

（1）保持规律饮食。

（2）注意饮食卫生，忌食生冷食品。

（3）运动量大要加餐。

（4）进食风味小吃前先了解食物的成分。

（5）餐馆菜多油注意选择。

（6）保证足够的水分摄入，出汗较多时注意补充盐和水，避免含糖饮料。

3. 按时服药

4. 防止低血糖

（1）多做血糖检测，尤其是剧烈运动后或长途旅程中。

（2）运动量较大的活动（如爬山等）要安排在饭后 1 小时进行，不可安排在清晨空腹或睡前。

5. 注意气候的变化　避免因水土不服而引起不适，间接影响血糖。

6. 异常处理　若有不适，对症下药，及时处理。

7. 劳逸结合　保证充足的睡眠，以免过度劳累，抵抗力下降。

8. 有人陪伴　旅游中要结伴而行，不要独自离队。

9. 出现下列情况暂时终止旅行

（1）血糖持续升高>14mmol/L。

（2）血压高。

（3）尿酮持续阳性。

（4）急性感染发热：T>38.5℃。

（5）严重腹泻，有脱水可能者。

（6）其他重要脏器功能障碍。

10. 糖尿病驾车旅游　应注意集中思想，不要自驾游，轮换驾车，建议连续驾车不超过 2 小时。出现下列情况放弃驾车旅游。

（1）出现急性并发症。

（2）频发低血糖。

（3）糖尿病神经病变。

（4）糖尿病合并冠心病。

（5）糖尿病白内障、糖尿病视网膜病变。

（三）旅游结束后注意事项

1. 及时调整生活规律和身心状态。

2. 如果发现血糖有波动或其他身体不适，应到医院检查。

三、效果评价

糖尿病患者和（或）其亲属能够：

1. 了解外出旅行时自我管理的基本要求。

2. 熟悉旅游前准备事项、必须终止旅游的指征、自驾游注意事项。

3. 掌握旅游必备药品、物品及旅游期间自我管理要点。

四、教具/教材

1. 糖尿病自我管理手册。

2. 旅行清单。

（王红梅）

第十三节　糖尿病足的伤口处理

一、0 级糖尿病足

积极预防，足部护理。

二、1 级糖尿病足

1. 创面水疱未破或破损而渗液少者　使用脂质水胶体敷料或半透明膜敷料或水胶体敷料，换药间隔 5~7 天。

2. 创面渗液较多时　使用藻酸盐或亲水纤维覆盖创面，外用水胶体敷料，或直接覆盖泡沫敷料，换药间隔 5~7 天。

3. 血糖高且创面感染者　清创后用含碘或银离子敷料，外加开放式敷料。换药间隔 1~3 天。含碘制剂不宜长期使用，因碘剂对肝肾功能有损害，同时破坏正常细胞。

使用银敷料的注意事项：

（1）伤口清洗液、消毒剂与银敷料所发生的反应：银敷料与碘剂\盐水形成络合物：$Ag^+ + I^- = AgI$，$Ag^+ + Cl^- = AgCl$

（2）络合物对人体的影响：在伤口及周边形成黑色素沉着，降低了银的释放浓度。

（3）换药完毕用纱布擦干伤口及周边皮肤。纳米晶体银需用水或水凝胶涂抹激活，30 分钟在组织间释放杀灭细菌。

（4）亲水纤维银吸收大量渗液及细菌，将细菌锁住。泡沫银吸收渗液的同时激活并在组织间逐步释放杀灭细菌。

（5）脂质水胶银吸收渗液的同时激活并到组织间释放杀灭细菌。SD 银盐分子结构与磺胺接近，磺胺过敏史慎用。

三、2级糖尿病足

1. 彻底清创去除坏死组织，感染严重或血糖很高难以控制时，可使用含碘敷料，但不能长期使用，1~2次炎症控制后立即停止，否则影响上皮组织生长及创面的愈合，换药间隔1~2天。使用银离子敷料效果更佳，换药间隔3~5天。

2. 骨骼、肌腱外露时，应使用水凝胶保护，预防其脱水干性坏死。

四、3级糖尿病足

1. 痂下积脓或脓肿形成时，立即切痂或早期彻底切开引流，若多个间隙感染应行多处对口切开引流，将脓肿的每个间隔全部打开，确保引流通畅，避免因脓肿压迫局部动脉而导致循环障碍，最终引起远端足趾及全足坏死。单次填塞碘伏纱条止血兼抗感染治疗，以免长时间使用而影响伤口愈合。脂质水胶体敷料对口引流，外层用加厚棉垫覆盖，绷带缠绕固定，固定时注意不要加压，以免影响远端血液循环，术后24小时换药。

2. 切开引流术后换药时，需彻底清创去除坏死组织，用注射器冲洗腔隙或泡脚，常规冲洗液为0.9%氯化钠，恶臭的伤口用3%过氧化氢，之后再用0.9%氯化钠冲洗。用脂质水胶体敷料对口引流，该敷料表面光滑便于引流通畅，且敷料纤维编织紧密，不易将碎屑脱落于伤口表面，每个切口用剪成细条状的纳米晶体银敷料，可在30分钟内杀灭病原菌，杀菌作用可保持72小时，填塞前在敷料表面涂抹水凝胶，可激发纳米银的释放，协助伤口进行自体清创，同时水凝胶提供湿润伤口的愈合环境，保护了外露的骨膜肌腱，防止其坏死，换药间隔3~5天，直至炎症控制。

3. 若血糖正常、炎症控制，伤口进入组织修复期，向每个切口内注入水凝胶或水胶体膏剂，外层使用水胶体敷料覆盖，换药间隔5~7天。骨骼、肌腱外露可用水凝胶敷料，预防干性坏死，保护足部及脚趾功能基本恢复正常。

4. 若伤口内的肉芽组织充满填平之后，用藻酸盐或亲水纤维与水胶体敷料或泡沫敷料封闭包扎7天，防止在过湿环境下肉芽组织过度增生而高出周围皮缘表面，从而影响上皮组织生长。

5. 当创面出现大面积皮肤全层及皮下组织坏死时，可首先将坏死组织剪除，然后使用纳米晶体银敷料涂抹水凝胶覆盖创面。渗液较多时覆盖亲水纤维银敷料，其在吸收大量渗液的同时锁住细菌；换药间隔3~5天。伤口清创及抗感染阶段过后，若骨骼、筋膜、肌腱等外露，则需用水凝胶薄层涂抹，再用藻酸盐敷料覆盖，有腔隙时则用藻酸盐填充条或水胶体膏剂填塞，外用水胶体敷料覆盖，换药间隔5~7天，直至骨膜、肌腱等被肉芽组织包裹并且填充。

6. 若肉芽组织水肿或高出周遍皮肤，去除高出周围皮缘的肉芽，干纱布压迫止血，改用藻酸盐及与伤口大小稍大的泡沫类敷料，外用自黏绷带或半透膜敷料局部加压固定，藻酸盐可吸收的渗液是自身重量的17~20倍，同时藻酸钙可以参加组织间钙钠离子的交换，参与止血；或用藻酸盐、纱布及自黏绷带，同样局部加压固定。为伤口提供轻度湿润或开放式环境，防止肉芽组织高出创口周围皮缘而影响上皮组织的移行生长。

五、4级糖尿病足

1. 当足部感染脓肿形成，压迫动脉影响血运而出现足趾甚至跖骨坏死时，立即行多处切开引流，将脓腔全部打开，确保引流通畅，暂不做死骨摘除，清创后用脂质水胶体敷料进行多处引流，单次填塞碘伏纱条止血兼抗感染治疗，外层用加厚棉垫覆盖，绷带缠绕固定，固定时注意不要加压，以避免远端循环障碍而致坏死，术后24小时换药。

2. 换药时继续清除坏死组织，使用脂质水胶体敷料引流，加用抗感染类的纳米晶体银敷料，填塞前在敷料表面涂抹水凝胶，以激发纳米银的释放，协助伤口进行自体清创，同时水凝胶保护外露骨膜肌腱以防止其坏死，间隔3~5天换药直至炎症控制。

3. 炎症控制后，坏死趾、跖骨与周边正常组织边界清楚并分离，此时可去除死骨，并用咬骨钳咬取坏死骨质，直至骨的断端周围有正常软组织，才能确保创面被肉芽和上皮组织包裹，断面要整齐，不要残留碎骨。截骨完毕，用碘伏纱条填塞止血并抗炎，用加厚棉垫覆盖，绷带固定。截骨24小时后换药。

4. 截骨创面及外露肌腱涂抹水凝胶，防止其坏死，外层使用水胶体敷为伤口提供密闭缺氧的湿性伤口愈合环境，减轻伤口黏连和疼痛，加速伤口愈合；若渗液较多可加用藻酸盐或亲水纤维银敷料。7天后换药，直至腔隙被肉芽组织完全填充。

5. 当伤口内的肉芽组织充满后，用藻酸盐和水胶体敷料封闭包扎或用泡沫敷料直接覆盖创面7天，此两种敷料可充分吸收渗液，有效防止肉芽组织过度生长高出周围皮缘表面。

6. 未形成脓肿而小动脉栓塞导致趾、跖骨坏死时，死骨部分先用碘伏湿敷控制炎症，每天换药；或用纳米晶体银敷料涂抹水凝胶覆盖创面，3~4天换药。等待死骨与周边正常组织边界分离清楚，用上述方法去除死骨、换药，若合并感染形成脓肿同样要切开引流。

7. 大动脉栓塞而出现的趾、跖骨坏死时，先用碘伏湿敷，等待血管重建。术后血运恢复，同样死骨与周边正常组织边界分离清楚，用上述方法去除死骨和换药。

六、5级糖尿病足

1. 发生全足坏死，有大动脉栓塞时，先用碘伏湿敷，或银敷料控制感染，开放式敷料包扎，控制感染，勿加压，等待血管重建后截肢。

2. 血管重建、截肢后，伤口愈合不佳，仍可使用上述方法进行换药处置，直至伤口愈合。

（王红梅）

第十章

手术室基础护理

第一节 手术室环境和管理

一、手术室的环境

手术室是医院为患者进行手术诊断、治疗及抢救的重要平台科室，是医院的重要技术部门，不仅要求有科学合理的工程技术结合的建筑，位置和布局同样重要，手术室不仅有高新技术和高精尖先进齐全的仪器设备，还要有严格的消毒隔离技术和无菌管理制度，以确保手术的安全性和高效性。洁净手术室应分区合理，洁污分开，划分为四通道（工作人员通道、患者通道、无菌物品通道和污物通道）、三区域（限制区、半限制区、非限制区），工作流程符合手术需要。手术间整洁有序，温度保持在 21~25℃ 左右，相对湿度保持在 30%~60% 左右。

1. 手术部的位置 洁净手术部应安排在医院内空气洁净处。一般位于建筑的较高层，不宜设在首层和顶层，靠近手术科室病房单元，方便转运患者，与重症监护室、病理科、放射科、输血科、消毒供应中心、中心化验室等相关科室相邻，最好有直接的通道或物流传输系统。非净化手术室楼层以东西方向延伸为好。主要的手术间应窗向北侧，因北侧光线稳定，可避免阳光直射，故南侧多作为小手术的手术间或辅助用房。手术室以手术间为中心，再配上物品间、设备间等其他附属房间组成。

2. 手术室的布局 传统手术室采用单通道布局，手术间分为无菌手术间、一般手术间和感染手术间。手术室清洁区附属房间包括：刷手间、无菌器械间、敷料间、仪器间、药品间、麻醉间、病理间、护理站、术间休息室及术后恢复室等。手术室供应区附属房间包括：更鞋间、更衣及洗浴间、手术器械准备间、敷料准备间、器械洗涤间、消毒间、办公室、库房、男女值班室和污物间，根据条件和需要可设家属等候室、录像放映室及餐饮室等。由于手术间与附属间各占一侧，多采用紫外线照射、喷射药物或熏蒸的方法消毒，因灭菌效果不稳定，故易产生交叉污染，所以目前国内医院逐渐采用生物洁净手术室。洁净手术部的内部平面布置和通道形式应符合功能流程短捷、布局洁污分明的原则，手术间、刷手间和无菌附属房间等都布置在走廊的周围，手术室内走廊供工作人员及无菌物品如器械和敷料进出，手术室外周设清洁走廊，供患者及污染器械和敷料进出，由此避免交叉污染。

3. 洁净手术室的净化空调系统 应至少设三级空气过滤，第一级空气过滤宜设置在新风口，第二级应设置在正压段，第三极应设置在送风末端或其附近。空气净化方式可分为层流式和乱流式。层流式空调又分为垂直和水平两种。生物洁净手术室对微生物的控制程度，主要取决于过滤器的性能。过滤器有初效、中效、高效三级。采用高效过滤后的层流式手术室，适合作高洁净度的无菌手术，通常称为生物洁净手术室；采用初效、中效过滤后的乱流式手术室，适合作一般手术，称为准生物洁净手术室；对适合作感染手术的，称为生物清洁手术室。Ⅰ、Ⅱ、Ⅲ级洁净手术室和Ⅰ、Ⅱ级洁净辅助用房，不得在室内设置散热器，但可用辐射散热板作为值班采暖。Ⅰ、Ⅱ、Ⅲ级洁净手术室应采用局部集中送风方式，集中布置的送风口面积即手术区的大小应和手术室等级相适应。

4. 严格按洁净手术室管理各手术区域，每季度进行手术室环境、无菌物品、物体表面、手术人员微生物监测，合格率100%。手术室净化机组设专人管理，定期维护，保证正常运行。

5. 为了减少占地面积，增加人员的活动范围及安全性，手术间内的许多固定设备，均可装于天棚和墙壁气体带及吊塔上，如无影灯、气体末段装置、监视器、专科用的显微镜及深部照明灯等。手术间数量与外科床位数的比例一般为1：（20~25）。手术间的面积根据综合手术室和专科手术室而定，普通手术间为30~40m²，特殊手术间（如作体外循环等手术的手术间）因辅助仪器设备较多，可达60m²左右，DSA和机器人手术间宜>60m²。手术间高度以3m左右为宜。室内温度为21~25℃，相对湿度为30%~60%。对洁净度要求高的手术间可采用封闭式无窗空调手术间。手术间内应设有隔音及空气净化装置，以防止各手术间相互干扰，避免空气交叉污染。手术室走廊宽度应不少于2.5米，以便平车及人员走动。

手术间内的设置应力求简洁，只放置必需的器具和物品，基本配备包括：①手术台。②器械台。③器械托盘。④麻醉机、麻醉桌。⑤负压吸引器。⑥吊式无影灯、立地聚光灯、阅片灯。⑦坐凳、垫脚凳。⑧供氧装置、药品柜、输液架、污物桶、挂钟等。⑨敷料桌和各种扶托、固定患者的物品，如头架、肩挡、臂架、固定带、体位垫等。手术间应配备双电源，并有足够的载电能力，以避免术中意外停电。

大型手术室应设置中心供气系统、中心负压吸引、中心压缩空气等设施，并配备各种监护仪、X线摄影、显微外科和闭路电视等装置。

二、手术室的管理

手术室的管理工作包括对人员、物品以及环境等方面的管理。按照手术台次及工作量进行合理人力资源配置，保证人员充足。进入手术室人员必须遵守手术室各项规章制度，各科按照规定于术前1日在院内电子系统提交手术通知，并于前1日将纸质通知单送达手术室，须由本院医生填写，医疗组长签名。急诊抢救手术，可先口头通知，后补手术通知单，如急诊手术与择期手术安排有冲突时，优先安排急诊手术。无菌手术和有菌手术在相对固定的手术间进行，连台手术应先做无菌手术，两台手术之间需空气自净。特殊微生物感染手术则按相应要求进行特殊处理。

（一）人员管理

手术室作为平台科室，具有人员结构复杂的特点，除了每天固定工作于手术室的手术室护士、麻醉医生、保洁人员、设备工程师、空调控制师；还包括外科医生、术中临时会诊的辅助科室人员、新技术新器械应用的厂家辅助人员，以及教学医院各级各类的学生人员、参与手术人员提供餐食的人员。按规定更换手术室所备衣、裤、口罩、帽子、鞋，离开时将其放于指定位置。外出手术室时必须更换外出衣及鞋。严格控制手术室出入人员，手术人员以手术通知单安排为依据进入手术室，每间手术室参观人员不得超过2人。手术室各级人员应分工明确，严格认真执行工作制度、流程，尤其消毒隔离、安全核查、物品清点、查对及交接班等核心制度，保洁人员流动性大，需要感控组专人持续监督管理，他们对环境做好清洁、消毒工作，才能够保证无菌技术的操作过程。手术医师应与患者同时到达手术室，避免患者长时间等待，各自充分做好术前准备，保证患者安全，保证手术顺利进行。非手术人员不得擅自进入手术室，外来人员需得到医务科和手术室护士长同意备案方可进入。手、上肢患皮肤病、有伤口或感染者，上呼吸道感染者，不得参加手术。手术室内人员应保持肃静，尽量避免咳嗽或打喷嚏。术中尽量减少人员活动。

（二）物品管理

1. 物品配备　保证手术器械供应及质量，做好手术设备管理，手术间内的设备、物品应为手术专用，整齐有序地摆放在固定位置，用后放回原处，做好消毒、保养工作。手术室内应准备各种急救物品。一次性无菌物品应保证在有效期内，按消毒日期顺序摆放使用，与有菌物品分开（储藏）放置。近三个月效期物品单独放置，有醒目标识，集中发放，可重复灭菌器械、灭菌包、已打开的无菌物品不能再放回无菌容器内，手术衣、无菌持物钳需在规定时间4小时内使用，超过期限的灭菌包（不论使用与否）应重新灭菌方可使用。

2. 标本管理　正确处理手术标本，手术取下的组织均要妥善保管，大标本放弯盘或标本盒内，小标本放纱布内，并用组织钳夹住保存。保证固定液为组织标本的五倍，巨大空腔器官组织需将空气排除，保证符合浸泡要求。核对检查标本与填写的标本单病理名称、数量是否一致。标本单上的病理号是否与标本容器上病理号一致，目前信息化应用于手术室的病理管理，整个流程准确率得到大幅提高。

3. 清点制度　手术过程中要对所有手术使用物品做好四次清点，即手术开始前、关闭体腔前、关闭体腔后、缝合皮肤后。手术开始前应作清点登记，清点项目一般包括器械、纱布、纱垫、缝针、线轴等。特殊手术时清点项目根据手术不同有所增加，如断指（趾）再植等小血管吻合术应增加清点血管针、血管夹、缝针。手术过程随着手术变化，清点物品增加的手术，术中因各种原因扩大手术范围时，要及时整理清点物品，并按规定清点、核对、登记。术中放在伤口内的纱布、纱垫，护士要提示医生共同记住数字，术后待处理完伤口后，再次清点数字，与登记相符后在登记本上做标记。

（三）环境管理

1. 整体环境管理　通常将手术室按功能流程及洁净度划分为三个区域，即非限制区、半限制区和限制区，区与区之间可用门隔开，或设立明显的标志。对手术室的整体环境管理可施行划区管理。无菌手术与有菌手术应严格分开，若二者在同一手术间内连台，应先安排无菌手术。

（1）非限制区（污染区）：包括清洁走廊、接收患者处、更衣室、休息室、污物清洗区、污物间等，设在手术室外围。

（2）半限制区（清洁区）：包括物品准备间及内走廊，设在手术室的中间，是由污染区进入无菌区的过渡区域。

（3）限制区（无菌区）：包括手术间、洗手间、无菌物品贮存间等，在手术室的内侧。

手术室内人员和物品的流动应遵循洁污分开的原则，不能随意跨越各区。

2. 手术间的清洁和消毒

（1）为保障手术室的无菌操作环境，必须建立严格的卫生、消毒隔离制度。无菌手术与有菌手术应严格分开，若二者在同一手术间内连台，应先安排无菌手术。日常的空气净化、消毒可以使用层流洁净系统，喷洒或熏蒸化学消毒剂，高强度紫外线照射，使用臭氧消毒机或空气净化装置，地面及室内物品可用消毒液擦拭后经紫外线照射消毒。

（2）气性坏疽、破伤风等厌氧菌感染手术的处理

①术前及术中的处理：手术间挂"隔离手术间"牌；此类手术一般谢绝参观；凡参加手术人员进入手术间后不得随意出入；供应护士应设两名，分手术间内、外供应。手术间内供应护士的手不得有破口，并应戴橡皮手套，着隔离衣、裤，穿高筒靴；手术用物品尽量准备齐全，术中所需物品由手术间外的供应护士递入。手术间外应备以下物品：洗手用的0.1%过氧乙酸溶液一盆。手术后更换的洗手衣、裤及手术鞋。包污染敷料用的污衣袋或大单及塑料袋。封闭门窗的糨糊、纸条。过氧乙酸或甲醛溶液、量杯、电炉。接患者的平车上铺一条包裹患者用的大单。

②手术后处理：纱布等小敷料放塑料袋内送室外指定处焚烧。布单等大敷料可用0.5%过氧乙酸浸泡消毒或用干净布单包裹送压力蒸气灭菌，也可经环氧乙烷灭菌，最彻底的方法是用一次性的敷料，术后焚烧。

器械、吸引器、手套等的处理有以下几种方法：a.10%甲醛溶液浸泡，器械应洗净血迹，打开关节；手套、皮管应灌满溶液；注射器应拔出针栓；所有物品均应浸泡于液面以下。b.40%甲醛溶液熏蒸。c.环氧乙烷气体灭菌。d.压力蒸气灭菌。手术鞋处理：浸于0.5%过氧乙酸溶液内消毒或环氧乙烷溶液气体灭菌。其他如镊子罐、盐水瓶等物品用布单包裹压力蒸气灭菌，或环氧乙烷气体灭菌。手术间墙壁、地面、手术台、托盘、器械桌等类物品用0.5%过氧乙酸擦拭。吸引器瓶及地盆内液体应用水加满，配成2%过氧乙酸溶液浸泡消毒。送患者用后的手术车推至手术间，用0.5%过氧乙酸擦拭，平车上的被子、单子等行压力蒸气灭菌，或环氧乙烷气体灭菌。切除的组织如坏死肢体等放塑料袋内送焚烧炉焚烧。将门窗用纸封闭，手术间空气消毒。用过氧乙酸溶液$1g/m^2$加热熏蒸，湿度70%～90%，密闭24小时；或用5%过氧乙酸溶液$2.5mL/m^2$喷雾，温度为20~40℃；或用40%甲醛$35mL/m^3$加2~6倍水混合，湿度不低于75%，密闭24小时以上。手术人员出手术间时，将隔离衣、裤、口罩、帽子、鞋脱于手术间，用过氧乙酸溶液洗手后方可离去。手术间开封后通风，彻底打扫手术间卫生并作空气培养。

（3）乙型肝炎表面抗原阳性及绿脓杆菌感染患者手术的处理：手术后物品及地面处理可用含氯石灰溶液浸泡30分钟；布类物品可不必焚烧，用含氯石灰溶液浸泡消毒或做感染手术标记，送洗衣房处理；门窗可不用纸封闭，空气消毒后密闭时间30分钟，然后通风，彻底打扫卫生。

（4）HIV阳性患者，医院在有条件的前提下应设置专用手术间。

（5）切开引流手术的处理：用过的器械、敷料等浸泡于含氯石灰溶液内30分钟消毒；手术间空气消毒可用熏蒸或紫外线照射，地面处理用含氯石灰溶液拖地。

（6）污染手术的处理

①行外科手术时，凡接触有空腔器官如：胃、肠、食管、胆、胰、肝、呼吸道等物品、

器械均为污染器械，这些被污染的物品与器械，不得再用于无菌部位的手术操作。

②腔道切开前，自缝支持线开始都被认为是污染操作，手术切口周围及放置器械的前托盘为污染区。

③污染与非污染器械、敷料应分别放置，被污染的器械在污染区使用时，需在规定的生理盐水碗内清洗后再重复应用。

④术中取下之标本放于标本盒内。

⑤当污染的途径关闭后，被污染的器械应及时取下，更换上非污染器械。

⑥参加手术人员应更换手套。

⑦在切口两侧铺两块无菌治疗巾，放刀、剪、镊处及前托盘上各铺一块无菌治疗巾。

（国艳阳）

第二节 物品的准备

手术用物品包括布类物品、敷料类、手术用缝合针及缝合线、特殊物品以及手术器械等。择期手术应提前一天准备好手术物品。

一、布类物品

通常选择质地柔软、细密、厚实的棉布，绿色或蓝色。大单、腹单、丁字腹单、颈单要用厚的斜纹布等。手术室的布类物品也有一次性制品，由无纺布制成。

1. 洗手衣 洗手衣上衣为短袖，衣身须扎入裤带中，裤管有束带，以防止皮肤表面的微生物抖落或脱落。洗手衣一般分大、中、小三号。

2. 手术衣 要求能遮至膝下，胸襟和腹部应为双层布，以防止手术时血水浸透。袖口为松紧口，便于手套腕部套住袖口。折叠时衣面向里，领子在外侧，以防止取用时污染无菌面。

3. 手术帽、口罩 手术帽必须能遮盖手术人员所有的头发。口罩用于遮盖手术人员口鼻，有单层、双层及三层以上等多种规格。

4. 手术单 用于铺盖无菌区或手术区域，包括大单、中单、孔巾、腹单等，规格尺寸各不相同，消毒后按要求折叠，以免取用时污染。临床也可根据手术需要，将各种布单做成手术包，以提高工作效率。

二、敷料类

用于术中止血、拭血及包扎等，包括纱布类和棉花类，使用质地柔软、吸水性强的脱脂纱布或脱脂棉花制成，也有一次性无纺布制品（多用于感染患者），均有不同的规格和制作方法。

1. 纱布类 包括不同规格的纱布垫、纱布块、纱布球及纱布条等，还有干纱布和湿纱布之分。干纱布垫用于遮盖伤口两侧的皮肤，湿纱布有盐水纱布、碘仿纱布等，盐水纱布垫用于保护显露的内脏，防止损伤和干燥，碘仿纱布多用于感染创口的引流和止血等。

2. 棉花类 包括棉垫、带线棉片、棉球及棉签等。棉垫用于胸、腹部及其他大手术后的外层敷料，起保护伤口的作用；带线棉片用于颅脑或脊椎手术时；棉球用于消毒皮肤、洗涤伤口、涂拭药物；棉签用作采集标本或涂擦药物。

三、手术用缝合针及缝合线

1. 缝合针　包括圆形缝针、三角形缝针、无创伤缝合针等。圆形缝针适用于神经、腹膜、胃肠及内脏等部位；三角形缝针适用于韧带、皮肤等部位；三角形角针适用于坚韧难穿透的组织，如筋膜和皮肤；无损伤缝针是将单股缝合线完整地嵌入针内，针柄平滑，缝合时不会扩大组织的创伤，适用于缝合血管、神经、角膜等管状或环形构造。以上各种类型的缝合针均有弯形和直形两种。

2. 缝合线　用于缝合组织和器官以促进伤口愈合，或结扎血管以止血，常用缝合线有1~10号线，号码表示线的粗细，号码越大线越粗。细线用0表示，号码中0越多线越细。根据材料来源不同，缝合线可分为不吸收性和可吸收性两类。

四、器械类

1. 切割及解剖器械　有手术刀、手术剪和骨剪等，用于手术切割和分离组织。

2. 夹持及钳制器械　有不同形状和大小的止血钳，用于术中止血和分离组织。各种形状和大小的钳、镊，用于夹持不同的组织，便于分离、切割及操作。持针器用于夹持缝合针。

3. 牵引器及拉钩　有胸、腹牵开器和各种拉钩等，用于扩张组织和器官，暴露深部手术野，以利于手术操作。

4. 特殊器械　有腹腔镜、膀胱镜、关节镜、吻合器、高频电刀、电钻、手术显微镜及心肺复苏仪器等。

五、特殊物品

1. 引流物　橡皮片引流条：多用于浅部切口和少量渗出液的引流。纱布引流物：用于浅表部位、感染创口的引流。油纱用于植皮、烧伤等手术。

2. 导管　有各种粗细的橡胶、硅胶或塑料类制品，是目前品种最多、应用广泛的引流物。包括普通引流管、双腔（或三腔）引流套管、T形引流管、蕈状引流管、胃管等，用途各异。普通的单腔引流管可用于胸、腹部术后创腔引流；双腔（或三腔）引流套管多用于腹腔脓肿、胃肠、胆或胰瘘等的引流；T形引流管用于胆管减压、胆总管引流；蕈状引流管用于膀胱及胆囊的手术引流；胃管用于鼻饲、洗胃或胃引流。可按橡胶类物品灭菌或压力蒸气灭菌处理。

3. 止血用品　骨蜡用于骨质面的止血。止血海绵、生物蛋白胶、透明质酸钠等用于创面止血。

（国艳阳）

第三节　手术人员的准备

一、更衣

手术人员进入手术室时，必须在换鞋处更换手术室专用鞋，然后在更衣室戴好手术帽和口罩，穿好洗手衣、裤，内衣不可露在洗手衣外面。检查指甲，长度适中，甲下无污垢。手与手臂皮肤没有皮肤病、破损或感染，无上呼吸道感染，方可进入刷手间。

二、手臂消毒

（一）肥皂水刷手

1. 将双手及前臂用肥皂和清水洗净。

2. 用消毒毛刷蘸取消毒肥皂刷洗双手及前臂，从指尖到肘上 10cm。刷洗时，把每侧分成从指尖到手腕、从手腕到肘及肘上臂三个区域依次刷洗，每一区域的左、右侧手臂交替进行。刷手时注意甲缘、甲沟、指蹼等处。刷完一遍，指尖朝上肘向下，用清水冲洗手臂上的肥皂水。然后，另换一消毒毛刷，同法进行第二、第三遍刷洗，共约 10 分钟。

3. 每侧用一块无菌小毛巾从指尖至肘部擦干，擦过肘部的毛巾不可再擦手部，以免污染。

4. 将双手及前臂浸泡在 70% 乙醇桶内 5 分钟，浸泡至肘上 6cm 处。也可用 0.1% 苯扎溴铵溶液浸泡 3 分钟。

5. 浸泡消毒后保持拱手姿势待干，双手不能下垂，也不能接触未经消毒的物品。

（二）灭菌王刷手法

1. 用肥皂和流水将双手、前臂及肘上 10cm 处清洗干净。

2. 用无菌刷蘸取灭菌王溶液 3~5mL，刷洗双手、前臂至肘上 10cm，时间为 3 分钟。然后用流水冲净，取无菌小毛巾擦干。

3. 取吸足灭菌王溶液的纱布涂擦手和前臂至肘上 6cm 处，待手臂自然干燥。

三、穿无菌手术衣及戴手套

（一）穿无菌手术衣法

无菌手术衣有传统后开襟式和全遮盖式两种。穿手术衣的注意事项：①取手术衣时，双臂应伸直，以免手术衣无菌面与洗手衣接触而被污染。②穿手术衣时应与周围的人和物体保持一定距离，以免衣服展开时被污染。③穿手术衣之前，应先用双手提起手术衣衣领两端，轻轻向前上方抖开。④穿上手术衣后，双臂举在胸前，未戴手套的手不得触及手术衣。

1. 穿传统后开襟式手术衣（图 10-1）

（1）手臂灭菌后，双手提起衣领两端，将手术衣抖开，再轻轻向前上方抛起，双手顺势插入衣袖中，双臂向前伸直。

（2）巡回护士从身后牵拉手术衣，系好领口带。

（3）穿上手术衣后，双手交叉，用手指夹起衣带，由巡回护士从身后接取并系紧。

（4）穿手术衣时，不得用未戴手套的手拉衣袖或接触其他处，以免污染。

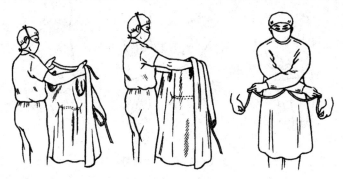

图 10-1　穿无菌手术衣

2. 穿全遮盖式手术衣

（1）取手术衣，双手插入衣袖，将手术衣展开。

（2）双手向前伸直，伸出衣袖，由巡回护士在身后提拉手术衣，系好领口带和内片腰带。

（3）戴好无菌手套。将右手腰带上纸卡片一端递给巡回护士，巡回护士持卡片将腰带绕过穿衣者背部，使手术衣的外片遮盖住内片。

（4）巡回护士将腰带递给洗衣护士，同时取下纸卡片。

（5）由洗手护士系紧腰带，穿衣完毕。

（二）戴无菌手套

戴无菌手套时应注意以下几点：①未戴手套的手不能接触手套外面，已戴手套的手不能接触未戴手套的手。②协助他人戴无菌手套时，应先戴好手套，并避免接触其皮肤。③手套的上口要严密地套在手术衣袖外。④戴手套时应注意检查手套有无破损，如有破损必须立即更换，戴干手套时应先穿手术衣、后戴手套，戴湿手套则相反。

1. 戴干手套法　是临床常用的戴手套方法。按照戴手套者的手是否直接接触手套，又可分为闭合式和开放式两种。

（1）无触式戴无菌手套：①穿手术衣时，手不伸出袖口。右手隔衣袖取左手手套，并放在左手袖口上，手套指端朝向手臂，各手指相互对应。②两手隔衣袖分别抓住手套上、下两侧的反折部，将手套翻套于袖口上，手伸出袖口顺势插入手套。同法戴右手手套。

（2）开放式戴无菌手套（不建议使用）：①左手捏住右手手套反折部，右手伸入手套戴好。②已戴上手套的右手拇指外展，其余4指伸入左手手套反折部的内面（即手套的无菌面），左手插入手套并戴好，注意右手拇指不要触及左手手套反折部。③将一手拇指外展，其余4指伸入对侧手套反折部，将其翻转并套在手术衣袖口外。干手套戴好后，要用无菌生理盐水冲洗手套外面的滑石粉，同时检查手套有无破损，如发现有水渗入手套里面，必须立即更换（图10-2）。

2. 协助他人戴无菌手套法　已戴手套者双手拇指外展，其余手指插入手套反折部内面，使手套拇指朝向外上方，小指朝向内下方，撑开手套。被戴手套者对准手套，五指稍用力向下伸入手套，已戴手套者将手套同时向上提，并将手套反折部翻转套住袖口。同法戴另一只手套。

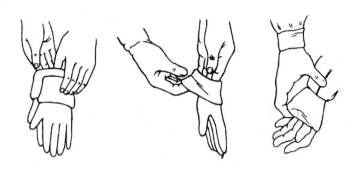

图 10-2　戴无菌手套

（三）连台手术更换手术衣、手套法

手术结束后如需进行另一手术，必须在巡回护士协助下更换手术衣和手套。

1. 脱手术衣法　脱手术衣时应注意不要让手术衣的污染面接触到身体或物体，以避免污染。

（1）他人帮助脱衣法：术者双手抱肘，由巡回护士将手术衣肩部向肘部翻转，继而向手的方向拉扯，即可脱下手术衣。此法可将手套一同脱掉。

（2）个人脱衣法：左手抓住手术衣右肩向下拉，使衣袖翻向外，同法拉下手术衣左肩，脱下手术衣，使衣里外翻。此法可保护手臂及洗手衣裤不被手术衣污染面所污染。

2. （脱）摘除手套法　（脱）摘除手套时应注意不要让手套的污染面接触到已消毒的手臂，否则要重新洗手。方法为：先除去右手手套，用手套对手套法，即左手抓取右手手套外面，使其翻转脱下。再除去左手手套，用皮肤对皮肤法，右手拇指伸入左手手套的手掌部以下，提起手套，使其翻转脱下。

连台手术时，如果前一台术中手套没有破损，则不需重新洗手（污染手术除外）。脱去手套后，用 0.5% 的碘附擦拭手臂 3 分钟。然后更换无菌手术衣和手套，进行下一台手术。如为洁净手术室，无连台手术程序，需重新刷手。

（国艳阳）

第四节　手术室的无菌操作原则及手术配合

一、手术室的无菌操作原则

（一）手术人员无菌操作的基本原则

1. 手术人员更换无菌手术衣、手套后，手、袖口至肘上 10cm 处以及胸前可视为无菌区。手术人员的双手应保持在胸前，肘部内收，靠近身体。身体的无菌部位不能碰触有菌部位或未灭菌物品，有菌部位不能触碰手术间内无菌物品。

2. 手术台和器械台的台面为无菌，边缘处及台面以下视为有菌。

3. 避免面向无菌区交谈、咳嗽和打喷嚏。

4. 手术医师流汗时，应将头转离无菌区，请巡回护士擦拭，巡回护士应避免与术者的无菌部位接触。

5. 手术过程中，已用过的手术器械要及时擦净污迹，以减少细菌污染和繁殖。用于感染性伤口的器械应与其他器械分开摆放，单独处理。

6. 切开空腔器官前，应先用纱布垫保护周围组织，以防止或减少污染。

7. 手术过程中，应关闭手术间门，严禁人员频繁进出，手术间内人员应避免不必要的活动，手术参观者与手术区保持 30~40cm 以上的距离。

8. 手术人员需要调换位置时，应先稍离开手术台，背对背地交换位置，以免接触对方背部有菌区。换位时不得污染手臂和无菌区。

（二）操作无菌物品的基本原则

1. 无菌物品必须存放在无菌容器、无菌包中，并放置在无菌区，用无菌单遮盖。无菌包如果潮湿、破损必须重新灭菌。

2. 无菌容器和无菌包的边缘均应视为有菌，取用无菌物品时不能触碰。

3. 取用无菌物品时应面向无菌区，手臂保持在胸前，不可高于肩或低于腰。

4. 无菌物品必须用无菌持物钳夹取。无菌物品一经取出，即使没用，也不能再放回到无菌容器或无菌包中。

5. 已打开的无菌包经无菌操作包好后可保留 8~12 小时，局麻药瓶开启后可保留 24 小时。

6. 已铺置未用的无菌车、托盘等可保留 4 小时。

7. 术中洗手护士不得从手术医师背后或头顶传递手术器械和物品。

8. 术中巡回护士不得用手越过无菌台传递物品。

二、手术配合工作

（一）巡回护士的配合

巡回护士负责患者的术中护理、所需物品的供应以及与有关部门的联络工作，并监督指导手术间内各级人员遵守无菌操作原则。

1. 术前准备

（1）手术前一日：①访视患者，针对患者情况，解除患者思想顾虑，取得患者的密切配合。②准备手术间物品及体位用物。根据手术需要准备电刀、电钻等，并检查性能。

（2）手术当日：①检查手术间的卫生，调节手术间的温度，再次检查、补充准备的物品。危重患者准备急救车及除颤器。②仔细核对患者姓名、性别、年龄、血型、过敏史、病区、床号、住院号、诊断、手术名称、手术部位等基本情况，对新生儿要核对其手圈。③了解患者术前准备情况，清点患者带入的物品，检查手术区皮肤准备情况以及术区皮肤有无破损。④建立静脉通道，协助麻醉，按医嘱给药，严格执行查对制度。⑤摆体位，做好查对。特别要注意左、右侧。做到固定牢固、暴露伤口清楚、患者舒适、无挤压、勿接触金属物。⑥放好头架与托盘，摆好适当的脚凳。⑦协助洗手护士穿无菌衣。清点器械数，准确记录，并与洗手护士核对。⑧打开皮肤消毒液罐盖，暴露好手术野，将灯光对准手术野。协助医生穿无菌衣。⑨铺无菌单后，连接吸引器、电刀电源，再次对灯光，四肢驱血手术配合气囊止血带打气。

2. 术中配合

（1）切开皮肤时患者有无麻醉不平稳而躁动：探查胸、腹时患者可能发生血压下降，要注意按医嘱给药。给药时必须三查七对，并与下达医嘱的医生核对。

（2）密切观察患者，注意静脉通畅，主动供应物品。及时填写护理记录。有留置尿管要及时观察尿量，并做记录。

（3）准确执行术中医嘱，在操作前口头重复医嘱，认真核对药名、剂量及用法，输血时要与麻醉师认真核对并签名。

（4）术中增加清点物品要及时登记，与洗手护士核对，并根据手术需要及时调节灯光。

（5）注意监督无菌技术，保持手术间的清洁、整齐、安静。

（6）注意观察吸引器瓶液量并及时处理。注意调整室温。

（7）术毕协助包扎切口，如有引流管，要妥善固定并接上无菌引流袋。

（8）术中打开无菌包：①打无菌包时，如有污染，包内物品不可再用。②如果打开无菌包的带子，而包内物品未用完，此包不能再放回无菌室保存再用。③打开带子的无菌包未用时，不可按原样将带子束紧放在手术间，以防误送回无菌室。

（9）无菌镊子罐的使用：①无菌罐内的液体应保持要求的浓度。镊子罐每周灭菌 2 次，并更换消毒液。②无菌钳浸泡在消毒液内的高度为关节处。持无菌钳的手不可触摸低于液面浸泡部位。③无菌钳不可单独拿出手术间夹取无菌物品。无菌钳取出或放入无菌罐时，要直上、直下，不可碰罐口边缘。④无菌钳只能夹递手术无菌桌上所需用的物品，不能夹治疗盘内物品及已开始手术的无菌桌上的物品。⑤已被污染的无菌钳不可放入镊子罐浸泡再用，而要重新更换。⑥应用无消毒液的空的灭菌镊子罐时，应每 4 小时更换一套。

3. 术后工作

（1）将术中采取的标本放在标本容器内，标明患者姓名、病室、床号、病历号、日期等，送至相关科室。

（2）清点患者所有物品，向护送患者回病房的人员交班。

（3）术后，显微镜、除颤器等仪器，按要求整理好，登记放回原处。

（4）清理、补充手术间内物品。

（5）督促检查术后手术间卫生打扫及进行空气消毒。

（二）洗手护士的配合

1. 前一日　了解手术情况，做到心中有数。备齐敷料、器械及手术用物，注意查对失效期。

2. 手术当日

（1）术前：①剪指甲，按时刷手。②穿无菌手术衣、戴无菌手套、冲洗手套上的滑石粉。③按程序整理器械桌，清点器械和缝合针等，并要巡回护士认真核对。④准备好皮肤消毒剂。⑤检查器械是否齐全，性能是否良好。使其处于备用状态；特殊不定型手术请医生查看器械并及时补充。⑥按规定程序传递无菌单，固定好吸引器及电凝器。

（2）术中配合：①手术开始后，应密切观察手术进程，准确、迅速地传递手术器械。②保持手术区域的无菌和整洁。③在整个手术进程中，要始终保持无菌桌及托盘的清洁、整齐。④污染手术按规定操作配合。⑤手术切下的标本应妥善保存，防止遗失。⑥术中纱布按规定使用和管理，特别注意暂时放在伤口内的纱布要记清数量。关闭手术切口时按清点程序认真清点。同时请医生检查伤口。⑦整个手术进程中均要维护和监督手术区的无菌状态。

（3）术后工作：①再次清点纱布、纱垫等，核对数字后在登记本上签名。②检查标本、培养管登记情况。③用后器械清点核对无误后交供应室清洗。④术后随患者带走的器械，洗手护士负责请医生打借条，特殊仪器或贵重仪器应严格交班。⑤术后做好患者交纳问题。术后巡回护士应亲自将患者送回病房，将患者的物品交给病房护士或患者家属，检查患者的皮肤是否完好、静滴管和引流管是否通畅、手术切口敷料粘贴是否牢固，并要求病房护士签字。

（国艳阳）

第五节　器械传递的原则与方法

一、器械传递的原则

1. 速度快、方法准、器械对，术者接过后无需调整方向即可使用。

2. 力度适当，达到提醒术者的注意力为度。

3. 根据手术部位，及时调整手术器械。一般而言，切皮前、缝合皮下时递有齿镊；夹持酒精棉球消毒皮肤，切开、提夹皮肤，切除瘢痕、粘连组织时递有齿镊；其他情况均递无齿镊。提夹血管壁、神经，递无损伤镊；手术部位浅，递短器械；徒手递结扎线，反之，递长器械；血管钳带线结扎，夹持牵引线，递蚊式钳。

4. 及时收回切口周围的器械，避免堆积，防止掉地。

5. 把持器械时，有弧度的弯侧向上，有手柄的朝向术者。单面器械垂直递，锐利器械的刃口向下水平递。

6. 切开或切除腔道组织前，递长镊、湿盐水垫数块保护周围组织，切口下方铺无菌巾 1 块放置污染器械。切除后，递 0.5%碘附纱球消毒创面。接触创缘的器械视为污染，放入指定盛器。残端缝合完毕，递长镊。撤除切口周围保护盐水垫，不宜徒手拿取，否则应更换手套。

二、器械传递法

（一）手术刀传递法

注意勿伤及自己或术者。递刀方法有两种。

1. 手持刀背，刀刃面向下、尖端向后呈水平传递。

2. 同侧、对侧传递法。见图 10-3。

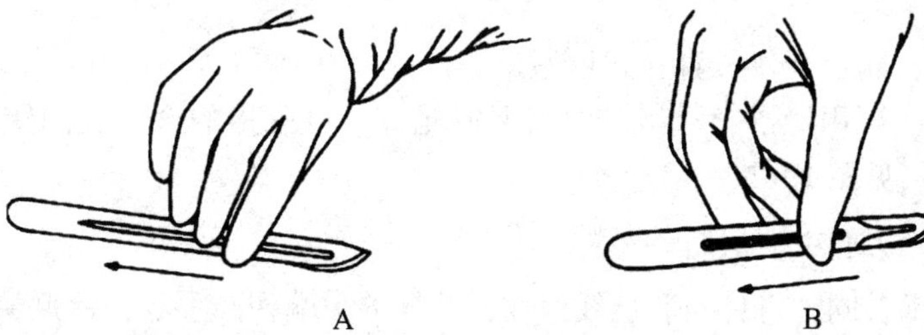

图 10-3 手术刀传递法
A. 同侧；B. 对侧

（二）弯剪刀、血管钳传递法

传递器械常用拇指和四指的合力来实现，若为小器械，也可以通过拇指、中指和示指的合力来传递。传递过程应灵活应用，以快、准为前提。常用的传递法有 3 种。见图 10-4。

1. 对侧传递法　右手拇指握凸侧上 1/3 处，四指握凹侧中部，通过腕部的适力运动，将器械的柄环部拍打在术者掌心上。

2. 同侧传递法　右手拇指、环指握凹侧，示指、中指握凸侧上 1/3 处，通过腕下传递。左手则相反。

3. 交叉传递法　同时递 2 把器械时，递对侧器械的手在上，同侧的手在下，不可从术者肩或背后传递。

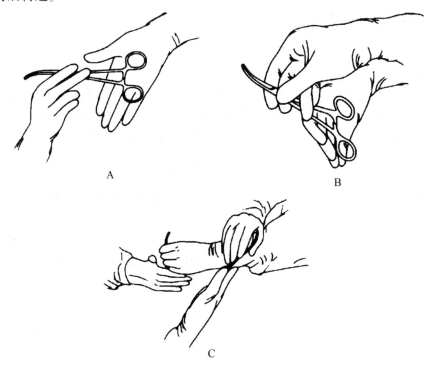

图 10-4　血管钳传递法
A. 对侧；B. 同侧；C. 交叉

（三）镊子传递法

1. 手握镊尖端，闭合开口，直立式传递。

2. 术中紧急时，可用拇指、示指、中指握镊尾部，以三指的合力关闭镊开口端，让术者持住镊子的中部。见图 10-5。

（四）持针器传递法

传递时要避免术者同时将针钳和缝线握住，缝针的尖端朝向手心，针弧朝背，缝线搭在手背或用手夹持。见图 10-6。

（五）拉钩传递法

递拉钩前应用盐水浸湿，握住拉钩前端，将柄端平行传递。见图 10-7。

（六）咬骨钳传递法

枪状咬骨钳握轴部传递，手接柄，双关节咬骨钳传递，握头端，手接柄。见图 10-8。

（七）锤、凿传递法

左手握凿端，柄递给术者左手，右手握锤，手柄水平递术者右手。见图 10-9。

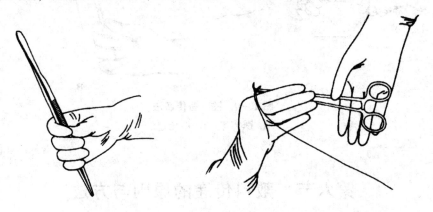

图 10-5　镊子传递法　　　　　图 10-6　持针器传递法

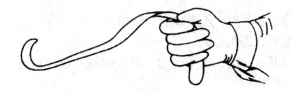

图 10-7　拉钩传递法

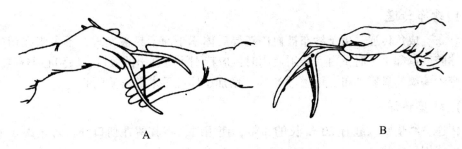

A　　　　　　　　　　　　　　　B

图 10-8　咬骨钳传递法

A. 枪状咬骨钳；B. 双关节咬骨钳

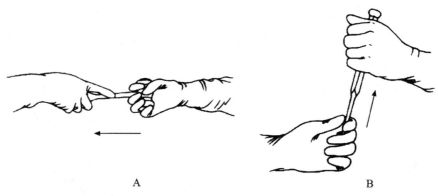

图 10-9　锤、凿传递法

A. 锤传递；B. 凿传递

（国艳阳）

第六节　敷料传递的原则与方法

一、敷料传递的原则

1. 速度快、方法准、物品对，不带碎屑、杂物。

2. 及时更换切口敷料，避免堆积。

3. 纱布类敷料应打开、浸湿、成角传递，固定带或纱布应留有一端在切口外，不可全部塞入体腔，以免遗留在组织中。

二、敷料传递法

（一）纱布传递

打开纱布，成角传递。由于纱布被血迹浸湿后体积小而不易被发现，不主张在切口深、视野窄、体腔或深部手术时拭血。必须使用时，应特别注意进出的数目，做到心中有数。目前有用致密纱编织的显影纱布，可透过 X 线，增加了体腔手术敷料使用的安全性。

（二）纱垫传递

成角传递，纱垫要求缝有 20cm 长的布带，使用时，将其留在切口外，防止误入体腔。有条件也可使用显影纱垫。

（三）其他敷料的传递法

用前必须浸湿。

1. 带子传递　传递同"血管钳带线法"。常用于结扎残端组织或对组织进行悬吊、牵引。

2. 引流管传递　常用于组织保护性牵引，多用 8F 导尿管。18cm 弯血管钳夹住头端递给术者，返折引流管后，用 12.5cm 蚊式钳固定。

3. 橡皮筋传递　手指撑开胶圈，套在术者右手上。用于多把血管钳的集束固定。见图 10-10。

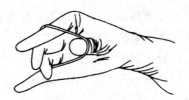

图10-10　橡皮筋传递法

4. KD粒（"花生米"）传递　常用于深部组织的钝性分离。用18~22cm弯血管钳夹持递给术者。见图10-11。

5. 脑棉片传递　多用于开颅手术时，将棉片贴放于组织表面进行保护性吸引。脑棉片一端要求带有黑色丝线，以免遗留。稍用力拉，检查脑棉片质量。浸湿后示指依托，术者用枪状镊夹持棉片的一端。见图10-12。

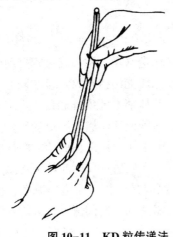

图10-11　KD粒传递法

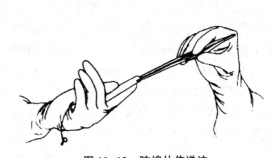

图10-12　脑棉片传递法

（张　琼）

第七节　常用手术体位及摆放方法

一、体位变化对机体的影响

（一）体位改变对心血管系统的影响

机体对于体位改变的生理反应主要是对重力改变的反应。由于重力的作用可引起组织器官之间和组织器官内的血流及血液分布的改变。体位改变后，机体通过一系列复杂调节机制包括局部调节机制及静脉和动脉系统神经反射维持血流动力学稳定，以保证中枢神经系统适宜的灌注血流。手术中，麻醉药物可减弱并影响二者的调节效果。身体直立时，由于流体静力学作用，下肢血管透壁压力增加，由于肌肉张力和肌肉收缩，血管周围组织压力增加，加之静脉瓣的作用，该压力上升有限。即使如此仍有0.5~1L的血液淤滞在下肢，中心静脉压明显降低，心排出量降低20%。如果改为平卧位，心排血量、心脏每搏量增加，此时如果心肌收缩力和动脉张力正常则血压上升。大静脉、心脏的容量感受器和主动脉弓、颈动脉窦压力感受器通过神经反射增强副交感神经作用，同时减弱交感神经作用，使心率减慢，心脏每搏量降低，心肌收缩力减弱，血压维持相对稳定。麻醉状态下，由于骨骼肌张力降低或完全麻痹、心肌收缩力的抑制，血管平滑肌的舒张及对各种生理反射功能的抑制，不仅可加重因体位改变引起的循环变化，而且还会严重影响机体的代偿调节功能。

（二）体位改变对呼吸系统的影响

体位对呼吸系统的影响主要来自两方面，即重力和机械性障碍。重力作用引起器官组织的移位和体液再分布，导致胸腔及肺容量的变化。机械性障碍是指对人体施加的外来压力对器官功能的影响。身体直立时，由于重力作用，肺底部血液分布增多，肺尖部肺泡的顺应性低于肺底部。此外，腹腔脏器牵拉膈肌下移，肺功能余气量增加。仰卧位时，腹式呼吸相对减弱，胸式呼吸增加。膈肌向头侧移位，近背侧的膈肌移位更明显，使下肺的通气量增加。正常人俯卧位时，气体更容易分布到上侧肺泡，而血液分布正好相反，影响气体交换。

（三）体位改变对神经系统的影响

1. 中枢神经系统　体位改变对脑血流的影响主要取决于平均动脉压和脑血管阻力的变化。一般情况下，可通过调节脑血管阻力使脑血流维持在稳定水平，称为脑血管自动调节机制。正常人具有自身调节能力，在体位改变时只要平均动脉压能维持在 60mmHg 以上，脑血流可维持正常水平。麻醉期间平卧位时，只要维持平均动脉压能高于 60mmHg，脑血流仍可维持正常。但低血压的情况下，当头部处于较高位置时，对脑血流的影响则更加明显。研究结果表明，除仰卧位以外，其他任何体位都会使颅内压升高，尤其是头低 30° 并向左或右转，仰卧位屈曲时颅内压会明显增高。因此，颅内压高者，在安置体位时应特别注意。

2. 外周神经系统　手术中外周神经损伤的 5 个主要原因是牵拉、压迫、缺血、机体代谢功能紊乱及外科手术损伤。研究表明，压力和压迫时间需达到一定阈值才有可能导致神经损伤并伴有临床症状。此外，代谢性疾病如糖尿病、营养性疾病如恶性贫血、酒精性神经炎、动脉硬化、药物、重金属接触史等都是手术期间发生精神病变的常见原因。因此，并发此类疾病的手术患者应格外注意体位的保护。

二、手术体位的安置原则

1. 参加人员　体位的安置由手术医师、麻醉医师、巡回护士共同完成。

2. 保证患者安全舒适　骨隆突处放软垫，以防压疮；在摩擦较大的部位放置海绵垫，以减小剪切力。

3. 充分暴露手术野　保持手术体位固定，防止术中移位影响手术，便于手术医师操作，从而减少损伤和缩短手术时间。

4. 不影响患者呼吸　俯卧位时应在胸腹部下放置枕垫，枕垫之间须留一定空间，使呼吸运动不受限，确保呼吸通畅。

5. 不影响患者血液循环　患者处于侧卧或俯卧位时，可导致回心血量下降。因此，安置手术体位时应保持静脉血液回流良好，避免外周血液回流受阻；肢体固定时要加软垫，不可过紧。

6. 不压迫患者外周神经　上肢外展不得超过 90°，以免损伤臂丛；截石位时保护下肢腓总神经，防止受压；俯卧位时小腿垫高，使足尖自然下垂。

7. **不过度牵拉患者肌肉骨骼** 保持患者功能位，如麻醉后患者肌肉缺乏反射性保护，长时间颈伸仰卧位或颈部过度后仰可能会导致颈部疼痛；不可过分牵引四肢，以防止滑脱或骨折。

8. **防止发生体位并发症** 在安置体位时，告知麻醉医师做好相应准备；移位时应动作轻缓，用力协调一致，防止直立性低血压或血压骤然升高及颈椎脱位等严重意外的发生。

三、常见手术体位及摆放方法

（一）仰卧位

仰卧位为最常见的体位，适用于腹部、额面部、颈部等手术。患者仰位于手术床上，上下肢做适当的固定。上肢外展不超过90°，以免臂丛神经受损，为了使手术部位显露良好，有的还要从背侧垫高局部。例如，颈后和肩后加垫，使头部后仰肝胆和脾的手术，垫高腰背或提高手术的桥架，使季肋部前凸。包括水平仰卧位、垂头仰卧位、上肢外展仰卧位等。

1. **水平仰卧位** 适用于胸、腹部、下肢、颅脑等手术。

方法及步骤：

（1）患者仰卧于手术床上。

（2）双上肢外展不超过90°，用约束带轻轻固定双前臂（如为颅脑手术应将双上肢自然放于身体两侧，用背下放置的中单固定肘部）。

（3）双下肢伸直，双膝下放一软垫，以免双下肢伸直时间过长引起神经损伤。

（4）约束带轻轻固定膝部。

在肝、胆、脾手术时，术侧垫一小软枕，摇手术床使患侧抬高15°，使术野显露更充分；前列腺摘除术、子宫癌广泛切除术在骶尾部下面垫一软枕，将臀部稍抬高，利于手术操作；下肢手术只固定健侧膝部，患肢应放在约束带上利于手术操作。

2. **垂头仰卧位** 适用甲状腺、颈前路术、腭裂修补、全身麻醉扁桃体切除、气管异物、食管异物等手术。

方法及步骤：

（1）双肩下平肩峰垫一肩垫，抬高肩部20°，头后仰。

（2）颈下垫一圆枕，防止颈部悬空。

（3）头两侧置小沙袋或头圈，固定头部，避免晃动，术中保持头颈部正中过伸位，有利于手术操作。

（4）放置器械升降托盘代替头架。

（5）患者背下垫一中单，双上肢自然放于身体两侧，中单固定肘关节部位。其余同"水平仰卧位"。

颈椎前路手术，头稍偏向手术对侧，以便手术操作；全身麻醉扁桃体切除，手术床头摇低5°~10°。

3. **斜仰卧位（45°）** 适用于外侧入路、侧胸前壁、腋窝等部位手术。

方法及步骤：

（1）手术部位下垫一软垫，抬高患侧胸部，有利于术野显露。

（2）患侧手臂自然屈肘、上举，弹性衬垫包好，用绷带将患侧上肢悬吊固定在用治疗巾包好的麻醉头架上（注意：绷带不要缠绕过紧，不要将肢体裸露在麻醉头架上，以免在使用电刀时灼伤)。

(3) 健侧置一长沙袋,中单固定,防止身体滑动。其余同"水平仰卧位"。

4. 侧头仰卧位　适用于耳部、颌面部、侧颈部、头部等手术。

方法及步骤:患者仰卧位,患侧在上,健侧头下垫一头圈,避免压伤耳郭;肩下垫一软垫,头转向对侧(侧偏程度视手术部位而定)。其余同"水平仰卧位"。

颅脑翼点入路、凸面肿瘤摘除术,上头架各螺丝旋紧,防止头架零件滑脱,影响固定效果。同时,抬高手术头 10°~15°。

5. 上肢外展仰卧位　适用于上肢、乳房手术。

方法及步骤:患侧上肢外展置于托手板或小方桌上(托手板与小方桌应调节与手术床高度一致),外展不得超过 90°,以免拉伤臂丛神经。其余同"水平仰卧"。

(二)侧卧位

侧卧位适用于胸部、肾手术。从人体侧方施行手术,如肺叶切除术、肾切除术等,需采取侧卧位。有的是采取"半侧卧位",躯干背面与手术台面呈 45°或 120°左右。为保持侧卧位稳定,应适当固定躯干;同时安置固定上、下肢,尤其要注意避免臂丛、桡神经或腓总神经受压。

1. 脑科侧卧位　适用于后颅凹(包括小脑、四脑室、天幕顶)、枕大孔区、肿瘤斜坡脊索瘤手术等。

方法及步骤:

(1) 患者侧卧 90°、背侧近床缘。

(2) 头下垫头圈、一次性中单,下耳郭置于圈中防止受压,上耳孔塞棉花防止进水。

(3) 腋下垫一腋垫,距腋窝约 10cm,防止上臂受压,损伤腋神经。

(4) 约束带固定双上肢于支臂架上。

(5) 于背部、臀部、胸部、腹部各上一个支身架固定身体(支身架与患者之间置短圆海绵枕,缓冲对患者的压力)。

(6) 上侧下肢屈曲、下侧下肢向后伸直,有利于放松腹部。

(7) 两腿之间夹一个大软垫,保护膝部骨隆突处。

(8) 约束带固定髋部。

(9) 下侧踝关节处置软枕,保护踝关节。

2. 一般侧卧位　适用于肺、食管、侧胸壁、侧腰部(肾及输尿管中、上段)手术等。

方法及步骤:

(1) 患者健侧卧位 90°。

(2) 两手臂向前伸展于双层托手架上。

(3) 腋下垫一腋垫,距腋窝约 10cm,防止上臂受压损伤腋神经;约束带固定双上肢;头下枕一 25cm 高的枕垫,使下臂三角肌群下留有空隙,防止三角肌受压引起挤压综合征。

(4) 耻骨联合(防止挤压阴囊、阴茎)与骶尾部各放一个支身架(支身架与身体之间放上短圆枕缓冲支身架对身体的压力)。

(5) 下侧下肢伸直、上侧下肢屈曲 90°,有利于放松和固定腹部。两腿之间夹一大软垫,保护膝部骨隆突处。

（6）约束带固定髋部。

肾及输尿管中段手术，患者肾区（肋缘下 3cm）对准腰桥。上侧下肢伸直、下侧下肢屈曲 90°，使腰部平直舒展，充分显露术野；大腿上 1/3 处用约束带固定；铺无菌巾后将手术床先调整至头高脚低位，再将背板摇低（两头的角度分别在 15°～30°），再根据患者的情况调节腰桥的高度。

3. 髋部手术侧卧位　适用于髋臼骨折并发髋关节后脱位、人工髋关节置换术，股骨干骨折切开复位内固定、股骨肿瘤、股骨颈骨折或股骨粗隆间骨折内固定和股骨上端截骨术等。

方法及步骤：

（1）侧卧 90°患侧向上。

（2）腋下垫一腋垫。

（3）约束带固定双上肢于托手架上。

（4）耻骨联合（防止挤压阴囊、阴茎）与骶尾部各放一个支身架（支身架与身体之间放上短圆枕缓冲支身架对身体的压力），固定牢靠，以免术中体位变换，影响复位效果。

（5）头下垫一软枕。

（6）两腿之间夹一大软垫，约束带将软枕与下侧下肢一并固定（切口在髋部，上侧下肢不约束）。

（三）侧俯卧位

侧俯卧位（45°）适用于胸腹联合切口的手术、胸腰段椎体肿瘤、植骨术、胸腰段结核病灶清除术；侧俯卧位（60°）适用于胸椎及腰椎部后外侧入路的手术、胸椎骨折伴截瘫侧前方椎管减压术、胸椎结核肋骨横突切除、病灶清除术等。

方法及步骤：

1. 术侧向上，身体呈半俯卧位（45°或 60°）。

2. 腋下垫一腋垫。

3. 双上肢向前放在双层托手架上，约束带固定。

4. 下侧下肢伸直、上侧下肢屈曲 90°自然放松，两膝下放一大软垫。

5. 支身架两个均放于患侧的胸部、下腹部，支身架与患者之间加放短圆枕挡住患者，保持体位不移动。

6. 患者背侧的腰部、臀部各垫一长沙袋固定。

7. 约束带固定髋部。

（四）俯卧位

俯卧位适用于颅后窝、颈椎后路、脊柱后入路、骶尾部、背部、痔、经皮肾镜等手术。

方法及步骤：

1. 患者俯卧位，头转向一侧或支架于头架上（颅后窝、颈椎后入路、全身麻醉胸椎及腰椎内固定手术）。

2. 胸部垫一三角枕或直接使用弓形架，使胸腹部呈悬空状，保持胸腹部呼吸不受限制，同时避免因压迫下腔静脉至回流不畅而引起低血压。

3. 双上肢自然弯曲放于头两侧，垫一方形海绵垫。

4. 膝下及足部各垫一大软枕，使踝关节自然弯曲下垂，防止足背过伸，引起足背神经拉伤。骶尾部手术、痔手术，摇低手术床尾约 60°，分开两腿，以便充分暴露术野。男性患者，防止阴茎、阴囊受压。经皮肾镜手术不使用弓形架或三角枕，应在腹部放一大的软垫，使腰部平直抬高以利于手术操作。

（五）膀胱截石位

截石位适用于肛门、尿道、会阴部、经腹会阴联合切口、阴道手术、经阴道子宫切除、膀胱镜检查、经尿道前列腺电切术等。此体位是在仰卧位的基础上，用腿架使膝关节和髋关节屈曲，两下肢分开，充分显露会阴部。两腿高度以患者腘窝的自然弯曲下垂为准，过高会压迫腘窝，两腿宽度为生理跨度 45°，过大会引起大腿内收肌拉伤。将膝关节摆放正，弯曲度在 90°~100° 为宜，避免压迫腓骨小头，引起腓骨神经损伤致足下垂。臀部用一长软垫抬高，使坐骨结节超出手术台 5~6cm 为宜，双腿分开 80°~90°。分开过大腓骨小头压于腿托上，导致腓总神经损伤；过小不利于手术操作。此体位起初用于膀胱结石摘取术，故称截石位。

方法及步骤：

1. 患者仰卧位。

2. 两腿屈髋、膝放于腿架上，腿与腿架之间垫一树脂垫，防止皮肤压伤，约束带缠绕固定，不宜过紧（以双腿不下滑为度）。

3. 两腿高度以患者腘窝的自然弯曲下垂为度，过高可压迫腘窝；两腿跨度为生理跨度（45°），大于生理跨度时，可引起大腿内收肌拉伤。

4. 将膝关节摆正，不要压迫腓骨小头，以免引起腓骨神经损伤至足下垂。

5. 取下手术床尾，检查臀部是否靠近床缘，腰臀下垫一小软垫或将手术床后仰 15°，有利于手术操作。

6. 臀下垫一块一次性中单，以防止冲洗液浸湿手术床。

7. 手臂外展不超过 90°，用约束带固定。

（六）坐位

局部麻醉坐位适用于鼻中隔矫正、鼻息肉摘除、局部麻醉扁桃体手术等。

方法及步骤：

1. 方法一　①患者坐在手术椅上。②调整好头架位置，头置于头架上，保持固定。③两手扶住手术椅把手。

2. 方法二　①患者坐在手术床上。②将手术床头摇高 75°，将手术床尾摇低 45°，整个手术床后仰 15°，使患者屈膝半坐在手术床上。③双上肢自然下垂，中单固定。

四、体位摆放的注意事项

1. 摆放体位之前，应对患者的全身情况和局部情况，以及将实施的手术所需时间和麻醉方式做一个全面的评估。

（1）全身情况的评估：对于昏迷、瘫痪、自主活动丧失、身体局部组织长期受压、老年人、肥胖者、身体衰弱、营养不佳者、水肿患者应术前仔细检查患者皮肤，摆放体位时应注意加强保护。在摆放体位的时候要避免拖、拉患者，以免造成皮肤的损伤。

（2）局部情况的评估：仰卧位时容易受压的部位为枕骨粗隆、肩胛部、肘、脊椎体隆突处、骶尾部、足跟，特别是骶尾部。侧卧位时容易受压的部位为耳部、肩峰、肘部、髋部、膝关节的内外侧和内外踝。俯卧位容易受压的部位有耳、颊部、前额、眼、肩、女性乳房、男性生殖器、髂嵴、膝部、脚趾。在容易受压的部位不影响手术操作的情况下垫一软垫或头圈保护。

（3）手术所需时间和麻醉方式的评估：如手术所需时间较长，术前摆放体位时在受压部位应放置软垫加以保护，防止压疮的发生。全身麻醉患者摆放体位时应注意将患者的肢体放置在功能位，使用约束带时不能过紧，以免造成患者肌肉和神经的拉伤，影响血运。全身麻醉患者麻醉后全身肌肉都处于松弛状态，所以在移动和给患者翻身时动作要轻，要注意保护患者，避免摔伤，造成患者骨折和关节脱位。

2. 摆放体位时应将体位垫均用软布包裹，并且要将软布包平整不能有皱褶。用以体位摆放的各种布单均应保持干燥平整。

3. 全身麻醉患者术前应用抗生素眼膏涂双眼，并用纱布遮盖，可以防止角膜损伤和强光对眼的刺激。

4. 术中要勤巡视，检查患者受压部位。平卧位要检查手臂的摆放，角度是否过大。侧卧位时要检查健侧手臂的血运情况，患侧肩关节前方是否受压。俯卧位时要检查患者的耳朵、眼睛是否受压。截石位时应检查腿摆放的位置是否正确，有无移动。体位的巡视以30分钟一次为宜。术中在不造成污染和不影响手术的情况下，可对患者的受压部位进行放松和按摩，可防止压疮的发生、神经受压，促进血液循环。

5. 在对下腔静脉实施有影响的手术时，应避免在下肢进行静脉输液。侧卧位时将静脉输液最好留置在下方的上肢处，有利于观察受压肢体的静脉回流情况。俯卧位时可用小镜子在头架下观察患者的眼睛是否受压。

（张 琼）

第八节 手术器械清洗、消毒与灭菌技术

一、器械清洗、消毒、灭菌的相关概念

1. 清洗 去除医疗器械、器具和物品上污物的全过程。流程包括冲洗、洗涤、漂洗和终末漂洗。

2. 冲洗 使用流动水去除器械、器具和物品表面污物的过程。

3. 洗涤 使用含有化学清洗剂的清洗用水，去除器械、器具和物品污染物的过程。

4. 漂洗 用流动水冲洗洗涤后器械、器具和物品上残留物的过程。

5. 终末漂洗 用软水、纯化水或蒸馏水对漂洗后的器械、器具和物品进行最终的处理过程。

6. 超声波清洗器 利用超声波在水中振荡产生"空化效应"进行清洗的设备。

7. 清洗消毒器 具有清洗与消毒功能的机器。

8. 闭合 用于关闭包装而没有形成密封的方法。例如反复折叠，以形成一弯曲路径。

9. 密封 包装层间连接的结果（注：密封可以采用诸如黏合剂或热熔法）。

10. 闭合完好性　闭合条件能确保该闭合至少与包装上的其他部分具有相同的阻碍微生物进入的程度。

11. 包装完好性　包装未受到物理损坏的状态。

12. 植入物　放置于外科操作造成的或者生理存在的体腔中，留存时间为 30 天或 30 天以上的可植入型物品。

13. 湿热消毒　利用湿热使菌体蛋白变性或凝固酶失去活性，代谢发生障碍，致使细胞死亡。包括煮沸消毒法和高温蒸汽消毒法等。

14. 可追溯　对影响灭菌过程和结果的关键要素进行记录，保存备查，实现可追踪。

15. 灭菌过程验证装置　对灭菌过程有预定抗力的模拟装置，用于评价灭菌过程的有效性。其内部放置化学指示物时称化学 PCD，放置生物指示物时称生物 PCD。

16. 小型压力蒸汽灭菌器　体积<60L 的压力蒸汽灭菌器。

17. 快速压力蒸汽灭菌　专门用于处理立即使用物品的压力蒸汽灭菌过程。

18. 清洗效果测试指示物　用于测试清洗消毒机清洗效果的指示物。

二、手术器械、器具和物品的处理原则

1. 通常情况下应遵循先清洗后消毒的处理程序。

2. 应根据《医院消毒规范》的规定，选择清洗、消毒和灭菌的方法。

3. 清洗、消毒、灭菌效果的监测，应按照《医院消毒规范》的规定。

4. 耐湿、耐热的器械、器具、物品，应首先物理消毒或灭菌。

5. 应遵循标准预防的原则进行清洗、消毒和灭菌。

6. 设备、药械及耗材应符合国务院卫生行政部门的有关规定，其操作与使用应遵循生产厂家的使用说明或指导手册。

三、手术器械、器具和物品处理的操作流程

（一）回收

1. 手术器械、器具和物品直接置于封闭的容器中，集中回收处理；被朊毒体、气性坏疽及突发原因不明的传染病病原体污染的器械、器具及诊疗物品，使用者应双层封闭包装并标明感染性医疗废物，单独回收处理。

2. 不应在手术间或外走廊对污染的诊疗器械、器具和物品进行清点，采用封闭方式回收，避免反复装卸。根据规定的路线，运到污染器械区，以防止污染器械的污染泄漏。

3. 回收工具每次使用后应清洗、消毒、干燥、备用。

（二）分类

1. 手术完毕后立即进行分类，在去污区进行器械的清点、核查。

2. 应根据器械物品材质、精密程度进行分类处理。

（三）清洗

污染器械、物品尽早清洗，如不能及时清洗，须将物品浸于冷水或含酶液中。

清洗方法包括机械清洗、手工清洗。机械清洗适用于大部分常规器械的清洗；手工清洗适用于精密、复杂器械的清洗和有机物污染较重器械的初步处理。精密器械的清洗，应遵循

生产厂家提供的使用说明或指导手册。

四、器械、器具和物品的清洗操作方法

(一) 手工清洗

1. 操作程序

(1) 冲洗：将器械、器具和物品置于流动水下冲洗，初步去除污染物。

(2) 洗涤：冲洗后，应用酶清洁剂或其他清洁剂浸泡后刷洗、擦洗。

(3) 漂洗：洗涤后，再用流动水冲洗或刷洗。

(4) 终末漂洗：应用软水、纯化水或蒸馏水进行冲洗。

2. 注意事项

(1) 手工清洗时水温宜为 15~30℃。

(2) 去除干涸的污渍，应先用酶清洁剂浸泡，再刷洗或擦洗。

(3) 刷洗操作应在水面下进行，防止产生气溶胶。

(4) 管腔器械应用压力水枪冲洗，可拆卸部分应拆开后清洗。

(5) 不应使用钢丝球类用具和去污粉等用品，应选用相匹配的刷洗用具、用品，避免器械磨损。

(6) 清洗用具、清洗池等应每天清洁与消毒。清洗人员注意自身防护。

(二) 超声波清洗器 (台式)

适用于精密、复杂器械的洗涤。

1. 操作程序

(1) 冲洗：于流动水下冲洗器械，初步去除污染物。

(2) 洗涤：清洗器内注入洗涤用水，并添加清洁剂。水温应为 40~50℃。应将器械放入篮筐中，浸没在水面下，腔内注满水。超声清洗时间一般宜为 3~5 分钟，可根据器械污染情况适当延长清洗时间，不宜超过 10 分钟。

(3) 终末漂洗应用软水或纯化水。

(4) 超声清洗操作，应遵循生产厂家的使用说明或指导手册。

2. 注意事项

(1) 清洗时应盖好超声清洗机盖子，防止产生气溶胶。

(2) 应根据器械的不同材质选择相匹配的超声频率。

(三) 清洗消毒器

1. 操作程序　应遵循生产厂家的使用说明或指导手册。

2. 注意事项

(1) 设备运行中，应确认清洗消毒程序的有效性。观察程序的打印记录，并留存。

(2) 被清洗的器械、器具和物品应充分接触水流；器械轴节应充分打开；可拆卸的零部件应拆开，管腔类器械应使用专用清洗架。

(3) 精细器械和锐利器械应固定放置。

(4) 冲洗、洗涤、漂洗时应使用软水，终末漂洗、消毒时应使用纯化水。

(5) 预洗阶段水温应≤45℃。

（6）器械在终末漂洗过程中应使用润滑剂。

（7）检查清洁剂泵管是否通畅，确保清洗剂用量准确。

（8）舱内、悬臂应每天清洁、除垢。

五、清洗质量监测

1. 日常监测　检查、包装时进行，应目测器械或借助带光源放大镜检查。清洗后器械应光洁、无血渍、污渍、水垢和锈斑。

2. 定期抽查　每月抽查清洗质量，并记录监测结果。

六、消毒

1. 清洗后的器械、器具和物品应进行消毒处理。方法首选机械热力消毒，也可采用75%酒精、酸性氧化电位水或取得国务院卫生行政部门卫生许可批件的消毒器械进行消毒。

2. 消毒后直接使用的器械、器具和物品湿热消毒温度≥90℃，时间≥5分钟；消毒后继续灭菌处理的，其湿热消毒温度应≥90℃，时间≥1分钟。

3. 湿热消毒监测　化学消毒效果监测；清洗消毒器的主要性能参数监测。

七、干燥

1. 宜首选干燥设备进行干燥处理　根据器械的材质选择适宜的干燥温度，金属类干燥温度为70~90℃，塑胶类干燥温度为65~75℃。

2. 无干燥设备的及不耐热的器械、器具及诊疗用品可使用消毒的低纤维絮擦布进行干燥处理。

3. 穿刺针、手术吸引头等管腔类器械，应使用压力气枪或95%酒精进行干燥处理。

4. 不应使用自然干燥方法进行干燥。

八、器械检查和保养

1. 应采用目测或使用带光源放大镜对干燥后的每件器械、器具及诊疗用品等进行检查，器械表面及其关节、齿牙处应光洁，无血渍、污渍、水垢等残留物质和锈斑；功能完好，无损毁。

2. 清洗质量不合格的，应重新处理；有锈迹，应防锈；器械功能损毁或锈蚀严重，应及时维修或报废。

3. 带电源器械应进行绝缘性能等安全性检查。

4. 应使用润滑剂进行器械保养，不应使用液状石蜡等非水溶性的产品作为润滑剂。

九、包装

（一）装配要求

1. 灭菌包重量要求　器械包重量不宜超过7kg，敷料包不宜超过5kg。

2. 灭菌包的体积要求下排气式高压灭菌锅包的体积为30cm×30cm×25cm，脉动预真空高压灭菌锅包的体积为30cm×30cm×50cm。

3. 包装前应根据器械装配的技术规程或图示进行包装。

4. 手术器械应放在篮筐或有孔的盘中进行装配包装。

5. 轴节类器械不应完全锁扣；有盖的器皿应开盖，垒放时器皿间用吸湿布等隔开；管腔类盘绕放置，保持管腔通畅；精细器械、锐器应采取保护措施。

6. 盆、盘、碗等器皿宜单个包装。

（二）包装材料要求

1. 开放式的储槽不应用于灭菌物品的包装。

2. 纺织品包装材料应一用一清洗，无污渍，灯光检查无破损。

3. 硬质容器的使用和操作应遵循厂家的使用说明书或指导手册，清洗或灭菌符合流程。

（三）包装方法

1. 灭菌物品的包装方法包括闭合式和密封式包装。

2. 手术器械采用闭合式包装方法，应由2层包装材料分为2次包装。

3. 密封式包装如纸袋可使用1层，适用于单独包装的器械。

（四）封包要求

1. 包外应贴灭菌化学指示物，包内也应放置包内化学指示物；包装材料可直接观察包内灭菌化学指示物的颜色变化，则不放置包外灭菌化学指示物。

2. 闭合式包装应使用专用胶带，胶带长度应与灭菌包体积、重量相适宜，松紧适度。封包应严密，保持闭合完好性。

3. 纸塑袋、纸袋等密封包装，其密封宽度应为6mm，包内器械距包装袋封口处2~5cm。

4. 医用热封机在每日使用前应检查参数的准确性和闭合完好性。

5. 硬质容器应设置安全闭锁装置，屏障完整性破坏时应可识别。

6. 灭菌物品包装的标识应注明物品名称、包装者等内容。灭菌前注明灭菌器编号、灭菌批次、灭菌日期和失效日期。标识应具有追溯性。

十、灭菌

（一）压力蒸汽灭菌

1. 适用于耐湿、耐热的器械、器具和物品的灭菌。

2. 包括下排气式和预真空压力蒸汽灭菌，根据待灭菌物品选择适宜的压力蒸汽灭菌器和灭菌程序。灭菌器操作方法遵循生产厂家的使用说明或指导手册。

3. 压力蒸汽灭菌器操作程序包括灭菌前准备、灭菌物品装载、灭菌操作、灭菌物品卸载和灭菌效果的监测等步骤。

（1）灭菌前按以下要求进行准备：①每天设备运行前应进行安全检查，包括灭菌器压力表处在"0"的位置。②记录打印装置处于备用状态，灭菌器柜门密封圈平整无损坏，柜门灵活、安全有效。③灭菌柜内冷凝水排出口通畅，柜内壁清洁；电源、水源、蒸汽、压缩空气等运行条件符合设备要求。④进行灭菌器的预热；预真空灭菌器应在每天开始灭菌运行前空载进行B-D试验。

（2）灭菌物品按以下要求进行装载：①应使用专用灭菌架或篮筐装载灭菌物品。灭菌包之间应留间隙，利于灭菌介质的穿透。②宜将同类材质的器械、器具和物品，置于同一批次进行灭菌。材质不相同时，纺织类物品应放置于上层，竖放；金属器械类放置于下层。

③手术器械包、硬质容器应平放，盆、盘、碗类物品应斜放，包内容器开口朝向一致，玻璃瓶等底部、无孔的器皿类物品应倒立或侧放；纸袋、纸塑包装应侧放，有利于蒸汽进入和冷空气排出。④下排气压力蒸汽灭菌器中，大包宜摆放于上层，小包宜摆放于下层。⑤下排气压力蒸汽灭菌器的装载量不应超过柜室容积的80%。⑥预真空和脉动真空压力蒸汽灭菌器的装载量不应超过柜室容积的90%，同时不应小于柜室容积的10%和5%。

（3）按以下要求进行灭菌操作：①应观测并记录灭菌时的温度、压力和时间等灭菌参数及设备运行状况。②灭菌过程的监测应符合规定参数。

（4）无菌物品按以下要求进行卸载：①从灭菌器卸载取出的物品，待温度降至室温时方可移动，冷却时间应>30分钟。②每批次应确认灭菌过程合格，包外、包内化学指示物合格，检查有无湿包现象，防止无菌物品损坏和污染。无菌包掉落地上或误放到不洁处应视为被污染。

（二）快速压力蒸汽灭菌

1. 适用于对裸露物品的灭菌。

2. 注意事项

（1）宜使用卡式盒或专用灭菌容器盛放裸露物品。

（2）快速压力蒸汽灭菌方法可不包括干燥程序；运输时避免污染，4小时内使用，不能贮存。

（三）干热灭菌

1. 适用于耐热、不耐湿、蒸汽或气体不能穿透物品的灭菌，如玻璃、油脂、粉剂等物品的灭菌。

2. 注意事项

（1）灭菌物品包体积不应超过10cm×10cm×20cm，泊剂、粉剂的厚度不应超过0.6cm，凡士林纱布条厚度不应超过1.3cm，装载高度不应超过灭菌器内腔高度的2/3，物品间应留有充分的空间。

（2）灭菌时不应与灭菌器内腔底部及四壁接触，灭菌后温度降到40℃以下再开灭菌器。

（3）有机物品灭菌时，温度应为160~170℃。

（4）灭菌温度达到要求时，应打开进风柜体的排风装置。

（四）环氧乙烷灭菌

1. 适用于不耐高温、湿热如电子仪器、光学仪器等诊疗器械的灭菌。100%纯环氧乙烷的小型灭菌器，灭菌参数如下。

环氧乙烷作用浓度：450~1 200mg/L；灭菌温度：37~63℃；相对湿度：40%~80%；灭菌时间：1~6小时。

2. 注意事项

（1）金属和玻璃材质的器械，灭菌后可立即使用。

（2）残留环氧乙烷排放应遵循生产厂家的使用说明或指导手册，设置专用的排气系统，并保证足够的时间进行灭菌后的通风换气。

（3）环氧乙烷灭菌器及气瓶或气罐应远离火源和静电。气罐不应存放在冰箱中。

（五）过氧化氢等离子体低温灭菌

1. 适用于不耐高温、湿热如电子仪器、光学仪器等诊疗器械的灭菌。灭菌参数如下。
过氧化氢作用浓度：>6mg/L；灭菌腔壁温度：45～65℃；灭菌周期：28～75分钟。

2. 注意事项

（1）灭菌前物品应充分干燥。

（2）灭菌物品应使用专用包装材料和容器。

（3）不适用纤维制品、棉布、木质类、泊类、粉剂类等的灭菌。

（4）内镜或其他器材长度只适用于管道>1mm 及长度<2m 的器械；若长度>2m，需要加上强化剂。

十一、贮存

1. 无菌物品贮存应分类分架放置于无菌物品存放区。一次性物品应除去外包装后，进入无菌区存放。

2. 无菌物品存放架应离地面 20～25cm，离墙 5～10cm，距天花板 50cm。

3. 无菌物品放置位置固定，设置标识。接触无菌物品前应洗手或手消毒。

4. 消毒后直接使用的物品应干燥，包装后专架存放。

5. 无菌物品存放有效期

（1）环境的温度、湿度达到规定时（温度为 20～25℃，湿度约为 60%），纺织品包装的无菌物品有效期宜为 14 天；未达到环境标准的，有效期为 7 天。

（2）一次性纸袋包装的无菌物品，有效期为 1 个月。

（3）一次性医用皱纹包装纸、医用无纺布包装的无菌物品，有效期为 6 个月。

（4）一次性纸塑袋包装的无菌物品，有效期为 6 个月。

（5）带保护装置硬质容器包装的无菌物品，有效期为 6 个月。

十二、无菌物品的发放

1. 无菌物品发放时，应遵循在有效期内先进先出的原则。

2. 发放时应确认无菌物品的有效性。植入物及植入性手术器械应在生物监测合格后，方可发放。

3. 发放记录应具有可追溯性，应记录一次性使用无菌物品出库日期、名称、规格、数量、生产厂家、生产批号、灭菌日期、失效日期等。

4. 运送无菌物品的器具使用后，应清洁处理，干燥存放。

5. 发出未用的物品尽量不再退回无菌物品存放区。

6. 过期灭菌物品须从存放区取出，重新进行清洗包装和灭菌处理。

（张　琼）

第十一章

手术室感染管理

现代医学的快速发展为外科手术的创新、成长搭建了平台，手术术式日新月异，日趋精益化、复杂化，越来越多的疑难杂症不断被攻克，但外科手术在给患者带来希望的同时，也面临着更高的挑战。人员的活动、药品及物品的应用、环境的变化、手术的创伤以及患者自身条件的复杂性等多种因素，使得手术室感染问题也越来越突出，成为医院感染管理的核心重点环节之一。本章节围绕手术部位感染的防控和预防、手术室感染质量监测、感染性手术消毒隔离管理、手术室医疗废弃物管理等重点问题和环节进行探讨。

第一节　手术部位感染的控制和预防

皮肤和黏膜是人体防御细菌的天然屏障，能够保护人体免受病毒、细菌、支原体以及其他病原微生物的袭击。外科手术会破坏局部皮肤和黏膜的完整性，为病原微生物的入侵提供便利条件，当细菌侵入手术切口且污染达到一定程度时，就会发生手术部位的感染（SSI）。手术部位感染（SSI）是指在手术后 30 天内或内置物术后 1 年内发生在手术部位且与手术相关的感染。SSI 是最常见最严重的手术并发症之一，已成为医院感染三大主要部位之一（下呼吸道占 47.53%，泌尿道占 11.56%，手术部位占 10.41%），严重影响患者健康。

一、SSI 危险因素分析

SSI 危险因素可概括为患者和手术两大方面。

（一）患者相关因素

1. 年龄　婴幼儿（<2 岁）因免疫系统发育不全而易被感染；老年人（>60 岁）则因机体老化、各种组织器官退行性变化、功能衰退、机体免疫防御功能明显下降、身体带菌状态增多易被感染，因此，婴幼儿及老年患者感染病种更广、感染率更高，是医院感染的易感人群。

2. 身体状况及疾病伴随程度

（1）肥胖：肥胖是由于饮食与消耗不平衡引起的脂肪组织增加的代谢性疾病，可以增加疾病的易感性。由于脂肪组织的血流量和血容量都较低，供血少的组织容易发生感染。此外，脂肪组织影响手术操作和显露、延长手术时间、脂肪层的无效腔难以完全消灭等因素均会增加术后感染的机会。

（2）营养不良和低血清蛋白：蛋白质是机体各器官、组织的重要组成成分。低蛋白血症和营养不良影响免疫系统，导致免疫功能下降，从而增加手术部位感染率。

（3）疾病严重指数：有严重基础疾病的患者更容易发生感染。糖尿病是目前常见的慢性疾病，高血糖会导致患者机体微循环反应异常，不仅会抑制趋化因子和白细胞的吞噬作用，而且会降低细胞免疫反应，随着血糖水平的增高，手术部位感染的发生率也越高；相较于良性肿瘤，恶性肿瘤切口感染率更高，这是由于恶性肿瘤严重破坏了患者的自身免疫能力，导致机体免疫功能下降，且经放化疗后白细胞数降低，进而导致感染率的增加。

（4）远处感染灶：患有活动性感染的患者，即使感染部位与手术切口距离很远，仍比未患有感染的患者切口感染率高。控制手术前后出现的感染灶，可降低伤口感染发生的危险性。

（5）鼻腔携带金黄色葡萄球菌：金黄色葡萄球菌具有毒力强、易传播、高耐药性的特性，是医院感染的主要原因之一。金黄色葡萄球菌，尤其是耐甲氧西林金黄色葡萄球菌（MRSA），主要寄生在人体的鼻前庭，在住院患者以及医护人员中鼻腔定植率可高达 50% ~ 90%。金黄色葡萄球菌鼻腔携带者很可能在鼻腔外的其他部位也被相同的菌株污染，增加内源性感染的风险，尤其是 SSI。

3. 吸烟　长期吸烟者免疫功能低下，免疫球蛋白浓度和溶菌酶活性降低，术后感染的机会大；同时吸烟能够导致外周血管收缩、组织缺氧及降低机体组织中性粒细胞抗氧化能力和胶原合成，增加了手术部位感染的能力，不利于切口愈合。

4. 术前住院时间　术前长时间住院的患者，机体的抵抗力降低，长时间住院后易出现病原微生物，特别是多重耐药菌的侵袭，加之环境、心理等因素的影响会延缓手术切口的愈合时间，增加感染发生。

5. 治疗因素

（1）免疫抑制药、麻醉用药、激素、放疗、化疗等药物或治疗方法，可降低机体免疫功能，增加手术部位感染的概率。

（2）围手术期抗菌药物的预防性应用其目的主要是预防手术部位感染，但并不包括与手术无直接关系的、术后可能发生的其他部位感染。因此，围手术期正确、恰当地使用抗菌药物才能达到预防手术部位感染的最佳效果。2015 版《抗菌药物临床应用指导原则》中指出，如需预防用抗菌药物时，手术患者皮肤、黏膜切开前 0.5 ~ 1 小时内或麻醉开始时给予合理种类、合理剂量的抗菌药物。

（二）手术因素

1. 手术室环境　手术室空气中悬浮菌密度直接与手术切口感染的危险性呈正相关，着装是否规范、人员的数量、步行等运动、术间门的开启、敷料的抖动等均会影响空气细菌总数。

2. 术前备皮　手术区皮肤准备能够有效降低皮肤上定植的细菌，但同时能够破坏皮肤、黏膜的完整性，因此术前备皮也是造成切口感染的一个危险因素。手术前一日备皮比手术日备皮有更大的危险；使用剃刀比剪刀危险大，这是因为剃刀备皮会造成皮肤毛囊的损伤，增加真皮层细菌的定植。

3. 手术风险分级标准　根据美国《医院感染监测手册》中的手术风险分级标准（NNIS），手术分为 NNIS 0 级、NNIS 1 级、NNIS 2 级和 NNIS 3 级这四级。具体计算方法是将手术切口清洁程度、麻醉分级和手术持续时间的分值（表 11-1）相加，总分 0 分为

NNIS0 级，1 分为 NNIS 1 级，2 分为 NNIS 2 级，3 分为 NNIS 3 级。手术部位感染率伴随着 NNIS 风险等级的升高而升高。

表 11-1　NNIS 分值分配

分值	手术切口	ASA 分级	手术持续时间
0 分	Ⅰ类切口、Ⅱ类切口	Ⅰ、Ⅱ	未超出 75% 分位
1 分	Ⅲ类切口、Ⅳ类切口	Ⅲ、Ⅳ、Ⅴ	超出 75% 分位

注：手术持续时间 75% 分位的具体计算如下。

①75 百分位是一个统计学使用的数据变量位置指标，它的意义代表了"大多数数据水平"，表示有 75% 的数据小于此数值。

②手术时间百分位根据样本量计算，是确定手术是否"在标准时间内"完成的划分点，计算公式为：75 百分位 = 样本量 × （3/4）取整。

（1）手术切口清洁度：SSI 的发生与在手术过程中手术野所受污染程度有关，随着手术污染程度的增加，感染发生率显著上升。为了更好地评估手术切口的污染情况，卫健委《外科手术部位感染预防和控制技术指南（试行）》根据外科手术切口微生物污染的情况，将外科手术切口分为四类，见表 11-2。

表 11-2　手术切口清洁度分类

类别	分类标准
Ⅰ类：清洁伤口	手术未进入感染炎症区，未进入呼吸道、消化道、泌尿生殖道及口咽部位
Ⅱ类：清洁-污染切口	手术进入呼吸道、消化道、泌尿生殖道及口咽部位，但不伴有明显污染
Ⅲ类：污染切口	手术进入急性炎症但未化脓区域；开放性创伤手术；胃肠道、尿路、胆管内容物及体液有大量溢出污染；术中有明显污染（如开胸心脏按压）
Ⅳ类：感染切口	有失活组织的陈旧创伤手术；已有临床感染或脏器穿孔的手术

（2）手术持续时间：手术风险分级标准根据手术的持续时间将患者分为两组。"手术在标准时间内完成组""手术超过标准时间完成组"。随着手术时间的延长，手术术野暴露时间延长，创面感染细菌的机会以及数量均会增加；长时间的暴露、牵拉，切口周围组织可出现缺血缺氧，进而造成组织损伤；手术时间长，创伤大，出血、麻醉时间延长，导致机体免疫力下降；手术时间长也会导致术者疲劳，疏于无菌技术操作，而增加感染的机会。

（3）ASA 分级：美国麻醉师协会（ASA）根据患者体质状况和对手术危险性将麻醉前患者分为 5 级，见表 11-3。有研究显示 ASA 评分是 SSI 的危险因素，随着麻醉分级（ASA）的提高，术后感染的危险性增加。

表 11-3　ASA 评分表

分级	分值	标准
Ⅰ级	1	健康。除局部病变外，无全身性疾病。如全身情况良好的腹股沟疝
Ⅱ级	2	有轻度或中度的全身疾病。如轻度糖尿病和贫血，新生儿和 80 岁以上老年人
Ⅲ级	3	有严重的全身性疾病，日常活动受限，但未丧失工作能力。如重症糖尿病
Ⅳ级	4	有生命危险的严重全身性疾病，已丧失工作能力
Ⅴ级	5	病情危急，属紧急抢救手术，如主动脉瘤破裂等

4. 手术性质及手术部位 急诊手术是影响手术部位感染的首要因素，急诊手术患者病情危急，开放性创伤大，患者失血、失液，其机体防御能力下降，进而增加感染的风险。手术部位不同，感染率也不尽相同，手术部位感染率随着手术切口的污染程度的加重而增加，NNIS（美国医院感染监测）报道手术部位感染率最高的部位为结肠手术。

5. 低体温 低体温可导致凝血机制的障碍，也可使多种免疫功能无法发挥正常，长时间低体温还会导致能量消耗增加。

二、SSI 分类及诊断要点

2001 年我国卫健委《医院感染诊断标准（试行）》将 SSI 分为浅表手术切口感染（累及皮肤和皮下组织的感染）、深部手术切口感染（累及切口深层软组织的感染）、器官（或腔隙）感染（累及除切开的身体表层之外的任何术中切开或进行操作的解剖结构的感染，如器官或组织间隙），见图 11-1。

（一）表浅手术切口感染

1. 定义 手术后 30 天以内发生的仅限于切口涉及的皮肤或者皮下组织的感染。

2. 临床诊断 符合定义的规定并满足下列条件之一即可诊断。

（1）表浅切口有红、肿、热、痛，或有脓性分泌物。

（2）临床医师诊断的表浅切口感染。

3. 病原学诊断 在临床诊断的基础上，细菌培养为阳性。

4. 注意事项

（1）因创口既包括外科手术切口又包括意外伤害所致的伤口，为避免概念上的混乱，临床表述不使用"创口感染"一词。

（2）若切口缝合的针眼处有轻微的炎症和少许分泌物，则不属于切口感染。

（3）当切口出现脂肪液化时，若液体清亮，则不属于切口感染。

（4）临床和（或）有关检查显示典型的手术部位感染，即使细菌培养为阴性，也可以诊断。

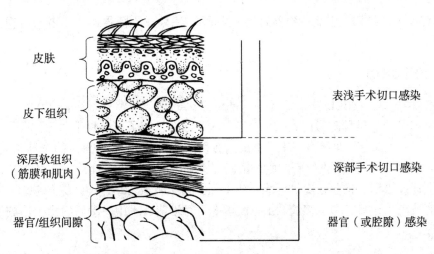

图 11-1 手术部位感染分类（腹壁横切面）

（二）深部手术切口感染

1. 定义　无植入物者手术后 30 天以内、有植入物者（如人工心脏瓣膜、机械心脏、人造血管、人工关节）手术后 1 年以内发生的与手术有关并涉及切口深部软组织（深筋膜和肌肉）的感染。

2. 临床诊断　符合定义中的规定，并满足下列条件之一即可诊断。

（1）从切口深部引流或穿刺出脓液，但脓液不是来自器官（腔隙）部分；感染性手术后引流液除外。

（2）切口深部组织自行裂开或者由外科医师开放的切口；有脓性分泌物或有发热≥38℃，局部有疼痛或压痛。

（3）经直接检查、再次手术探查、病理学或者影像学检查，可发现切口深部组织脓肿或者其他感染证据。

（4）临床医师诊断的深部切口感染。

3. 病原学诊断　在临床诊断的基础上，分泌物细菌培养阳性。

4. 注意事项　同时累及切口浅部组织和深部组织的感染归为切口深部组织感染，仅需报告深部感染。

（三）器官（或腔隙）感染

1. 定义　无植入物者手术后 30 天以内、有植入物者手术后 1 年以内发生的累及术中解剖部位（如器官或者腔隙）的感染。

2. 临床诊断　符合定义中的规定，并满足下列条件之一即可诊断。

（1）引流或穿刺有脓液。

（2）经直接检查、再次手术、病理学或者影像学检查，发现器官（腔隙）脓肿或者其他器官（腔隙）感染的证据。

（3）临床医师诊断的器官（或腔隙）感染。

3. 病原学诊断　在临床诊断的基础上，从器官或者腔隙的分泌物或组织中培养分离出致病菌。

4. 注意事项　经切口引流所致器官（或腔隙）感染，不需再次手术者，应视为深部切口感染。

三、SSI 预防

2008 年 10 月英国 NICE 发布了《手术部位感染的预防与治疗指南》，2009 年美国 CDC 发布了《手术部位感染预防指南》，2000 年我国卫健委发布了《外科手术部位感染预防与控制技术指南（试行）》，2016 年 WHO 推出《预防手术部位感染（SSI）的全球指南》，2017 年美国 CDC 更新了《手术部位感染预防指南》。不同国家和地区的相关 SSI 防控指南中相关防控措施、证据级别、推荐强度等可能有所差别，借鉴时需要结合国情综合考虑。根据手术不同阶段的特点，作者参考了多篇 SSI 防控指南，对术前、术中、术后的防护措施进行了归纳总结。

（一）术前

1. 术前感染灶治疗　术前尽可能确认并治疗远离手术部位的所有感染灶，直至感染消退。

2. 术前血糖控制 无论是否为糖尿病患者，均应严格控制患者围手术期血糖水平，血糖目标应控制在≤200mg/dl 或 11.11mmol/L。

3. 禁烟 鼓励患者禁烟，择期手术前至少 30 日停止吸食任何形式的烟草。

4. 加强营养支持 准备接受大手术的低体重患者，考虑通过口服或鼻饲给予富含多种营养素配方的营养液。

5. 清除毛发 清除毛发不能作为常规的术前准备，也不能作为降低 SSI 发生的一种有效措施。当切口及手术区的毛发影响手术操作时可考虑清除毛发；需要清除毛发时，不建议使用剃刀，以免损伤皮肤或黏膜的完整性，应该选择对皮肤损伤最小的方法，如备皮器、脱毛剂等用物。

6. 术前沐浴 手术日或前一日晚上，患者需进行全身沐浴以减少皮肤上细菌数量，可使用肥皂（抗菌与否均可）或消毒液擦拭。

7. 术前药物应用

（1）全身免疫抑制治疗：如术前患者已接受免疫抑制治疗，则不需停止。

（2）去定植：若鼻部携带金黄色葡萄球菌的患者接受心胸外科或骨科手术，术前应使用 2%莫匹罗星软膏进行去定植；若患者接受其他手术也可以考虑应用此方法。

（3）术前预防性应用抗生素：外科手术预防性使用抗菌药物须遵循已发表的临床实践指南，根据药物的性质选择合理的给药时机，以保证手术开始时药物在血清和组织中达到杀菌浓度。2016 年 WHO 手术部位感染预防指南建议在切皮前 2 小时内进行外科手术预防性应用抗生素（SAP），原国家卫生健康委员会《2015 年抗菌药物临床应用指导原则》提议在切皮前 0.5~1 小时给予抗菌药物。同时，临床应用中需考虑抗生素的半衰期。

8. 肠道准备 术前联合使用口服抗生素和机械性肠道准备（MBP）可以降低接受择期结直肠手术的成年患者 SSI 风险，但单独使用 MBP（不联合抗生素）不宜用于以降低 SSI 为目的；额外的肠道准备并不能降低术后感染发生。

（二）术中

1. 手术环境 减少手术室空气的微生物是手术室环境管理的关键。人员流动是手术室空气中细菌变化的主要原因，因此，手术室应严格限制参观人员数量、手术间内人员的活动和无意义的谈话。

2. 手术部位皮肤消毒 因乙醇对细菌、真菌和病毒均有杀伤力，如无禁忌证，则术前使用含乙醇的消毒液常规消毒皮肤，目前聚维酮碘-乙醇、氯己定-乙醇可能是最佳皮肤消毒液选择；《医疗机构消毒技术规范》中规定皮肤消毒可使用 70%~80%（体积分数）乙醇溶液。使用乙醇类溶液还需注意三点：一是不可应用于新生儿；二是应避免与黏膜或眼睛直接接触；三是由于乙醇的高度易燃性，使用后应有足够的时间使皮肤风干，避免发生烧伤或造成火灾。

3. 手卫生 手卫生是预防和控制医院感染最重要、最简单、最有效和最经济的方法。手术人员应剪短指甲，去除指甲油，禁止佩戴人工指甲，术前应摘掉手部饰品。外科手术人员在戴无菌手套之前，需要严格按照 WS/T 313-2009《医务人员手卫生规范》进行外科手消毒。

4. 手术器械灭菌 所有使用的手术器械均应进行严格灭菌并有相关标识；一般情况下

不建议对手术器械进行快速灭菌，快速灭菌只能用于急诊或未能预期的病例；应避免对植入物进行快速灭菌。

5. 手术切口保护膜　2017 年版《外科部位感染预防指南》并不推荐使用手术切口保护膜，因为无抗菌成分的切口保护膜可能会促进皮肤细菌易位而增加 SSI 风险，含抗菌成分（如胺碘酮）的保护膜对降低 SSI 发生率的作用也尚未被证实。

6. 切口保护器、抗菌缝线以及术后抗菌敷料的使用　清洁-污染、污染和污秽的腹部手术切口，可考虑使用切口保护器以降低 SSI；抗菌缝线的作用还有待进一步研究，目前术中并不推荐常规使用；同样，抗菌敷料并不能降低 SSI 的发生，因此不推荐术后使用。

7. 术中追加抗菌药物　不强调术中必须追加使用抗生素。2015《抗菌药物临床应用指导原则》指出某些情况术中应追加用药：①手术时间超过 3 小时。②超过所用药物半衰期的 2 倍以上。③成人出血量超过 1 500mL。剖宫产手术，在开刀前就可进行预防性抗感染治疗；在清洁和清洁-污染手术时，关腹后不需要给予额外的抗生素，即使有引流的情况下也不需要；外科技术仍然是影响 SSI 的关键，如电刀使用中尽量减少组织损伤，缝合消除潜在的无效腔，而术中抗生素灌洗并不能降低 SSI 的发生率。

8. 维持正常体温　术中可应用综合性措施，包括保温医疗设备以维持患者围手术期核心体温36.5~37.5℃。

9. 围手术期氧疗　英国 NICE 指南提出，手术中应维持最佳供氧状态，尤其是大手术时以及术后恢复期应给予患者足量氧气以保证血红蛋白饱和度大于 95%；2017 年 CDC 指南指出，对肺功能正常、全身麻醉且接受了气管内插管的患者，在术中及术后拔管立即增加吸入氧浓度（FiO_2），可促进组织供氧；WHO 的全球指南也关注了全麻气管插管患者的 FiO_2，通过研究对比发现，全麻气管插管的结肠手术患者在术中和术后 2~6 小时给予 80% 的 FiO_2，其 SSI 发生率低于 FiO_2 为 30%~35% 时，同时，专家也指出，只有在一定条件下才能观察到吸入高浓度氧的益处。

10. 围手术期液体管理　围手术期液体治疗可通过增加心排血量预防组织缺氧，改善动脉氧供，但也应关注容量负荷过重或不足带来的负面影响，因此，WHO 的指南中专家并不建议以降低 SSI 为目标而在围手术期施行目标导向性或限制性液体治疗；输血仍应该严格控制指标，但也不应该把停用必要的血液制品作为预防 SSI 的一种方法。

11. 伤口冲洗　尚无充足证据支持或反对使用生理盐水冲洗手术切口预防 SSI；可以考虑在缝合切口前使用聚维酮碘水溶液冲洗切口以预防 SSI，特别是对于清洁和清洁-污染切口。

12. 引流　对于需要引流的手术切口，术中应当首选密闭负压引流，并尽量选择远离手术切口、位置合适的部位进行置管引流，确保引流充分。

13. 关节置换手术中的防护　SSI 预防工作应该针对所有外科手术，特别是人力和经济负担较大的手术，如关节置换手术。但大量措施并举的防控措施，并不能保证临床的依从性、执行的准确性，应该强调适应性。例如：关节置换手术中"宇航服"手术衣的作用尚未明确，改进骨水泥或骨接合剂（如含万古霉素或头孢呋辛等抗菌药物或者含纳米颗粒的骨水泥）、关节表面加涂层（如涂抗菌药物、电偶等）、使用疫苗和使用能控制生物膜的药物或制剂（如生物膜驱散剂、细菌群体感应抑制剂）等预防微生物定植和生物膜形成的措施的有效性并未被证实，故不建议大范围推广使用。

（三）术后

1. 术后切口护理 对于Ⅰ期缝合切口术后应使用无菌敷料覆盖保护 24~48 小时；医务人员接触患者手术部位或者更换手术切口敷料前后必须进行手卫生；为患者更换切口敷料时，要严格遵守无菌技术操作规程及换药流程。

2. 术后引流 术后保持引流通畅，根据病情尽早为患者拔除引流管。

3. 术后抗生素使用的管理 术后延长预防性使用抗生素并不能降低 SSI。预防用药时间不可超过 48 小时，以免增加耐药菌感染的机会；清洁手术的预防用药时间不超过 24 小时，心脏手术可视情况延长至 48 小时；清洁-污染手术和污染手术的预防用药时间亦为 24 小时；污染手术必要时延长至 48 小时；不能因为存在切口引流，就延长围手术期预防性抗生素的使用来预防 SSI。

4. 监测 外科医师、护士、感控监测专职人员要定时观察患者手术部位切口情况，出现分泌物时应当进行微生物培养；严格依据 SSI 诊断标准，对门诊和住院手术患者进行监测。

四、SSI 监测

（一）监测目标

导致 SSI 的因素繁多且复杂，通过监测 SSI 感染情况，有利于数据收集、分析以及对临床医生的反馈，从而采取针对性的干预措施。

（二）监测方法

1. 手术部位感染监测 属于医院感染监测中的目标监测，具体方法包括直接监测和间接监测。直接监测方法是由外科医生或感染监测专职人员直接观察手术部位情况来获取信息。间接监测法是由感染监测专职人员通过监测体温表、实验室报告、病程记录、病情讨论、抗菌药物使用情况等信息获取。根据患者就诊情况，两种方法相结合用于临床中，可获取全面信息。

2. 医院监测管理

（1）建立完整的监测系统：医院应建立多学科协作的监测模式，采用系统性、主动性、预防性相结合的监测方法，确保特定手术类别当中所有符合要求的患者均能被鉴别；为保证数据的质量和结果的可信度，感染管理部门可设置感染监测专职人员，对临床医务人员的报告、检验部门的异常结果、药学部门的药物供给情况进行综合分析。手术部位感染监测步骤见图 11-2。

（2）建立监测档案：动态追踪每一例被监测患者手术部位感染情况。根据 SSI 分类及诊断要点可知，SSI 可发生于手术后 30 天以内（无植入物）或 1 年以内（有植入物），但由于术后住院时间持续缩短，仅仅监测住院病例会导致对 SSI 发生率的低估，宜住院监测、出院监测、门诊监测相结合，所有可能发生 SSI 的患者数据都需要收集，并且进行跟踪监测。

（3）监测周期：手术量越大，SSI 发生率估计得越准确。根据监测的目的、手术例数确定监测的周期。一般以连续 3 个自然月为一个周期，手术量少的医院至少进行一个周期以上的监测，也可以选择连续监测。

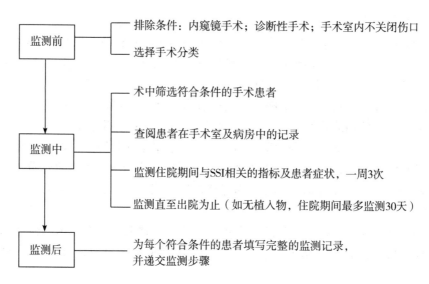

图 11-2 手术部位感染监测步骤

（三）监测内容

根据我国 2009 年卫健委发布的《医院感染监测规范》的要求，对手术部位进行感染监测时，需对以下内容进行收集。

1. 基本资料　监测月份、住院号、科室、床号、姓名、性别、年龄、调查日期、疾病诊断、切口类型（手术切口清洁度）。

2. 手术资料　手术日期、手术名称、手术腔镜使用情况、危险因素评分标准、围手术期抗菌药物使用情况、手术医生。

3. 手术部位感染资料　感染日期与诊断、病原体。

（四）感染监测指标

1. 手术部位感染发生率

手术部位感染发生率=（指定时间内某种手术患者的手术部位感染数/指定时间内某种手术患者数）×100%

2. 不同危险指数手术部位感染发病率

某危险指数手术感染发病率=（指定手术该危险指数患者的手术部位感染数/指定手术某危险指数患者的手术数）×100%

3. 外科医生感染发病专率

（1）某外科医生感染发病专率=（该医生在该时期的手术部位感染病例数/某医生在某时期进行的手术例数）×100%

（2）不同危险指数等级的外科医生感染发病专率

某医生不同危险指数感染发病专率=（该医生不同危险指数等级患者的手术部位感染例数/某医生不同危险指数等级患者手术例数）×100%

（3）平均危险指数

平均危险指数=∑（危险指数等级×手术例数）/手术例数总和

（4）医生调正感染发病专率

医生调正感染发病专率＝某医生的感染专率/某医生的平均危险指数等级

（五）总结和反馈

医院根据调查目的，结合历史同期资料进行总结分析，提出 SSI 监测中发现的问题及监测结果，并向临床科室反馈。临床科室及手术室共同寻找发生感染的原因，及时进行改进。

SSI 是外科病房中常见的医院获得性感染，严重威胁着患者生命，因此，不同国家、地区均在不断地积极探索，追踪 SSI 发生的危险因素，改进防护措施，并进行全面、有效、及时的监测，以期最大限度地降低 SSI 的发生率。医学的发展要求临床工作需要具有辩证思维，寻找最佳循证学证据，通过对 SSI 的监测、数据分析，可进一步完善或改进 SSI 的预防措施，保障患者生命安全。

（戴　卓）

第二节　手术室感染质量监测

手术室中包括物体表面、空气、手、皮肤黏膜消毒、消毒剂（液）、灭菌物品等，任何一个环节质量出现问题均可能造成手术部位的感染。通过严格监管、及时监测，可以针对案例查找传染源、切断传播途径，进一步控制手术室感染。

一、物体表面消毒效果监测

1. 监测目的及范围

（1）手术室内一般微生物学监测：如定期监测，包括手术间内可接触到的任何物品表面，如手术区域的灯、塔、床、器械台，各种仪器设备、麻醉桌、操作壁柜、治疗盘、控制面板、电源开关、门把手、输液架、电脑、键盘等。

（2）手术室感染暴发时流行病学调查。

2. 采样时机　根据现场情况确定采样时机。常规物体表面监测，选择消毒处理后进行采样，若是怀疑与医院感染暴发有关时，则尽早地尽可能对未消毒处理的现场进行采样。

3. 采样面积　根据物体表面的形状及面积大小确定采样面积。常规物体表面监测时，如果被采样面积小于 $100cm^2$，则取全部表面；不规则小型物体表面可取全部表面积；如果被采样面积大于等于 $100cm^2$，取 $100cm^2$ 即可；若为或怀疑暴发流行时采样面积不受此限制。

4. 采样方法　可设置专人进行手术室内相关卫生学监测。根据《医疗机构消毒技术规范》（WS/T 367-2012）要求，对于规则的平面物体，用 5cm×5cm 大小的标准灭菌规格板，放在被检物体的表面，用浸有无菌 0.03mmol/L 磷酸盐缓冲液（PBS）或生理盐水采样液的棉拭子 1 支，在规格板内横、竖往返各涂抹 5 次，并随之转动棉拭子，连续采样 1~4 个规格板面积（如果被采样面积小于 $100cm^2$，则取全部表面积），剪去手接触部分，将棉拭子投入装有 10mL 无菌检验用洗脱液的试管中，立即送检。对于门把手、金属、玻璃等不规则的小型物体，则采用棉拭子直接在物体表面按照一定顺序涂抹。若采样物体表面有消毒剂残留时，采样液应含有相应中和剂。棉拭子外标记监测物体序号、采样名称、采样地点等信息，并及时送检。

5. 化验单填写要求 采样后必须尽可能早送检，时间上不超过 6 小时，若保存于 0 ~ 40℃ 条件下，则送检时间不得超过 24 小时；送检前填写相应化验单，并注明采样序号、采样时间、地点、物体的名称、采样面积（常规物体表面使用灭菌规格板采样时，注明采样面积，便于微生物室计算物体表面菌落数）及监测目的。

6. 监测结果 送至相关科室进行菌落数计数，必要时可分离致病微生物进行细菌鉴别。

（1）细菌菌落数计算公式

物体表面细菌总数（cfu/cm^2）＝［平皿上菌落平均数（cfu）×采样液稀释倍数］/采样面积（cm^2）

（2）结果计算规则物体表面监测结果以 cfu/cm^2 表示；采用棉拭子涂抹的不规则小型物体表面监测结果以 $cfu/$件表示。

（3）各类环境表面菌落总数卫生学标准 GB15982-2012《医院消毒卫生标准》对医院环境的分类中将手术室环境分为Ⅰ、Ⅱ类环境。Ⅰ类环境为采用空气洁净技术的洁净手术室，Ⅱ类环境为非洁净手术室。手术室物体表面（包括Ⅰ类环境及Ⅱ类环境）菌落总数 ≤5cfu/cm^2，并未检出致病菌。

二、空气消毒效果监测

1. 监测目的及范围

（1）手术室内空气一般微生物学监测：包括手术室空气微生物学定期监测、新建或改建的洁净手术室进行验收时以及洁净手术室更换高效过滤器后的空气监测。

（2）手术室感染暴发时流行病学调查：如有或怀疑医院感染暴发与手术室空气污染相关时进行的空气监测。

2. 采样时机

（1）洁净手术室在洁净系统自净后（洁净度及自净时间见表 11-4）与从事医疗活动前。

表 11-4 洁净手术室用房的等级标准（空态或静态）

洁净用房等级	区域	空气洁净度级别	自净时间	沉降法（浮游法）细菌最大平均浓度	适合手术
Ⅰ级	手术区	5 级 100 级	10 分钟	0.2cfu/（30min·Φ90 皿）（5cfu/m³）	假体植入、某些大型器官移植、手术部位感染可直接危及生命及生活质量等手术
	周边区	6 级		0.4cfu/（30min·Φ90 皿）（10cfu/m³）	
Ⅱ级	手术区	6 级 1 000 级	20 分钟	0.75cfu/（30min·Φ90 皿）（25cfu/m³）	涉及深部组织及生命主要器官的大型手术
	周边区	7 级		1.5cfu/（30min·Φ90 皿）（50cfu/m³）	

洁净用房等级	区域	空气洁净度级别	自净时间	沉降法（浮游法）细菌最大平均浓度	适合手术
Ⅲ级	手术区	7级 10 000级	20分钟	2cfu/（30min·Φ90皿）（75cfu/m³）	其他外科手术
	周边区	8级 100 000		4cfu/（30min·Φ90皿）（150cfu/m³）	
Ⅳ级		8.5级 300 000级	30分钟	6cfu/（30min·Φ90皿）	感染和重度污染手术

注：①手术区是指手术台及其四边外推一定距离的区域，根据洁净用房等级不同，手术区所涉及的范围亦有所不同，主要不同点在于手术区手术台两侧外推的区域大小，如Ⅰ级至少各外推0.9m，Ⅱ级至少外推0.6m，两端至少各外推0.4m，Ⅲ级至少各外推0.4m；而各级别手术室的手术区两端均至少各外推0.4m（包括手术台）；Ⅳ级手术室不分手术区和周边区；Ⅰ级眼科专用手术室手术区每边不少于1.2m。②眼科专用手术室周边区比手术区可低2级，检测时按照手术区及周围区的实际级别进行布点。

（2）非洁净手术室在消毒或规定通风换气后与从事医疗活动前。

（3）若是怀疑与医院感染暴发有关，随时进行空气微生物学监测，并进行相应致病微生物检测。

3. 采样方法

（1）洁净手术室空气卫生学监测主要采用浮游法测定浮游菌浓度或沉降法测定沉降菌浓度，手术室内可设置专人进行相关卫生学监测，检测人员应该严格遵守无菌技术规范。

a. 浮游法空气采样器法：选择经验证的空气采样器进行监测，使用方法按照仪器操作说明指导进行，经培养后可得到单位空气体积中的菌落数（cfu/m³），则代表空气中的浮游菌数。监测时采样器高度为0.8~1.5m，每次采样时间不应超过30分钟。如果怀疑术后患者感染或发生医院感染暴发流行与手术室空气有关时，建议使用浮游菌撞击法采样进行动态监测，并可增加检测频度。

b. 沉降法平板暴露法，是用培养皿在空气中暴露一定时间后（一般为30分钟）进行采样，盖好培养皿后经过培养得出的菌落形成单位的数量，代表空气中可以沉降下来的细菌数，菌落总数/皿，不适用于空气中真菌孢子的测定。

①洁净手术室根据手术间及其洁净辅助用房的级别不同，空气培养时的采样点数及位置有所不同（表11-5，图11-3~图11-5）。具体操作如下：a. 采样点布置的位置。在地面上或不高于地面0.8m的任意高度上，布点上方避免有任何的遮挡物。b. 平皿打开方式。自内向外打开平皿盖，平移至培养皿边缘并扣放，手臂及头不可越过培养皿上方，防止污染，行走及放置动作要轻，尽量减少对空气流动状态的影响。c. 暴露时间。暴露培养皿30分钟后，由外向内合上皿盖。d. 空白对照。共两次空白对照。第一次空白对照是针对采样所使用的培养皿进行对照，每批次采样时设置一个，随机取出一个未打开的平皿；第二次空白对照是针对操作过程进行对照，操作过程中随机挑选一次操作，打开平皿盖平移至边缘后立即合上，可在每间手术间内设置一个，也可以每个级别区域设置一个空白对照。e. 标记。在每个平皿底部记录所采样点的具体位置，空白对照同样需要标识。f. 转运。将培养皿放入

转运箱，密闭转运至细菌室，在 37℃ 条件下培养 48 小时。

表 11-5 洁净手术室空气监测布点要求

洁净用房等级	区域	空气洁净度级别	沉降法测点数	含尘浓度测点数	布点数（取大值）	合计（不含对照）
I 级	手术区	5 级	13	5	13	21 点 图 11-3
	周边区	6 级	4	8	8（每边内两点）	
II 级	手术区	6 级	4	3	4（四角布点）	10 点 图 11-4
	周边区	7 级	3	6	6（长边内 2 点，短边内 1 点）	
III 级	手术区	7 级	3	3	3（单对角线布点）	9 点 图 11-5
	周边区	8 级	2	6	6（长边内 2 点，短边内 1 点）	
IV 级	8.5 级		2	测点数 = $\sqrt{面积平方米数}$	测点数 = $\sqrt{面积平方米数}$（均匀布点，避开送风口正下方）	

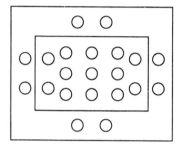

图 11-3 I 级洁净用房布点

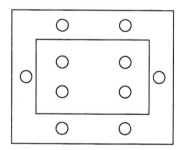

图 11-4 II 级洁净用房布点

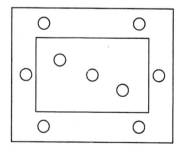

图 11-5 III 级洁净用房布点

②非洁净手术室采用沉降法，即平皿暴露法。室内面积≤30m²，设内、中、外对角线3点，内、外点的布点位置应距墙壁1m处（图11-6）：室内面积>30m²，设4角及中央5点，4角的布点位置应距墙壁1m处（图11-7）；将平皿放置于相应采样点，采样高度距地面0.8~1.5m。采样时将平皿打开，扣放于平皿旁，暴露规定时间（属Ⅱ类环境，应暴露15分钟）后盖上平皿盖及时送检。

（2）采样注意事项

①洁净手术室，应在洁净系统自净后，进行医疗活动前，无人条件下采样；非洁净手术室应在消毒或规定的通风换气后，进行医疗活动前，无人条件下，关闭门窗，静止10分钟后采样。

②采样时，同一批平皿也应设阴性对照。

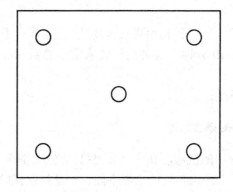

图11-6 非洁净用房（>30m²）布点

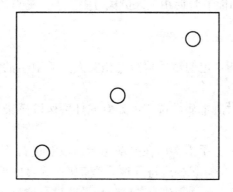

图11-7 非洁净用房（≤30m²）布点

③当送风口集中布置时，应对手术区和周边区分别检测；当送风口分散布置时，全室统一检测。

④菌落数应四舍五入保留小数点后一位即可，如果某一个平皿菌落数太大或太小时，应重测或分析判定；不同方法检测的细菌浓度是直接测算的结果，不是沉降法和浮游法互相换算的结果。

⑤每季度抽测≥25%。采用洁净技术净化手术室，不同净化级别手术间，每月抽测，每季度抽测总数≥25%，并保证每一手术间及洁净辅助用房每年至少监测1次。

4. 化验单填写要求　应注明采样时间、手术间名称、面积、级别、布点数、布点位置、暴露时间，尽早送检。

5. 监测结果

（1）浮游法细菌浓度结果计算：空气中菌落总数（cfu/m³）＝[采样器各平皿菌落数之和（cfu）/采样速率（L/min）×采样时间（min）]×1 000L/m³。

（2）沉降法细菌浓度计算结果：按平均每皿的菌落数报告：cfu/（直径90mm平皿×暴露时间）。

（3）空气监测卫生学标准

①GB50333-2013《医院洁净手术部建筑技术规范》中将洁净手术部洁净用房分为5个级别，在空态或静态条件下，无论采取什么样的监测方法（浮游法细菌浓度或沉降法细菌浓度），每一级别的手术间或辅助用房均有相应的空气监测卫生学标准，如表11-4，且不得检出致病菌。

②根据WS/T 367-2012《医疗机构消毒技术规范》，非洁净手术室空气采样前，要求关闭门窗、无人走动下，静止10分钟，监测结果要求菌落总数≤4cfu/（直径90mm平皿×15分钟），不得检出致病菌。

③对照平皿结果应为阴性。

三、手卫生消毒效果监测

手卫生是指所有手部清洁的统称，医务人员手卫生包括洗手、卫生手消毒和外科手消毒。手卫生是预防和控制手术部位感染的重要手段，也是控制医院感染的有效途径。通过对手卫生效果的监测，一方面能够了解手术室内相关人员手卫生后手部微生物携带的情况，判断手卫生的效果；另一方面能够督促相关人员执行手卫生，提高依从率，进一步达到预防和控制手术室医院感染的目的。

1. 监测目的及范围

（1）一般微生物学监测：定期对手术室内相关人员手卫生的定期监测以及新入科人员手卫生效果监测。

（2）手术室感染暴发时流行病学调查：如有或怀疑医院感染暴发与手术室人员手卫生相关时进行的监测。

2. 采样时机　洗手或卫生手消毒后在接触患者前以及进行诊疗活动前采样，外科手消毒后穿无菌手术衣前采样。医疗机构应每月对手术室医务人员的手进行卫生学监测，当怀疑医院感染暴发或流行与医务人员手卫生有关时，应及时进行监测，并进行相应致病性微生物的检测，此时，医务人员不一定进行手卫生。

3. 采样方法

（1）被检测人员，必须按照WS/T 313-2009《医务人员手卫生规范》中的标准，严格进行手卫生。

（2）压印法被检人5指并拢，培养基直接压贴在掌根至指尖曲面10~20秒后送检。

（3）棉拭子涂抹法被检测人员进行手卫生后伸出双手，五指并拢，检测者用浸有含相应中和剂的无菌洗脱液浸湿的棉拭子在双手指曲面从指跟到指端往返涂擦各2次，一只手涂擦面积约30cm²，涂擦过程中同时转动棉拭子；将棉拭子接触操作者的部分剪去，投入10mL含相应中和剂的无菌洗脱液试管内，用酒精灯外焰烧灼试管口及瓶塞后塞住试管，在试管上标记序号、被检测者的姓名、采样时间、手卫生的方式，及时送检。

4. 化验单填写要求　应注明采样时间、被检查者姓名、手卫生方式以及监测目的。

5. 监测结果

（1）手卫生的检测结果计算

细菌菌落总数（cfu/cm²）＝平板上菌落数（cfu）×稀释倍数/采样面积（cm²）

（2）卫生学标准

①卫生手消毒检测的细菌菌落总数应≤10cfu/cm²，不得检出致病菌。

②外科手消毒，监测的细菌菌落总数应≤5cfu/cm²，不得检出致病菌。

四、皮肤、黏膜消毒效果监测

1. 监测目的及范围

（1）一般微生物学监测手术部位皮肤、黏膜消毒效果的定期监测。

（2）手术室感染暴发时流行病学调查如有或怀疑医院感染暴发与皮肤、黏膜消毒效果相关时进行的监测。

2. 采样时机　根据消毒液使用说明进行皮肤或黏膜消毒，待消毒液充分发挥作用，达到消毒效果后及时进行采样。

3. 采样方法

（1）规则皮肤黏膜消毒效果监测方法用5cm×5cm的标准灭菌规格板，放在被检皮肤处，用浸有含相应中和剂的无菌洗脱液的棉拭子1支，在规格板内横竖往返均匀涂擦各5次，并随之转动棉拭子，剪去手接触部位后，将棉拭子投入10mL含相应中和剂的无菌洗脱液的试管内。

（2）不规则皮肤黏膜消毒效果监测方法可用棉拭子直接涂擦采样。

（3）在试管上标记序号、被检测区域及消毒液名称，并及时送检。

4. 化验单填写要求　应注明采样时间、检查部位、消毒液名称。

5. 监测结果

（1）结果计算

细菌菌落总数（cfu/cm²）＝平板上菌落数×稀释倍数/采样面积（cm²）

（2）卫生学标准监测的细菌菌落总数应≤5cfu/cm²，不得检出致病菌。

五、消毒液效果监测

1. 监测目的及范围

（1）一般微生物学监测：对消毒液的浓度、细菌染菌量的定期监测。

（2）手术室感染暴发时流行病学调查：如有或怀疑医院感染暴发与消毒液消毒效果相关时进行的监测。

2. 采样时间　对使用中的消毒液在有效期间进行采样。

3. 采样方法

（1）使用中消毒液有效成分含量的测定：可依据产品企业标准进行检测，也可使用市售的经国家卫生行政部门批准的消毒剂浓度试纸（卡）进行检测，无浓度测试纸（卡）的消毒液可通过药物检测手段定期对消毒液进行含量测定。

（2）使用中消毒液染菌量测定：采样后 4 小时内检测，怀疑与医院感染暴发有关时，进行目标微生物的检测。

①涂抹法检测：用无菌吸管吸取一定稀释比例的中和后混合液 1.0mL，接种于平皿后及时送检。消毒液染菌量计算。

消毒液染菌量（cfu/mL）＝平均每皿菌落数×10×稀释倍数

②倾注法：用无菌吸管吸取消毒液 1.0mL，加入 9.0mL 含相应中和剂的采样管中混匀，分别取 0.5mL 放入 2 只灭菌平皿内，加入已熔化的 45～48℃的营养琼脂 15～18mL，边倾注边摇匀，待琼脂凝固，一平板置 20℃培养 7 日，观察霉菌生长情况；另一个平板置 36℃±1℃培养 72 小时，计数菌落数，可检测致病菌。

消毒液染菌量（cfu/mL）＝每个平板上的菌落数×20

（3）中和剂的选择：了解待监测的消毒液性质后，选择适宜的中和剂。

4. 监测结果

（1）使用中灭菌用消毒液：无菌生长。

（2）使用中皮肤黏膜消毒液染菌量≤10cfu/mL，不得检出致病菌。

（3）其他使用中消毒液染菌量≤100cfu/mL。

六、灭菌医疗器材的无菌检验

消毒与灭菌是预防手术部位感染的重要措施之一。GB15982-2012《医院消毒卫生标准》规定高度危险性医疗器材应为无菌，即进入正常无菌组织、脉管系统或有无菌体液（如血液）流过，一旦被微生物污染将导致极高感染危险的器材，包括灭菌的器械、器具和物品。目前，手术过程使用的绝大多数为极高感染危险的器材。无菌检验则是检查经灭菌方法处理后的医疗器械（具）、植入物品、敷料等是否达到无菌标准的一种方法。

1. 监测目的及范围　用于检测手术相关的医疗器材是否达到无菌标准。不推荐临床部门常规进行无菌检验，当流行病学调查怀疑医院感染与灭菌医疗器材有关时可进行采样检测。

（1）可用破坏性方法取样的医疗器材：一次性注射器、注射针；一次性输液（血）器；无菌敷料、引流条、棉球、纱布等医疗用品。

（2）不能用破坏性方法取样的医疗器材：手术钳、镊子等医疗器械。

（3）牙科手机。

2. 采样时机　在灭菌处理后且存放有效期内进行采样。

3. 采样方法　无菌检查应在环境洁净度 10 000 级下的局部洁净度 100 级的单向流空气区域内或隔离系统中进行，其全过程应严格遵守无菌操作，避免微生物污染，防止污染的措施不得影响供试品中微生物的检出；对单向流空气区域及工作台面，必须进行洁净度验证。

（1）可用破坏性方法取样的医疗器材：按照《中华人民共和国药典》中"无菌检查法"。

（2）不能用破坏性方法取样的医疗器材：按照 GB15982-2012《医院消毒卫生标准》中"灭菌医疗器材的检查方法"进行。用浸有无菌生理盐水采样液的棉拭子在被检物体表面涂抹，采样取全部表面或不少于 100cm²；除去手接触部分的棉拭子后进行无菌检查。

（3）牙科手机：按照 GB15982-2012《医院消毒卫生标准》中"灭菌医疗器材的检查方

法"进行。将每支手机分别置于含 20~25mL 采样液的无菌大试管（内径 25mm）中，液面高度应大于 4.0cm，于漩涡混合器上洗涤震荡 30 秒以上，取洗脱液进行无菌检查。

4. 监测结果　手术室环境卫生学的监测，能动态概括环境中微生物的存在状态，验证环境的安全性；及时发现手术室现存中潜在感染风险及需要解决的问题；对手术室已发生感染的来源、性质、规模进行判断；为手术室相关感染提供解决问题的依据。因此，相关人员有必要掌握手术室环境卫生学的监测方法以及判断指标，管理人员需进行严格监管，进一步保障手术室的安全。

（戴　卓）

第三节　感染性手术消毒隔离的管理

手术室作为外科系统的主要诊疗场所，不仅承担着去除疾病、抢救危重患者的任务，同时也是预防医院感染的重要部门。手术过程中由于患者血液、体液、分泌物、手术创面等直接暴露于医护人员以及手术室环境中，作为感染源同样能够造成医院内感染。手术过程中，医护人员不仅仅要注意手术操作过程中的隔离技术，同时更要了解手术感染的性质，根据可能存在的感染因素，从手术用物及环境的准备、术中防护措施、术后消毒处理等方面采取针对性的消毒隔离措施，切断感染途径，进一步预防交叉感染以及术后感染的发生。

一、感染手术的概念

感染手术主要是指手术部位已受到病原微生物的感染或直接暴露于感染区的手术，包括脓肿切开引流、开放性骨折、烧伤、清创术等手术部位已有感染形成的手术以及患者一些特殊化验指标异常（如肺结核、各种病毒性肝炎、气性坏疽、多重耐药菌感染等）的手术。

二、常见感染性手术的分类

根据病原菌的种类及病变性质，手术室内常见的感染手术可以分为一般感染性手术及特殊感染性手术两类。

（一）一般感染性手术

一般感染性手术中既包括了脓肿切开引流、烧伤、清创术等手术部位已有感染形成的非传染性疾病的手术，同时又包括了患有肝炎、梅毒、艾滋病、高致敏性禽流感、多重耐药菌等的传染性疾病的手术。根据 WS/T 311-2009《医院隔离技术规范》中疾病的传播途径，具有传染性的一般感染性手术分为经空气传播、经飞沫传播、经接触传播、经其他途径传播这四种类型。

1. 经空气传播的感染性手术　带有病原微生物的微粒子（≤5μm）通过空气流动导致的疾病传播，隔离标识为黄色。如患有开放性肺结核、麻疹、流行性出血热等疾病的感染性手术。

2. 经飞沫传播的感染性手术　带有病原微生物的飞沫核（>5μm），在空气中短距离（1m 内）移动到易感人群的口、鼻黏膜或眼结膜等导致的传播，隔离标识为粉色。如患有人感染高致病性禽流感、严重急性呼吸综合征（SARS）、肺结核等疾病的感染性手术。

3. 经接触传播的感染性手术　病原体通过手、媒介物直接或间接接触导致的传播，隔离标识为蓝色。如患有多重耐药菌感染、梅毒、艾滋病、人感染高致病性禽流感、SARS、肝炎病毒感染（HAV、HBV、HCV）、铜绿假单胞菌、破伤风等疾病的感染性手术。

4. 其他传播　例如病原体可通过苍蝇、蟑螂、鼠蚤等生物媒介进行传播，如患有脊髓灰质炎等疾病的感染性手术。

（二）特殊感染性手术

1. 朊毒体感染患者手术　朊毒体是一种缺乏核酸但能够自行增殖的蛋白质亚病毒，是一种能够引起人畜共患的传染性中枢神经系统慢性退行性变的病原体。朊毒体的本质虽然是蛋白质，但与一般蛋白质的特征有所不同，主要表现在耐高温性和抗蛋白酶性。传染源是感染朊毒体的动物和人，人群具有普遍易感性；传播途径主要是消化道感染和医源性感染；潜伏期较长，可达数年至数十年，但病情进展迅速，可很快导致死亡；主要临床表现为中枢神经系统的异常。

2. 气性坏疽感染患者手术　是厌氧芽孢杆菌疾病，芽孢型细菌远比繁殖型细菌抵抗力强，芽孢对高温、干燥、消毒剂都有强大的抵抗力，传染性极强；发生气性坏疽主要有三个条件：有梭状芽孢杆菌污染的伤口、伤口尤其是肌肉组织内有失活的或血液循环障碍的组织以及缺氧的局部环境。潜伏期因创伤性质与细菌种类而不同，可为数小时或 1~6 天不等。主要临床表现为局部疼痛加重（外伤或手术伤口处），组织中积气，伴毒性反应、发热等全身症状。

3. 不明原因感染患者手术　如在世界范围内第一次引起疫情的新病原体以及我国范围内第一次引起疫情的新病原体等。

三、感染性手术管理

（一）建立并完善感染性手术管理制度

1. 手术室布局合理，标志明显，符合功能流程，洁污分流，分为限制区、半限制区和非限制区。

2. 手术室的人员应按照规定路线出入手术室，着装规范；遵守手术室的相关规章制度。

3. 严格执行无菌操作规程及手术隔离技术，并监督他人，及时纠正错误行为。

4. 根据手术分级以及手术间层流级别合理安排手术。先做无菌手术，后做污染手术；先做级别高的手术，后做级别低的手术；两台手术间间隔时间满足净化要求。

5. 手术室的门在手术过程中应当处于关闭状态，尽量减少人员的出入。严格控制手术间人数，除手术人员外，依据手术间设计的人员数安排参观人员。

6. 设置手卫生设施，严格手卫生管理。

7. 清洁卫生

（1）每天清晨应对所有手术间环境进行清洁。手术间所有物体表面宜用清水擦拭，并在手术开始前至少30分钟完成。

（2）手术中发生可见污染或疑似污染时应及时进行清洁消毒。每台手术结束后应对手术床及周边至少1~1.5米范围的物体表面和地面进行清洁消毒。

（3）手术后的废弃物管理应当严格按照《医疗废物管理条例》及有关规定进行分类、处理。全天手术结束后应对手术间暴露的地面和物体表面进行清洁消毒。

（4）接送患者的平车每日清洁消毒，车上布单一人一用一更换，用于感染患者的平车勿用于他人，待消毒后方可再用。每周应对手术室进行全面的清洁消毒。

（5）物体表面应采取湿式清洁消毒方法。清洁消毒用品应选择不易掉纤维的织物，不同区域宜有明确标识、分区使用，用后清洗消毒并干燥存放。

（6）进入手术室无菌区和清洁区域的物品、药品，应当拆除其外包装后进行存放，设施、设备应当进行表面的清洁处理。

8. 消毒灭菌

（1）进入手术室的新设备或者因手术需要外带的仪器、设备，使用前必须对其进行检查，根据手术器械的性能、用途做好清洗、消毒、灭菌工作后方可使用。

（2）手术使用的医疗器械、器具以及各种敷料必须达到灭菌水平：一次性使用的无菌医疗器械、器具不得重复使用；接触患者的麻醉物品应一人一用一消毒。

（3）手术器械清洗、消毒、包装、灭菌应遵循原国家卫健委《医院消毒供应中心第 2 部分：清洗消毒及灭菌技术操作规范》WS 310.2-2016 及《医院消毒供应中心第 3 部分：清洗消毒及灭菌效果监测标准》WS 310.3-2016 的规定。

9. 定期对手术室环境卫生学、消毒灭菌效果及医务人员手卫生等进行监测。

10. 传染病患者或者其他需要隔离患者的手术应当在隔离手术间进行。实施手术时，应当按照《传染病防治法》有关规定，严格按照标准预防原则并根据致病微生物的传播途径采取相应的隔离措施，加强医务人员的防护，手术结束后，应当对手术间环境及物品、仪器等进行终末消毒。

（二）多学科联合进行感染性手术的排查

根据 WS/T 311-2009《医院隔离技术规范》和 WS/T 367-2012《医疗机构消毒技术规范》等规范，医院应针对各重要环节，从门诊、临床、护理、检验、感染管理、药学等多学科的角度，梳理工作流程，发挥科室间的协同作用，从监测、流行病学上分析和反馈、甚至是药物敏感性试验等多方面对患者感染情况进行排查。

1. 预检分诊　有严格的预检分诊制度及工作流程，对患者进行重点、快速排查，如询问有无发热、呼吸道感染症状、流行病学史及外伤史等情况。

2. 医生术前完善各项检查，并判断手术部位有无感染病灶、皮肤完整性、有无黄疸等问题，对疑似感染患者进行相应的病原学检测，及时发现并判断感染手术类型。

3. 感染管理科、检验科微生物室作为感染监测和管理的主要职能部门，应对感染患者做到早发现、早诊断，必要时开展主动筛查。

4. 严格报告制度

（1）门诊预检工作人员排查出可疑感染疾病的患者后，正确引导患者至指定的感染疾病科门诊就诊，并及时上报至医院相关管理部门。

（2）检验科微生物室应及时向临床科室发送检测报告，对阳性结果有重点提示：如发现或怀疑为特异性感染、多重耐药菌感染、传染病等病例，应及时报告感染管理科、临床科室以及手术室进行联合管理，必要时进行微生物学鉴定。

（3）临床科室应在手术通知单上注明感染手术诊断、感染途径。

（4）如遇急诊手术患者，需加急做流行病学检测，并在手术通知单上注明"流行病学检测结果未回报"，结果回报后第一时间通知手术室；手术室接诊手术时做好询问及观察：

①有无传染病史。如甲肝、乙肝、丙肝、戊肝、活动性肺结核、艾滋病等及其隔离情况。②如遇急诊外伤患者，应警惕破伤风。询问有无外伤史及手术史，受伤时间、位置、深度、场所、污染程度、受伤后的初步处理、发病的时间、病情发展经过、有无破伤风预防接种史；检查受伤部位、伤口情况；伤口周围肌肉有无痉挛；观察患者有无牙关紧闭、阵发性抽搐。③如遇开放性损伤、深层肌肉广泛挫伤，尤其是大腿和臀部损伤、弹片存留的手术患者，应警惕气性坏疽。确定伤口内是否有无效腔和异物存在，是否伴有血管损伤以及局部血供不良。

5. 患者无相关流行病学检查结果，均视为感染性手术。

（三）感染性手术的隔离原则

根据《医院隔离技术规范》（WS/T 311-2009），隔离的实施应遵循"标准预防"和"基于疾病传播途径的预防"原则，根据不同传播途径疾病的特点，在标准预防的基础上，从手术间、人员、物品、患者转运、术后处理等方面采取相应的隔离与预防措施，做到管理感染源、切断传播途径和保护易感人群。

1. 手术间准备　手术间条件应适宜接收感染性疾病患者，如无条件者应尽快转送至有条件的医疗机构，并注意转运过程中医务人员的防护（如呼吸道传染病）。

（1）手术室内应设一般手术间和隔离手术间，有条件可设置正负压手术间。

（2）隔离手术间应设置在手术室入口处，远离其他手术间，为独立单元，并有独立刷手间。

（3）若只有正压隔离手术间，经空气传播、飞沫传播的传染性手术术前消毒半小时后，手术室应关闭室内空调和空气净化系统，避免空气流通造成交叉感染。

（4）感染手术进行时，手术间需全程悬挂隔离标志。

（5）床单位尽量采用一次性耗材。

（6）根据手术感染的风险合理安排手术的区域与台次。

2. 人员管理

（1）术间人员进行标准预防：进行外科手消毒、无接触式戴无菌手套、正确佩戴一次性手术帽、防护口罩眼罩、穿一次性无菌手术衣、佩戴一次性防水鞋套；离开手术间前，相关人员需脱去污染的衣物、鞋套、手套。

（2）接触空气传播疾病的患者，相关手术或接触人员必须佩带防护口罩或呼吸器，如N95口罩。

（3）对于特殊性感染、多重耐药菌感染、人感染高致病性禽流感以及SARS感染患者等特殊手术结束后需进行沐浴更衣后再重新进入手术间。

（4）限制术间人员数量以及走动频次，限制手术内外廊开启的频次，拒绝参观人员，根据感染性手术的性质（如特殊感染性手术、多重耐药菌感染手术等），手术间可酌情设置内外两名巡回护士，相对区分操作空间，内外分工明确、协调配合。

（5）接触患者体液、血液、分泌物、排泄物等必须戴手套。

3. 物品准备

（1）敷料、器械、耗材根据手术需要备齐所需用物，包括敷料、器械、手术所需耗材、医疗垃圾收集容器、工作人员防护用品等，无关用物不存放在手术间内。

（2）有条件尽可能采用一次性耗材，用后按感染性医疗废物处理。

（3）患有空气传播疾病的患者应使用带有细菌过滤器的麻醉机，并在使用后立即进行麻醉机消毒。

4. 患者管理

（1）接送患者时，转运平车需单独铺置一条大单，能够包裹患者，以一次性材质为佳；设专用感染标识，提示工作人员采取隔离措施；平车专人专用，转运途中以及转运后避免不必要的停留。

（2）尽量减少患者的转运：如病房、苏醒室、麻醉预麻室、患者等候室、手术间等地方之间的转运、停留。

5. 术后处理

（1）手术间的环境及物体表面消毒：被患者血液、体液、分泌物等污染的环境及物体表面，应先清除污染物（采用可吸附的材料）再根据病原体特点选用适宜的消毒剂进行消毒。常用消毒剂杀灭生物效果见表 11-6、表 11-7。

表 11-6　环境表面常用消毒剂杀灭微生物效果

消毒剂	消毒水平	细菌			真菌	病毒	
		繁殖体	结核杆菌	芽孢		亲脂类（有包膜）	亲水类（无包膜）
含氯消毒剂	高水平	+	+	+	+	+	+
二氧化氯	高水平	+	+	+	+	+	+
过氧乙酸	高水平	+	+	+	+	+	+
过氧化氢	高水平	+	+	+	+	+	+
碘类	中水平	+	+	+	+	+	
醇类	中水平	+	+	+	+	–	
季胺盐类α	低水平	+	–	–	+	+	–

注："+"表示正确使用时，正常浓度的化学消毒剂可以达到杀灭微生物的效果。

"–"表示较弱的杀灭作用或没有杀灭效果。

α 部分双长链季铵盐类为中效消毒剂。

表 11-7　环境表面常用消毒方法

消毒产品	使用浓度（有效成分）	作用时间	使用方法	适用范围	注意事项
含氯消毒剂	400~700mg/L	>10分钟	擦拭、拖地	细菌繁殖体、结核杆菌、真菌、亲脂类病毒	对人体有刺激作用；对金属有腐蚀作用；对织物、皮草类有漂白作用；有机物污染对其杀菌效果影响很大
	2 000~5 000mg/L	>30分钟	擦拭、拖地	所有细菌（含芽孢）、真菌、病毒	
二氧化氯	100~250mg/L	30分钟	擦拭、拖地	细菌繁殖体、结核杆菌、真菌、亲脂类病毒	对金属有腐蚀作用；有机物污染对其杀菌效果影响很大
	500~1 000mg/L	30分钟	擦拭、拖地	所有细菌（含芽孢）、真菌、病毒	
过氧乙酸	1 000~2 000mg/L	30分钟	擦拭	所有细菌（含芽孢）、真菌、病毒	对人体有刺激作用；对金属有腐蚀作用；对织物、皮草类有漂白作用

消毒产品	使用浓度（有效成分）	作用时间	使用方法	适用范围	注意事项
过氧化氢	3%	30分钟	擦拭	所有细菌（含芽孢）、真菌、病毒	对人体有刺激作用；对金属有腐蚀作用；对织物、皮草类有漂白作用
碘附	0.2%~0.5%	5分钟	擦拭	除芽孢外的细菌、真菌、病毒	主要用于采样瓶和部分医疗器械表面消毒；对二价金属制品有腐蚀性；不能用于硅胶导尿管消毒
醇类	70%~80%	3分钟	擦拭	细菌繁殖体、结核杆菌、真菌、亲脂类病毒	易挥发、易燃，不宜大面积使用

（2）感染性织物的处理

①一次性感染性织物有条件者可使用一次性织物，术后按照感染性医疗垃圾处理。

②需重复使用的医用织物应采用专机单独洗涤消毒；一般感染手术用过的织物可使用湿热消毒方法，如100~250mg/L的二氧化氯消毒剂，或250mg/L的含氯消毒剂，或相当剂量的其他消毒剂洗涤消毒时间应不少于10分钟，或煮沸消毒（100℃）时间≥15分钟，或蒸汽消毒（100℃）时间15~30分钟；特殊感染性手术织物应先消毒后洗涤。使用500~1 000mg/L的二氧化氯消毒剂，或2 000~5 000mg/L的含氯消毒剂，或相当剂量的其他消毒剂，洗涤消毒应不少于30分钟；灭菌时应首选压力蒸汽灭菌方法。

③感染性布巾、地巾：宜先消毒后洗涤。可使用250mg/L的二氧化氯消毒剂500mg/L的含氯消毒剂/相当剂量的其他消毒剂浸泡进行消毒。

（3）术后器械处理

①一般感染性手术用过的器械，按照"清洗-消毒-干燥-检查与保养-包装-灭菌"的程序进行处置。

②特殊感染性手术用过的器械，按照"消毒/灭菌-清洗-消毒-润滑-干燥-包装-灭菌"的程序处理。

（4）标本处理：建议标本在手术间内完成固定工作，做好感染的标识，密闭容器运送，运送过程相关人员做好相应的防护，尽量减少中转及停留的环节。

（5）患者血液、体液、尿液等经2 000mg/L有效氯消毒液浸泡30分钟后再倒入污水处理管理，或进行封闭式收集。

（四）特殊感染性手术后的消毒隔离

《疫源地消毒总则》GB19193-2015提出：朊毒体、气性坏疽、呼吸道传染病及突发原因不明的传染性疾病患者手术结束后，参照GB19193要求进行终末消毒，普通手术间消毒后通风换气时间≥30分钟；洁净手术间自净时间≥30分钟。

1. 朊毒体感染患者术后消毒隔离措施

（1）朊毒体对常用的理化消毒及灭菌因子抵抗力很强，消毒及灭菌处理困难。感染朊病毒患者或疑似感染朊病毒患者宜使用一次性使用的器械、材料和废物，使用后双层密闭封装焚烧处理。

（2）耐热的物品、器械先浸泡于 1mol/L NaOH 溶液中 60 分钟，在下排式压力蒸汽灭菌器中 121℃灭菌 60 分钟或预真空压力蒸汽灭菌器中 134℃灭菌 18 分钟，然后清洗并常规灭菌。

（3）不耐热的物品、器材用 2mol/L NaOH 或有效氯浓度为 20 000mg/L 的含氯消毒剂中浸泡 60 分钟，擦干并用水冲洗，不能耐受 NaOH 或次氯酸钠液的任何表面，用水清洁、冲洗干净。

（4）环境表面：应用清洁剂清洗，采用 10 000mg/L 的含氯消毒剂消毒，至少作用 15 分钟。为防止环境和一般物体表面污染，宜采用一次性塑料薄膜覆盖操作台，操作完成后按特殊医疗废物焚烧处理。

2. 气性坏疽病原体感染患者手术后消毒隔离措施

（1）伤口的消毒：采用 3%过氧化氢溶液冲洗伤口周围皮肤可选择碘附原液擦拭消毒。

（2）器械的消毒：应先消毒，后清洗，再灭菌。消毒可采用含氯消毒剂 1 000~2 000mg/L 浸泡消毒 30~45 分钟，有明显污染物时应采用含氯消毒剂 5 000~10 000mg/L 浸泡消毒≥60 分钟，然后按规定清洗，灭菌。

（3）物体表面的消毒采用 0.5%过氧乙酸或 500mg/L 含氯消毒剂擦拭。

（4）环境表面的消毒环境表面有明显污染时，随时消毒，采用 0.5%过氧乙酸或 1 000mg/L 含氯消毒剂擦拭。

（5）终末消毒：可采用 3%过氧化氢或过氧乙酸熏蒸，3%过氧化氢按照 20mL/m³ 气溶胶喷雾，过氧乙酸按照 1g/m³ 加热熏蒸，湿度 70%~90%，密闭 24 小时；5%过氧乙酸溶液按照 2.5mL/m³ 气溶胶喷雾，湿度为 20%~40%。

3. 多重耐药菌感染患者术后消毒隔离

（1）器械处理：消毒可采用含氯消毒剂 1 000mg/L 浸泡消毒 30 分钟，有明显污染物时应采用含氯消毒剂 1 000mg/L 擦拭，后装入密闭箱送至消毒供应中心按规定进行清洗灭菌。

（2）术后严格做好环境物体表面清洁消毒工作，仪器设备以及地面、物体表面建议采用 1 000mg/L 含氯消毒剂进行擦拭消毒。

（3）终末消毒：消毒人员做好个人防护；按照先上后下、先左后右、先里后外依次对室内（含病室内卫生间）所有门窗、墙壁、家具、仪器设备等物体表面及空气进行消毒；消毒剂可以选择 700mg/L 有效氯的含氯消毒液或 2 000mg/L 的季铵盐类消毒液；对污染重、经济价值不大的物品装入双层医疗废物包装袋，按照医疗废物处理。消毒所用工具及防护用品一次性物品按医疗废物处理，重复使用的物品使用消毒液喷洒或浸泡消毒，清洗、干燥备用。多部位采集与患者密切接触的环境物体表面进行病原学监测，无多重耐药菌检出方可收治患者。

4. 突发不明原因传染病患者术后消毒隔离措施

（1）突发不明原因的传染病病原体污染的诊疗器械、器具与物品的处理应符合国家发布的规定要求。

（2）没有要求时，其消毒的原则为：在传播途径不明时，应按照多种传播途径，确定消毒的范围和物品；按病原体所属微生物类别中抵抗力最强的微生物，确定消毒的剂量（可按杀灭芽孢的剂量确定）；医务人员应做好职业防护。

（戴　卓）

第四节 手术室医疗废弃物的管理

医疗废物是指医疗卫生机构在医疗、预防、保健以及其他相关活动中产生的具有直接或间接感染性、毒性以及其他危害性的废物。医疗废物具有极强的传染性、生物病毒性和腐蚀性，已被列入《国家危险废物名录》之中。手术室医疗废物数量多且种类繁杂，是控制医源性感染的重要管理环节之一，若对手术室医疗废物疏忽管理或处置不当，不仅会给手术室环境带来影响，导致传染性疾病的流行，直接危害患者及工作人员，还可能会直接流入到临床或者社会中，给人们的健康带来极大的威胁。

一、医疗废物的分类

2003 年由国务院卫生行政主管部门和环境保护行政主管部门共同制定、公布了《医疗废物分类目录》，其中将医疗废物共分为感染性废物、病理性废物、损伤性废物、药物性废物、化学性废物这五大类，具体内容见表 11-8 所示。

表 11-8 医疗废物分类目录

类别	特征	常见组分或者废物名称
感染性废物	携带病原微生物具有引发感染性疾病传播危险的医疗废物	1. 被患者血液、体液、排泄物污染的物品，包括棉球、棉签、引流棉条、纱布以及其他各种敷料；一次性使用卫生用品、一次性使用医疗用品及一次性医疗器械；废弃的被服；其他被患者血液、体液、排泄物污染的物品
		2. 医疗机构收治的隔离传染患者或者疑似传染病患者产生的生活垃圾
		3. 病原体的培养基、标本和菌种、毒种保存液
		4. 各种废弃的医学标本
		5. 废弃的血液、血清
		6. 使用后的一次性使用医疗用品及一次性医疗器械视为感染性废物
病理性废物	诊疗过程中产生的人体废物和医学试验动物尸体等	1. 手术及其他诊疗过程中产生的废弃的人体组织、器官等
		2. 医学实验动物的组织、尸体
		3. 病理切片后废弃的人体组织、病理蜡块等
损伤性废物	能够刺伤或者割伤人体的废物的医用锐器	1. 医用针头、缝合针
		2. 各类医用锐器，包括：解剖刀、手术刀、备皮刀、手术锯等
		3. 载玻片、玻璃试管、玻璃安瓿等
药物性废物	过期、淘汰、变质或者被污染的废弃的药品	1. 废弃的一般性药品，如抗生素、非处方类药品等
		2. 废弃的细胞毒性药物和遗传毒性药物，包括①致癌性药物，如硫唑嘌呤、苯丁酸氮芥、萘氮芥、环孢霉素、环磷酰胺、苯丙氨酸氮芥、司莫司汀、三苯氧胺、硫替派等。②可以致癌性药物，如：顺铂、丝裂霉素、阿霉素、苯巴比妥等。③免疫抑制剂
		3. 废弃的疫苗、血液制品等
化学性废物	具有毒性、腐蚀性易燃易爆性的化学物品	1. 医学影像室、实验室废弃的化学试剂
		2. 废弃过氧乙酸、戊二醛等化学消毒剂
		3. 废弃的汞血压计、汞温度计

二、手术室医疗废物管理要求

手术室在医院的管理下应当建立、健全医疗废物管理责任制，严格按照《医疗废物管理条例》《医疗卫生机构医疗废物管理办法》《医疗废物分类目录》《医疗废物专用包装物、容器标准和警示标识规定》《医疗废物集中处置技术规范》等法律法规的要求进行管理。

（一）手术室医疗废物管理一般规定

1. 管理组织　手术室医院感染管理小组负责手术室医疗废物的管理，并接受职能部门的定期检查，及时解决存在的问题。

2. 收集

（1）手术室医疗废物的处理应严格按照国家医疗废物管理的相关规定进行分类收集。将医疗废物分置于符合《医疗废物专用包装物、容器的标准和警示标识的规定》的包装物或者容器内，包括包装袋、利器盒、周转箱（桶）等。

（2）包装袋、利器盒、周转箱（桶）等专用包装物或容器的整体颜色均为黄色，表面印有盛装医疗废物类型的文字。

（3）在盛装医疗废物前，应确保医疗废物包装物或者容器无破损、渗漏以及其他缺陷，做好检查、排查工作。

（4）一般情况下医疗废物不能混合收集，可允许少量的药物性废物混入感染性废物中，但应当在标签上注明情况；已放入包装物或者容器内的医疗废物不得取出。

（5）废弃的放射性、麻醉、毒性、精神等药品及其相关的废物，管理上应依照有关法律、行政法规和国家有关规定、标准执行。

（6）隔离的传染病患者或者疑似传染病患者所产生的医疗废物，应当视为具有传染性，使用双层包装物及时进行密封，单独存放，并设有相应的警示标识；病理性废物应装入防渗透的医疗废物袋或盒内，并按要求标示。

（7）盛装的医疗废物不可过满，以不超过包装物或者容器的 3/4 满为宜，结扎封口时应采取有效的封口方式进行密封，保证封口严密且紧实。

（8）包装物或容器外表面应当设有警示标识，并注明医疗废物产生的地点（如手术间序号、日期、医疗废物类别、其他特别说明）。

3. 贮存

（1）手术室应当建立医疗废物暂存处，设有贮存设施、设备，并有严密的封闭措施，加锁，专人管理。

（2）暂存处位置符合手术室区域划分的要求，应设有明显的医疗废物和"禁止吸烟、饮食"的警示标志；应具备防渗漏、防鼠、防蚊蝇、防蟑螂、防飞鸟、防盗、预防非工作人员进入的管理措施。

（3）各类医疗废弃物不得混放，不得露天存放，禁止在非贮存地点倾倒、堆放医疗废物或者将医疗废物混入其他废物和生活垃圾。

（4）根据科室产生医疗废物的量及时、合理、尽早安排回收；医院内医疗废物暂时贮存的时间不得超过 2 天。

4. 转运

（1）手术室医疗废物的转运属于院内转运。

（2）手术室医疗废物应由专用通道或其他封闭隔离方式运送，运送时间错开医院人流高峰时段。

（3）运送人员每天使用防渗漏、防遗撒、无锐利边角、易于装卸和清洁的专用运送工具，将手术室医疗废物分类包装并按照规定的时间和路线运送至医院指定的暂时贮存地点。

（4）运送人员在运送手术室医疗废物前，应当检查包装物或容器的标识、标签及封口是否符合要求，不得运送不符合要求的医疗废物。

（5）运送时，应当防止造成包装物及容器破损和医疗废物的流失、泄漏和扩散。

（6）禁止在运送过程中丢弃或邮寄医疗废物；禁止任何单位和个人转让、买卖医疗废物。

（7）每天运送工作结束后，应当对运送工具及时进行清洁和消毒；运送医疗废物的专用车不得用于其他用途。

5. 交接

（1）手术室医疗废物院内运送需填写登记本，登记及时、准确。

（2）登记内容包括来源、种类、数量（或重量）、交接时间以及经手人签名等项目，登记资料至少保存3年，见表11-9。

表11-9　手术室院内医疗废物登记本

交接日期时间	感染性废物		病理性废物		损伤性废物		药物性废物		化学性废物		其他	手术间号	交接签名
	体积箱、袋	重量千克	体积箱、袋	重量千克	体积箱、袋	重量千克	体积箱、袋	重量千克	体积箱、袋	重量千克			
合计													

（3）医院具备污水集中处理系统，液体废物可直接排放；无污水集中处理系统的医院，应参照GB 19193-2003进行处理。

（二）手术室常见医疗废物的处理

手术室为外科手术的集中地，由于其特殊的职能，每日产生的医疗废物数量大，种类多，实施规范化的分类管理及处置是控制手术室医源性感染的重要环节。根据医疗废物的性质，需采用不同的盛装容器进行分类处置，不得混放。

1. 非感染性垃圾的处理

（1）不属于医疗废物，其范畴：①非手术区垃圾，主要为办公、学习、生活区域的一些生活垃圾，及相关区域工作人员使用的未被污染的一次性口罩、帽子等。②手术区非感染性垃圾，主要为一次性无菌物品的包装袋、药品包装盒，属于可回收垃圾。③未被患者血液、体液、排泄物污染的使用后的输液瓶（一次性玻璃瓶、一次性塑料输液瓶/袋），不属于医疗废物，但回收利用时不可用于原用途，且再次应用时不可危害人体健康。

（2）盛装容器除未被洗涤的输液瓶（袋）可盛放于白色垃圾袋内，均为内套黑色塑料袋的垃圾桶，非手术区的垃圾桶可加盖。

（3）收集处理：按生活垃圾处理。根据区域特点选择适宜地方设置内套黑色垃圾袋的垃圾桶，盛放至四分之三满时，由相关人员将塑料袋扎口后按手术室规定要求送到暂存处处理。

2. 损伤性医疗废物的处理

（1）范畴：使用后的医用针头、手术刀片、缝合针、麻醉穿刺针、针灸针、各种穿刺针、手术锯片、钻头、备皮刀、术中各种治疗针、各种导丝、钢针、安瓿、一次性利器（电刀头、一次性穿刺器等）等锐利废物。

（2）盛装容器：不损漏，能防刺穿，不会出现破裂，易于焚烧的黄色锐器盒。

（3）收集处理：手术间内相对污染区域放置锐器盒，手术结束后或盛放 3/4 满时，由手术室护士将盒口密封，不得再次打开；表面注明手术间号、开启日期，送至指定暂存处，由专职人员统一回收处理。

3. 非锐利感染性废物的处理

（1）范畴：①接触患者血液、体液、排泄物的物品，使用后的一次性吸引器管、一次性注射器针筒、一次性输血器、一次性输液器、一次性医疗器械、一次性高值耗材、一次性吸痰管、一次性气管醚管、一次性麻醉用物、各种敷料、一次性引流袋等。②患者血液、体液、排泄物。

（2）盛装容器黄色垃圾袋统一处置，如为隔离的传染患者或者疑似传染病患者产生的相关医疗垃圾应使用双层黄色垃圾袋盛放，并及时结扎。

（3）收集处理：手术结束后由手术间护士进行有效封口，表面注明手术间号、日期、"感染性废物"的警示标识等信息，送至指定暂存处，由专职人员统一回收处理；一次性使用的医疗卫生用品必须按要求进行分类放置，绝不可以混入生活垃圾中，有专人管理，集中毁型；一次性高值耗材，如一次性吻合器、闭合器等，需有使用记录及毁型记录。

4. 病理性医疗废物

（1）范畴：①需保留做进一步诊断的标本组织，如术中快速病理诊断标本、肿瘤标本等。②死胎、死婴、残肢、胎盘。③其他废弃的手术标本。

（2）盛装容器：按要求置于专用包装容器内，如专用标本袋、标本盒，防渗漏的医疗废物袋等。

（3）收集处理

a. 需保留的标本处置：①由洗手护士、巡回护士、手术医生、其他相关人员按照要求进行标本接收前、接收后、登记时、移交时等环节的双人核对。②包装袋外粘贴标签，注明日期、患者姓名、性别、住院号、手术名称、标本名称。③登记本上另外注明巡回及洗手护士的姓名，存放在指定地点。④由相关负责人及时送医院标本相关管理部门进行交接登记并由送检人及接收人签字。

b. 胎盘的处置：①归属性，产妇分娩后胎盘应当归产妇所有。②产妇有知情同意权，产妇在产前应被告知胎盘处置的相关内容，并填写《胎盘处置知情同意书》，经产妇（授权委托人）签字、医务人员签字后，随病案归档备查；未经产妇同意，任何医疗机构及医务人员均不得擅自对胎盘进行处置。③产妇放弃或是捐献胎盘的，可以由医疗机构按照医疗废弃物进行处置，使用感染性废物包装袋。④回收员将回收的胎盘转交医疗废弃物暂存站，按照回收胎盘数量与暂存站接收人员进行交接并双签字，回收各种记录、单据保存 3 年。⑤如果是传染患者的胎盘，有可能造成传染病传播的，应由医务人员告知产妇按照《传染病防治法》《医疗废物管理条例》等有关规定执行，按照传染性医疗废弃物处置。⑥任何单位、科室和个人不得买卖胎盘，违者进行严厉处罚，造成后果者追究责任。⑦胎盘处置登记表见11-10。

表11-10　胎盘处置登记表

日期	床号/手术间号	患者姓名	病案号	助产护士/医生	处理方		个数	交接签字	
					家属	医院		交出方	回收方

　　c. 死胎/死婴的处置：①体重>500g或胎龄>16周的胎儿遗体不属于医疗废物，医疗机构必须将其纳入遗体管理，依照《殡葬管理条例》的规定进行妥善处置。②严禁医疗机构及其工作人员从事死胎（死婴）的买卖和各种营利性活动；对违反规定的医疗机构和工作人员，一经发现必须严肃查处。③各级各类医疗机构必须高度重视死胎（死婴）的管理工作，建立健全该项工作管理制度，明确工作人员职责，落实岗位责任，确保患者尸体的规范管理。

　　5. 医用织物

　　(1) 概念：①医用织物是指医院内可重复使用的纺织品，包括患者使用的衣物、床单、被罩、枕套；工作人员使用的工作服、帽；手术衣、手术铺单；病床隔帘、窗帘以及环境清洁使用的布巾、地巾等。②感染性织物是指医院内被隔离的感染性疾病［包括传染病、多重耐药菌感染（定植）］患者使用或者被患者血液、体液、分泌物（不包括汗液）和排泄物等污染，具有潜在生物污染风险的医用织物。

　　(2) 医用织物的分类收集、运送与储存：应符合WS/T 508-2016《医院医用织物洗涤消毒技术规范》的操作要求，相关操作人员能够准确识别出可能存在的生物污染风险及其关键控制点，及时反馈并提出可持续改进的措施。

三、医疗废物管理中的职业安全

　　(一) 手术室医疗废物处理中常见的职业伤害

　　在医疗废物处理过程中，医疗废物释放出的感染介质，可以通过接触（如接触患者血液、体液、消化道黏膜）、吸入等传播途径，导致易感人群，即工作人员（包括医务人员以及处理医疗废物的相关工作人员等）感染，造成职业伤害。常见的伤害包括以下四种。

　　1. 机械性损伤　工作人员在处理利器或医疗废物中外漏的利器时，受到的损伤，其中针刺伤最常见。

　　2. 生物性损伤　工作人员在医疗废物处理的各环节暴露于感染患者的血液、体液中引起的传染病、皮肤软组织感染等。

　　3. 化学性损伤　工作人员在分类、收集细胞毒素药物或化学消毒剂时，由药物性或化学性物质引起的损伤。

　　4. 物理性损伤　工作人员在医疗废物处理的各环节暴露于放射性物质或焚化医疗废物操作中，引起的放射损伤、烧伤等。

（二）职业安全防护措施

手术室工作人员是手术室医疗废物的收集、分类、贮存、转运、处置等工作的直接负责人，也是手术室发生医疗废物职业伤害的高危人群。因此，针对工作人员的职业防护措施尤为重要，包括健全制度、加强培训、规范流程、防护保障等内容。

1. 健全制度　医院建立健全的医疗废物管理相关规章制度，如医疗废物管理制度、医疗废物分类交接制度、医疗废物收集运送制度、医疗废物暂存地管理制度、医疗废物流失泄漏扩散和意外事故应急处理制度等。手术室在遵守医院相关规章制度的同时，需要根据本科室医疗废物种类及处置情况进行补充说明，符合工作需求。

2. 加强培训　对手术室所有工作人员，包括医务人员以及保洁人员等医疗废物处置直接相关的工作人员，进行相关法律法规、专业技术、安全防护和应急处理等知识的培训，要求相关人员熟练掌握和熟记医疗废物收集、运送、贮存、处理过程中的各项规定、要求和操作程序，并定期考核；提高工作人员的自我防护意识，能够在医疗废物职业安全防护中有较高的自觉性、主动性，确保自身安全。

3. 规范流程　制定医疗废物的收集、分类、贮存、转运、处置等的规范化工作流程，改变工作人员操作的不良习惯，使操作有据可依，有章可循；制作医疗废物在手术室产生至流出的流程图，从起点到终点全程均有可追溯记录，以最大限度地降低工作人员的暴露和伤害风险，确保安全。

4. 防护保障

（1）加强手术室工作人员个人防护，配置必要的防护用品，如工作服、工作裤、工作鞋、口罩、帽子、防护眼罩、防护手套、防水围裙和袖套等。

（2）实行标准化预防。在工作前、中、后过程中注意对手的保护，有损伤的皮肤应先用防水敷料包扎好，然后再使用防护用品，手部皮肤破损可戴双层手套，工作中接触所有沾有患者血液、体液、排泄物的器具或物体表面时都应戴手套，脱手套后立即洗手，接触和处理医疗废物后立即在流动水下实施卫生洗手。

（3）掌握在医疗废物收集、分类、贮存、转运、处置过程中预防职业伤害的措施及发生后的处理措施；掌握发生医疗废物流失、泄漏、扩散和意外事故情况时的紧急处理措施。

（4）建立健康档案，定期进行健康检查，必要时对有关人员进行免疫接种，防止受到健康损害。

（三）医疗废物突发应急事件的处置

常见的医疗废物突发应急事件主要包括各种职业伤害、医疗废物流失、泄漏、扩散和意外事故。

1. 各种职业伤害的突发应急事件处置　包括机械性损伤、生物性损伤、化学性损伤、物理性损伤四种职业伤害的应急处置，相关内容参考《手术室职业暴露的应急措施》。

2. 医疗废物流失、泄漏、扩散和意外事故的应急处置　按照《医疗卫生机构医疗废物管理办法》相关要求采取紧急处理措施。

（1）确定流失、泄漏、扩散的医疗废物的类别、数量、发生时间、影响范围及严重程度。

（2）组织有关人员尽快按照应急方案，对发生医疗废物泄漏、扩散的现场进行处理。

（3）对被医疗废物污染的区域进行处理时，应当尽可能减少对患者、医务人员及其他现场人员及环境的影响。

（4）采取适当的安全处置措施，对泄漏物及受污染的区域、物品进行消毒或者其他无害化处置，必要时封锁污染区域，以防过大污染。

①处理人员做好职业防护，借助工具（如持物钳等）将洒落的医疗废物回收进新的医疗废物容器中。

②回收完毕，根据洒落面积的两倍，从外向内使用含氯消毒剂（有效氯>1 000mg/L）进行喷洒或擦拭消毒。

③术中或处理医疗废物时发生血液、体液溅洒时，如为少量溅洒在地面、墙面、物体表面等处，可先用含氯消毒剂（有效氯>1 000mg/L）喷洒浸泡，戴手套后用一次性抹布擦拭，摘除手套后在流动水下洗手；大量血液、体液溅洒后，处理人员进行安全防护后，先用一次性吸收性材料吸收清理，再用含氯消毒剂（有效氯>1 000mg/L）及清水分别擦拭消毒、清洁，处理防护用具，摘手套，流动水洗手。

（5）对感染性废物污染区进行消毒时，消毒工作从污染最轻区域向最严重区域进行，对可能被污染的所有使用过的工具也应当进行消毒。

（6）工作人员应做好卫生安全防护后开始工作。处理工作结束后，医疗卫生机构应当对事件的起因进行调查，并采取有效的防范措施预防类似事件的发生。

（戴　卓）

第十二章

日间手术室主要疾病护理

第一节 日间手术患者常规护理

一、日间手术主要疾病种类

随着外科技术和麻醉技术的不断成熟，日间手术已逐步从二、三级手术向四级手术迈进。目前已开展的病种有结肠癌、甲状腺癌、乳腺癌、肺癌、胃肠息肉病综合征、甲状腺结节、胆囊良性疾病、胆管结石、梗阻性黄疸、成人疝、小儿腹股沟疝、隐匿阴茎、隐睾、鞘膜积液、肾盂积水术后、下肢静脉曲张、肢体血管瘤、脑血管疾病、耳前瘘管、分泌性中耳炎、外耳道胆脂瘤、扁桃体肥大、声带息肉、会厌囊肿、会厌乳头状瘤、声带白斑、腺样体肥大、鼻中隔偏曲、鼻骨骨折、鼻息肉、慢性鼻窦炎、鲜红斑痣、眼科疾病、膀胱肿瘤、输尿管结石及女性压力性尿失禁等 300 种，几乎涵盖了所有外科的疾病。

二、围手术期护理的意义

围手术期是从患者决定接受手术治疗到治疗基本康复的过程，需为患者提供专业、舒适、全面的优质护理，使患者更快、更好地恢复健康。日间手术的围手术期护理包括入院前、住院期间及出院后护理。入院前采用护理工作前移模式，推进精准排程，缓解术前患者紧张焦虑情绪，缩短术前禁食禁饮时间；住院期间融入加速康复外科理念，促进患者术后的早期康复；出院后进行医院社区一体化随访，研究显示该模式有助于了解术后康复情况，及时处理和降低并发症发生率，提高日间手术围手术期安全性。围手术期护理标准化管理流程的制订，优化了工作流程，提高了医疗护理工作的效率，保障了患者围手术期的安全。

三、术前护理

（一）健康宣教

健康宣教可以增强患者及家属对治疗的信心和提高疾病管理能力，降低外科手术给患者带来的心理应激反应，减轻患者焦虑和术后疼痛等。

1. 告知患者手术及麻醉方式、可能出现的并发症及解决方案。

2. 指导患者术前停药时间，如利血平停药或抗凝血药停药 1 周，糖尿病患者手术当日暂停降糖药物使用，可指导高血压患者在术前 2 小时口服抗高血压药。

3. 根据不同的麻醉方式、疾病类型对患者进行详细的饮食指导。

4. 告知入院时间，住院地点，医疗文书资料、生活物品的准备，家属陪伴，社保报账等相关内容。主要形式：多媒体、纸质资料及口头健康宣教，并针对患者提出的问题进行详细解答。

5. 心理护理　日间手术住院时间不超过24小时，但仍不能忽视患者的心理状况。结合患者年龄、文化程度、疾病等特点及个性化需求，为患者提供有针对性的心理干预，耐心地向患者解释日间手术的概念及模式，及时解答患者的疑惑，获得患者的信任，缓解患者的焦虑、紧张不安等负面情绪，帮助其树立战胜疾病的信心；指导患者术前保证充足的休息、睡眠时间，以良好的心理状态准备手术。

（二）常规术前准备

1. 病史询问　询问患者有无基础疾病（如高血压、糖尿病等），及时监测血压及血糖变化，了解患者过往病史，有无药物过敏史，有无感冒等。

2. 患者准备　入院后更换清洁病员服，取下眼镜、耳环、戒指、项链、手表、活动性义齿、发夹等物品交与家属保管，女患者长发用橡皮筋扎成束。

3. 静脉通路准备　按照手术要求选用不同型号留置针建立静脉通路，穿刺部位根据手术要求进行选择。其中成人全身麻醉患者常规使用18G留置针，儿童患者及成人胃肠息肉病综合征手术、数字减影血管造影手术患者使用24G留置针。乳腺癌、甲状腺癌手术患者选择双下肢静脉进行穿刺，肺癌患者选择患侧肢体进行穿刺，下肢静脉曲张及成人腹股沟疝患者选择健侧上肢进行穿刺，肠癌、耳鼻咽喉疾病、胆囊息肉患者等选择左上肢进行穿刺，胃肠息肉病综合征手术、数字减影血管造影手术患者均可选择双上肢进行穿刺。

（三）饮食指导

1. 术前饮食指导　局部麻醉患者术前可正常进食，全身麻醉患者术前饮食指导详见表12-1。

表12-1　全身麻醉患者术前饮食指导

时间节点	饮食类型	具体饮食
术前8小时	固体食物	米饭、馒头、蛋类、肉类
术前6小时	流质食物	牛奶、配方奶粉
术前2小时	无渣饮料	清水、糖水、清茶和各种无渣果汁，总量不得超过5mL/kg或200mL

2. 术后饮食指导　术后局部麻醉患者无恶心、呕吐等不适即可进食，全身麻醉患者术后饮食指导详见表12-2。

表12-2　全身麻醉患者术后饮食指导

时间节点	饮食类型	具体饮食
术后2小时内	禁食，可少量饮水	返回病房30分钟可试饮水10~20mL，若无呛咳、恶心等不适，15分钟后适量增加饮水量
术后2小时	汤类流质饮食	患儿可予母乳或配方奶、无渣果汁（按平时量的50%开始至80%），3岁以上可予营养粉
术后4小时	清淡易消化流质饮食	稠米汤、藕粉、蒸蛋羹、蛋花汤、菜汤、牛奶、面条、粥等
术后6小时	清淡日常饮食	蔬菜、水果、瘦肉等

四、日间手术常见疾病的准入标准

目前，日间手术已经开展术式近700种，几乎涵盖所有的外科病种，精准管控患者的术前准入可有效降低手术取消率，保障医疗质量与安全，本书所涉及的日间手术疾病准入标准详见下述。

日间手术不同疾病患者准入标准：

（一）肺癌

1. 年龄<45岁。

2. 肺结节≤3cm。

3. 心肺功能无明显受损。

4. 无吸烟史。

5. 无严重合并症，重要脏器功能无明显的异常。

6. ASA评分<Ⅲ级。

（二）结肠

1. 年龄<75岁。

2. 近1个月内无发热及急性腹痛发作病史。

3. 无严重合并症，重要脏器功能无明显异常。

4. ASA评分<Ⅲ级。

（三）小肠造瘘术后

1. 造瘘术后3~6个月。

2. 患者年龄<75岁。

3. 近1个月内无发热及急性腹痛发作病史。

4. 无严重合并症，重要脏器功能无明显异常，ASA评分<Ⅲ级。

（四）胆囊良性疾病

1. 胆囊良性疾病包括有症状的胆囊结石、慢性胆囊炎合并胆囊结石的胆囊腺肌症、胆囊隆起性病变等，且近1个月内无急性上腹痛发作病史。

2. 年龄≤65岁。

3. 无严重合并症，重要脏器功能无明显的异常。

4. ASA评分<Ⅲ级。

（五）胃肠息肉病综合征

1. 年龄14~80岁。

2. 内镜下息肉≤1.5cm。

3. 无严重心、肺疾病，其他重要脏器功能无明显异常者。

4. ASA评分<Ⅲ级。

（六）成人疝

1. 年龄<70岁。

2. 无严重合并症，重要脏器功能无明显的异常。

3. ASA 评分<Ⅲ级。

（七）膀胱肿瘤

1. 非肌层浸润性膀胱肿瘤患者，或肌层浸润型膀胱肿瘤患者需病理检查者。

2. 无严重心脑血管及肺部疾病。

3. 凝血功能无明显异常。

4. 无急性尿路感染，无脊柱、骨盆及下肢畸形，能耐受膀胱截石位。

5. 无尿道狭窄或尿道狭窄经扩张后可置入膀胱镜的患者。

6. 无严重合并症。

7. ASA 评分<Ⅲ级。

（八）输尿管结石

1. 输尿管中段结石以及体外冲击波碎石术失败后的输尿管上段结石、结石并发可疑的尿路上皮肿瘤、X 线片显示阴性输尿管结石、停留时间长的嵌顿性结石而体外冲击波碎石术碎石困难的患者。

2. 无明显心肺功能异常。

3. 无未控制的尿路感染。

4. 未合并严重的尿道狭窄。

5. 无严重髋关节畸形，可耐受膀胱截石位的患者。

6. 无严重合并症。

7. ASA 评分<Ⅲ级。

（九）女性压力性尿失禁

1. 非手术治疗效果不佳或预期效果不佳的患者。

2. 不能坚持或不能耐受非手术治疗的患者；中重度压力性尿失禁严重影响生活质量。

3. 对生活质量要求较高的患者。

4. 伴有盆腔脏器脱垂等盆底功能病变须行盆底重建者，同时存在压力性尿失禁时无严重髋关节畸形，可耐受膀胱截石位的患者。

5. 无严重合并症，ASA 评分<Ⅲ级。

（十）小儿腹股沟斜疝、隐匿阴茎、隐睾、鞘膜积液

1. 年龄≥1 岁。

2. 无严重合并症，重要脏器功能无明显的异常。

3. ASA 评分<Ⅲ级。

（十一）肾盂积水术后

1. 年龄≥6 月。

2. 近期无尿路感染。

3. 无严重合并症，重要脏器功能无明显异常。

4. ASA 评分<Ⅲ级。

（十二）乳腺

1. 年龄<70 岁。

2. 无严重合并症，重要脏器功能无明显异常。

3. ASA 评分<Ⅲ级。

（十三）乳腺良性肿瘤

1. 彩色多普勒超声检查明确疾病类型。

2. 无凝血功能障碍。

3. 无重要器官严重疾病。

4. 非月经期。

（十四）甲状腺癌

1. 年龄 18~55 岁。

2. 无严重合并症，重要脏器功能无明显异常。

3. 良性包块≤5cm，恶性包块≤1cm。

4. ASA 评分<Ⅲ级。

（十五）甲状腺结节

1. 年龄<70 岁。

2. 有强烈的消融术治疗意愿，拒绝开放手术。

3. 无严重合并症，重要脏器功能无明显异常。

4. ASA 评分<Ⅲ级。

（十六）手脚多汗症

1. 18 岁≤年龄≤60 岁。

2. 经专科医生确诊为中重度手汗症患者。

3. 术前排除甲状腺功能亢进症等内科疾病导致的多汗症。

4. 无严重合并症，重要脏器功能无明显异常，ASA 评分<Ⅲ级。

（十七）脑血管疾病

1. 患者年龄<70 岁，无精神行为异常行为，能配合完成手术。

2. 怀疑血管本身病变或寻找脑血管病病因。

3. 怀疑脑静脉病变。

4. 脑内或蛛网膜下腔出血病因检查。

5. 头面部富血供肿瘤术前检查。

6. 了解颅内占位病变的血供与邻近血管的关系。

7. 实施血管介入或手术治疗前明确血管病变和周围解剖关系。

8. 急性脑血管病需动脉溶栓或其他血管内治疗。

9. 头面部及颅内血管性疾病的治疗后复查。

（十八）下肢静脉曲张

1. 经过超声、造影等检查，确诊为原发性下肢静脉曲张。

2. 年龄<75 岁。

3. 无严重的慢性静脉疾病合并症，如严重的色素沉着、未愈合的静脉溃疡。

4. 下肢无明显的外伤。

5. 无严重合并症，重要脏器功能无明显异常，ASA 评分<Ⅲ级。

6. 无下肢深静脉血栓。

（十九） 肢体血管瘤

1. 第一诊断必须符合肢体血管瘤疾病编码 ICD-10：D18.006。

2. 当患者同时具有其他疾病诊断，但在住院期间不需要特殊处理也不影响肢体血管瘤手术流程实施。

3. 麻醉门诊风险评估风险 ASA 评分<Ⅲ级。

4. 无明显心、肺疾病及其他器官严重合并症。

5. 近期无破溃出血、感染等合并症。

6. 患者有家属陪伴，具有一定的家庭护理和照顾能力，能保持与医院电话联系通畅。

7. 患者及家属理解日间模式，愿意接受日间手术治疗。

（二十） 鲜红斑痣

1. 诊断毛细血管畸形，包括鲜红斑痣、毛细血管张以及伴有毛细血管张的综合征。

2. 年龄>1 岁。

3. 无严重合并症，重要脏器功能无明显异常。

4. ASA 评分<Ⅲ级。

（二十一） 耳前瘘管/分泌性中耳炎/外耳道胆脂瘤/扁桃体肥大/声带息肉/会厌囊肿/会厌乳头状瘤/声带白斑/腺样体肥大/鼻中隔偏曲/鼻骨骨折

1. 经门诊医师及手术医师诊断。

2. 年龄<85 岁。

3. 排除严重合并症。

4. 无严重血液系统疾病（血常规、凝血、心电图、胸片均无异常）。

5. ASA 评分<Ⅲ级，经麻醉医师评估后可进行日间手术的患者。

（二十二） 鼻息肉/慢性鼻窦炎

1. 年龄<85 岁。

2. 近 1 周内无急性上呼吸道感染，无急性鼻窦炎，排除凝血功能异常患者。

3. 需要排除精神行为异常，症状与客观检查不符的患者。

4. 无严重合并症，重要脏器功能无明显异常。

5. ASA 评分<Ⅲ。

（二十三） 眼部疾病

1. 患者身体状况较好没有合并症，或者有合并症但近期控制较好、病情稳定，拟实施手术的方案简单。

2. 患者术后康复较快速，极少可能发生意外再入院。

3. 术中、术后出血风险极低，恶心及呕吐发生率低。

4. 术后疼痛轻、且可以良好控制。

5. 手术持续时间小于 90 分钟。

（邢宇婷）

第二节　鲜红斑痣

一、概述

鲜红斑痣又称葡萄酒色斑，是一种先天性的、低血流量的真皮内血管畸形，好发于面颈部，皮损期初为淡红、暗红或紫红不规则斑片，表面光滑，不高出皮面，压之部分或完全褪色，并可见毛细血管扩张。随着年龄增长，皮损颜色逐渐加深，部分患者甚至出现皮损面积扩大、皮损增厚和出现结节。鲜红斑痣的皮损终生不消退，主要是对患者容貌的破坏，累及口唇及鼻部者还会影响进食、通气及语音功能，受累的皮肤黏膜在创伤后很容易大量出血。

对于绝大多数患者来说，手术是唯一有效的治疗方法。对于面积较大、激光治疗不佳的患者，可选用光动力治疗。光动力治疗是通过静脉滴注或静脉泵入的方式，将光敏剂运输至全身血管，使光敏剂富集于靶组织，再经特定波长照射后产生单线态氧，达到靶向破坏血管的作用。光动力治疗鲜红斑痣一个标准疗程一般是3次，患者需要接受1~2个疗程的治疗。因此，整个光动力治疗鲜红斑痣的时间较长，可持续数月。在日间手术的模式下，鲜红斑痣患者一般术后1天后即可出院。

二、入院前护理

1. 术前饮食　术前3天应减少光敏食物的食入，术前饮食按照全身麻醉手术准备。

2. 皮肤准备　评估患者皮肤，做好鲜红斑痣及周围皮肤手术区的清洁和干燥工作，清洗皮肤褶皱处和剃除患处及四周毛发。

3. 活动指导　治疗前注意避免剧烈运动，因剧烈运动后身体产生的代谢物将影响检查结果，术前须多饮水，加强身体代谢物的排出。

4. 用药指导　术前避免服用影响光敏剂的药物。

5. 准备遮光物品　嘱患者准备墨镜、遮阳帽、口罩、长袖衣裤。

三、住院期间的护理

1. 术后护理常规

（1）保持呼吸道通畅，严密监测患者生命体征，术后遵医嘱予鼻塞吸氧。

（2）患者麻醉清醒后应适当抬高床头，及时清理呼吸道内分泌物，协助患者术后早期活动，并予以床档保护防坠床。

2. 伤口护理　保持患处清洁干燥，观察患处皮肤有无破溃、渗出，触之是否存在压痛，必要时及时通知医师处理。

3. 皮肤护理

（1）观察患处皮肤颜色、皮肤温度、血液循环情况。

（2）患处皮肤瘙痒时，避免用手抓痒，以免造成开放性伤口或继发感染。如有皮肤破溃或坏死，保持受损部位清洁，避免受压及刺激，加强创面换药，必要时遵医嘱应用抗生素。

4. 疼痛管理

（1）创造安静、舒适的住院环境，选择合适的体位。

（2）术后行疼痛评估，评分≥4分，及时通知医师查看，必要时遵医嘱给予镇痛药。

（3）患者疼痛时可采用听音乐、看电视等方式转移注意力，鼓励家属安抚患者。

（4）予以冰敷，控制局部炎症扩散。

5. 心理护理　鼓励患者积极生活及参与社会工作，必要时佩戴口罩、纱巾等出门。

6. 饮食护理　指导患者术后大量饮水，尽早排出体内光敏剂，进食低脂，富含纤维素的食物。术后进食时间同全身麻醉术后饮食。

7. 常见并发症处理与护理

（1）肿胀：是常见的并发症之一，常在治疗后的前3天较明显，可进行冷喷或冷敷。

（2）疼痛：常见，一般术后1~2天可缓解，若疼痛明显可口服镇痛药。

（3）水疱：少见，若水疱较大可于附近医院抽取疱液，勿自行撕破疱壁，以免感染。

（4）结痂：若出现结痂，须待痂壳自行脱落，不可强行撕脱，以免感染。

（5）色素异常：部分患者可出现色素沉着或脱失，多数可在3~6个月自行缓解。

（6）瘢痕：很少见，早期可使用抗瘢痕药物，后期可行光电治疗。

8. 康复指导

（1）皮肤护理：①冷敷，冷开水放入冰箱冷藏（2~8℃）后冷敷皮损部位，或使用毛巾包裹冰袋。冷敷时间每次15~20分钟，每天3~4次。避免搔抓，以免引发感染。②严格避光2周，患者应在治疗后2周内严格避免阳光等直射，防护部位包括皮肤、眼或其他器官。需要避免光源包括阳光（日光浴等）、室内强光源（如浴霸灯、大功率卤素灯光、手术室和牙科诊所的强光）和某些医学仪器发射的持续光，如脉搏饱和度仪。

（2）饮食指导：避免食用光敏性食物，包括苋菜、芹菜、小白菜、茴香、萝卜叶、菠菜、香菜、油菜、莴苣、木耳等蔬菜；无花果、柑橘、柠檬、芒果、菠萝等水果；螺、虾、蟹、蚌等水产品。

（3）活动指导：以力所能及为原则，术后2周避免剧烈活动，一般1周内可恢复正常工作。

（4）如出现以下情况，请立即与随访人员联系或到急诊科就诊。①荨麻疹，皮肤出现瘙痒性的风团样皮损。②出现皮肤烧伤、头晕、畏光等光敏反应。③出现皮损渗液、流脓、溃烂，甚至发热等感染迹象。④切口出现带异味的分泌物。⑤如有其他不适，及时就诊。

（5）门诊随访：患者应定期皮肤科门诊随访，视情况安排下一次治疗。

（邢宇婷）

第三节　耳喉部疾病

一、耳部手术患者日间手术护理

（一）概述

作为国家卫生健康委员会首批推荐的56种术式中，耳部手术因为安全、微创等优点，成为日间手术最早开展的病种之一，目前已经得到了较好的运行，主要开展的基本包括以下

3种。

1. 耳前瘘管 先天性耳前瘘管是一种常见的先天性外耳畸形,为胚胎时期形成耳郭的第一、二腮弓的6个小丘样结节融合不良或第一腮沟封闭不全所致。先天性耳前瘘管可分为3种,分别为单纯型、分泌型、感染型。日常生活中多无症状,偶可感受到局部刺痒,挤压时出现白色、有臭味的分泌物。有感染、有明显症状的患者需根治时,应进行手术治疗。

2. 分泌性中耳炎 分泌性中耳炎是一种中耳炎性疾病,其临床特点主要表现为中耳积液、听力出现明显下降。目前分泌性中耳炎临床治疗方式主要以手术为主。

3. 外耳道胆脂瘤 各种原因引起的外耳道皮肤脱屑、胆固醇结晶堆积、上皮包裹所形成的慢性炎性疾病。

（二）入院前护理

1. 皮肤准备 术前耳周备皮6~8cm,耳郭周围三横指。

2. 其余术前准备 按照常规进行术前准备。

（三）住院期间的护理

1. 体位及活动指导

（1）患者术后采取健侧卧位、平卧位或半卧位,避免压迫伤口引起出血。

（2）指导患者进行床上活动（踝泵运动）及早期下床活动。

2. 呼吸道护理

（1）术前6小时安置心电监护仪监测生命体征及氧饱和度,予以鼻塞吸氧2L/min,以改善患者呼吸状况及促进麻醉代谢。

（2）如有恶心、呕吐等不适,及时清理口腔及呼吸道分泌物,及时止吐。

3. 饮食指导

（1）指导患者进食清淡、易消化、富含维生素及蛋白质的食物,多饮水,忌辛辣、刺激性和油腻食物,戒烟。

（2）可指导患者进食时将食物放入健侧口腔,以免咀嚼时牵拉伤口,引起疼痛不适,不利于伤口愈合。

4. 用药指导 术前遵医嘱用晶体溶液建立静脉通路,术后指导患者遵医嘱口服抗生素以抗感染。

5. 疼痛指导 准确评估患者疼痛级别,根据疼痛的程度,采取非药物（转移注意力）或药物方法进行镇痛。

6. 伤口指导

（1）密切观察患者的伤口敷料,妥善固定,若出现渗血较多时可及时更换敷料,严格坚持无菌换药原则。

（2）密切监测患者的生命体征,尤其是体温,预防感染的发生。

7. 健康宣教

（1）伤口护理:①术后隔天换药,术后7~10天拆线,可于当地就近正规医院或笔者医院伤口治疗中心进行。②洗澡或洗脸时保持伤口敷料清洁干燥,若出现伤口敷料脱落或污染时应及时更换。③严密观察伤口有无出现红肿、疼痛等情况。保护好患侧耳,避免挖耳及碰撞。

（2）生活指导：①保持术耳外耳道清洁，避免进水。②禁忌游泳。③洗头时患侧耳使用干棉签填塞或戴防水耳塞。④注意观察听力及耳内不适是否有所改善。⑤指导患者取健侧卧位或半坐卧位的体位，避免手术修复的鼓膜以及重建的听骨链出现移位，并告知患者禁止做捏鼻和打喷嚏等会使鼓膜压力增加的动作。

8. 常见并发症处理与护理

（1）寒战或发热，体温>38.5℃。①进行物理降温（冰袋、温水擦浴等），无效时遵医嘱采取药物降温。②密切监测体温变化。③及时更换湿的衣物及床单。④主动与患者解释可能出现发热的原因，缓解患者的焦虑及恐惧。

（2）伤口感染：①住院期间出现感染时，及时通知医师，对伤口进行清创处理，增加术后换药的频次。②加强体温监测。③密切关注伤口情况，保持伤口敷料清洁干燥，污染时及时更换，若出现红肿热痛，及时就诊。

（3）伤口出血：①查看伤口出血点，若出现少量渗血渗液，应及时更换伤口敷料。②若伤口大量出血，应立即加压止血，必要时可输注止血药物。③告知患者不要碰撞或挤压伤口，以免引起大量出血。

（4）术后听力情况：①指导患者术后1周左右进行听力方面的训练，可以通过播放视频及音乐等，让患者将听到的叙述出来，确保患者听力恢复。②出院后出现听力明显下降及时就医。

二、扁桃体炎患者日间手术护理

（一）概述

扁桃体位于口咽两侧由腭舌弓和腭咽弓围成的扁桃体窝内，为咽淋巴结组织中最大者。扁桃体炎可分为急性扁桃体炎、慢性扁桃体炎。慢性扁桃体炎多由急性扁桃体炎反复发作或因隐窝引流不畅，窝内细菌、病毒滋生感染而演变为慢性炎症。主要临床表现为：①反复的扁桃体炎急性发作。②咽痛伴发热。③异物感。④刺激性干咳。⑤咽部不适感。⑥有些扁桃体肥大可影响呼吸吞咽或语言。慢性扁桃体炎在进行保守治疗同时可采取手术治疗——扁桃体切除术。一般采用低温等离子射频刀扁桃体切除术治疗，术后第2天（约24小时）可观察到患者口腔伤口处假膜的形成，术后1周左右创面白膜脱落。

（二）入院前护理

按照常规进行术前准备，术前饮食按照全身麻醉手术进行准备，详见本章第一节。

（三）住院期间的护理

1. 饮食指导

（1）术后4小时饮冷开水，6小时酌情给予冷流质饮食（牛奶、果汁等），3~5天进食温凉流质饮食（米粉等），6~10天可进食半流质饮食（稀饭、面条），10~15天进食软食，15天后逐步恢复至普食。

（2）术后15天内避免进食生硬、辛辣刺激的食物（坚果、火锅、辣椒等），防止划伤切口创面再次出血，食物温度不超过40℃，避免进食黏性高的食物（糍粑、糯米等）。

2. 用药指导

（1）建立静脉通路，补充水分及电解质，予以镇痛药提前镇痛，抗生素消炎抗感染。

（2）术后予以冰盐水雾化吸入，镇痛药进行镇痛治疗，抗生素进行消炎抗感染。

（3）出院后常规按医嘱服用镇痛药。

3. 疼痛指导

（1）向患者讲解引起疼痛的原因，避免因情绪紧张引起的不适。

（2）使用下颌部冰敷、口含冰水，减轻疼痛。

（3）指导患者术后第1天起做张口、闭口及吞咽动作。

（4）根据疼痛的程度，采取非药物（分散注意力）或药物方法镇痛。

4. 伤口指导

（1）密切观察患者口腔有无血性分泌物，伤口创面情况，呼吸是否通畅，口唇有无发绀等，预防出血或窒息的发生。

（2）密切监测患者的生命体征，尤其是体温，预防感染的发生。

（3）嘱咐患者不要用力咳嗽清理口腔及咽部分泌物，避免创面活动过于剧烈而出血，应该用舌尖轻轻将分泌物送至牙齿之间，用备好的纸巾轻轻擦拭掉，更不要吞咽，特别是术后6小时内，及时发现出血并报告医师。

（4）告知患者口腔黏膜恢复进展情况，防止患者出现焦虑。术后6小时伤口处白膜开始从中央形成，术后5~7天白膜从边缘开始脱落，10~15天创面完全愈合，无须特殊处理。

5. 口腔护理

（1）为避免伤及手术创面，手术当天不宜漱口，当口腔有分泌物及时吐出，进食后多喝水。

（2）术后第1天起勤漱口（清水或漱口液），保持口腔清洁及湿润。

6. 健康宣教

（1）进行饮食及活动指导，指导患者术后6小时床旁活动，术后2~3天以卧床休息为主，术后第1天多做张口、闭口吞咽动作，少量多次进食。

（2）2周内避免剧烈活动和大声吼叫等。

（3）指导患者追踪病理检查报告，1个月后门诊复查。

7. 常见并发症处理与护理

（1）寒战或发热，体温>38.5℃。①进行物理降温（冰袋、温水擦浴等）。②无效时可遵医嘱采取药物降温。③密切监测体温变化。④及时更换湿的衣物及床单。

（2）呼吸困难：①通知医师，症状较轻时可采取鼻塞吸氧、面罩吸氧。②若症状严重，发生面部发绀时，可采取插管或气管切开处理，外接呼吸机辅助呼吸。③安置心电监护仪，密切监测患者氧饱和度，进行血气分析检查，实时调整给氧方式。④观察患者唇面部及肢端皮肤颜色。

（3）疼痛：主要是由于黏膜撕裂、舌咽神经和迷走神经受刺激引起的。表现为进食、讲话时疼痛，呈烧灼样或撕裂感，吞咽时加重，主要源于手术创面，后期还有咽壁肌肉痉挛的影响。可以通过以下方式缓解。①教患者使用下颌部冰敷或口含冰水缓解疼痛。②转移患者注意力（听音乐、看电视）。③冰沙混合冷敷能够显著减轻扁桃体摘除术患者的术后疼痛，减少出血，促进创面愈合。④采用多模式镇痛方案。

（4）鼻咽反流：①告知患者进食时，进食速度不宜过快，应小口进食。②及时处理反流物，以免发生呛咳、窒息。

（5）术后出血：原发性出血是指术中及术后因手术原因引起的出血，较少发生。常见的术后出血为继发性出血，发生高峰期为假膜脱落期，常发生于术后 24 小时，饮食不当、口腔护理不当、创面感染等是引起出血的主要原因。可以通过以下方式预防及处理术后出血。①及时清理口腔及呼吸道血性分泌物。②通知医师查看出血处，进行止血。③必要时输注止血药物。④指导患者正确饮食，不宜食用过硬、过烫的食物；指导正确的口腔护理方法，教会其自我观察假膜情况。⑤密切观察患者口腔情况，告知患者不宜大声、过度说话，不宜剧烈咳嗽。⑥及时进行心理护理，减少患者的焦虑及恐慌。⑦做好居家护理的健康宣教，告知患者不能人为去除假膜。

三、咽喉部疾病患者日间手术护理

（一）概述

目前日间手术中心开展的咽喉部手术主要包括声带息肉手术、会厌囊肿手术、乳头状瘤手术和声带白斑手术 4 类。

1. **声带息肉**　好发于一侧或双侧声带的前中 1/3 交界处边缘，为半透明、白色或粉色、表面光滑的肿物，治疗方法主要为手术切除。主要临床表现为间歇性或持续性的声音嘶哑、发声吃力，甚至出现失声。

2. **会厌囊肿**　多因喉部机械性刺激、慢性炎症或创伤等原因造成会厌黏液腺管阻塞、黏液潴留，囊肿内有黏稠的黄色液体或者灰白色的干酪样物。

3. **乳头状瘤**　是咽部较常见的良性肿瘤，多数患者无自觉症状，少数可有咽干、痒、异物感等，较大者可有吞咽及呼吸不适或障碍。

4. **声带白斑**　是指声带黏膜表面白色斑块状隆起，或突起的白色角化样物，主要症状为声音嘶哑。

（二）入院前护理

咽喉部手术指导患者按照常规进行术前准备，术前饮食按照全身麻醉手术进行准备。

（三）住院期间的护理

1. **特殊心理护理**　提前告知患者术后需要禁声，可指导患者术后用手机或准备纸笔进行沟通，减少患者的恐惧心理。

2. **饮食指导**　指导患者进食清淡易消化饮食，忌辛辣刺激、油腻饮食。

3. **体位及活动指导**

（1）术后采取平卧位或半卧位。

（2）指导患者进行床上活动（踝泵运动）及早期下床活动。

4. **疼痛指导**

（1）向患者讲解引起疼痛的原因，避免因情绪紧张引起的不适。

（2）根据疼痛的程度，采取非药物（分散注意力）或药物方法镇痛。

5. **伤口指导**

（1）密切观察患者口腔有无血性分泌物，防范出血的发生。

（2）告知患者咳嗽时不要用力，以免引起出血。

（3）密切监测患者生命体征，尤其是体温，预防感染的发生。

（4）观察患者颈部有无肿胀，呼吸是否通畅，口唇有无发绀等。

6. 健康宣教

（1）进行饮食及活动指导，告知患者 2 周内需禁声。保持口腔清洁，养成良好的发声习惯，尽量少发声。

（2）指导患者追踪病理检查报告，定期门诊复查。

7. 常见并发症处理与护理

（1）呼吸困难：①症状较轻时可采取鼻塞吸氧、面罩吸氧。②若症状严重，发生面部发绀时，可采取气管插管，外接呼吸机辅助呼吸。③安置心电监护仪，密切监测患者氧饱和度，进行血气分析检查，实时调整给氧方式。④观察患者唇面部及肢端皮肤颜色。⑤及时检查患者的声带及喉头有无水肿或痉挛，及时有效的消除水肿。

（2）声音嘶哑加重：①查找患者声嘶加重原因，观察患者有无出现颈部肿胀、咽喉部水肿，进行对症处理。②教会患者正确发声方式，2 周内尽量少发声。③遵医嘱进行对症治疗。

（3）口腔血性分泌物：①及时清理口腔及呼吸道血性分泌物。②及时通知医师查看出血处，进行止血。③必要时可输注止血药物。

四、腺样体肥大患者日间手术护理

（一）概述

腺样体肥大多发于 2~6 岁的儿童，是耳鼻咽喉科的儿童常见疾病，也是儿童睡眠呼吸暂停低通气综合征的主要病因之一。腺样体由淋巴组织组成，位于两侧咽隐窝之间。当腺样体增生超过 50%，会引起儿童睡眠时鼻鼾、憋气和张口呼吸等症状，还可导致患儿白天嗜睡、注意力不集中，严重时甚至影响颌面部、牙齿和智力的发育，形成腺样体面容。目前该病的首选治疗为手术切除。

（二）入院前护理

该疾病按照日间手术全身麻醉常规进行术前准备，术前饮食按照全身麻醉手术进行准备。

（三）住院期间的护理

1. 呼吸道护理

（1）予以鼻塞吸氧，动态监测患者呼吸状况、生命体征及氧饱和度，密切观察呼吸是否通畅，口唇有无发绀等。

（2）如有恶心、呕吐等不适，及时清理口腔及呼吸道分泌物，恶心呕吐及时用药。

（3）可采取平卧位或半卧位，以缓解呼吸不畅的情况。

2. 饮食指导　指导患儿进食清淡易消化、温凉软食，温度不宜超过 40℃，如面条、稀饭等，忌辛辣刺激、油腻饮食，如火锅等。

3. 疼痛指导

（1）护理人员对患儿使用面部表情评分法，正确、及时、准确评估疼痛等级。

（2）向患儿家属讲解引起疼痛的原因，避免家属情绪紧张。

（3）分散患儿注意力，如在家长的带领下观看动画片、同龄患儿交流等。

（4）提供安静舒适的环境，避免过于嘈杂。

（5）对于轻度疼痛（疼痛评分<4分）的患者，可在医务人员的指导下对颈部进行冰敷，以缓解疼痛。也可指导患儿少量进食冰冷流食，如冰淇淋等，缓解局部疼痛。

（6）若非药物治疗无法控制时，则按照疼痛评估方法及镇痛方案进行药物镇痛。

4. 伤口护理指导　密切观察患儿的口腔及鼻腔，准确评估出血量。口腔及鼻腔有少量淡血性分泌物，则加强严密观察，并做好家属及患儿的指导及心理安抚。如出现渗血，立即引导患儿将其吐出，及时准确记录吐出液的颜色及性状，必要时通知医师进行处理。

5. 跌倒预防

（1）提前向患儿及家属介绍周围环境，熟悉病房摆设。

（2）将常用物品放在靠近患儿的位置，教会家属使用呼叫器等。

（3）必要时可协助生活护理。

（4）指导患儿循序渐进活动，下床时在床边坐5~10分钟，避免活动时晕倒。

（5）患儿卧床休息时予以双侧床档保护。

6. 健康宣教

（1）进行饮食及活动指导，术后嘱患儿多饮水，避免感染的发生。

（2）指导家属追踪病理检查报告，出院后定期门诊复查。

7. 常见并发症处理与护理

（1）寒战或发热，体温>38.5℃。①进行物理降温（冰袋、温水擦浴等），嘱多饮水，避免发生脱水现象。②物理降温无效时可采取药物降温（柴胡注射液、复方氨林巴比妥等）。③密切监测体温变化。④及时更换湿的衣物及床单。

（2）口腔可见大量血性分泌物：①及时清理口腔及呼吸道血性分泌物。②及时通知医师查看出血处，进行止血。③必要时可输注止血药物。

（邢宇婷）

第四节　鼻部疾病

一、概述

目前日间手术中心开展的鼻部疾病主要包含鼻息肉、慢性鼻窦炎、鼻中隔偏曲、鼻骨骨折。

1. 鼻息肉　是一种常见的疾病，常与过敏体质及鼻腔慢性炎症有关。它是由于鼻腔和鼻腔黏膜极度水肿受重力作用而逐渐下垂所形成的非真性肿瘤，多为双侧发病。常发生于鼻腔的中鼻甲的游离缘及鼻旁窦开口等处。临床表现视息肉大小而定，息肉较小时，主要以持续性鼻塞为主，可伴有嗅觉减退或消失；息肉较大时，除上述症状外，还可因息肉压迫上颌窦，使鼻根部增宽、鼻侧向两旁扩张，形成鼻息肉，同时伴有闭塞性鼻音、鼻鼾等症状，另外还出现鼻窦炎、分泌性中耳炎等因鼻息肉阻塞引起的症状。

2. 慢性鼻窦炎　是一类常见的鼻腔黏膜的慢性炎症，在人群中发病率为1%~2%，通常累及多个鼻窦，以筛窦和上颌窦受累最多见。主要临床表现为黏脓涕或脓涕、鼻塞、头痛、嗅觉减退或消失、视觉功能障碍等症状。

3. **鼻中隔偏曲**　是指鼻中隔偏向一侧或两侧，或局部有突起，并引起鼻腔通气功能障碍产生症状的一种鼻内畸形。鼻中隔偏曲的轻重与鼻中隔偏曲的类型和程度有关。鼻中隔偏曲依据偏曲方向，有偏向一侧的"C"形，也有偏向两侧的"S"形。中隔高位偏曲时的偏曲部常与鼻甲紧密接触，可致中鼻道狭窄。鼻中隔偏曲明显者，两侧鼻腔大小相差明显。一侧鼻腔明显狭窄者，对侧鼻甲常有代偿性肥大，伴有黏脓涕或脓涕、鼻塞、头痛、嗅觉减退或消失、视觉功能障碍等症状。

4. **鼻骨骨折**　是指鼻部因遭受外伤或暴力等而发生的骨折，也是人体中最为常见的骨折。因鼻部结构，左右鼻骨骨折同时发生，骨折也常累及鼻骨下部。主要临床表现有鼻出血、鼻畸形、鼻塞等。鼻骨骨折多单独发生，亦可是颌面骨折一部分。

二、入院前护理

1. 按照入院规范指导患者完成专科相关术前检查，检查项目详见表 12-3。

表 12-3　鼻部手术患者术前专科检查

检查类型	检查项目
实验室检查	血常规、术前凝血常规、输血前传染病检测、肝肾功血糖血脂肌酶+电解质全套
常规检查	心电图、胸部 X 线摄影
影像学检查	鼻部 CT 或鼻内镜检查
麻醉评估	术前麻醉访视

2. 教会患者正确的擤鼻涕方法，宜按住一侧鼻孔擤，轻轻往外呼气，擤完一侧再擤另外一侧。

3. 因鼻部手术会使用油纱布或可吸收棉进行填塞，因此在术前指导练习克制打喷嚏方法，如欲打喷嚏时舌头顶住上腭。

4. 鼻部手术术后患者常会出现鼻部肿胀、呼吸受影响及自我形象的改变等负面影响，因此术前进行心理建设，可缓解患者术后的紧张、焦虑等负面情绪。

5. 鼻部手术常根据医师及患者情况进行麻醉选择，根据不同麻醉要求进行术前准备。

三、住院期间的护理

1. 全身麻醉术后护理常规

（1）了解术中情况，并做好交接及相关护理。

（2）术后 6 小时持续予以 2L/min 低流量氧气吸入，以缓解术后呼吸状况。

（3）术后 6 小时遵医嘱安置心电监护仪，严密监测生命体征。

（4）准确进行跌倒、坠床风险评估。

2. 伤口观察及护理

（1）严密监测生命体征的变化，观察鼻腔伤口渗血的情况，告诉患者少量渗血是正常现象，勿紧张，用纸巾轻轻擦拭，可采取半卧位休息。

（2）嘱患者勿自行拔出鼻腔填塞物，勿剧烈咳嗽、用力擤鼻涕及用手指抠挖鼻腔血痂，遵医嘱使用止血药。

3. **疼痛管理**　对患者行疼痛健康指导，教会患者正确认识疼痛，用数字评分法进行疼痛评估。告知患者若疼痛评分≥4分，即为中度疼痛，需要进行镇痛药物干预。

4. 药物指导　术前及术后遵医嘱使用抗生素，预防感染，注意保暖，防止感冒。

5. 饮食指导　鼻部手术全身麻醉患者按照术后全身麻醉饮食方案，局部麻醉患者术后即可进食。

6. 体位与活动

（1）患者采取半卧位，床头抬高30°，以利于鼻腔分泌物流出，减轻鼻腔充血肿胀等不适。

（2）回病房后患者即可进行床上活动，如每半小时进行上肢屈伸运动及踝泵运动、变化体位等。

（3）全身麻醉患者清醒后6小时可适当下床活动，下床时遵循起床三部曲，即坐起1分钟→双足下垂床沿坐1分钟→床边站1分钟。

7. 出院指导

（1）出院后休息2周，1个月内勿用力擤鼻及喷嚏，勿进硬烫食物，勿使鼻腔进水，勿剧烈活动，勿用过热的水洗澡、洗脸或洗头，保持合理充足睡眠。

（2）术后应注意多饮水，出院后2周内戒烟酒，进食清淡、容易消化的食物，避免滋补类（如当归、人参等补品）食物，忌辛辣、刺激性和油腻食物。

（3）保持室内通风，室内湿度维持在40%~50%，避免过于干燥导致鼻部干燥不适。

（4）2周内鼻涕或痰中出现血水或血块是正常现象，勿用手指挖鼻孔内的血块。若出现持续出血、发热、剧烈疼痛则需及时就诊。

（5）药物指导：鼻窦炎患者术后会院外口服抗生素预防感染，滴鼻液湿润鼻腔。

（6）定期进行术后门诊复查。

8. 常见并发症处理与护理

（1）颅内出血：观察患者有无剧烈头痛、恶心、呕吐等表现，发现异常及时通知医师给予处理。

（2）球后视神经炎：观察患者有无视力障碍或眼球运动障碍，给予对症处理。

（3）眶内血肿：观察患者是否出现"熊猫眼"，若出现此症状采取24小时内用冰敷眼周围，24小时后热敷眼周，5~7天症状消失。

（4）脑脊液鼻漏：观察患者鼻腔内有无清水样分泌物流出。

（5）外鼻畸形：部分严重鼻骨骨折患者未及时治疗或无法复位会出现外鼻畸形。

（6）视力障碍：鼻骨骨折累及眶上神经或视神经会出现视力下降、复视等视力障碍。

（7）颅内感染：鼻骨骨折累及颅内损伤易合并颅内感染。

（邢宇婷）

第五节　眼科疾病

一、眼科疾病局部麻醉患者日间手术护理

日间手术作为一种快捷、有效、安全的治疗模式，在提高医疗资源的利用率、缩短平均住院日、提高床位周转率和使用率等方面发挥着积极的作用。眼科日间手术患者大多为成年

人，且手术时间较短，术中、术后出血风险小，手术多采用局部麻醉，即表面麻醉方式进行。

（一）入院前护理

1. 手术时间预约 门诊医师开具入院证后，患者凭入院证到日间手术预约中心完成预约登记，日间手术预约中心的工作人员根据病种及手术医师的候床情况进行合理的安排，确定患者入院及手术时间。

2. 日间手术流程指导 门诊医师开具入院证→完成预约登记→术前1周完成各项检查→审核报告并确定入院时间→术前3天滴抗生素滴眼液→办理入院手续→再次完善术前准备→手术→术后病房观察→办理出院手续→电话回访及指导门诊随访。

3. 入院前患者准备及宣教

（1）术前检查时间确定：门诊医师开出入院证和术前检查后，患者完成预约登记，日间手术预约中心工作人员根据患者入院的时间指导患者在术前1周完成所有的检查。

（2）术前检查报告结果审核：术前检查报告结果的审核主要由负责预约登记的护士和日间组医师共同完成。主要审核的内容包括血常规、血生化、凝血常规、输血前传染病检测、尿常规、心电图及眼科各项专科检查报告结果是否齐全，有无漏项及检查结果是否符合手术要求。报告结果异常的患者，医师结合患者实际情况及手术方式决定是否入院。

（3）术前疾病相关注意事项：①预防感冒，女性患者应避免月经期手术。②合并有高血压及糖尿病病史的患者，血压及血糖控制标准，血压<160/100mmHg，空腹血糖<8.3mmol/L、餐后血糖<11.5mmol/L。③既往合并其他疾病或者术前长期使用抗凝血药，如华法林、阿司匹林等药物的患者，应提前告知手术医师，以便进行评估及指导工作。④既往病情不稳定、有严重的合并症或者全身情况不佳的高龄患者，主治医师根据患者情况，指导患者完成麻醉门诊的评估。

（4）术前用药准备：①术前3天滴抗生素滴眼液，1天4次，1滴/次。②有高血压及糖尿病病史的患者，术前常规使用抗高血压药及降糖药。

（5）术前胃肠道准备：局部麻醉手术患者术前无须特殊准备，正常饮食。

（二）入院护理评估

1. 术前检查评估

（1）术前检查结果复核：患者办理入院手续后，手术当日，手术医师、麻醉医师和责任护士再次对患者进行全面的评估，并共同完成术前检查结果的复审。

（2）术眼评估：①手术当日，手术医师在裂隙灯下再次检查术眼情况，评估有无泪囊炎、角膜炎、结膜炎等眼部炎症。②手术医师和责任护士再次核查手术眼别，核对无误后，手术医师及责任护士分别在手术眼对应的眉尾上方做好手术部位的标识，实行术眼医护双标识护理，确保医疗安全。

2. 患者健康评估

（1）生命体征评估：责任护士测量患者体温、脉搏、呼吸、血压及完成患者的疼痛评估。

（2）病史评估：①患者一般情况，包括药物过敏史、活动状况、睡眠及二便等情况。②既往疾病史、手术史及现病史等，包括治疗方法及治疗效果等。③用药史，包括药物种类、名称、用法及剂量等情况。④眼部专科评估，患者视力、眼压及有无泪囊炎、角膜炎、结膜炎等眼部炎症。

（3）护理安全专项评估：①跌倒/坠床风险评估，运用跌倒/坠床风险因素评估表对患者进行评估，内容包括年龄、认知能力、走动能力、自理程度、住院前一年有无跌倒/坠床史、使用特殊药物情况、双眼视力情况、依从性或沟通情况等。评估为跌倒/坠床高风险的患者，嘱患者家属24小时留院陪护，在床头牌及腕带上建立防跌倒标识，强化防跌倒/坠床相关安全知识宣教、告知患者及家属呼叫器的使用方法、规范病室环境，活动空间不留障碍物，睡觉时双侧床档保护，加强病房巡视，严格交接班。②心理状态评估，运用华西心晴指数问卷，根据患者年龄、性别、婚姻状况、学历及问卷中各条目的作答情况，评估患者近1个月的心理状态。根据评估结果给予不同的处理措施，评估结果0~8分，且无明显异常的患者，给予观察处理；9~16分为轻中度焦虑抑郁的患者，通知主管医师，给予心理疏导；17~36分为重度焦虑抑郁患者或第九项评分≥2分者（有自杀风险）通知主管医师，并立即请精神科医师会诊，给予专业的心理干预，严密观察患者的情绪变化，做好重点交接班。

（三）术前护理

1. 用药护理

（1）术前常规滴抗生素滴眼液，讲解滴眼液的目的、方法及注意事项。

（2）有高血压及糖尿病病史的患者，指导患者术前正确使用抗高血压药及降糖药，保证手术的顺利进行。

2. 术眼护理

（1）术前遵医嘱滴抗生素滴眼液，预防术后感染。

（2）保持眼部清洁卫生，勿用手揉搓术眼，脏水勿入眼内。

3. 饮食护理

（1）无特殊饮食要求的患者饮食宜多样化，保证营养摄入均衡，以优质蛋白及高维生素食物为主。

（2）有特殊饮食要求的患者进行符合相应要求的饮食指导。

4. 体位护理

（1）无体位要求的患者，可采取自主体位。

（2）有体位要求的疾病，进行特殊体位指导，如裂孔性视网膜脱离患者，术前应选择使裂孔处于低位的体位休息，有利于引流出视网膜下积液，避免脱离范围扩大，帮助视网膜的复贴。

5. 术中配合指导

（1）局部麻醉患者术前训练：卧位、头位、眼位及呼吸训练，以保证术中患者能够更好地配合医师完成手术操作。

（2）手术中勿晃头、避免突然打喷嚏及咳嗽，如有不适，应主动告知手术医师。

（四）术后护理

1. 术眼护理

（1）观察伤口有无渗血、渗液，保持敷料清洁干燥，如有污染应及时更换。

（2）观察术眼有无分泌物、有无红肿及视力下降等情况。

（3）评估患者疼痛情况，了解疼痛的部位、性质、持续时间及程度，并及时告知医师给予正确的处置。

（4）术后避免揉眼及碰触术眼，勿将脏水溅入眼内。

2. 饮食护理　与术前饮食护理措施相同。

3. 体位护理

（1）白内障术后嘱患者半卧位休息4~6小时，之后可取平卧位或侧卧位，侧卧位时取健侧卧位休息。

（2）视网膜脱离患者依据视网膜裂孔的部位及手术方式，术后体位有不同的要求，如眼内注入了惰性气体或填充了硅油，则需要患者长时间保持头面部朝下的特殊体位，硅油填充眼早期要求每日低头位的时间≥10小时，睡眠时可根据情况采取侧卧位休息。

（3）其余手术患者体位没有特殊要求，可采取自主体位，如平卧位、半卧位及侧卧位，侧卧位时取健侧卧位休息。

4. 用药护理

（1）讲解术后眼药的名称、作用、使用及保证方法。

（2）讲解滴眼液使用过程中的注意事项。

（3）告知使用滴眼液过程中可能出现的不良反应，教会患者如何识别眼部异常情况及相应处置方法。

（4）有高血压及糖尿病病史的患者，指导患者正确使用抗高血压药及降糖药，必要时定期专科门诊随访。

（五）出院护理

1. 出院宣教

（1）复诊指导：①告知患者术后复查的重视性和必要性，告知门诊随访的时间及要求。②术后第1周门诊随访，提供第一次复查的预约号，指导患者及时复诊。③指导患者预约挂号的方法，方便患者能及时复诊。

（2）用药指导：①讲解术后眼药名称、作用、使用及保证方法。②讲解滴眼液使用过程中的注意事项。③告知使用滴眼液过程中可能出现的不良反应，教会患者如何识别眼部异常情况及相应处置方法。④有高血压及糖尿病病史的患者，指导患者正确使用抗高血压药及降糖药，必要时定期专科门诊随访。

（3）术眼护理：①保持术眼清洁卫生，避免揉眼及碰触患侧眼，勿将脏水溅入眼内。②指导患者及家属知晓患侧眼异常情况的监测，观察患侧眼有无分泌物、红肿、眼痛及视力下降等情况。③如有异常情况，应及时就诊。

（4）饮食护理：①无特殊饮食要求患者应清淡饮食，以优质蛋白及高维生素食物为主。②有特殊饮食要求的患者进行符合相应要求的饮食指导。

（5）体位及活动指导：①术后避免剧烈的活动，避免揉搓及撞击患侧眼。②视网膜脱离患者如眼内注入了惰性气体或填充了硅油，则需要患者长时间保持头面部朝下的特殊体位，硅油填充眼早期要求低头位的时间每天应保持在10小时以上，睡眠时可根据情况采取侧卧位休息。③术后采取特殊体位的患者，应告知患者及家属保持正确体位的重要性，获得患者的积极配合，同时应关注观察患者因特殊体位而带来的不适，及时给予指导和护理。④玻璃体腔注入膨胀气体的患者术后3个月内不能乘坐飞机或到高海拔地区。

2. 出院随访

（1）门诊复诊：①告知患者术后复查的重要性和必要性。②详细告知门诊随访的时间要求，术后 1 周、1 个月、3 个月、6 个月及 1 年应常规门诊随访 1 次。③指导患者预约挂号的方法，方便患者能及时复诊。

（2）电话回访：①为确保日间手术患者的安全，针对每一位日间手术出院患者行电话回访服务。②电话回访时间为术后 1 周内完成。③了解患者出院后服药依从性及患侧眼恢复情况，再次强化术后用药及门诊随访的重要性。④了解患者日间手术期间对医务人员服务态度、医疗及护理质量等多方面的满意程度，并征求患者意见和建议。⑤回访结果详细记录在随访登记表上，最后根据轻重缓急进行处理。

二、眼科全身麻醉患者日间手术护理

（一）概述

随着诊疗及麻醉技术的不断提高，日间手术逐渐发展为国外外科手术的主流模式，而日间手术有效提高床位周转率和医疗资源利用率的优势也符合我国医疗体制改革的要求，近年来在我国也得到了大力发展。眼科手术由于时间短、节奏快的特点非常适合日间手术模式，开展较早。眼科日间手术现涉及白内障、眼底疾病、青光眼、斜视、翼状胬肉、睑内翻倒睫、眼眶整形、泪道疾病等多个病种，其中对于未成年人等术中配合度不佳的患者多采用全身麻醉的手术方式。眼科日间手术全身麻醉患者由于在院时间短，为保证手术顺利完成及围手术期医疗安全，需要做好围手术期护理工作。

（二）院前护理

1. 手术时间预约　患者凭门诊医师开具的入院证到日间手术预约处进行预约登记，预约处护士根据患者病情及手术医师候床情况等进行床位预约，确定患者入院及手术时间。

2. 住院流程指导　日间预约护士除进行患者入院时间登记外，还承担入院前患者健康宣教的工作。据日间手术定义，患者将在 24 小时内完成入院、手术、术后观察及出院。大多数患者及家属对于这种手术模式并不了解，住院流程的指导及院前健康宣教尤为重要，院前护理工作质量将直接影响患者是否能顺利入院完成日间手术计划。因为我国眼科日间手术尚处于迅猛发展期，未形成全国标准化的眼科日间手术住院流程，不同医院在细节处根据自身特点可能有所不同，但日间全身麻醉手术主要流程都包括了手术时间预约登记、术前相关检查及麻醉门诊会诊的完成、相关检查报告的审核、入院、手术及出院、门诊复诊等。

3. 入院前患者准备宣教

（1）术前检查时间确定：患者相关术前检查由门诊医师开具入院证时一同开出。患者预约手术时，预约处护士据预约时间指导患者术前 1 周内完成术前相关检查及麻醉门诊评估。

（2）术前检查报告结果审核：术前检查报告结果的审核主要由手术医疗组医师和预约护士共同完成。如果术前检查结果不符合日间手术准入标准，则取消日间手术预约，根据情况改为眼科传统住院手术模式或指导患者寻求相关专科诊治。

（3）术前疾病相关注意事项：未合并其他全身性疾病的日间全身麻醉患者，应做好保暖，预防因感冒而导致日间手术的取消或延期；合并有全身疾病的日间患者如高血压、糖尿病、慢性肺部疾病等需要病情稳定且坚持服药，入院前做好自我病情监测。其中高血压患者应控制血压<160/100mmHg；糖尿病患者血糖控制为空腹血糖浓度<8.3mmol/L，随机血糖浓度<10.0mmol/L，糖化血红蛋白<8.5%。

（4）术前用药准备：术前3天需预防性使用抗生素滴眼液（4次/天）；糖尿病、高血压患者须用药至手术当日；对长期服用抗凝血药的手术患者，应该对患者实施多学科评估，并根据评估结果决定围手术期是否应该暂停抗凝血药。

（5）术前胃肠道准备：接受全身麻醉或深度镇静时，患者的保护性呛咳及吞咽反射会减弱或消失。对于择期手术患者，术前恰当的禁食和禁水，可以预防误吸综合征，充分保障患者围手术期的安全性。

（三）入院护理评估

1. 术前检查评估　手术医疗组医师及责任护士共同再次复核患者相关检查报告以明确患者术前检查是否漏项或是否有异常检查结果，若检查遗漏或检查结果异常，据综合评估后决定是否取消本次手术。

2. 术眼评估　入院当日完成双眼视力、眼压、裂隙灯下眼部情况及术前专科检查报告的评估。

3. 患者健康评估　包括生命体征、病史及护理安全专项评估等，其中全身麻醉患者尤其要评估术日是否存在感冒、咳嗽等呼吸道疾病情况。

（四）术前护理

1. 用药护理　遵医嘱术前滴抗生素滴眼液，讲解滴眼液使用注意事项；高血压等须长期用药患者指导术前2小时饮用少量水服药，糖尿病患者因手术当日术前禁饮禁食，在医师的指导下暂停使用降糖药；据手术要求进行静脉输液治疗，如钠钾镁钙葡萄糖注射液、20%甘露醇的输注，并做好用药指导。

2. 患眼护理　指导患者及家属保护好患眼，避免揉搓及撞击；间歇性外斜视者须遵医嘱用敷料遮盖单眼（视力差侧）2小时，以打破融合得到准确斜视度数。

3. 饮食指导　根据全身麻醉术前建议禁食时间进行术前饮食指导，向患者及家属强调全麻术前禁食禁饮重要性，保障患者安全及全身麻醉手术的顺利进行。

4. 体位护理　除视网膜脱离患者外其他日间眼科全身麻醉手术术前没有特殊体位要求，视网膜脱离患者根据视网膜裂孔部位而取不同侧卧位，裂孔在视网膜下方者取半卧位，裂孔在上方取低枕卧位，裂孔在鼻侧或颞侧应使头部偏向裂孔侧，目的是使视网膜裂孔位于最低处，防止视网膜下液向黄斑扩散。

（五）术后护理

1. 术眼护理　观察伤口有无渗血、渗液，若有及时通知医师并更换敷料，保持敷料的清洁与干燥；遵医嘱使用滴眼液，预防术眼感染。

2. 疼痛管理　评估患者疼痛情况，了解疼痛的部位、性质及程度，及时告知医师给予相应处理，提高患者舒适度。

3. 饮食指导　全身麻醉术后对患者术后状态、呼吸功能以及吞咽功能进行综合评估后决定恢复饮食时间。第1次可饮适量温水，观察患者是否有恶心、呕吐、呛咳等反应，若无不良反应则可进食流质饮食，术日少量多餐，逐步过渡到普通饮食。

4. 体位护理　全身麻醉清醒前采用去枕平卧位，头偏向一侧，避免呕吐引起窒息，清醒后根据手术方式选择正确体位；若无特殊体位要求，可自主选择体位；白内障患者术后4~6小时取半坐卧位，使术中脱落的色素细胞沉积在下方以获得更佳视觉质量；玻璃体腔气体或硅油注入患者须每日保持头面部低位≥10小时，利用气泡/硅油向上顶的作用辅助脱落视网膜复位，特殊体位维持时间根据门诊随访结果进行指导。

5. 用药护理　遵医嘱使用滴眼液，并进行用药指导，向患者及家属讲解术后眼药的作用、使用及保存方法，并教会患者及家属眼药相关不良反应的识别与处理；糖尿病、高血压等慢性疾病患者，做好相关药物的管理及指导，保证患者日常用药安全及全身状况的稳定。

（六）出院护理

1. 复诊指导　告知患者复诊的时间、地点及须携带的资料等相关注意事项，并强调遵医嘱术后复诊的重要性和必要性。

2. 用药指导　讲解术后眼药的种类、用法及用药注意事项，有口服药的患者说明服药方法和药物可能的不良反应，特殊情况遵医嘱。

3. 术眼护理　手术次晨去除敷料，遵医嘱正确滴眼药；嘱勿揉搓、撞击患侧眼；术后2周内避免脏水入眼；注意观察术眼情况，告知若有眼痛、眼胀、视力突然下降、分泌物多等情况及时就医。

4. 饮食指导　饮食宜清淡，多食蔬菜、水果及富含蛋白质和维生素、易消化的食物；有特殊饮食要求的患者进行正确的饮食指导，如糖尿病患者进食糖尿病饮食，高血压患者进食低盐低脂饮食等。

5. 体位及活动指导　勿用力摇晃头部，适量运动，避免剧烈运动及重体力劳动，其中视网膜脱离术后患者须遵医嘱坚持特殊体位要求，原则上需保持使视网膜裂孔处于最高位的体位每天10小时以上，持续时间根据填充物性质及视网膜复位情况决定，玻璃体腔注气患者气体吸收前应避免到高原地区或乘坐飞机。

三、眼科日间手术的护理质量与风险管理

由于眼科手术对象中婴幼儿患者、老年患者、视功能障碍患者、合并症患者比重较大，眼科开展日间手术后，患者围住院期间存在诸多影响护理质量与安全的因素，如当日手术取消、擅自离院、跌倒/坠床、烫伤、血压和血糖等指标控制不达标、手术部位标识错误及术中配合不良等。所以，眼科日间护理质量与安全管理贯穿眼科日间手术全过程。

（一）眼科日间患者当日手术取消率的管控

当日手术取消率是指患者手术当天因各种原因取消手术的人数占日间手术患者总数的百分率。通过对患者和医院两方面因素的干预，可以有效管控当日手术取消率。

1. 患者疾病因素所致手术取消的管控

（1）疾病因素：①高血压，血压值≥160/100mmHg，中老年患者既往无高血压病史，高血压患者未规律用药或擅自停药、改药，有些患者因白大衣高血压等因素导致入院评估时测得血压值过高。②高血糖，空腹血糖≥8.3mmol/L，餐后血糖≥11.5mmol/L，随机血糖浓度≥10.0mmol/L，术前空腹血糖超标的患者报告漏审核，糖尿病患者血糖控制不稳定入院评估时血糖超标。③各类感染，有上呼吸道感染、尿路感染、眼部感染。上呼吸道感染常突

发于婴幼儿患者，尿路感染有时是由于标本采集时方法不当，如未取中段尿，导致检验结果假阳性；眼部感染常见于结膜及泪囊的炎症。

（2）管控措施：①高血压，手术预约时，测量患者血压，异常者嘱患者就医并预留足够血压调整时间；已确诊高血压患者，嘱患者遵医嘱使用抗高血压药；反复白大衣高血压患者须通过术前麻醉评估后方可预约手术。②高血糖，术前生化检查完全核实无参数超标方可预约手术；手术预约时，嘱糖尿病患者遵医嘱使用降糖药或胰岛素，做好血糖监测。③各类感染，手术预约时，嘱咐婴幼儿患者家长注意术前避免患儿感冒，入院前患儿出现眼红、眼痛情况提前就医，并电话改期。术前血常规、尿常规、泪道冲洗检查完全核实无参数超标方可预约手术。

2. 患者个人因素所致手术取消的管控

（1）个人因素：①女性患者月经期，女患者入院当天突来月经或已经在月经期。②术前准备不充分，入院当天无直系家属陪伴，患者因担心或害怕放弃手术。③家庭原因，直至手术当日患者未筹够住院费。④术前检查不全，术前检查漏项或未完成。

（2）管控措施：①床位预约时，全面术前宣教，包括术前检查结果、特殊情况下联系方式、留陪原则、住院费用等。②床位预约时，对成年女性患者，需重点强调手术预约时间避开月经期，如手术与月经期重叠，入院前联系改期。③入院登记时，向患者宣教住院留陪原则，并做好手术心理建设。④查验术前检查结果齐全、无手术禁忌证后，方可手术排程。

3. 医院方原因所致手术取消的管控

（1）医院方原因：①患者联系方式未确认或更新。②患者修改入院时间信息记录未更新。③手术医师因突发事件（疾病、指令性任务、会议等），变更手术时间。④其他突发因素，如突发公共卫生事件、突发地震征用日间病房收治地震伤员等，限制择期手术开展。

（2）管控措施：①手术预约时，再次核实患者电话号码并尽量保证有备用的联系方式。②各种原因导致患者手术时间修改时，手术预约人员及时更新信息。③尽早知晓手术时间变更信息，尽快联系手术医师和患者，协调手术时间，并将手术间资源通知其他有需要的手术医师。④日间手术病床灵活性强，如遇其他突发因素，如突发公共卫生事件，听命医院、科室统一调配，合理安排床位资源收治病患。

（二）眼科日间手术患者住院安全管理

1. 患者跌倒，坠床安全管理

（1）患者跌倒/坠床发生原因：①年龄及全身疾病因素，眼科日间手术患者中儿童患者、老年患者、合并高血压和糖尿病患者的比例较高，此类患者因好动、直立性低血压等因素致跌倒/坠床风险的风险较高。②低视力、视野缺损及复视等视功能障碍因素，玻璃体视网膜疾病、青光眼、斜视、独眼患者常存在不同程度的视功能障碍，尤其独眼和斜视患者手术后，患者跌倒/坠床风险增加。

（2）患者跌倒/坠床护理处置：①避免立即搬动患者，立即通知医师就地评估伤情，病情较轻者自主转移到病床休息，有骨折、颅脑损伤等患者，按医嘱完善相关检查，行后续治疗。②完成护理相关记录和不良事件上报，护理管理者组织全体人员进行根本原因分析，做持续质量改进。

（3）患者跌倒/坠床预防措施：①环境安全措施，保持病区地面清洁，开水房或卫生间使用防滑垫，台阶区域无障碍设施，床旁周围环境无障碍物，暗室内通道宽敞，地面线路规范收纳。②设施安全措施，病床设置床档，避免气压式床档，过道和卫生间安置扶手，行动不便患者使用手杖和轮椅，患者穿防滑鞋，使用有靠背的座椅，避免使用独凳。③患者评估与宣教，患者入院时行跌倒/坠床风险评估，对高风险患者加强安全健康宣教。

2. 患者离院安全管理

（1）患者离院原因：①生活物品或药品未带齐。②病房环境影响睡眠。③外出就餐、购物或娱乐。

（2）患者离院护理处置：①立即电话通知患者立刻返院，并告知离院风险和医院《患者离院责任制度》。②完成护理相关记录，记录患者离院和到院时间、电话沟通时间和内容。

（3）患者离院预防措施：①手术预约时，提醒患者及家属携带住院1日常用生活物品和必需药品。②保持夜间病房环境安静，必要时按医嘱予镇静药、催眠药。③入院时，告知离院风险和医院《患者离院责任制度》，患者不能外出就餐、购物或娱乐等，餐食和物品可由家属或陪同人员代购。

3. 患者烫伤

（1）患者烫伤原因：①患者高龄或年幼以及视力不佳。②病房提供饮水设备（温水瓶）有烫伤风险。

（2）患者烫伤护理处置：①立即冷水降温，保护烫伤部位皮肤，通知医师评估伤情，按医嘱用药及处置。②完成护理相关记录和不良事件上报，护理管理者组织全体人员进行根本原因分析，做持续质量改进。

（3）患者烫伤预防措施：①病房提供送水服务，避免高龄或年幼以及视力不佳者自行打水或倒水。②病房使用水壶，避免温水瓶倾倒瓶盖自行松脱引起烫伤。

（三）眼科日间手术合并症患者风险管理

1. 眼科日间手术合并高血压患者风险管理

（1）眼科日间手术合并高血压患者风险因素：①血压控制不良导致不能顺利入院。②住院期间特别是术后，患者血压持续升高。③持续高血压可引发心脑血管意外。

（2）眼科日间手术合并高血压患者风险防范措施：①床位预约时，告知手术要求血压控制范围，提醒患者按医嘱用药，必要时就医调整用药。②入院时，评估患者血压值，血压值超标者手术改期。③术后血压高的患者，通知医师，密切观察血压值变化，必要时按医嘱用药及处置。

2. 眼科日间手术合并糖尿病患者风险管理

（1）眼科日间手术合并糖尿病患者风险因素：①血糖控制不良导致不能顺利入院。②血糖过高，增加术后眼部血管出血的风险。③血糖过低，可发生低血糖休克的风险。

（2）眼科日间手术合并糖尿病患者风险防范措施：①床位预约时，告知手术要求血糖控制范围，提醒患者按医嘱用药，必要时就医调整用药。②入院时，评估患者血糖值，血糖值超标者手术改期。③术后血糖高的患者，通知医师，密切观察血糖值变化，必要时按医嘱用药及处置。④术后血糖低的患者，通知医师，按医嘱予以进食并观察血糖值变化。

3. 眼科日间手术合并血液透析患者风险管理

（1）眼科日间手术合并血液透析患者风险因素：①实验室指标控制不良导致不能顺利入院。②围住院期透析时间安排不合理，如患者透析时间安排在手术时间段或深夜时段，妨碍手术正常进行或影响患者术后正常休息。③跌倒/坠床的风险。

（2）眼科日间手术合并血液透析患者风险防范措施：①床位预约时，告知术前检查项目及要求，提醒患者按时透析，动态监测生化指标。②入院前，提前预约住院期间透析时间。③做好患者跌倒/坠床的风险评估和安全宣教。

4. 眼科日间手术合并心身障碍患者风险管理

（1）眼科日间手术合并心身障碍患者风险因素：①患者不能配合手术。②住院期间，患者有受伤、走失、影响医疗秩序的风险。

（2）眼科日间手术合并心身障碍患者风险防范措施：①就诊医师开入院证时，对患者心理疾病病史和状态进行评估，如患者有焦虑症、抑郁症等心身障碍，对不能配合手术患者选择全身麻醉方式手术，指导患者按医嘱持续用药，并向日间病房提前预警。②入院时，对患者进行心理状态评估，对病情较重患者请心理卫生专科会诊指导用药和处置。③住院期间，必须有家属看护患者，进行住院安全宣教及心理疏导，密切观察患者心理状态，严防意外事件发生。

（四）眼科日间手术患者手术相关风险管理

1. 眼科日间手术患者手术部位风险管理

（1）眼科日间手术患者手术部位标识管理：①手术部位实施医护双标识，医护双标识可以使用不同颜色或形状进行区分。②医护标识时机，医师完成术前检查后进行手术部位标识，患者接入手术室前病房护士再次确认手术部位后做二次标识。

（2）眼科日间手术患者手术部位核查管理：①病房主管医务人员在患者入手术室前，核查手术部位标识，发现漏标识、错标识应及时做补标识、更正处置。②术眼无标识患者禁止接入手术室，术中首次核查时医护再次检查手术部位标识。③患者、医师、护士对手术部位标识有疑问时，及时核查确认。

2. 眼科日间手术患者术中配合风险管理

（1）眼科日间手术患者术中配合评估：①婴幼儿患者、听力下降老年患者，评估患者年龄，一般≤12 岁患儿无法配合手术；评估老年患者听力状况，如听力下降明显，术中医患交流困难，导致患者配合度差。②语言沟通能力，评估患者医患沟通能力，因患者民族及受教育程度等方面的差异，导致医患交流时语言不通、无法理解。③评估患者心理状态，使用心理评估工具评价患者状态，询问患者有无心身障碍疾病史，了解患者有无焦虑症、多动症、抑郁症等。④其他疾病，评估患者有无合并症，评估阿尔茨海默病患者的病程及理解沟通能力能否手术并配合手术，评估帕金森病患者头部及肢体摆动程度能否手术并配合手术。

（2）提高眼科日间手术患者术中配合管理：①就诊医师开入院证前，评估患者年龄、听力、既往病史和心理状态，对不能配合手术患者选择全身麻醉方式进行日间手术，对不能行日间手术患者选择传统手术方式，指导长期服药患者按医嘱持续用药，并向日间病房提前预警。②入院时，对患者手术配合能力再次进行评估，对配合差的患者选择全身麻醉手术方式。③住院期间，必须有家属看护患者，行住院安全宣教及全身麻醉手术健康宣教，密切观察患者病情变化，严防意外事件发生。

（邢宇婷）

第十三章

普外科手术护理配合

第一节 甲状腺手术

一、常见用物准备

(一)体位用品

细长肩垫×1、沙袋×2。

(二)一次性用物

1. 常规物品 高频电刀笔 1 个、电刀清洁片 1 个、吸引管 1 个、无菌手术刀片 10# 和 11# 刀片各 1 张、医用真丝编织线（1#、4#、7# 各 1 板）、4-0 皮内缝线、一次性负压吸引球、甲状腺外科缝合针（含 5×12 圆针各 2 枚、7×17 角针各 2 枚、7×17 圆针各 2 枚、9×28 角针各 2 枚）、一次性使用灭菌橡胶外科手套若干、医用缆线无菌隔离护套 1 个（腔镜手术备）、无菌保温杯（腔镜手术备）。

2. 特殊物品 医用纤维组织胶水、穿刺器（腔镜手术备）。

(三)无菌敷料

在无菌敷料中开放手术和腔镜手术的区别：

1. 开放手术 甲状腺包（长方孔巾 1 块、中单 1 块、治疗巾 8 块、盐水盆 1 个、换药碗 1 个、小药杯 1 个、显影纱布 20 块、显影薄垫 7 块）、无菌手术衣服若干、无菌持物缸 1 个、无菌擦手小毛巾若干包。

2. 腔镜手术 大腿敷料包（台布 1 块、中单 2 块、治疗巾 6 块、盐水盆 1 个、换药碗 1 个、小药杯 1 个、显影纱布 20 块、显影薄垫 10 块）、无菌手术衣服若干、无菌持物缸 1 个、无菌擦手小毛巾若干包。

(四)手术器械

甲状腺器械、超声刀头、超声刀手柄线、腔镜器械（腔镜手术备）。

(五)仪器设备

单极电刀、吸引装置、超声刀等使用前检查功能状态，根据手术需求调节模式及参数。腔镜手术中还应检查摄影系统、CO_2 气源等设备。

二、麻醉方式

全身麻醉。

三、手术体位

在手术体位中开放手术和腔镜手术的区别:

1. 开放手术 采用颈仰卧位,肩部垫高,头向后仰,头的两侧用沙袋固定,床头可向上倾斜15°~20°。

2. 腔镜手术 采用颈仰卧位,肩部垫高,头向后仰,头的两侧用沙袋固定,床头可向上倾斜10°~15°,双下肢分开呈"剪刀"样,显示器摄像系统放置于患者头左侧方。

四、器械护士配合

(一)手术方式

甲状腺腺瘤切除术、甲状腺次全切除术、甲状腺全切除术、甲状腺癌根治性切除术、腔镜下甲状腺肿瘤切除术等。

(二)手术配合步骤

1. 清点 器械护士提前15~30分钟执行外科洗手,保证有充足的时间进行物品的检查和清单,并与巡回护士共同清点物品,包括手术敷料、手术器械、手术特殊物品、杂项物品等。

2. 选择切口 在切口选择中开放手术和腔镜手术的区别。

(1)开放手术:颈前方,在胸骨上窝两横指的部位,沿颈部皮纹方向的横弧形切口。

(2)腔镜手术:以胸骨表面近中线作为观察孔,双侧乳晕上方前胸壁各打一个5mm的操作孔(一般有乳晕入路、胸乳入路、腋乳入路等方式,本文主要介绍经胸乳入路)。

3. 消毒

(1)消毒液:参照使用说明选择和使用,常选用0.5%~1%碘伏直接涂擦手术区,消毒2遍。

(2)消毒范围:在消毒范围中开放手术和腔镜手术的区别。

①开放手术:上至下唇,下至乳头,两侧至斜方肌前缘。

②腔镜手术:上至下唇,下至脐水平,两侧过腋中线。

4. 铺单 在切口选择中开放手术和腔镜手术的区别。

(1)开放手术

①器械护士将2块布类治疗巾做成两个球塞在颈部两侧,其余治疗巾按"我(纵行1/4折边对着自己)、你(纵行1/4折边对着外科医师)、你、我"顺序,依次传递给外科医师铺于切口四周,要求铺单后能看到切口标识,之后另递一块治疗巾蘸切口周围未干的消毒液。

②器械护士用无菌剪刀在抗菌贴膜1/2处纵行剪开,将抗菌贴膜展开后传递。

③切口下缘铺一块中单。

④铺长方孔巾,下垂边缘至手术台缘≥30cm。

（2）腔镜手术

①器械护士将2块布类治疗巾做成两个球塞在颈部两侧，后按"我（纵行1/4折边对着自己）、你（纵行1/4折边对着外科医师）、你、我"顺序，依次传递给外科医师铺于切口四周，要求铺单后能看到切口标识。

②器械护士递4把布巾钳固定。

③将2块布类中单（横行1/2对折）分别传递给手术医师沿对角线铺于两侧腿上，最后器械护士将两块布类对折中单重复铺于两侧腿上。

④切口下缘铺一块中单。

⑤铺长方孔巾，下垂边缘至手术台缘≥30cm。

5. 切皮或建立气腹　在切皮或建立气腹中开放手术和腔镜手术的区别。

（1）开放手术：递10#刀片、有齿镊沿切口标记线切开皮肤，两块纱布拭血，递高频电刀笔切开皮下组织，电凝止血。

（2）腔镜手术：递整理好的医用缆线，用无菌隔离镜套套好镜头给手术医师，递套好的镜头和光纤线连接头（和巡回护士连接光纤线、连接冷光源线，协助医生连接），连接二氧化碳管道、电凝线、电刀线、超声刀线、吸引器管（连接好吸引器）递组织钳固定；递一次性使用无菌注射器20mL于穿刺点部位注入无菌生理盐水形成皮丘，递11#刀片切开两乳头连线中点1~2cm长横小口，深达筋膜层，递中弯钳钝性分离，扩张切口；递分离棒从小切口进入皮下层，多次穿刺胸前壁建立手术空间；递10mm或12mm穿刺器，将经过白平衡调试及热盐水预热过的镜头置入穿刺器探查建立观察孔；递7×17角针7#丝线固定穿刺器以防止漏气；连接气腹机CO_2压力为6mmHg。

6. 不同手术方式在护理配合上也有差别　甲状腺不同术式的手术配合。

（1）甲状腺癌根治术

①显露甲状腺：用组织钳提起皮缘，9×28角针4#丝线缝皮瓣悬吊，递小弯血管钳固定4#丝线，显露手术视野，超声刀或高频电刀笔分离颈阔肌，弯蚊式钳止血，1#丝线结扎或者电凝止血。

②显露甲状腺叶：用超声刀切断颈前静脉，纵行切开颈白线，用手钝性分离或纱布粒做钝性分离颈前肌与甲状腺的包膜间隙后，递甲状腺拉钩将一侧肌肉牵开，遇出血点1#丝线结扎，高频电刀笔继续切口颈白线直达甲状腺包膜，脑膜剪沿正中线剪开，上至甲状腺软骨，下至胸骨颈静脉切迹，两侧达胸锁乳突肌，递甲状腺拉钩将甲状腺前肌群牵向外侧，显露甲状腺侧叶。

③游离甲状腺组织：递甲状腺拉钩牵开甲状腺侧叶旁的组织，递胆管钳、脑膜剪逐步分离甲状腺组织，分离甲状腺上、下静脉及甲状腺中静脉递纱布粒钝性分离或者小蚊式钳游离甲状腺侧叶，遇出血1#丝线结扎。

④切除甲状腺峡部及甲状腺：递胆管钳分离甲状腺峡部，递4#丝线结扎，递小蚊式血管钳夹住甲状腺周围，用脑膜剪逐步间断甲状腺体，撤出小蚊式血管钳后递1#丝线结扎，弯盘接移除的甲状腺标本。

⑤同法切除对侧甲状腺：递脑膜剪切开颈动脉鞘，纱布粒做钝性分离肿大的淋巴结，确定颈内静脉、静总动脉和迷走神经，保护甲状旁腺，避免喉返神经损伤，用无菌纱带轻轻牵拉颈总动脉、清理其周围淋巴结，器械护士收集好标本。

（2）甲状腺部分切除术

①显露甲状腺体：用组织钳提起皮缘，9×28 角针 4#丝线缝皮瓣悬吊，递小弯钳固定 4#丝线，显露手术视野，递 6×17 圆针 1#丝线缝扎颈前静脉，递高频电刀笔纵行切开颈白线，用手钝性分离或纱布粒做钝性分离颈前肌与甲状腺的包膜间隙后，递甲状腺拉钩将一侧肌肉牵开。

②显露甲状腺侧叶：递纱布粒剥离在囊壁与正常甲状腺之间做钝性分离，递小弯钳夹住基地甲状腺组织，递脑膜剪剪断 1#丝线结扎或 1#丝线缝扎（如是腺瘤可用组织钳提起腺瘤协助切除）。

③游离甲状腺组织：递甲状腺拉钩牵开甲状腺侧叶旁的组织，递胆管钳、脑膜剪逐步分离甲状腺组织，分离甲状腺上、下静脉及甲状腺中静脉递纱布粒钝性分离或者小蚊式钳游离甲状腺侧叶，退出血 1#丝线结扎。

④切断甲状腺峡部及部分甲状腺：递蚊式钳贴气管壁前分离甲状腺峡部，递超声刀离断峡部腺体，用超声刀切除甲状腺体，保留甲状腺包膜，递电刀止血，5×12 圆针 1#丝线缝合腺体残端止血。

（3）腔镜下甲状腺切除术

①建立操作孔：递 11#刀片于左右乳晕上边缘分别做弧形切口，递穿刺器于乳房上方前胸壁建立主操作孔及辅助操作孔。

②游离：递中弯钳、超声刀，直视下超声刀分离颈阔肌，递分离棒穿刺分离后剩余组织，向上分离甲状腺软骨，两侧到胸锁乳突肌外侧，完成皮下操作空间。

③暴露甲状腺及甲状腺结节：递超声刀切断舌骨下肌群、颈白线、暴露甲状腺。若腺体较大，可在颈外用 7×17 角针 7#丝线缝吊，用超声刀切断甲状腺中静脉，将甲状腺直接切开，切除甲状腺部分腺体，保留腺体组织。

④取标本：递标本袋在腔镜下袋装标本，通过观察孔取出。再次置入镜头探查喉返神经。

7. 缝合关闭伤口　在缝合中开放手术和腔镜手术的区别。

（1）开放手术：用生理盐水冲洗，清点器械、纱布、纱布垫、缝针。巡回护士协助去除肩垫，递消毒纱布消毒切口周围皮肤，递 11#刀片、7×17 角针 4#丝线固定引流管递有齿镊，5×12 圆针 1#丝线间断缝合颈白线、颈阔约肌，再次清点物品数目，递有齿镊，5×12 角针 1#丝线缝合皮下组织或 4-0 皮内缝合皮肤，递组织胶水涂抹伤口表面，递无菌伤口敷料包扎。

（2）腔镜手术：用生理盐水冲洗，撤出腔镜用物，清点器械、纱布、纱布垫、缝针。递消毒纱布消毒切口周围皮肤，递 11#刀片、7×17 角针 4#丝线固定引流管，递有齿镊、5×12 圆针 1#丝线逐层缝合，再次清点物品数目，递组织胶水涂抹伤口表面，递无菌伤口敷料包扎。

（张　芳）

第二节 乳腺手术

一、常见用物准备

(一) 体位用品

方形海绵垫×1。

(二) 一次性用物

1. 常规物品 高频电刀笔 1 个、电刀清洁片 1 个、吸引管 1 个、4-0 可吸收皮内缝合线、一次性使用灭菌橡胶外科手套若干,不同点见下述。

(1) 乳腺癌根治性切除术/乳腺癌改良根治手术:35cm×34cm 抗菌手术薄膜 1 张、医用真丝编织线 (1#、4#、7#各 1 板)、甲状腺外科缝合针 (含 5×12 圆针各 2 枚、7×17 角针各 2 枚、7×17 圆针各 2 枚、9×28 角针各 2 枚)、无菌手术刀片 10#和 11#各 2 张,一次性负压引流球 1 个、备无菌导尿包 1 个。

(2) 单纯乳腺肿物切除术:医用真丝编织线 1#一板、4-0 皮内缝合线、无菌手术刀片 10#1 张。

2. 特殊用物 特殊 Y 形引流管、皮肤胶水、大纱布。

(三) 无菌敷料

在无菌敷料中不同术式的区别:

1. 乳腺癌根治性切除术/乳腺癌改良根治手术 大腿敷料包 (大单 1 块、中单 2 块、治疗巾 6 块、盐水盆 1 个、换药碗 1 个、小药杯 1 个、显影纱布 20 块、显影薄垫 10 块)、无菌手术衣服若干、无菌持物缸 1 个、无菌擦手小毛巾若干包。

2. 单纯乳腺肿物切除术 无菌治疗巾 1 包、无菌中单 1 包、无菌手术衣服若干、无菌持物缸 1 个、无菌擦手小毛巾若干包。

(四) 手术器械

在手术器械中不同术式的区别:

1. 乳腺癌根治性切除术/乳腺癌改良根治手术 甲状腺器械、短柄超声刀头、超声刀手柄。

2. 单纯乳腺肿物切除术 小肿瘤器械。

(五) 仪器设备

单极电刀、吸引装置、超声刀使用前检查功能状态,根据手术需求调节模式及参数。

二、麻醉方式

在麻醉方式中不同术式的区别:

1. 乳腺癌根治性切除术/乳腺癌改良根治手术 全身麻醉。

2. 单纯乳腺肿物切除术 局部麻醉。

三、手术体位

在手术体位中不同术式的区别：

1. 乳腺癌根治性切除术/乳腺癌改良根治手术　平卧位，患侧上肢外展90°，肩胛下和腋窝下垫以软垫使腋窝后略抬高，头部稍微偏向健侧，手术床稍偏向健侧，充分暴露手术区域。

2. 单纯乳腺肿物切除术　平卧位，患侧上肢置于头上。

四、器械护士配合

（一）常见手术方式

乳腺癌改良根治性切除术、乳腺癌根治性切除术、单纯乳腺肿物切除。

（二）手术配合步骤

1. 清点　器械护士提前15~30分钟执行外科洗手，保证有充足的时间进行物品的检查和清点，并与巡回护士共同清点物品，包括手术敷料、手术器械、手术特殊物品、杂项物品等。若局麻手术则是手术医师和巡回护士共同清点。

2. 选择切口　在切口选择中不同术式的区别。

（1）乳腺癌根治性切除术/乳腺癌改良根治手术：在距离肿瘤2~3cm处纵向或梭形切口。

（2）单纯乳腺肿物切除术：以乳晕为中心放射线皮肤切口，也可以与乳晕平行的弧形切口，以乳头为中心的半圆切口。

3. 消毒

（1）消毒液：参照使用说明选择和使用。常选用0.5%~1%碘伏直接涂擦手术区，消毒至少2遍。

（2）消毒范围：在消毒范围中不同术式的区别。

①乳腺癌根治性切除术/乳腺癌改良根治手术：前至对侧锁骨中线，后至腋后线，上过锁骨及上臂，下过肚脐平行。

②单纯乳腺肿物切除术：距离乳腺肿块手术切口15cm以上范围进行消毒。

4. 铺单　在铺单中不同术式的区别。

（1）乳腺癌根治性切除术/乳腺癌改良根治手术

①手术医师带一次性使用灭菌橡胶外科手套协助抬高患侧手臂，器械护士递2块布类中单（横行1/2对折）依次传递给手术医师铺于患侧手臂下，递2块完全打开的治疗巾包患侧手，递无菌绷带固定。器械护士将布类治疗巾按"我（纵行1/4折边对着自己）、你（纵行1/4折边对着外科医生）、你、我"顺序，依次传递给外科医师铺于切口四周。

②器械护士递4把巾钳固定治疗巾。

③手术医师与器械护士共同配合于切口上、下缘各交替斜拉2块中单，切口上缘再平铺1块中单，切口下缘铺大单、中单，下垂边缘至手术台缘≥30cm。

（2）单纯乳腺肿物切除术

①手术医师将布类治疗巾按"我（纵行1/4折边对着自己）、你（纵行1/4折边对着外

科医生)、你、我"顺序，铺于切口四周。

②手术医师与巡回护士共同配合于切口上、下缘各交替斜拉 2 块中单，切口上缘再平铺 1 块中单，切口下缘铺大单、中单，下垂边缘至手术台缘≥30cm。

5. 乳腺手术不同手术方式在护理配合上也有差别 乳腺不同术式的手术配合。

（1）乳腺癌根治性切除术

①切口皮肤，游离皮瓣：递 10# 刀片、有齿镊切开皮肤，两块纱布垫擦拭血，递电刀切开皮下组织，递超声刀切口游离，电刀电凝止血或 1# 丝线结扎止血，皮瓣游离范围上至锁骨，下至肋弓下缘，内到胸骨中线，外达背阔约肌前缘。

②切断胸大、胸小肌：递甲状腺拉钩牵开外侧皮瓣，递长无齿镊、脑膜剪或电刀沿锁骨下切开胸大肌浅面脂肪组织，显露胸大肌，递电刀在靠近肱骨大结节嵴处切断其筋腱，递纱布粒剥离组织，递胆管钳游离肩峰动脉、静脉，递 2 把中弯钳钳夹，超声刀切断或脑膜剪断，递 1# 丝线结扎。递组织钳提起胸大肌断键向下牵拉，显露胸小肌。

③解剖腋窝和清除腋窝静脉周围脂肪及淋巴组织：递甲状腺拉钩牵开外侧皮瓣，递长无齿镊，脑膜剪剪开腋窝部筋膜，将胸大肌、胸小肌用组织钳一起向下牵引，递纱布粒剥离组织，递胆管钳游离腋窝及锁骨上、下脂肪和清扫淋巴结，递小弯血管钳钳住腋动脉、静脉，并用脑膜剪或超声刀切断，递 1# 丝线结扎，递胆管钳游离胸外侧血管及肩胛下血管，递中弯钳夹住血管，递脑膜剪剪断，递 1# 丝线结扎。

④切除标本：递组织钳提起胸大肌、胸小肌、乳房与腋窝处分离的组织，依次从上、内、外、下用电刀将胸大肌、胸小肌纤维自胸骨缘和肋骨上面切断，使乳房连同胸大肌、胸小肌、腋窝处游离的组织整块切除，递电刀边切除边止血，出血点递中弯钳夹住，电凝止血缝扎、递 1# 丝线结扎或 5×12 圆针穿 1# 丝线缝扎。

⑤关闭伤口：递甲状腺拉钩牵开外侧皮瓣，仔细检查创面，彻底止血，依次递无菌注射用水、生理盐水冲洗切口创面，递干纱布垫擦干创面，清点器械、纱布、纱布垫、缝针等，递消毒纱布，递 11# 刀片、7×17 角针 4# 丝线固定引流管，再次清点物品数量，递 9×28 角针直接缝合皮肤，递无菌伤口敷料包扎。

（2）乳腺癌改良根治术

①切皮：递 10# 号刀片和有齿镊在距离肿瘤 2cm 以上做一棱形切口，两块纱布垫擦拭血，递高频电刀笔切开皮下组织，甲状腺拉钩牵开切口皮肤。

②游离皮瓣：递组织钳提起皮缘，递电刀游离皮瓣，递湿纱布垫填塞。

③切除乳腺：递电刀或超声刀自下内侧开始向上外将乳腺肿瘤连同深部的胸大肌筋膜分离切除，一直游离到胸大肌边缘，递胆管钳游离乳腺肿瘤组织，电刀切口并止血，出血点递 1# 丝线结扎，切下的乳腺肿瘤组织放于弯盘内。

④清扫胸大肌、胸小肌淋巴结：递电刀或超声刀和胆管钳游离神经血管，递 2 把中弯钳夹住，脑膜剪剪断，递 1# 丝线结扎。

⑤清扫腋窝淋巴结：递宽无齿长镊提起胸小肌，全程暴露锁骨下血管、腋血管递甲状腺拉钩牵开皮肤，递胆管钳和脑膜剪游离清扫淋巴结，由内向外，依次廓清中央组、外侧组、前组、后组，有出血点递 1# 丝线结扎或电凝止血。

⑥清点物品，缝合皮肤：递甲状腺拉钩牵开皮肤，仔细检查创面，彻底止血，依次递无菌注射用水、生理盐水冲洗切口创面，递干纱布垫擦干创面，清点器械、纱布、纱布垫、缝

针等，递消毒纱布，递 11# 刀片、7×17 角针 4# 丝线固定引流管，再次清点物品数量，4-0 皮内缝合皮肤，外涂组织胶水粘合，递无菌伤口敷料包扎。

（3）单纯乳腺肿物切除术

①注射局麻药物，以乳晕为中心做放射切口：递 10mL 注射器将配好的 1% 利多卡因皮下注射，递 2 块纱布擦，递 10# 刀片切皮及有齿镊提拉皮肤，电刀边切边凝血，或者小弯止血夹住出血点，电凝止血或 1# 丝线结扎。

②切除肿块，如有包膜一起切除：递 7×17 中小圆针 4# 丝线缝肿块组织，丝线一端进行提拉，递中弯钳游离周围组织，如遇出血电凝止血或 1# 丝线结扎，移除乳腺肿块。

③缝合：清点器械、纱布、纱布垫、缝针，递消毒纱布消毒皮肤，递 5×12 小圆针缝合乳腺创面，递 4-0 可吸收皮内缝合线及两把有齿镊缝合皮肤，再次清点物品数目，递无菌伤口敷料包扎。

（张　芳）

第三节　腹部疝无张力修补术

一、常见用物准备

（一）一次性用物

1. 常规物品　高频电刀笔 1 个、吸引管 1 个、一次性使用负压球 1 个、无菌导尿包 1 个、一次性使用灭菌橡胶外科手套若干，不同点见下述。

在物品准备中开放手术和腔镜手术的区别。

（1）开放手术：医用真丝编织线（1#、4#、7# 各 1 板）、腹腔缝合针（含 5×12 圆针 3 枚、7×17 中小圆针 2 枚、9×28 角针 2 枚、12×20 圆针 2 枚、12×28 圆针 2 枚）、无菌手术刀片 11# 和 20# 各 1 张、2-0 可吸收缝线、4-0 可吸收缝线、34cm×35cm 抗菌手术薄膜 1 张。

（2）腔镜手术：医用缆线无菌隔离镜套、医用真丝编织线 1# 和 4# 各 1 板、LC 缝合针（含 7×17 角针 2 枚、12×20 圆针 1 枚）、无菌保温杯、气腹针 1 枚、3-0 可吸收缝线、无菌手术刀片 11# 1 张、一次性使用无菌注射器 50mL。

2. 特殊用物　疝气修补片（大小符合手术要求）、医用纤维蛋白组织胶水、穿刺器（腔镜手术备）。

（二）无菌敷料

剖腹包（长方孔巾 1 块、中单 1 块、治疗巾 8 块、盐水盆 1 个、换药碗 2 个、小药杯 1 个、显影纱布 10 块、显影纱垫 5 块）、无菌手术衣 5 件、无菌持物干缸 1 个、无菌擦手小毛巾 1 包。

（三）手术器械

在手术器械中开放手术和腔镜手术的区别：

1. 开放手术　腹腔器械。

2. 腔镜手术　LC 器械、腹腔镜器械。

（四）仪器设备

单极电刀、吸引装置、超声刀使用前检查功能状态，根据手术需求调节模式及参数。腔镜手术中还应检查摄影系统、CO_2气源等设备。

二、麻醉方式

全身麻醉或硬膜外阻滞麻醉。

三、手术体位

仰卧位。

四、器械护士配合

（一）常见手术方式

腹股沟斜疝修补术、股疝修补术、腹腔镜腹股沟疝修补术等。

（二）手术配合步骤

1. 清点　器械护士提前 15~30 分钟执行外科洗手，保证有充足的时间进行物品的检查和清点，并与巡回护士共同清点物品，包括手术敷料、手术器械、手术特殊物品、杂项物品等。

2. 选择切口　在切口选择中开放手术和腔镜手术的区别。

（1）开放手术

①腹股沟斜疝自腹股沟韧带中点上方 2cm 处至耻骨结节做一与腹股沟韧带相平行的切口，长约 7cm，上可超过内环，下至耻骨结节。

②股疝切口：自腹股沟韧带中点至耻骨结节做斜切口。

（2）腔镜手术：一般以脐孔作为观察孔，在脐平面的稍下的两侧腹直肌外缘各建立一个操作孔，如果是单侧疝，也可将健侧的操作孔移至脐下 5cm 处。

3. 消毒

（1）消毒液：参照使用说明选择和使用。常选用 0.5%~1% 碘伏直接涂擦手术区，消毒至少 2 遍。

（2）消毒范围：在消毒范围中开放手术和腔镜手术的区别。

①开放手术：上至脐平行线、下至大腿上 1/3，两侧至腋中线。

②腔镜手术：自乳头至耻骨联合平面，两侧至腋后线。

4. 铺单

（1）器械护士将一块球状治疗巾置阴囊下，再递布类治疗巾按"我（纵行 1/4 折边对着自己）、你（纵行 1/4 折边对着外科医生）、你、我"顺序，依次传递给外科医师铺于切口四周，要求铺单后能看到切口标识，最后另递一块治疗巾蘸切口周围未干的消毒液。

（2）器械护士将抗菌贴膜展开后传递（若腔镜手术则递 4 把巾钳固定）。

（3）切口上、下缘各铺一块中单（上缘也可铺一件无菌手术衣服）。

（4）铺长方孔巾，下垂边缘至手术台缘≥30cm。

5. 切皮或建立气腹 在消毒范围中开放手术和腔镜手术的区别。

（1）开放手术：递20#刀片自腹股沟韧带上方2cm处作一与之相平行的切口，长约7cm，上可超过内环，下至耻骨结节，传递有齿镊、高频电刀笔依次切开皮肤、皮下组织，钝性分离脂肪组织，筋膜，暴露腹外斜肌肌腱膜及外环，干纱布拭血，遇出血（如腹壁浅静脉）用中弯钳钳夹止血，1#丝线结扎或电凝止血，更换刀片。

（2）腔镜手术：递整理好的医用缆线，用无菌隔离镜套套好镜头给术者，递套好的镜头和光纤线连接头（和巡回护士连接光纤线、连接冷光源线，协助医师连接），连接二氧化碳管道、电凝线（连接好电凝勾）、吸引器管（连接好吸引器）递组织钳固定。递消毒纱布消毒脐孔，递11#刀片于脐部上或下缘作一1cm弧形或纵向切口，递2把巾钳提起腹壁，将气腹针垂直或向盆腔斜行刺入腹腔，连接气腹管。达到预设气腹压力后拔出气管针，置入10mm或12mm穿刺器，刺入腹腔后连接气腹管至腹内压力为12~15mmHg。将经过白平衡调试及热盐水预热过的镜头置入穿刺器探查腹腔

6. 不同手术方式在护理配合上也有差别 腹部疝气修补不同术式的手术配合。

（1）腹股沟斜疝修补术

①暴露疝囊：保护切口，四周铺湿盐水纱布垫。递甲状腺拉钩牵开显露腹外斜肌腱膜及外环。递20#刀片切开，递中弯钳夹起，组织剪分离，将皮下脂肪组织及筋膜从腹外斜肌腱膜上推开，内上达腹直肌前鞘，外下至腹股沟韧带。递20#刀片纵行切开提睾肌及精索内筋膜，如出血用中弯钳钳夹1#丝线结扎，递中弯钳提起疝囊与输精管、精索血管及周围组织钝性分离，游离精索并递一条湿纱布带牵引。

②切开疝囊，并切除疝囊：递中弯钳或无齿长镊2把提起疝囊壁，组织剪剪开疝囊，递小弯钳数把钳夹疝囊四周边缘，递湿盐水纱布包裹手指钝性分离疝囊至颈部并回纳；递5×12圆针4#丝线作高位的8字贯穿缝扎、荷包或连续缝合疝囊颈（如发现疝内容物已坏死应递无齿长镊、组织剪剪去多余疝囊），距结扎线0.5cm处切断疝囊。

③修补内环和腹横筋膜：递直角拉钩或湿纱布带牵开精索，暴露内环边缘。

a. 传统修补法：递7×17圆针4#丝线间断缝合内缘及外缘的腹横筋膜1~2针，以可容纳示指为宜。

b. 平片修补法：递5×12圆针4#丝线缝合补片与内环边缘。

c. 塞状补片修补法：递5×12圆针4#丝线缝合塞状补片与内环边缘数针，递平板补片包裹保护精索，递7×17圆针4#丝线缝合平板边缘与腹外斜肌下缘。

④缝合提睾肌及精索内筋膜：递7×17圆针4#丝线缝合。

⑤加强腹股沟管前、后壁

a. 精索原位修补法：递7×17圆针7#丝线，在精索前方缝合。

b. 精索移位或后方修补法（即移位法）：将腹内斜肌下缘和联合腱递7×17圆针7#丝线间断缝合缝至腹股沟韧带上。

⑥重叠缝合腹外斜肌腱，重建外环：递7×17圆针4#丝线间断缝合，外环大小以容纳示指尖端为宜。

（2）股疝修补术

①~②步骤同腹股沟斜疝修补术。

③封闭疝环

a. 低位修补法：递直角拉钩将卵圆窝上缘及腹股韧带牵起，递 7×17 圆针 7#丝线缝合腹股沟韧带与耻骨肌筋膜。

b. 高位修补法（股环封闭后还应修补腹股沟管后壁）：递 7×17 圆针 7#丝线缝合腹股沟韧带、耻骨梳韧带与耻骨肌筋膜，再缝合腹横筋膜与腹股沟韧带。

④~⑥步骤同腹股沟斜疝修补术。

（3）腹腔镜腹股沟疝修补术

①建立操作孔：在腹腔镜的直视下递 11#号刀片切开皮肤，分别递 12mm 穿刺器、5mm 穿刺器给医师通过切口刺入腹腔，递腹腔镜吸引器、腹腔镜分离钳置于 2 个操作孔，递电凝钩（或分离钳）分离并切除周围多余组织。

②暴露内疝口：显露出内环口后递分离钳分离疝囊和精索，查找疝内环口后递钛夹钳与内环口水平横断疝囊。

③显露腹股沟区域的解剖位置：递分离钳分离腹膜前间隙，递电凝剪、电凝钩切除腹膜前脂肪组织，遇到出血递钛夹钳钳夹。

④将疝囊完全游离后还纳入腹腔。

⑤放置补片：递线剪和疝囊修补片给医师裁剪，将裁剪后的疝囊卷起来（或折叠），递分离钳钳夹，通过疝同侧的穿刺孔送至腹膜前间隙并使之平整，用腹腔镜持针器钳夹，递 3-0 可吸收缝线将疝补片固定（或递螺旋钉固定），固定于耻骨结节、腹股沟边缘韧带、Cooper 韧带、腹横肌弓缘联合肌腱、腹横肌处。

7. 关闭切口　在缝合中开放手术和腔镜手术的区别。

（1）开放手术：去除一切牵引物，递温生理盐水冲洗切口，电刀电凝止血。清点器械、纱布、纱布垫、缝针，递 2-0 可吸收缝线缝合腹外斜肌腱膜、皮下组织，再次清点物品数目，递消毒纱布消毒切口，递 4-0 可吸收皮内线缝合皮肤后再次消毒，递 2 把有齿皮镊对合皮肤切缘，递无菌伤口敷料包扎。

（2）腔镜手术：用生理盐水冲洗，撤出腔镜用物。清点器械、纱布、纱布垫、缝针。递中弯钳、12×20 圆针 7#丝线缝合腹膜，递中弯钳、12×20 圆针 7#丝线缝合皮下组织，再次清点物品数目递消毒纱布消毒皮肤，递短有齿皮镊 7×17 角针 1#丝线缝合皮肤，再次消毒纱布消毒皮肤，递无菌伤口敷料包扎。

（张　芳）

第四节　胃部手术

一、常见用物准备

（一）一次性用物品

1. 常规物品　高频电刀笔 1 个、电刀清洁片、吸引管 1 个、34cm×35cm 抗菌手术薄膜 1 张、医用真丝编织线（1#、4#、7#各 2 板）、腹腔缝合针含（含 5×12 圆针 3 枚、7×17 中小圆针 2 枚、9×28 角针 2 枚、12×20 圆针 2 枚、12×28 圆针 2 枚）、1#可吸收缝线、2-0 可吸收缝线、3-0可吸收缝线、无菌手术刀片20#和11#各2张、液状石蜡、棉球、一次性负压引流球1个、备无菌导尿包1个、一次性使用灭菌橡胶外科手套若干。一次性使用注射器50mL（腔镜手术备）、无菌保温杯（腔镜手术备）、医用缆线无菌隔离镜套（腔镜手术备）。

2. 特殊用物　一次性切割型闭合器及其仓钉、一次性管状吻合器、短柄超声刀头/长柄超声刀头、超声刀线等高值耗材、一次性使用腹腔穿刺器（腔镜手术备）。

（二）无菌敷料

腹腔包（剖腹单1块、中单1块、治疗巾9块、盐水盆1个、换药碗2个、小药杯1个、显影纱布10块、显影纱垫14块）、无菌中单包1包、无菌手术衣10件、无菌持物干缸1个、无菌擦手小毛巾2包。

（三）手术器械

在手术器械中开放手术和腔镜手术的区别：

1. 开放手术　腹腔器械、胃癌器械、荷包钳。

2. 腔镜手术　腹腔器械、肠切除器械、腹腔镜器械、荷包钳。

（四）仪器设备

单极电刀、吸引装置、超声刀使用前检查功能状态，根据手术需求调节模式及参数。腔镜手术中还应检查摄影系统、CO_2气源等设备。

二、麻醉方式

全身麻醉。

三、手术体位

在手术体位中开放手术和腔镜手术的区别：

1. 开放手术　仰卧位。

2. 腔镜手术　仰卧位，全麻后头高脚低位人字形体位。

四、器械护士配合

（一）常见手术方式

胃大部分切除术（毕Ⅰ式）、胃大部分切除术（毕Ⅱ式）、胃癌根治、全胃切除术、腹腔镜下胃大部切除术、腹腔镜下胃癌根治术。

（二）手术配合步骤

1. 清点　器械护士提前15~30分钟执行外科洗手，保证有充足的时间进行物品的检查和清点，并与巡回护士共同清点物品，包括手术敷料、手术器械、手术特殊物品、杂项物品等。

2. 选择切口　在切口选择中开放手术和腔镜手术的区别。

（1）开放手术：上腹部正中切口。

（2）腔镜手术：以脐下缘为观察孔，在左、右腋前线左肋缘下和左、右锁骨中线平脐处建立操作孔。

3. 消毒

（1）消毒液：参照使用说明选择和使用。常选用 0.5%～1% 碘伏直接涂擦手术区，消毒至少 2 遍。

（2）消毒范围：上至双侧乳头，下至耻骨联合水平，两侧至腋中线。

4. 铺单　在铺单中开放手术和腔镜手术的区别。

（1）开放手术

①器械护士将布类中单对折铺于身体两侧，再将治疗巾按"我（纵行 1/4 折边对着自己）、你（纵行 1/4 折边对着外科医生）、你、我"顺序，依次传递给外科医师铺于切口四周，要求铺单后能看到切口标识，之后另递一块治疗巾蘸切口周围未干的消毒液。

②器械护士将抗菌贴膜展开后传递，并协助贴膜。

③切口上、下缘各铺一块中单（上缘也可铺一件无菌手术衣服）。

④铺长方孔巾，下垂边缘至手术台缘 ≥30cm。

（2）腔镜手术

①器械护士将布类中单对折铺于身体两侧，再将治疗巾按"我（纵行 1/4 折边对着自己）、你（纵行 1/4 折边对着外科医生）、你、我"顺序，依次传递给外科医师铺于切口四周，要求铺单后能看到切口标识，之后另递一块治疗巾蘸切口周围未干的消毒液。

②器械护士递 4 把巾钳固定。

③将 2 块布类中单（横行 1/2 对折）分别传递给外科医师沿对角线铺于两侧腿上，最后器械护士将两块布类对折中单重复铺于两侧腿上。

④切口上、下缘各铺一块中单（上缘也可铺一件无菌手术衣服）。

⑤铺长方孔巾，下垂边缘至手术台缘 ≥30cm。

5. 切开开腹或建立气腹，探查腹腔　在探查腹腔中开放手术和腔镜手术的区别。

（1）开放手术

①递 20# 刀片于自剑突向下至脐上，沿正中线切开皮肤，更换刀片，递两块干纱垫拭血，递有齿镊、电刀劈开皮下组织，递甲状腺拉钩牵开显露腹白线，遇出血点时递血管钳或蚊式钳钳夹，1 号丝线结扎或电凝止血。递血管钳、电刀钳夹并切开腹白线，换湿盐水纱垫钝性推开脂肪显露腹膜。递血管钳分别于两侧钳夹腹膜，递 20# 刀片将腹膜开一小口，将手指插入切口探查托起腹膜，递脑膜剪、电刀在两指之间延长切口。递两块湿盐水纱布垫保护切口，腹腔拉钩牵开暴露手术术野，递生理盐水协助洗手。

②递两块湿盐水纱布垫保护切口，腹腔拉钩牵开暴露术野，递生理盐水协助洗手探查，更换深部手术器械。

（2）腔镜手术

①递整理好的医用缆线，用无菌隔离镜套套好镜头给术者，递套好的镜头和光纤线连接头（和巡回护士连接光纤线、连接冷光源线，协助医师连接），连接二氧化碳管道、电凝线、超声刀线、吸引器管（连接好吸引器）递组织钳固定。递消毒纱布消毒脐孔，递 11# 刀片于脐部上或下作一 1cm 弧形或纵向切口，递 2 把巾钳提起腹壁，将气腹针垂直或向盆腔斜行刺入腹腔，连接气腹管。达到预设气腹压力后拔出气管针，置入 10mm 或 12mm 穿刺器，刺入腹腔后连接气腹管至腹内压力为 12～15mmHg。将经过白平衡调试及热盐水预热过的镜头置入穿刺器探查腹腔。确定病变部位、有无淋巴结及腹腔转移等情况。确定可行腹腔

镜手术后在内镜监视下建立操作孔。

②于腋前线左、右肋缘下各建立 5mm 穿刺器，左、右锁骨中线平脐处分别建立一个 5mm 和一个 10mm 或 12mm 穿刺器。

（3）操作孔分别放置镜头、长柄超声刀头、胃钳、肠钳、分离钳。

6. 不同胃部手术方式在护理配合上也有差别　不同胃部手术方式配合。

（1）胃大部分切除术（毕Ⅰ式）

①游离胃大弯，切断胃网膜左动、静脉及胃网膜右动、静脉：递中弯钳钳游离、钳夹，组织剪剪开，4#丝线结扎、5×12 圆针 4#丝线缝扎。胃左动脉用中弯钳带 7#丝线或双 4#丝线结扎。

②游离胃小弯，切断胃右动、静脉及胃左动脉下行支：递中弯钳游离、钳夹，组织剪剪开，4#丝线结扎、5×12 圆针 4#丝线缝扎。

③断胃：递 5×12 圆针 1#丝线缝 2 针支持线，递可克钳、肠钳夹持胃部，递 11#刀片切开前壁浆肌层，5×12 圆针 1#丝线缝扎黏膜下血管。同法处理胃后壁。

④缝合部分胃残端：递宽无齿长镊、5×12 圆针 1#丝线间断、全层缝合。

⑤于胃小弯侧游离、断离十二指肠：递蚊式钳、长组织剪游离，出血点递 1#丝线结扎或缝扎。递可克钳 2 把，分别夹住十二指肠壶腹和幽门部，长镊夹持盐水纱布包裹十二指肠四周，递 11#刀片切断，取下的标本及刀一并置入弯盘内。递吸引器头吸尽胃内容物，卵圆钳夹持醋酸氯己定棉球消毒残端，更换吸引器头及污染器械。

⑥残胃和十二指肠吻合：先将胃与十二指肠拟定吻合口两侧缝牵引线，然后间断缝合后壁浆肌层，全层缝合胃与十二指肠后壁、前壁，最后加固缝合其前壁浆肌层。递长镊、5×12 圆针 1#丝线缝合作牵引，蚊式钳钳夹线尾；再递 5×12 圆针 1#丝线缝合浆肌层，4#丝线缝合全层。

（2）胃大部分切除术（毕Ⅱ式）

①游离胃大弯，切断胃网膜左动、静脉及胃网膜右动、静脉：递中弯钳钳游离、钳夹，组织剪剪开，4#丝线结扎。胃左动脉用中弯钳带 7#丝线或双 4#丝线结扎。

②游离胃小弯，切断胃右动、静脉及胃左动脉下行支：同上。

③断胃：递 5×12 圆针 1#丝线，分层缝合部分胃残端。

④游离十二指肠：递中弯钳钳夹，长脑膜剪游离，1#或 4#丝线结扎出血点。

⑤切断十二指肠：递可克钳 2 把钳夹断肠管处，递长镊夹持湿纱垫保护切口周围与幽门下约 2cm 处递 11#刀片切断，幽门断端用纱布包裹，取下标本及刀一并放入弯盘内。递中弯钳钳夹醋酸氯己定棉球消毒残端。

⑥缝合十二指肠残端：递宽无齿长镊、5×12 圆针 4#丝线绕过可克钳行连间断缝合，除去可克钳，递 5×12 圆针 1#丝线间断缝合浆肌层。或切十二指肠时使用切割闭合器。

⑦胃空肠吻合：递宽无齿长镊距 Treitz 韧带 8～12cm 处取空肠与胃吻合，递长镊 5×12 圆针 1#丝线缝合于大弯侧拟定吻合口两侧缝牵引线，递蚊式钳夹线尾做牵引。递长镊、5×12 圆针 1#丝线间断缝合空肠与胃吻合口、后壁浆肌层，全层缝合胃肠后壁、前壁最后间断缝合胃肠前壁浆肌层。

（3）胃癌根治术

①阻断胃周动、静脉血液循环：将胃向下牵引，在小网膜接近胃左右动、静脉根部缝

扎，继之对胃网膜左右动、静脉亦予以结扎，同时把贲门口和幽门口以粗线阻断。递中弯钳带 4# 丝线结扎血管、5×12 圆针 1# 丝线缝扎。

②切除网膜：将胃上提，横结肠向下牵引，使胃横结肠间系膜紧张，术者左手牵引大网膜显露无血管区，用高频电刀笔自横结肠缘上切开。从结肠中间部开始向左侧切至脾下极处，继而向右侧切开，直达横结肠肝曲。

③切除横结肠系膜前叶淋巴结：递中弯钳带 4# 丝线结扎血管或 5×12 圆针 1# 丝线缝扎。

④切断胃网膜右动、静脉，清除淋巴结：递 11# 刀片，在结肠系膜前后叶之间进行锐性和钝性解剖剥离，在此易找到疏松结缔组织间隙，清除结肠系膜前叶及其脂肪淋巴组织。

⑤清除淋巴结：递中弯钳带 4# 丝线结扎血管、5×12 圆针 1# 丝线缝扎，清除胰后及肝十二指肠韧带内淋巴结。

⑥切断十二指肠：幽门侧清除完毕后，通常在距幽门以远端 3cm 处切断十二指肠。如幽门部疑被癌浸润，可在 4~5cm 以远处切断。如拟行毕 II 式吻合，可常规缝合关闭十二指肠残端，递中弯钳带 4# 丝线结扎血管、5×12 圆针 1# 丝线缝扎。

⑦清除肝总动脉干、腹腔动脉周围及胃网膜左动脉淋巴结：递直角钳分离、中弯钳钳夹、组织剪剪断，4# 丝线结扎、5×12 圆针 4# 丝线缝扎。

⑧切除胃：切断肝左叶三角韧带，把肝左外叶翻向右下方，显露贲门区。切开食管裂口周围腹膜，分离食管下端，切断迷走神经前后干，可使食管拉向腹腔 6~8cm，足够在腹腔内与空肠吻合之用。胃切除的上下断端，上端至少应距病灶 6cm，下端至少距幽门下 3cm。切断食管下端可以在无创直角钳控制下切除整块标本。也可以把胃上提以牵引食管便于与空肠吻合，然后切胃。

（4）全胃切除术

①分离大网膜：递中弯钳分离、钳夹，组织剪剪断，4# 丝线结扎。

②游离十二指肠降部：递直角钳分离，中弯钳钳夹、组织剪剪断，4# 丝线结扎、5×12 圆针 4# 丝线缝扎。

③游离：递超声刀清除胰头后、胆总管，肝动脉周围淋巴组织，处理胃右动、静脉及胃左动、静脉，递中弯钳、直角钳分离钳夹，长组织剪剪断，4# 丝线结扎或缝合。切断结扎脾胃韧带及胃短血管，切断结扎冠状静脉并于肝脏附着处断离小网膜，分离食管下端，切断迷走神经。

④切胃：断面 "8" 字缝合止血，递 5×12 圆针 1# 丝线于胰腺体部缝支持线，切断胰腺，递 9×28 圆针 1# 丝线缝扎。递大直角钳、可克钳钳夹分别夹住食管贲门部和幽门部，递 20# 刀片切断，将胃及其附着组织放于弯盘内。递醋酸氯己定棉球消毒残端。

⑤双腔代胃术

a. 游离两段带系膜的空肠：递 11# 刀片切开，中弯钳止血，1# 丝线结扎，递 5×12 圆针 1# 丝线间断缝合。

b. 游离空肠上段近端与食管端端吻合：递 5×12 圆针 1# 丝线间断缝合。

c. 游离空肠下段远端，与十二指肠端端吻合：递 5×12 圆针 1# 丝线间断缝合。

d. 将两段游离空肠侧侧吻合：递 5×12 圆针 1# 丝线间断缝合。

（5）腹腔镜下胃大部切除术

①游离胃结肠韧带：递胃钳、肠钳、分离钳、长柄超声刀头沿横结肠上缘打开胃结肠韧

带，将横结肠系膜前叶分离，右至结肠肝曲，左至结肠脾曲，分离胃与横结肠间的大网膜粘连，向上至胰腺下缘，分离胰腺包膜至胰腺上缘显露胃结肠静脉干，清除其周围淋巴脂肪组织。

②清扫幽门下淋巴结、断离胃网膜右静脉：递胃钳、肠钳、分离钳、长柄超声刀头向幽门下清扫，在胰十二指肠下前静脉汇入处上方结扎离断胃网膜右静脉，幽门向上翻起，沿原分离平面向胰腺上缘分离，打开胃胰韧带找到胃十二指肠动脉并在其发出的胃网膜右动脉根部结扎并离断，完成幽门下淋巴结清扫。沿胃十二指肠动脉分离显露肝总动脉、肝固有动脉、胃右动脉和胃十二指肠动脉汇合处，根部离断并清扫胃右动静脉周围幽门上淋巴结清扫。

③断离胃胰韧带、胃左动静脉：将胃体向左上牵引，沿胰腺上缘切断胃胰韧带，依次清除肝总动脉表面、胃左动静脉周围、腹腔干周围以及脾动脉根部周围淋巴结，根部离断胃左动静脉、保留胃后血管。

④Gerota筋膜表面清除小网膜腔底部脂肪淋巴组织直至膈肌脚水平，注意保护膈血管和左肾上腺血管。

⑤断离胃网膜左动静脉、大网膜至胃短血管：大弯侧沿胰尾找到胃网膜左动静脉根部并离断，再沿脾脏表面离断大网膜至胃短血管。

⑥切开肝十二指肠韧带被膜：转向胃前方，紧贴肝缘离断肝胃韧带暴露小网膜腔，在胆总管左侧纵行切开肝十二指肠韧带被膜，再清除肝固有动脉周围淋巴结以及门静脉前方和左侧淋巴结，清除贲门右侧淋巴脂肪组织切断迷走神经前后支。

⑦离断小网膜、大网膜组织至预定切除线以下：将小弯侧贲门下3cm大弯侧肿瘤近端5cm连线作为预订切除线，沿胃壁表面离断小网膜、大网膜组织至预定切除线以下，彻底清除淋巴结。

⑧取腹部切口，取标本：于左侧腹直肌穿刺器处递20#刀片、中弯钳切开3~5cm的横切口，用湿盐水纱布垫保护切口，可防止污染切口和造成腹壁种植性转移，递卵圆钳将胃窦、胃体大部和上段空肠拖出腹腔。

⑨吻合

a. 毕Ⅰ式：在幽门下离断，十二指肠残端放入钉砧头，吻合器经胃腔完成胃体上部与十二指肠端侧吻合（illrothⅠ式），再用直线切割闭合器切除闭合胃体大部。

b. 毕Ⅱ式：在空肠距Treitz韧带11~12cm处放置圆形吻合器钉砧头。在胃窦前壁沿胃长轴方向作3cm切口，插入圆形吻合器，将胃体后壁上部与空肠上段作侧侧吻合。用直线切割闭合器在距吻合口2cm处离断胃体。

（6）腹腔镜下胃癌根治术

①沿横结肠上缘打开胃结肠韧带：递胃钳、肠钳、分离钳、长柄超声刀头沿横结肠上缘无血管区将横结肠系膜前叶分离，右至结肠肝曲，左至结肠脾曲，递可吸收夹钳夹切断胃网膜左动静脉。向上钳夹切断胃短动静脉，清扫淋巴结。

②分离胰腺包膜至胰腺上缘：递胃钳、肠钳、分离钳、长柄超声刀头显露胃结肠静脉干，清除其周围淋巴脂肪组织，继续向幽门下清扫。

③在胰十二指肠下前静脉汇入处上方结扎离断胃网膜右静脉：递胃钳、肠钳曲门向上翻起，递长柄超声刀头沿原分离平面向胰腺上缘分离，打开胃胰韧带找到胃十二指肠动脉并递

钛夹钳在其发出的胃网膜右动脉根部结扎并离断，完成幽门下淋巴结清扫。

④清扫胃右动静脉周围曲门上淋巴结清扫：递胃钳、长柄超声刀头沿胃十二指肠动脉分离显露肝总动脉、肝固有动脉、胃右动脉和胃十二指肠动脉汇合处。递钛夹钳、长柄超声刀头根部离断并清扫胃右动静脉周围曲门上淋巴结清扫。

⑤切断胃胰韧带：递胃钳、长柄超声刀头将胃体向左上牵引，沿胰腺上缘切断胃胰韧带，依次清除肝总动脉表面、胃左动静脉周围、腹腔干周围以及脾动脉根部周围和脾门淋巴结，递钛夹钳、长柄超声刀头根部离断胃左动静脉。

⑥Gerota 筋膜表面清除小网膜腔底部脂肪淋巴组织直至膈肌脚水平，注意保护膈血管和左肾上腺血管。

⑦断离胃网膜左动静脉：递胃钳、肠钳于大弯侧沿胰尾找到胃网膜左动静脉根部并离断，再沿脾脏表面离断大网膜、胃短血管直至贲门左侧膈肌脚，彻底清除淋巴结。

⑧切开肝十二指肠韧带被膜：转向胃前方，递胃钳、肠钳紧贴肝缘高断肝胃韧带暴露小网膜腔，在胆总管左侧纵行切开肝十二指肠韧带被膜。

⑨清除肝固有动脉周围淋巴结：递长柄超声刀头清除肝固有动脉周围淋巴结以及门静脉前方淋巴结。继续向上清扫贲门淋巴结，切断迷走神经前后支。

⑩离断十二指肠：递胃钳、肠钳、分离钳、长柄超声刀头游离十二指肠球部至幽门下2cm，递直线切割闭合器离断十二指肠。

⑪取腹部切口，取标本：于左侧腹直肌穿刺器处递20#号刀片、中弯钳切开3~5cm的横切口，用湿盐水纱布垫保护切口，可防止污染切口和造成腹壁种植性转移。递卵圆钳将胃及大小网膜拖出腹腔，递肠钳、可克钳钳夹食管，于贲门上切断食管，递弯盘接标本。

⑫吻合：食管残端放置圆形吻合器钉砧头，将空肠距 Treitz 韧带 15cm 处离断，用圆形吻合器将远端空肠与食管残端作端侧吻合。经空肠残端开口将胃管经吻合口拉入空肠，递5×12圆针 1#丝线缝合空肠残端。于食管空肠吻合口下方 40cm 处作近端空肠远侧空肠端侧吻合。

7. 关闭腹腔　在缝合中开放手术和腔镜手术的区别。

（1）开放手术：递温无菌蒸馏水冲洗腹腔，检查有无出血移除切口保护圈和全方位拉钩。清点物品、纱布、纱垫、缝针等，消毒液纱布消毒皮肤，放置引流管递11#刀片、中弯钳、9×28 角针 4#线固定引流管。递12×28 圆针 7#丝线或 1#可吸收缝线连续缝合腹膜。递生理盐水冲洗切口，更换纱布垫，递12×20 圆针 7#丝线或 2-0 可吸收缝线间断缝合前鞘。再次清点物品数目，递 S 拉钩暴露腹部、冲洗切口，递12×28 圆针 4#丝线间断缝合皮下组织或。去除抗菌手术贴膜，递消毒纱布擦拭皮肤，递有齿镊、9×28 角针 1#丝线间断缝合皮肤，递消毒纱布再次消毒皮肤，递无菌伤口敷料包扎。

（2）腔镜手术：递温无菌蒸馏水冲洗腹腔，检查有无出血撤出腔镜用物。消毒液纱布消毒皮肤，放置引流管递11#刀片、中弯钳、9×28 角针 4#线固定引流管。清点器械、纱布、纱布垫、缝针等正确后拔出各穿刺套管。递中弯钳、12×20 圆针 7#丝线缝合腹膜，递中弯钳、12×20 圆针 7#丝线缝合皮下组织。再次清点物品数目，递消毒纱布消毒皮肤，递短有齿皮镊 7×17 角针 1#丝线缝合皮肤，再次消毒纱布消毒皮肤，递无菌伤口敷料包扎。

（张　芳）

第五节　肠道手术

一、常见用物准备

（一）体位用品

方形海绵垫×1、截石位腿架×2。

（二）一次性用物

1. 常规物品　高频电刀笔 1 个、电刀清洁片 1 个、吸引管 1 个、34cm×35cm 抗菌手术薄膜 1 张、医用真丝编织线（1#、4#、7# 各 2 板）、腹腔缝合针含（含 5×12 圆针 3 枚、7×17 中小圆针 2 枚、9×28 角针 2 枚、12×20 圆针 2 枚、12×28 圆针 2 枚）、1# 可吸收缝线、2-0 可吸收缝线、3-0 可吸收缝线、无菌手术刀片 20# 和 11# 各 2 张、石蜡油、棉球、一次性负压引流球 1 个、备无菌导尿包 1 个、一次性使用灭菌橡胶外科手套若干、一次性使用注射器 50mL（腔镜手术备）、无菌保温杯（腔镜手术备）、医用缆线无菌隔离镜套（腔镜手术备）。

2. 特殊用物　一次性切割型闭合器及其仓钉、一次性管状吻合器、短柄超声刀头/长柄超声刀头、超声刀线等高值耗材，一次性使用腹腔穿刺器（腔镜手术备）。

（三）无菌敷料

腹腔包（剖腹单 1 块、中单 1 块、治疗巾 9 块、盐水盆 1 个、换药碗 2 个、小药杯 1 个、显影纱布 10 块、显影纱垫 14 块）、无菌中单包 1 包、无菌手术衣 10 件、无菌持物干缸 1 个、无菌擦手小毛巾 2 包。

（四）手术器械

在手术器械中开放手术和腔镜手术的区别：
1. 开放手术　腹腔器械、直肠癌器械。
2. 腔镜手术　腹腔器械、肠切除器械、腹腔镜器械。

（五）仪器设备

单极电刀、吸引装置、超声刀等使用前检查功能状态，根据手术需求调节模式及参数。腔镜手术中还应检查摄影系统、CO_2 气源等设备。

二、麻醉方式

全身麻醉。

三、手术体位

在手术体位中开放手术和腔镜手术的区别：
1. 开放手术
（1）右半结肠切除术、左半结肠切除术、经腹会阴直肠癌根治术（Miles 手术）：截石位，术中头低脚高左高右低。
（2）阑尾切除术：仰卧位。

2. 腔镜手术　腹腔镜右半结肠切除术、腹腔镜左半结肠切除术、腹腔镜横结肠切除术、腹腔镜乙状结肠癌根治术、腹腔镜阑尾切除术、腹腔镜经腹会阴直肠癌根治术（Miles 手术）：仰卧位、人字形体位，术中头高脚低位。

四、器械护士配合

（一）常见手术方式

右半结肠切除术、左半结肠切除术、经腹会阴直肠癌根治术（Miles 手术）、阑尾切除术、腹腔镜右半结肠切除术、腹腔镜左半结肠切除术、腹腔镜横结肠切除术、腹腔镜乙状结肠癌根治术、腹腔镜经腹会阴直肠癌根治术（Miles 手术）、腹腔镜阑尾切除术。

（二）手术配合步骤

1. 清点　器械护士提前 15～30 分钟执行外科洗手，保证有充足的时间进行物品的检查和清点，并与巡回护士共同清点物品，包括手术敷料、手术器械、手术特殊物品、杂项物品等。

2. 选择切口　在切口选择中不同术式的区别。

（1）右半结肠切除术

①开放手术：经旁正中切口/经腹直肌切口。

②腔镜手术：经腹部入路，于脐孔建立观察孔，左侧锁骨中线脐上 6cm、脐下 4cm、右侧锁骨中线平脐处放置主、辅操作孔。

（2）左半结肠切除术

①开放手术：经旁正中切口/经腹直肌切口。

②腔镜手术：经腹部入路，于脐孔建立观察孔，右侧锁骨中线脐上 4cm 和脐下 6cm、左锁骨中线平脐处放置主、辅操作孔。

（3）经腹会阴直肠癌根治术（Miles 手术）

①开放手术：腹部，经腹取下腹正中切口；会阴路，经肛门或经骶尾部。

②腔镜手术

a. 前入路：经腹部入路，于脐孔建立观察孔，右下腹（右锁骨中线与两髂前上棘连线交点）为主操作孔，左侧和右侧锁骨中线平脐点放置辅操作孔。

b. 后入路：经肛门或经骶尾部。

（4）阑尾切除术

①开放手术：右下腹麦氏切口。

②腔镜手术：经腹部入路，于脐孔建立观察孔，于麦氏点及其左侧对称位置分别放置 5mm 套管作为操作孔。

3. 消毒

（1）消毒液：参照使用说明选择和使用。常选用 0.5%～1% 碘伏直接涂擦手术区，消毒至少 2 遍。

（2）消毒范围：在消毒范围中不同术式的区别。

①右半结肠切除术、左半结肠切除术、阑尾切除术、腹腔镜阑尾切除术：自乳头至耻骨联合平面，两侧到腋后线。

②经腹会阴直肠癌根治术（Miles 手术）、腹腔镜右半结肠切除术、腹腔镜左半结肠切除术、腹腔镜横结肠切除术、腹腔镜乙状结肠癌根治术、腹腔镜经腹会阴直肠癌根治术（Miles 手术）：上至两乳头连线、下至大腿上 1/3，两侧至腋中线，包括会阴部及肛门内侧。

4. 铺单

（1）肠道手术铺单

①器械护士先将 1 块布类中单（横行 1/2 对折）和 1 块布类治疗巾按"我"（纵行 1/4 折边对着自己）传递给外科医师垫于患者的臀部下，1 块布类治疗巾（纵行四折）铺于耻骨联合，将 2 块布类治疗巾按"我"分别铺于大腿上 1/3，其次按"你（纵行 1/4 折边对着外科医生）、你、我"顺序依次传递给外科医师铺于切口四周，将 2 块布类中单（横行 1/2 对折）分别传递给外科医师沿对角线铺于两侧腿上，最后器械护士将 2 块布类对折中单重复铺于两侧腿上，要求铺单后能看到切口标识，之后另递 1 块治疗巾蘸切口周围未干的消毒液。

②器械护士用抗菌贴膜展开后传递，并协助贴膜（在腔镜手术中递布巾钳 4 把固定）。

③切口上、下缘各铺一块中单（上缘也可铺一件无菌手术衣服）。

④铺长方孔巾，下垂边缘至手术台缘≥30cm。

（2）阑尾切除术铺单

①器械护士将布类治疗巾按"我（纵行 1/4 折边对着自己）、你（纵行 1/4 折边对着外科医生）、你、我"顺序，依次传递给外科医师铺于切口四周，要求铺单后能看到切口标识，之后另递一块治疗巾蘸切口周围未干的消毒液。

②器械护士用抗菌贴膜展开后传递，并协助贴膜［在腔镜手术中递布巾钳 4 把固定，将 2 块布类中单（横行 1/2 对折）分别传递给外科医师沿对角线铺于两侧腿上，最后器械护士将 2 块布类对折中单重复铺于两侧腿上］。

③切口上、下缘各铺一块中单（上缘也可铺一件无菌手术衣服）。

④铺长方孔巾，下垂边缘至手术台缘≥30cm。

5. 切皮及建立气腹，探查腹腔　在探查腹腔中不同术式的区别。

（1）开放手术：递 20# 刀片于腹部正中线旁 2cm 处切一纵行切口（上腹部切口自剑突下至脐旁或脐下，下腹部切口自脐上 3~4cm 至耻骨联合处），切开皮肤更换刀片，递 2 块干纱垫拭血，递有齿镊、电刀劈开皮下组织，递甲状腺拉钩牵开显露腹直肌前鞘，遇出血点时递血管钳或蚊式钳钳夹，1#、4# 丝线结扎或电凝止血。递血管钳、电刀钳夹并切开腹直肌前鞘，换湿盐水纱垫钝性推开脂肪显露腹直肌。递甲状腺拉钩牵开，手指钝性分离，遇出血点时递血管钳或蚊式钳钳夹，1 号丝线结扎或电凝止血。递血管钳分别于切口两侧钳夹，递 20# 刀片将开一小口，将手指插入切口探查托起腹膜，递脑膜剪、电刀在两指之间延长切口；递 2 块湿盐水纱布垫保护切口，腹腔拉钩牵开暴露术野，递生理盐水协助洗手。

（2）腔镜手术：递整理好的用医用缆线无菌隔离镜套套好镜头给术者，递套好的镜头和光纤线连接头（和巡回护士连接光纤线、连接冷光源线，协助医师连接），连接二氧化碳管道、电凝线、超声刀线、吸引器管（连接好吸引器）递组织钳固定。递消毒纱布消毒脐孔，递 11# 刀片于脐部上或下缘作一 1cm 弧形或纵向切口，递 2 把巾钳提起腹壁，将气腹针垂直或向盆腔斜行刺入腹腔，连接气腹管。达到预设气腹压力后拔出气管针，置入 10mm 或 12mm 穿刺器，刺入腹腔后连接气腹管至腹内压力为 12~15mmHg。将经过白平衡调试及热盐水预热过的镜头置入穿刺器探查腹腔。确定病变部位、有无淋巴结及腹腔转移等情况。确定可行腹腔镜手术后在内镜监视下建立操作孔。

6. 不同肠道手术方式在护理配合上也有差别　不同肠道手术方式配合。

（1）右半结肠切除术

①显露右半结肠：递大 S 拉钩牵开暴露术野，递长镊子、湿盐水纱布垫将小肠及大网膜推向左上腹部，显露右侧结肠。切断结肠中动静脉、左结肠、回结肠血管及所有右半结肠回流中枢的血管。递中弯钳钳夹，电刀游离，脑膜剪剪断，4#丝线结扎。

②游离大网膜、右半结肠；用中弯钳、电刀游离，1#、4#丝线结扎或 45×12 缝针缝扎止血。

③切断肠管，取出标本：递 2 把可克钳分别钳夹在切除端肠管上下，2 把肠钳分别钳夹在保留端肠管上下，递 11#刀片在可克钳和肠钳之间切断肠管，递弯盘接标本，更换刀片。递洗必泰棉球消毒残端。

④吻合回肠–横结肠：递 5×12 圆针 1#丝线或 3–0 可吸收线依次全层连续缝合吻合口，或吻合器行端侧或端端吻合术。

⑤关闭肠系膜间隙：递 5×12 圆针 1#丝线间断缝合回肠系膜及结肠系膜间隙。

（2）左半结肠切除术

①显露左半结肠：递大 S 拉钩牵开暴露术野，显露左侧结肠，切断结肠中动静脉、左结肠、回结肠血管及所有左半结肠回流中枢的血管。递中弯钳钳夹，高频电刀笔游离，脑膜剪剪断，4#丝线结扎。

②游离大网膜、左半结肠：用中弯钳、电刀游离，1#、4#丝线结扎或 45×12 缝针缝扎止血。

③切断肠管，取出标本：递 2 把可克钳分别钳夹在切除端肠管上下，2 把肠钳分别钳夹在保留端肠管上下，递 11#刀片在可克钳和肠钳之间切断肠管，递弯盘接标本，更换刀片。递氯己定棉球消毒残端。

④吻合横结肠–乙状结肠或直肠：递 5×12 圆针 1#丝线或 3–0 可吸收线依次全层连续缝合吻合口，或吻合器行端侧或端端吻合术。

⑤封闭盆腔腹膜：递 5×12 圆针 1#丝线间断缝合，封闭盆腔腹膜。

（3）经腹会阴部直肠癌根治术

①腹部手术部分

a. 游离乙状结肠外侧腹膜及其系膜：递腹腔拉钩牵开腹腔，递长镊子、湿盐水纱布垫将小肠及大网膜推向左上腹部，暴露双侧输尿管，用湿盐水纱布垫向右向前牵拉乙状结肠，递长镊、长弯钳、高频电刀笔钳夹系膜分离，1#、4#丝线结扎。

b. 游离直肠：递长弯钳、电刀依次分离直肠后壁及直肠旁的疏松结缔组织，递电刀、长脑膜剪分离直肠前壁，递长弯钳、电刀切断直肠两侧一侧韧带，4#、7#丝线结扎直肠中动、静脉。将直肠分离至肛提肌平面。

c. 切断乙状结肠：递可克钳、肠钳钳夹欲切断的近端乙状结肠，递 11#刀片切断肠管，递湿纱布垫包裹保护残端，结扎远端自会阴切口切除。

d. 人工肛门造口

递 20#刀片于左下腹偏外方做一椭圆形切口，切去小块皮肤及腹外斜肌腱膜中弯钳钳夹止血，4#丝线结扎或电凝止血。

将近端乙状结肠自此切口拉出，用5×12圆针1#丝线或3-0可吸收线将腹壁边缘皮肤与断端边缘全层间断缝合一圈，固定于腹壁上。

e. 冲洗及缝合：温蒸馏水冲洗（此时会阴部切口已将标本移除，止血完毕），盆腔内留置引流管用自腹部下端出，递长镊，长持针钳7×17圆针4#丝线缝合缝闭盆腹膜。

②会阴手术部分（另备会阴部手术物品一份）

a. 再次消毒肛周皮肤，缝闭肛门：消毒，9×28角针7#丝线缝闭肛门。

b. 切口，切断两侧肛提肌：距肛门2~3cm处做一椭圆形切口，递20#刀片切开皮肤、皮下脂肪，干纱布拭血，中弯钳1#、4#丝线结扎，或电凝止血，用皮肤钳钳夹肛肌牵引，分离肛尾韧带，取出乙状结肠和直肠。

c. 游离直肠，取出标本：递长弯钳、电刀游离直肠周围组织，递纱布拭血，1#、4#丝线结扎，电凝止血。拉出乙状结肠远端，切下之标本置于弯盘内。

d. 冲洗切口：大量温生理盐水冲洗（腹部与会阴部可先后或分两组进行）。

e. 清点，逐层缝合会阴切口。

（4）阑尾切除术

①寻找阑尾，夹持并提出阑尾：递大S拉钩牵开暴露，显露出小肠，递长镊子、湿盐水纱布垫推开保护小肠，寻找并显露盲肠及阑尾。递卵圆钳钳夹住阑尾系膜后将阑尾提出腹腔。

②处理系膜，切除阑尾：提起阑尾系膜，递中弯钳于根部钳夹后，脑膜剪剪断，4#丝线结扎，或用6×17圆针4#丝线缝扎。于距离阑尾根部0.5~1cm处的盲肠壁上浆肌层行荷包缝合，将阑尾残端内翻入盲肠，收紧荷包并用6×14圆针4#丝线缝合。

③清理腹腔：仔细检查阑尾系膜及根部有无出血。

（5）腹腔镜右半结肠切除术

①穿刺器位置：递11#刀片于脐左偏下5cm处建立主操作孔，在右下腹、左右上腹锁骨中线建立辅助操作孔。

②游离右半结肠：递抓钳，2个无损伤肠钳和超声刀，提起回盲部递超声刀打开肠系膜，分离出回结肠血管，递可吸收夹钳夹并剪断。清除血管根部淋巴结，钝性分离并显露十二指肠降部，递超声刀、可吸收夹继续游离结肠及中结肠血管并钳夹，同时清除淋巴结。沿结肠外侧自髂窝至结肠肝区，切开腹膜。

③取腹部切口：于右侧麦氏点递20#刀片、中弯钳切开3~5cm的横切口，用湿盐水纱布垫保护切口，可防止污染切口和造成腹壁种植性转移。

④肠管吻合：递卵圆钳将准备切除的肠管标本通过此切口提出腹腔外，递11#刀片于肠管切一小口后将切割缝合器两部分分别插入，使两侧肠管于合适处对合后切割吻合。取出切割缝合器，用洗必泰棉球消毒肠管开口处及切割缝合器后更换钉仓，横向切断封闭肠取下标本。

（6）腹腔镜左半结肠癌根治术

①穿刺器位置：递11#刀片于脐左侧腹直肌外缘建立主操作孔，在左、右肋缘下于锁骨中线和右下腹建立辅助操作孔。

②游离结肠：递抓钳、两把无损伤肠钳、超声刀从腹主动脉前打开降结肠右侧腹膜，分

离切断左结肠及其系膜，游离出结肠脾曲。递可吸收夹钳夹中结肠动、静脉左支，清除血管根部淋巴结，充分游离出左结肠。

③取腹部切口：左侧腹直肌穿刺器处递20#刀片、中弯钳切开3~5cm的横切口，用湿盐水纱布垫保护切口，可防止污染切口和造成腹壁种植性转移。

④肠管吻合：递卵圆钳将准备切除的肠管标本通过此切口提出腹腔外，递11#刀片于肠管切一小口后将切割缝合器两部分分别插入，使两侧肠管于合适处对合后切割吻合。取出切割缝合器，用洗必泰棉球消毒肠管开口处及切割缝合器后更换钉仓，横向切断封闭肠取下标本，做横结肠乙状结肠端端吻合或侧侧吻合。

（7）腹腔镜横结肠癌切除术

①穿刺器位置：递11#刀片于左、右中腹及剑突与脐间建立操作孔。

②游离横结肠：递抓钳、两把无损伤肠钳、超声刀从胃大弯网膜血管弓下方分别分离切开左、右侧胃结肠韧带，递可吸收夹钳夹，递腹腔镜剪刀剪断，游离出肝曲、脾曲。递无损伤肠钳提起横结肠，分离横结肠系膜及根部，递可吸收夹钳夹，递腹腔镜剪刀剪断。

③取腹部切口：于右侧穿刺器孔处递20#刀片、中弯钳切开3~5cm的横切口，用湿盐水纱布垫保护切口，可防止污染切口和造成腹壁种植性转移。

④肠管吻合：递卵圆钳将准备切除的肠管标本通过此切口提出腹腔外，递11#刀片于肠管切一小口后将切割缝合器两部分分别插入，使两侧肠管于合适处对合后切割吻合。取出切割缝合器，用洗必泰棉球消毒肠管开口处及切割缝合器后更换钉仓，横向切断封闭肠取下标本，做肠端端吻合或侧侧吻合。

（8）腹腔镜乙状结肠癌切除术

①穿刺器位置：递11#刀片于右下腹建立主操作孔，在左、右肋脐旁腹直肌外缘及左下腹建立辅助操作孔。

②游离乙状结肠：递抓钳，2个无损伤肠钳和超声刀，提起回盲部递超声刀打开肠系膜，分离出回结肠血管，递可吸收夹钳夹并用腹腔镜剪刀剪断，清除血管根部淋巴结，切断乙状结肠血管，递可吸收夹钳夹并用腹腔镜剪刀剪断，递超声刀将乙状结肠内外侧充分游离，将肠管游离至癌肿下方5cm，保留直肠上动脉及其伴行静脉和左结肠动脉。递腹腔镜切割缝合器切断直肠。

③取腹部切口：于左下腹穿刺器孔处递20#刀片、中弯钳切开3~5cm的切口，用湿盐水纱布垫保护切口，可防止污染切口和造成腹壁种植性转移。

④肠管吻合：递卵圆钳将带癌肿的乙状结肠近端提出腹腔外，递可克钳、肠钳切除肠管或用直线切割器切断肠管，递弯盘接标本。将圆形吻合器砧座放置于乙状结肠残端，放入腹腔，重新建立气腹。经肛门插入圆形吻合器手柄。与腹腔内砧头，确认无旋转、未夹入其他组织、无张力后击发吻合器。

（9）腹腔镜经腹会阴直肠癌根治术

①穿刺器位置：递11#刀片于右下腹建立主操作孔，在左、右肋脐旁腹直肌外缘及左下腹建立辅助操作孔。

②游离乙状结肠、直肠：递抓钳，2个无损伤肠钳和超声刀，提起回盲部递超声刀分离肠系膜，切断乙状结肠血管，递可吸收夹钳夹并用腹腔镜剪刀剪断，递超声刀将乙状结肠内外侧、直肠两侧腹壁充分游离，夹闭、切断直肠侧递韧带，递腹腔镜切割缝合器切断直肠。

③取腹部切口，取标本：在拟做人工肛门部位，递20#刀片于左下腹切一纵行切口，切除左下腹皮肤、腹外斜肌腱膜，湿盐水纱布垫保护切口，防止污染切口和造成腹壁种植性转移。递卵圆钳将带癌肿的直肠、乙状结肠近端拉出腹腔外，递可克钳、肠钳切除肠管或用直线切割器切断肠管，递弯盘接标本。将圆形吻合器砧座放置于乙状结肠残端，放入腹腔，重新建立气腹。将圆形吻合器砧座放入近端结肠，重新建立气腹，使用吻合器在腹腔镜直视下做乙状结肠与直肠断端吻合。

④人工肛门造口：拉出乙状结肠，做人工肛门造口（同经腹会阴部直肠癌根治术）。

⑤会阴部手术：会阴部手术同经腹会阴部直肠癌根治术。

（10）腹腔镜阑尾根治术

①穿刺器位置：递11#刀片于麦氏点及左侧对称处建立操作孔。

②游离阑尾：递无损伤肠钳、无损伤胃钳提起阑尾，显露回盲部，递电凝剥离钩、可吸收夹切断钳夹阑尾系膜及阑尾动脉。

③切断阑尾：递圈套器，距阑尾根部 0.3~0.5cm 处结扎阑尾，递可吸收夹于结扎线上方置一枚 Hem-o-Lok 夹夹闭阑尾，递腹腔镜剪刀剪断阑尾，递抓钳将阑尾取出。

④取标本：递标本袋放入腹腔内，递分离钳将阑尾钳夹放入标本袋内，随套管拔出取出。

7. 清点关腹　在缝合中开放手术与腔镜手术的区别。

（1）开放手术：递温无菌蒸馏水冲洗腹腔，检查有无出血移除切口保护圈和全方位拉钩。清点物品、纱布、纱垫、缝针等，消毒液纱布消毒皮肤，放置引流管递11#刀片、中弯钳、9×28 角针 4#丝线固定引流管。递 12×28 圆针 7#丝线或 1#可吸收缝线连续缝合腹膜。递生理盐水冲洗切口，更换纱布垫，递 12×20 圆针 7#丝线或 2-0 可吸收缝线间断缝合前鞘。再次清点物品数目，递 S 拉钩暴露腹腔，冲洗切口，递 12×28 圆针 4#丝线间断缝合皮下组织或。去除抗菌手术贴膜，递消毒纱布擦拭皮肤，递有齿镊、9×28 角针 1#丝线间断缝合皮肤，递消毒纱布再次消毒皮肤，递无菌伤口敷料包扎。

（2）腔镜手术：递温无菌蒸馏水冲洗腹腔，检查有无出血，撤出腔镜用物。消毒液纱布消毒皮肤，放置引流管递11#刀片、中弯钳、9×28 角针 4#线固定引流管。清点器械、纱布、纱布垫、缝针等正确后拔出各穿刺套管。递中弯钳、12×20 圆针 7#丝线缝合腹膜，递中弯钳、12×20 圆针 7#丝线缝合皮下组织。再次清点物品数目，递消毒纱布消毒皮肤，递短有齿皮镊 7×17 角针 1#丝线缝合皮肤，再次消毒纱布消毒皮肤，递无菌伤口敷料包扎。

（张　芳）

第十四章

肝胆外科手术护理配合

第一节　肝脏手术

一、右半肝切除术

1. 手术适应证

（1）原发性肝癌或转移性肝癌。

（2）肝外伤。

（3）肝棘球蚴虫病。

（4）阿米巴肝脓肿等。

2. 麻醉方式　气管插管全身麻醉。

3. 手术体位　仰卧位、右肋缘垫高30°。

4. 术前准备

（1）患者准备：术前检查肝功能、超声波或 CT、放射性核素扫描以及甲胎蛋白、凝血功能，备适量新鲜血液，备术中用。

（2）物品准备：脾肾包、多功能自动拉钩、大孔巾、双层大单、手术衣、阻断血管物品及器械、可吸收缝线、肝针、胶原蛋白海绵、可吸收止血纱布、引流管、点极电灼、长电灼刀头。

5. 手术方法与手术配合　详见表14-1。

表 14-1　右半肝切除术手术方法及手术配合

手术方法	手术配合
1. 手术切口	右肋缘下切口
2. 手术野皮肤消毒	使用1%活力碘消毒皮肤3次。范围：上至乳头，下至耻骨联合，两侧至腋中线
3. 开腹：右肋缘下切口	以23号刀片自剑突与肋缘平行向下向外斜行切开皮肤，高频电刀止血并逐层切开皮下、腹直肌前鞘、腹外斜肌腱膜。中弯血管钳钳夹，2-0或0号丝线结扎或缝扎，切断腹直肌、切开腹内斜肌肌膜。电刀切开腹直肌后鞘和腹膜。用生理盐水洗手探查
4. 充分暴露手术野，显露右半肝和第一肝门	用肝脏多功能拉钩固定于手术床沿作牵引

手术方法	手术配合
5. 游离肝圆韧带、镰状韧带及右冠状韧带、右三角韧带,肝结肠韧带和肝肾韧带离断	用长解剖剪、胆囊钳、长弯血管钳分离、钳夹,解剖剪剪断,2-0丝线结扎或者7×17圆针2-0丝线缝扎
6. 暴露肝门,分离肝裸区直达下腔静脉,切除胆囊	用长解剖剪、胆囊钳、长弯血管钳分离、切除胆囊,7×17圆针、2-0丝线连续缝合胆囊床,湿盐水纱垫拭血
7. 阻断肝门,时间20~30分钟	用细橡皮管或沙氏钳阻断肝蒂并记录肝门阻断时间,每5分钟报告1次时间
8. 切肝	
(1) 沿预切线切开肝包膜、肝实质	用电刀或23号刀切开肝包膜、分离肝实质,用长弯血管钳或胆囊钳分离、解剖剪切断,中弯血管钳带2-0丝线双重结扎或2-0和0号丝线交替结扎
(2) 完全切除右半肝	用中弯血管钳夹其余肝组织,解剖剪剪断,中弯血管钳带2-0丝线结扎或7×17圆针2-0丝线缝扎,切下标本放入弯盘内
9. 拆除橡皮管松开肝门阻断,肝创面止血	用长镊,12×34肝针0号丝线或1-0可吸收肝针缝线缝合肝创面,胶原蛋白海绵、可吸收止血纱布固定于切面边缘
10. 肝面下放置引流	1%活力碘消毒皮肤;11号刀在肋缘下侧壁做小切口,中弯血管钳扩大,并将橡皮引流管带出切口外,用10×34角针2-0丝线缝扎固定橡皮引流管并连接引流袋
11. 关腹	数把中弯血管钳提起腹膜,12×28圆针0号丝线或0号吸收线连续缝合腹膜及腹直肌后鞘。12×28圆针0号丝线间断缝合腹直肌前鞘。10×34三角针3-0丝线间断缝合皮肤

二、肝囊肿切除术

1. 手术适应证

(1) 有明显症状的肝囊肿。

(2) 因囊肿压迫引起肝叶萎缩及纤维化。

(3) 合并有感染、出血、胆瘘等症状的肝囊肿。

2. 麻醉方式 气管插管全身麻醉。

3. 手术体位 仰卧位、右肋缘垫高30°。

4. 术前准备

(1) 患者准备:术前行肝棘球蚴虫病检查,排除该病。

(2) 物品准备:脾肾包器械、大孔巾、双层大单、衣服、胶原蛋白、止血纱布、2-0号肝针、50mL注射器。

5. 手术方法及手术配合 详见表14-2。

表14-2 肝囊肿切除术手术方法及手术配合

手术方法	手术配合
1~3步同右肝叶切除术	同右肝叶切除术
4. 探查肝囊肿:肝脏情况,囊肿位置、大小、数量等	上腹部多功能拉钩,用"S"形拉钩拉开肝脏,检查囊肿位置

手术方法	手术配合
5. 穿刺囊肿	用长镊子、50mL注射器穿刺抽取囊肿内液体
6. 切除囊肿：若囊肿边缘清楚，容易分离，用解剖剪和电刀直接切除囊肿	用长解剖剪、胆囊钳分离囊肿壁，止血垫压迫止血，明显出血用2-0肝针线贯穿缝扎，吸引器头吸引，湿盐水纱垫拭血
7. 囊肿边缘不清，不宜分离，阻断肝门20~30mim，切除囊肿，手术同肝部分切除术	用细橡皮管或沙氏钳阻断肝门血管并记录肝门阻断时间，每5分钟报告1次时间。手术配合同肝部分切除术
8. 肝创面止血	用长镊、12×34肝针0号丝线或2-0可吸收线缝合肝创面，胶原蛋白海绵、可吸收止血纱布固定于切面边缘
9. 肝面下放置引流	用1%活力碘消毒皮肤，11号刀在肋缘下侧壁做小切口，中弯血管钳扩大，并将橡皮引流管带出切口外，用10×34角针2-0丝线缝扎固定橡皮引流管
10. 逐层关腹	同右半肝切除术

三、微波技术在肝脏外科中的应用

随着治疗仪器和技术的进步，微波治疗已由最初以肝癌的姑息治疗方式逐渐转变成为一种根治性治疗方法。微波属于电磁波，生物体内含有带电粒子、水分子等极性分子物质，受到微波照射后，组织内分子无法适应电场的变化，产生猛烈且复杂的分子互撞运动，摩擦产生很大的热能，即组织自身发热，导致蛋白质发生热凝固。

微波凝固系统由微波发生装置、微波刀（图14-1）构成，目前我们使用的微波装置功率选择以40~70W为宜，时间在5~20分钟。对于一个直径2.0mm的刀头，将其功率设为60W，10分钟消融的范围为3.5cm，15分钟消融的范围为4cm，20分钟消融的范围为4.5cm。因此，在治疗直径大于4cm的肿瘤时，为了达到一次原位灭活的目的，建议采用双刀头并用消融技术，两针平行，间距设为2~3cm。

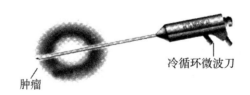

肿瘤　　　　　　　　冷循环微波刀

图14-1　冷循环微波刀

1. 手术适应证

（1）特殊部位的肝肿瘤。

（2）体积较大的肝肿瘤，如最大径4~8cm，尤其当肿瘤位于肝脏表面时。

（3）血小板低或凝血功能较差，肝储备功能提示不能耐受手术切除病灶的肝细胞肝癌（HCC）患者。

（4）肝脏多发性肿瘤位于不同肝叶，广泛切除病灶可能发生肝功能衰竭时。

（5）超声发现肝深部其他区域新病灶，手术切除将失去大量非荷瘤肝实质。

（6）肝转移癌且原发病灶可根治性切除的患者。

2. 手术方法

（1）经组织内加温凝固后切肝：充分游离肝脏后，将针状微波辐射天线沿预定切线全长插入肝组织内，接通电源后使组织凝固，每间隔 1.5cm 凝固一点，使切线形成一条窄的凝固带，然后用普通手术刀分离，较粗的血管钳夹后切断、结扎，直至完整切除病灶。根据动物实验及文献报道，直径 3mm 以下血管经微波凝固后可产生永久性血栓，因此在未阻断肝门的情况下，切开肝脏可不出血。80%～90%的肝癌患者伴有不同程度的肝硬化，利用微波切肝不阻断肝门，对肝功能损害较小。

（2）微波技术可应用于原发性肝癌肝内转移或继发性肝癌：散在较小的转移灶可用微波辐射天线插入瘤体中心加温凝固；部分不能切除的继发性肝癌，也可在原发灶切除后，针对肝内转移灶分别以微波加温凝固；对部分不能切除的肝癌可沿瘤体周围及瘤体本身行微波固化，每点间距 1.5cm，直至整个瘤体被凝固。微波作用于肿瘤细胞对热的敏感性高于正常细胞，一般正常细胞临界致死温度为 45.7℃，而肿瘤细胞为 43℃。在微波作用下，其中心温度向周围衰减较快，当中心温度为 82℃ 时，距其 0.5cm 处为 66℃、1cm 处为 50℃、1.5cm 处为 40℃。因此，当在瘤内间距 1.5cm 固化一点时，对肿瘤组织有明显的凝固作用，而对正常肝组织影响较小，当行瘤内微波加温时，瘤内温度比正常组织更易积蓄，使瘤内温度明显升高。这是因为肿瘤血管有以下特点。①肿瘤血管神经感受器不健全，对温度的感受性差，致使通过血管扩张散热能力下降。②形态异常，血管扭曲不规则，血流阻力大，随着肿瘤的逐渐增大，血管受压更严重，同时容易形成瘤栓，致使管腔完全闭塞。③肿瘤的毛细血管壁由单纯内皮细胞和缺乏弹性基膜的外膜组成，管壁在高温、血流增加、压力增高的情况下极易破裂。④血管内皮细胞间隙大，部分由肿瘤细胞衬垫，肿瘤细胞向管腔内增生而引起阻塞。⑤肿瘤毛细血管具有大量窦状隙，在正常情况下，处于开放状态，致使温度升高，但血流并不增加。

（3）在 B 超引导下，经皮肝穿刺导入微波天线，行单个小肝癌微波固化。

（4）肝癌自发性破裂，经剖腹探查瘤体无法切除可在结扎患侧肝动脉后，于破裂部位加温凝固，可达到止血目的，也可同时将整个瘤体进行固化。

3. 微波治疗仪操作方法

（1）打开辐射发生器，放置无菌生理盐水 1 瓶于辐射发生器侧面托架上。

（2）手术台上用无菌方法将辐射天线与冷凝进出水管及辐射线相连。

（3）将辐射线尾端与手术台下辐射发生器 1 或 2 微波发射口相连，冷凝进出水管插入无菌生理盐水瓶中，并将出水管加粗段卡入辐射发生器上的泵槽中，关紧。

（4）微波刀在结束治疗前 1 分钟，缓慢退刀，退至凝固组织边缘时，关掉微波拔出微波刀，结束治疗。

4. 使用注意事项

（1）肝脏应充分游离，使准备切除的肿瘤和部分肝脏能完全控制在术者手中，以方便辐射天线的插入。

（2）用盐水垫保护好肝脏周围组织，以避免辐射天线穿透肝脏而灼伤邻近器官，辐射天线应全部插入组织内，避免微波泄漏给医护人员带来危害。

（3）选用的辐射天线长度要适合，尽可能使其与所切肝脏的厚度相当，但不能过长，否则其远端将无固化作用。当肝脏切缘较厚时，尽可能经肝脏膈面和脏面同时进行固化。

（4）每一凝固点固化程度应适当，固化程度与微波功率及作用时间相关，一般使用功率为70~100W。作用时间根据组织颜色变化而定，使辐射天线底部肝组织变成白色即可。每针间距1.5cm，凝固点能连成一线，当切线与腔静脉及肝门靠近时，进针应与其保持1.5cm以上距离，避免烧灼。

（5）加温凝固拔除辐射天线后穿刺孔一般不出血。

（6）应十分熟悉肝脏解剖结构，切开固化带用刀柄分离肝组织时应仔细，所遇较粗血管必须先钳夹后切断结扎。

（7）肝切除后，应仔细检查切面，对出血点缝扎止血，并用白色纱垫覆盖肝切面，检查有无胆汁，如有胆汁则应在相应部位缝扎，直至确定无胆汁为止。

（8）不能切除的肿瘤行瘤体固化时应尽可能先结扎患侧肝动脉，尤其对瘤体已大部分坏死液化极易破溃者，可将坏死肿瘤组织取出然后继续固化。

四、专科手术护理

1. 护理评估

（1）评估患者辅助检查阳性结果，如肝功能、血红蛋白、黄疸指数、肝癌筛查、凝血因子、肝占位病变大小等。

（2）预评估患者手术失血量及备血情况。

（3）评估术前准备完善率。

（4）评估患者外周静脉、全身皮肤状况。

2. 常见护理诊断/问题

（1）体液严重不足：与肝功能不良、出血有关。

（2）慢性疼痛：与肝脏肿瘤侵蚀有关。

（3）有手术中体液丢失过多的潜在危险：与麻醉、手术创伤有关。

（4）有皮肤完整性受损的潜在危险：与黄疸有关。

3. 护理措施

（1）建立良好的外周静脉通路1~2条，必要时穿刺中心静脉监测中心静脉压，并协助麻醉师建立有创血压监测。

（2）备齐特殊手术仪器、血管缝合针线、止血器材，如微波刀、超声刀、血管缝合Prolene线、止血纱布等。

（3）采用自体血回输（非肿瘤患者）。

（马文鸽）

第二节　胆管手术

一、胆囊切除术

1. 手术适应证

（1）急性胆囊炎，保守治疗无效。慢性胆囊炎非手术治疗后反复发作。

（2）有症状的胆囊结石。

（3）有隆起病变的胆囊息肉。

（4）胆囊外伤性破裂等。

2. 麻醉方式　气管插管全身麻醉。

3. 手术体位　仰卧位（右侧垫高 15°～30°）。

4. 术前准备

（1）患者准备：术前使用足量抗生素，以控制患者已存在的感染。

（2）物品准备：胆道包、大孔、双夹大、胆道探、液状石蜡、12 号或 14 号红尿管、10mL 注射器、50mL 注射器、各型号"T"形管、4-0 或 5-0 Prolene 线、胶原蛋白。

5. 手术方法及手术配合　详见表 14-3。

表 14-3　胆囊切除术手术方法及手术配合

手术方法	手术配合
1. 手术切口	右上腹直肌切口或右肋缘下切口
2. 手术野皮肤消毒	用 1% 活力碘消毒皮肤 3 次，上至乳头，下至耻骨联合，两侧至腋中线
3. 开腹：右上腹直肌切口或右肋缘下切口	23 号刀切开皮肤，高频电刀止血并逐层切开皮下、腹直肌前鞘、腹直肌、腹直肌后鞘和腹膜，生理盐水洗手探查
4. 分离胆囊周围粘连组织，显露肝十二指肠韧带及胆囊颈部	用长镊夹持盐水纱垫将肠曲隔开，深"S"形拉钩牵开显露肝门区。用剥离球、长解剖剪分离胆囊周围组织，中弯血管钳带 2-0 丝线结扎止血，用血管钳轻轻提吊胆囊
5. 切开十二指肠韧带右缘之腹膜，分离显露胆囊管、胆囊动脉	用长镊、胆囊钳、长解剖剪剪开胆总管周围组织，2-0 丝线结扎或缝扎
6. 结扎胆囊管、胆囊动脉	用胆囊钳夹住胆囊管，解剖剪剪断，0 号丝线结扎。用 7×17 圆针 2-0 丝线缝扎 1 针（胆囊动脉结扎同上）。
7. 切除胆囊	用电刀沿肿囊边缘切开浆膜，长镊、长解剖剪或电刀剥离胆囊，2-0 丝线结扎或电凝止血
8. 缝合胆囊床	7×17 圆针 2-0 丝线间断缝合胆囊床，放置橡皮引流管，胆囊床面放置胶原蛋白止血
9. 关腹	同常规关腹

二、胆总管探查引流术

1. 手术适应证　胆总管内结石、胆管蛔虫、阻塞性黄疸、胆管感染、肝内胆管结石、慢性复发性胰腺炎等。

2. 麻醉方式　气管插管全身麻醉。

3. 手术体位　仰卧位（右侧垫高 15°～30°）。

4. 术前准备

（1）患者准备：应用抗生素控制感染。

（2）物品准备：胆道包、孔巾、双层大单、胆道探、取石钳、液状石蜡、各型红尿管、10mL 注射器、50mL 注射器、各型号"T"形管、3-0 和 4-0 Prolene 线、4-0 排针。

5. **手术方法与手术配合** 详见表 14-4。

表 14-4 胆总管探查引流术手术方法及手术配合

手术方法	手术配合
1~3 步同胆囊切除术	同胆囊切除术
4. 显露胆总管	用肝脏自动拉钩分别将肝、胃、十二指肠和横结肠拉开，用盐水纱垫保护周围组织，另用一块纱垫填塞小网膜孔，套管吸引器头吸引
5. 穿刺确认胆总管，并纵行切开	用 10mL 注射器穿刺定位，5×12 圆针 0 号丝线于胆总管壁缝牵引线 2 针，蚊式血管钳 2 把钳夹线尾，11 号刀切开，吸引器头吸净胆汁
6. 探查胆总管：向上探查左、右胆管，向下探胆总管下段及 Oddis 括约肌通畅情况	从小到大依次用胆道探条探查。如有结石，用取石钳取出，放入弯盘内，并用白纱布擦干净。选择合适红尿管、50mL 注射器抽吸温盐水，反复冲洗胆总管
7. 放置"T"形管引流，缝合胆总管，检查是否通畅及漏水	用长镊夹"T"形管置入胆总管，5×12 圆针 0 号丝线间断缝合。用 50mL 注射器抽吸温盐水注入"T"形管，检查胆总管漏水情况
8. 于肋床底部网膜孔附近放置腹腔引流管	活力碘纱球消毒皮肤，11 号刀在肋缘下侧壁做小切口，将橡皮引流管放置在网膜孔，10×34 角针 2-0 丝线腹壁缝扎固定"T"形管及橡皮引流管
9. 关腹，清点器械	同关腹常规

三、胆总管空肠 Roux-en-Y 吻合术

1. **手术适应证** 胆总管下段梗阻、肝外胆管狭窄、十二指肠乳头开口部憩室及各种原因使胆总管明显扩张。

2. **麻醉方式** 气管插管全身麻醉。

3. **手术体位** 仰卧位（右侧垫高 15°~30°）。

4. **术前准备**

（1）患者准备：术前完善心肝肾各项检查，检查凝血酶原时间。

（2）物品准备：胆道包、大孔巾、双层大单、胆道探、取石钳、肝脏多功能拉钩、液状石蜡、各型红尿管、10mL 注射器、50mL 注射器、各型号"T"形管、吻合器、荷包缝合线、3-0 号和 4-0 号 Prolene 线、4-0 号排针。

5. **手术方法与手术配合** 详见表 14-5。

表 14-5 胆总管空肠 Roux-en-Y 吻合术手术方法及手术配合

手术方法	手术配合
1~3 步同胆囊切除术	同胆囊切除术
4. 腹腔探查：检查肝、胆、脾、肾、胰、胃及盆腔，明确占位病变性质和范围	生理盐水洗手，上肝脏多功能拉钩，暴露手术野
5. 穿刺胆总管，确定位置	用 10mL 注射器穿刺，白纱布分辨胆汁
6. 游离胆管近端，剪开肝左、右管开口处	用长镊、胆囊钳、长解剖剪、剥离球钝性分离，2-0 丝线结扎或缝扎，电刀止血
7. 清扫周围淋巴结	用胆囊钳、解剖剪切断，中弯血管钳带 2-0 丝线结扎或 6×14 圆针 3-0 丝线缝扎

手术方法	手术配合
8. 在 Treity 韧带远端侧 10～20cm 处切断空肠，关闭远端	用中弯血管钳、解剖剪分离系膜，2-0 线结扎，用肠钳 2 把夹住空肠，切断后以 0.5%活力碘消毒残端，6×14 圆针 3-0 线关闭空肠远端
9. 提起横结肠，在结肠中动脉右侧系膜无血管区切开一小孔，将关闭空肠的远端经此孔上提，距断端 5cm 处切开，空肠与胆总管吻合	23 号刀切开空肠，吸引器头吸净分泌液，0.5%活力碘消毒。2-0 线结扎，4-0 排针缝合，5×12 圆针 0 号丝线间断加固缝合前壁
10. 将断端空肠近端与上提的空肠远端距胆管空肠吻合口 50cm 处做端侧吻合	用肠钳夹空肠，盐水纱垫保护切口周围，23 号刀切开，吸引器头吸净分泌液，活力碘消毒，长镊，6×14 圆针 3-0 丝线端侧吻合
11. 空肠侧侧吻合	6×14 圆针 3-0 丝线侧侧吻合
12. 吻合口处放置引流管	用 1%活力碘纱球消毒皮肤；11 号刀在肋缘下侧壁做小切口，并将橡皮管带出切口外，用 10×34 角针 2-0 丝线缝扎固定橡皮引流管
13. 关腹，清点器械	同关腹常规

四、专科手术护理

1. 护理评估

（1）评估患者水、电解质、酸碱平衡状况及胃肠减压情况。

（2）评估手术沾染技术规范情况。

（3）评估术前物品准备。

（4）评估全身皮肤状况。

2. 常见护理诊断/问题

（1）体液不足：与疾病影响、术前禁饮禁食、术前清洁灌肠有关。

（2）腹泻：与清洁灌肠的刺激有关。

（3）有外科感染的潜在危险：与手术沾染技术有关。

（4）有皮肤完整性受损的潜在危险：与黄疸有关。

3. 护理措施

（1）备齐特殊手术用物，如腹腔镜、胆道镜等，并保证其功能完好。

（2）严密观察患者生命体征，遵医嘱及时补足血容量，维持生命体征稳定。

（3）预防潜在并发症：督促沾染手术技术规范，遵医嘱适时使用抗生素。

（马文鸽）

第三节　胰腺手术

一、急性胰腺炎手术

1. 手术适应证

（1）急性重症胰腺炎，病情恶化者。

（2）急性重症胰腺炎，出现坏死并感染。

（3）急性重症胰腺炎，并发穿孔、出血、肠瘘等。

（4）胰腺周围脓肿或急性坏死性胰腺炎出现全身中毒症状者。

2. 麻醉方式　气管插管全身麻醉。

3. 手术体位　仰卧位。

4. 术前准备

（1）患者准备：术前胰淀粉酶测定，控制感染，术前晚行温盐水灌肠。

（2）物品准备：脾肾包、腹部大拉钩、胰头癌小件（静脉拉钩、血管夹、小沙氏钳）、大孔巾、双层大单、10mL注射器。

5. 手术方法及手术配合　详见表14-6。

表14-6　急性胰腺炎手术方法及手术配合

手术方法	手术配合
1. 手术切口	上腹正中切口或肋缘下斜切口
2. 手术野皮肤消毒	用1%活力碘消毒皮肤3次。范围：上至乳头，下至耻骨联合，两侧至腋中线
3. 开腹：上腹正中切口或肋缘下斜口	23号刀自剑突与肋缘平行向下向外斜行切开皮肤，高频电刀止血并逐层切开皮下、腹直肌前鞘、腹外斜肌腱膜。2-0或0号丝线结扎或缝扎切断腹直肌，切开腹内斜肌肌膜。电刀切开腹直肌后鞘和腹膜。用生理盐水洗手探查
4. 探查腹腔：依次探查胰腺、肝脏、胆道等器官，确定胰腺坏死部位	用盐水纱垫、腹腔自动拉钩显露胰腺，用长镊、解剖剪、胆囊钳分离胰腺周围组织
5. 清除胰腺坏死组织。切开胰腺上、下腹膜，钝性分离胰腺后肠管，使胰腺与胰床分离	用10mL注射器抽出坏死胰腺组织，做细菌学培养。用有齿敷料钳清除胰腺坏死组织，留取标本
6. 冲洗坏死组织腔，根据坏死范围放置4~6根引流管	用0.1%活力碘或大量温生理盐水冲洗坏死腔，并将引流管带出切口外，用12×34角针2-0丝线缝扎固定橡皮引流管
7. 关闭腹腔，清点器械	12×28圆针1-0丝线或1-0吸收线连续缝合腹膜及腹直肌后鞘。12×28圆针0号丝线间断缝合腹直肌前鞘，腹内斜肌肌膜及腹外斜肌腱膜。12×34三角针3-0丝线间断缝合皮肤

二、胰腺囊肿内引流术

1. 手术适应证

（1）胰腺囊肿胃吻合术。

（2）胰腺囊肿十二指肠吻合术。

（3）胰腺囊肿空肠吻合术。

2. 麻醉方式　气管插管全身麻醉。

3. 手术体位　仰卧位。

4. 术前准备

（1）患者准备：术前胰淀粉酶、脂肪酶、血糖测定。术前晚行温盐水灌肠。

（2）物品准备：脾肾包、大孔巾、双层大单、衣服、腹部自动拉钩、10mL注射器。

5. 手术方法及手术配合　详见表 14-7。

表 14-7　胰腺囊肿内引流术手术方法及手术配合

手术方法	手术配合
1~3 步同急性胰腺炎手术	同急性胰腺炎手术
4. 暴露出囊肿	大止血垫保护好切口周围，用小拉钩暴露囊肿
5. 切开囊肿，吸出囊肿内容物，并清除囊内坏死组织	用 11 号刀切开，吸引器吸出内容物，卵圆钳清除坏死组织
6. 将距十二指肠悬韧带 30cm 处的空肠提到横结肠前，行囊肿与空肠侧侧吻合	3-0 或 4-0 排针缝合，6×14 圆针 3-0 丝线加固
7. 空肠近、远端在距吻合口 40cm 处再行空肠与空肠端侧吻合	用肠钳钳夹空肠，23 号刀切开，吸引器头吸净分泌液，0.5% 活力碘消毒；6×14 圆针 3-0 丝线吻合
8. 冲洗腹腔，放置引流管	大量生理盐水冲洗腹腔，1% 活力碘纱球消毒皮肤；11 号刀在肋缘下侧壁做小切口，中弯血管钳将橡皮引流管带出切口外，10×34 角针 2-0 丝线缝扎固定橡皮引流管
9. 关闭腹腔	同急性胰腺炎手术

三、胰十二指肠切除术

1. 手术适应证

（1）胰腺癌无广泛转移者。

（2）壶腹周围癌无远处转移者。

（3）胆总管中、下段癌等。

2. 麻醉方式　气管插管全身麻醉。

3. 手术体位　仰卧位。

4. 术前准备

（1）患者准备：术前 3~5 天做肠道准备，放置胃肠减压。

（2）物品准备：脾肾包、大孔巾、双层大单、衣服、腹部自动拉钩、TLC 75、CDH 25、TCR 75、TX30G、3-0 和 4-0 排针、止血纱布等。

5. 手术方法及手术配合　详见表 14-8。

表 14-8　胰十二指肠切除术手术方法及手术配合

手术方法	手术配合
1~3 步同急性胰腺炎手术	同急性胰腺炎手术
4. 探查腹腔：依次探查肝脏、胆管、胃、十二指肠、盆腔和肝门部、肠系膜、门静脉及腹主动脉淋巴结有无转移	术者洗手，用盐水纱垫、长无齿镊、腹腔自动拉钩牵开显露术野，吸引器吸尽腹腔积液
5. 解剖十二指肠外侧，沿十二指肠外侧切开后腹膜，探查胰头病变范围	用长镊、长解剖剪剪开后腹膜，2-0 丝线结扎止血；盐水纱垫保护肠曲，显示胰头
6. 显露肠系膜上静脉，探查肿瘤是否侵犯肠系膜上静脉前壁	术者再次用生理盐水洗手探查，沿胰腺背面用解剖剪分离肠系膜上静脉
7. 常规切除胆囊	配合同胆囊切除术

手术方法	手术配合
8. 游离肝固有动脉、肝总动脉和胃、十二指肠动脉，同时清扫肝门部及胰头后淋巴结，切断肝总管、十二指肠动脉	用解剖剪、中弯血管钳、胆囊钳分离切断，2-0 丝线结扎或缝扎，十二指肠动脉用 2-0 丝线双重结扎或缝扎
9. 剪开肝胃韧带，结扎、切断胃右动脉	2-0 丝线双重结扎后缝扎
10. 游离胃窦幽门部及十二指肠壶腹，距幽门下 2cm 处切断十二指肠	用长盐水纱垫保护十二指肠周围组织，用肠钳 2 把钳夹十二指肠切断，碘伏纱球消毒断面，TX30G 处理残端。残端浆膜用 6×14 圆针3-0丝线间断缝合加固
11. 清除幽门部淋巴结，如有癌细胞浸润，行胃大部分切除	用中弯血管钳、解剖剪游离胃大、小弯，TLC 75 离断胃远端，盐水纱垫保护切口周围，包裹残端胃
12. 游离近端空肠，于近端空肠 5~10cm 处切断空肠	用中弯血管钳游离，解剖剪剪断，2-0 丝线结扎或缝扎，肠钳 2 把钳夹空肠，盐水纱垫保护切口周围，23 号刀或电刀切断，盐水纱垫包裹残端
13. 胰腺颈部切断胰腺，显露并保留胰管，将胰头部、十二指肠、胃、空肠上段和胆总管整块取下	用长弯血管钳、无损伤血管钳各 1 把分别夹住胰腺颈部，11 号刀或电刀切断，6×14 圆针 3-0 丝线间断缝合，切下标本置入弯盘内
14. 重建消化道，按胰、胆、十二指肠的顺序进行吻合	
（1）将胰腺切面深入空肠腔内，胰管内置硅胶管，实施胰空肠吻合	去除空肠断端的肠钳，0.5% 活力碘消毒肠管，用长镊将胰腺切面置入空肠内，圆针 3-0 可吸引缝线或 7×17 圆针 2-0 丝线吻合间断缝合。后壁吻合完成后用硅胶引流管于胰管内，再吻合前壁
（2）肝总管（或胆总管）空肠端侧吻合	用肠钳钳夹空肠，盐水纱垫保护切口周围，23 号刀切开，吸引器头吸净分泌液，活力碘消毒；用长镊，圆针 3-0 或 4-0 可吸收缝线或 5×12 圆针 4-0 丝线端侧吻合，间断缝合
（3）空肠十二指肠端侧吻或胃空肠吻合，该距胆肠吻合口应在 40cm 以远处	3-0 可吸收缝线和 6×14 圆针 3-0 丝线端侧吻合，间断缝合
15. 于胰肠、胆肠吻口前、后分别放置引流管，自腹壁戳洞引出橡皮引流管	用大量蒸馏水冲洗腹腔，长纱布垫、长无齿镊检查腹腔及吻合口有无活动出血，11 号刀在肋缘下侧壁做小切口，将橡皮引流管带出切口外，10×34 角针 2-0 丝线缝扎固定橡皮引流管
16. 关闭腹腔	同急性胰腺炎手术

四、胰腺癌化学内脏神经去除术（离子植入术）

1. 手术适应证　晚期胰腺癌，失去手术根治时机。
2. 麻醉方式　气管插管全身麻醉。
3. 手术体位　仰卧位。
4. 术前准备
（1）患者准备：术前晚行温盐水灌肠。
（2）物品准备：脾肾包、大孔巾、双层大单、衣服、腹部自动拉钩、3-0 和 4-0 的排针。粒子植入加乙醇注射手术要准备放置粒子显微镊和粒子穿刺针、乙醇注射针头（7 号）、

10mL 注射器、50mL 注射器、95% 乙醇、粒子（术前 20% 戊二醛浸泡）。

5. 手术方法及手术配合　详见表 14-9。

表 14-9　离子植入术手术方法及手术配合

手术方法	手术配合
1~3 步同急性胰腺炎手术	同急性胰腺炎手术
4. 探查腹腔：依次探查肝脏、胆管、胃、十二指肠、盆腔和肝门部、肠系膜及腹主动脉淋巴结有无转移	术者洗手，用盐水纱垫、长无齿镊、腹腔自动拉钩牵开显露术野，吸引器吸尽腹腔积液
5. 解剖十二指肠外侧，沿十二指肠外侧切开后腹膜，探查胰腺病变范围	用长镊，长解剖剪剪开腹膜，2-0 丝线结扎或缝扎止血，盐水纱垫保护肠曲，显示胰腺
6. 在病变部位植入离子将内脏神经阻滞以破坏神经节缓解疼痛	将消毒好的放射离子用生理盐水冲洗干净，放置粒子穿刺针，以显微镊置入
7. 70% 乙醇注入腹腔神经丛，使腹腔神经节发生慢性坏死，切断内脏感觉神经	用 50mL 注射抽 70% 乙醇 40~60mL，7 号针进行注射
8. 放置引流管	11 号刀在肋缘下侧壁做小切口，并将橡皮引流管带出切口外，用 10×34 角针 2-0 丝线缝扎固定橡皮引流管
9. 关闭腹腔	同急性胰腺炎手术

五、专科手术护理

1. 护理评估

（1）评估患者水、电解质、酸碱平衡、营养状况及胃肠减压。

（2）评估手术沾染技术规范情况。

（3）评估手术方式及术前准备质量。

（4）全手术期间断评估患者血糖。

2. 常见护理诊断/问题

（1）组织灌注量改变：与内分泌代谢紊乱、术前禁饮禁食、术前清洁灌肠、胃肠减压有关。

（2）有外科感染的潜在危险：与手术创伤、腹膜炎症、手术沾染技术有关。

（3）有皮肤完整性受损的潜在危险：与黄疸、低蛋白血症、手术时间较长等有关。

（4）有血糖异常改变的潜在危险：与手术损伤胰腺有关。

3. 护理措施

（1）备齐特殊手术用物：如腹腔自动拉钩、胰腺穿刺、胰腺癌化学内脏神经去除术（离子植入术）、腹腔神经丛注入 70% 乙醇器械，胰肠吻合、胃肠吻合、胆肠吻合特殊缝合针线及器材，大量腹腔冲洗液（40℃生理盐水或蒸馏水），胰岛素、5% 葡萄糖溶液等。

（2）严密观察患者生命体征，遵医嘱及时输液、输血、用药，维持血糖及生命体征稳定。

（3）预防潜在并发症：皮肤防压疮护理，督促沾染手术技术规范，遵医嘱适时使用抗生素。

（马文鸽）

第十五章

影像科护理

第一节　CT常见部位检查护理要点

一、头颈部与五官CT检查护理要点

头颈部与五官CT包括颅脑、鞍区、眼眶、鼻和鼻窦、颞骨及内听道、鼻咽口咽、喉部、口腔颌面部等部位肿瘤、炎症、外伤等病变的检查和头部及颈部血管成像等。

（一）检查前的准备要点

1. 评估核对　核对患者信息，阅读检查单，确定检查方式（平扫、增强）。

2. 心理护理与健康教育　护士主动与患者沟通，组织患者观看健康教育视频和健康教育手册。

3. 患者适当进食、饮水。

4. 去除头颈部所有金属异物（包括活动性义齿）。

5. 女性患者检查前将发结打开，指导扫描时头部保持不动。

6. 鼻咽部及颈部检查时训练患者屏气，不能做吞咽动作。

7. 增强者指导患者或家属签署碘对比剂使用知情同意书，筛查高危因素、建立静脉留置针等。

（二）检查中的护理要点

1. 体位设计　患者仰卧于检查床，头先进，头部置于头架上，保持正中位，人体长轴与床面长轴一致，双手置于身体两旁或胸前。

2. 眼部扫描时要求闭眼，并保持眼球固定不动，因故不能闭眼者，可指导患者盯住一目标保持不动。小儿做眼部CT需要自然睡眠或遵医嘱口服水合氯醛，安睡后方可检查。

3. 鼻咽部及颈部检查时按技师口令进行屏气，不做吞咽动作。

4. 增强检查患者需观察注射对比剂后有无局部和全身的异常反应。

二、胸部及食管纵隔CT检查护理要点

（一）检查前的准备要点

1. 评估核对　核对患者信息，阅读检查单，确定检查方式（平扫、增强）。

2. 心理护理与健康教育　主动与患者沟通，组织患者观看健康教育视频和健康教育

手册。

3. 患者适当进食、饮水。

4. 去除胸部所有的金属异物（包括文胸、带有拉链的衣服）。

5. 指导训练患者屏气。

6. 婴幼儿或不配合者检查前采取药物镇静。

7. 增强者指导患者或家属签署碘对比剂使用知情同意书，筛查高危因素、建立静脉留置针等。

8. 食管纵隔 CT 检查前准备碘水，碘水配制 100mL 温开水＋2mL 碘对比剂，浓度 0.02%。

（二）检查中的护理要点

1. 体位设计 患者仰卧于检查床上，可以取头部先进或足先进，保持正中位，人体长轴与床面长轴一致，双手置于头上方。

2. 食管纵隔检查体位设计前需指导患者喝两口碘水，再含一口碘水在口腔内。检查时技师通过话筒指示患者将口腔里的碘水慢慢咽下即刻扫描。通过碘对比剂缓慢下咽的过程扫描查看检查部位的充盈缺损像，提高周围组织的分辨率和对比度。

3. 扫描时配合技师的口令进行屏气，叮嘱患者尽量避免咳嗽，并保持肢体不动。

4. 增强检查患者需观察注射对比剂后有无局部和全身的异常反应。

5. 其他参照普通或增强检查中的护理。

三、冠状动脉 CTA 检查护理要点

多层螺旋 CT 冠状动脉造影（MSCTCA）作为一种无创、安全性高的新技术已广泛应用于临床。冠状动脉造影检查是评价冠状动脉变异和病变，以及各种介入治疗后复查随访的重要诊断方法，具有微创、简便、安全等优点。但是冠状动脉 CTA 检查受多种因素的影响，如心率、呼吸配合、心理、环境等因素的影响，检查前护理准备质量是决定检查是否成功的关键。

（一）检查前的准备要点

1. 环境及物品的准备 为患者提供安静、清洁、舒适的环境，安排患者到专用心脏检查准备室或候诊区域；挂心脏检查识别牌。物品准备：脉搏血氧饱和度仪（Prince-100B）、心电监护仪、氧气、计时器或手表等。药品准备：美托洛尔（倍他乐克）药片。

2. 评估核对 阅读申请单，核对患者信息，明确检查目的和要求，评估患者病情、配合能力、沟通能力（听力）、心理状态，详细询问病史（既往史、检查史、用药史、现病史、过敏史等）、筛查高危人群，必要时查阅心电图和超声心动图检查结果，重点掌握患者基础血压、心率和心电图情况，并记录在申请单上。

3. 健康教育和心理护理 护士集中对患者进行健康宣教，讲解检查目的、心率准备和呼吸配合的重要性，以及检查中快速注射对比剂时全身发热的现象，让患者对检查过程和可能出现的问题有较全面的了解，尽量减少由于紧张、恐惧心理而导致的心率加快。告诉患者检查当日可适当进食、不禁水，避免空腹或饱餐状态下检查；空腹时间过久易导致低血糖，引起心率加快或心率不稳（特别是糖尿病患者）；过饱出现不良反应时易发生呕吐。

4. 心率准备

（1）患者到达检查室先静息 10~15 分钟后测心率。

（2）测心率，按心率情况分组，60~80 次/分钟为 1 组；80~90 次/分钟为 2 组；90 次/分钟以上或心律波动>3 次、心律失常、老年人、配合能力差、屏气后心率上升明显的为 3 组。64 排 CT 心率控制在 75 次/分钟以内，双源 CT 或其他高端 CT 可适当放宽。

（3）对静息心率>90 次/分钟、心律波动>3 次或心律失常，对 β 受体阻滞药无禁忌证者，在医师指导下服用 β 受体阻滞药，以降低心率和（或）稳定心律；必要时服药后再面罩吸氧 5~10 分钟，采用指脉仪或心电监护仪持续心电监护，观察服药及吸氧前后心率或心律变化情况，训练吸气、屏气，心率稳定后可检查。对于心律失常的患者，了解心电图检查结果，通过心电监护观察心率或心律变化规律，与技师沟通、确认此患者是否进行检查；对于心率>100 次/分钟或无规律的心律者可以放弃检查。

5. 呼吸训练　重点强调如何吸气、屏气，什么时候出气的要领，训练方式分四种：①用鼻子慢慢吸气后屏气。②深吸气后屏气。③直接屏气。④直接捏鼻子辅助。根据患者不同情况采取不同训练方式，重点强调呼气幅度保持一致，防止呼吸过深或过浅，屏气时胸、腹部保持静止状态，避免产生呼吸运动伪影，屏气期间全身保持松弛状态，观察屏气期间心率和心律变化；1 组患者心律相对平稳（波动在 1~3 次/分钟），训练吸气、屏气后，心率呈下降趋势且稳定可直接检查；2 组反复进行呼吸训练，必要时吸氧（浓度为 40%~50%）后继续训练，心率稳定可安排检查，检查时针对性选择吸氧。

6. 肘前静脉穿刺　选择 18G 静脉留置针进行肘前静脉穿刺。

（二）检查中的护理要点

1. 设计体位　仰卧位、足先进、身体置于检查床面中间，两臂上举，体位舒适。

2. 心电监测　安放电极片，将电极片、导线及双臂置于心脏扫描野外。连接心电门控，观察心电图情况，确认 R 波信号清晰，心率控制理想，心律正常，心电图波形不受呼吸运动和床板移动影响。

3. 呼吸训练　再次训练患者呼吸和屏气，观察患者可稳定大约 5 秒屏气的时间及屏气后心率和心律变化规律。

4. 必要时指导患者舌下含服硝酸甘油片。

5. 连接高压注射器管道，试注水，做到"一看二摸三感觉四询问"；确保高压注射器、血管通畅。

6. 再次告知检查注意事项，以及推药时的身体感受，缓解患者紧张情绪，对高度紧张的患者在检查过程中护士通过话筒给予安慰，鼓励患者配合完成检查。

7. 动态观察增强图像对比剂进入情况，及时发现渗漏。

8. 其他参照普通或增强检查中的护理。

四、主动脉夹层患者 CT 检查护理要点

主动脉夹层是指动脉腔内的血液从主动脉内膜撕裂口进入主动脉壁内，使主动脉壁中层形成夹层血肿，并沿主动脉纵轴扩张的一种较少见的心血管系统的急性致命性疾病，早期正确诊断是取得良好治疗效果的关键。

（一）检查前的准备要点

1. 开设绿色通道 对怀疑有主动脉夹层的患者应提前电话预约，按"绿色通道"安排检查。告知家属检查相关事宜和注意事项，要求临床医师陪同检查，通知 CT 室医师和技师做好检查准备。

2. 护士准备好急救器材、药品、物品，随时启动急救程序。

3. 病情评估 包括意识、面色、血压、心率、呼吸、肢体活动、肾功能以及发病时间与发病过程，快速查看检查申请单、核对信息、详细询问病史、筛查高危因素。

4. 呼吸训练 检查前指导患者正确呼吸及屏气，屏气一定要自我掌握强度，以能耐受为准，切忌过度屏气，以防引起强烈疼痛不适及夹层破裂。

5. 指导家属签署碘对比剂使用知情同意书，快速建立静脉通道。

6. 其他参照普通或增强检查前的护理。

（二）检查中的护理要点

1. 正确转运 搬运患者时动作要轻稳，避免大动作引发夹层破裂。

2. 体位设计 仰卧位、足先进、身体置于检查床面中间，两臂上举（无法上举的患者也可以放于身体的两侧）。

3. 注意保暖 避免受凉引起咳嗽而导致夹层破裂。

4. 技师扫描时注意控制注射对比剂的量和速度

5. 患者监测 严密观察病情和监测生命体征，出现脉搏细速、呼吸困难、面色苍白、皮肤发冷、意识模糊等症状，提示可能因动脉瘤破裂出现失血性休克，应立即停止扫描，通知医师抢救，必要时行急诊手术，做好记录。

6. 疼痛性质的观察 如突发前胸、后背、腹部剧烈疼痛，多为撕裂样或刀割样，呈持续性，患者烦躁不安、大汗淋漓，有濒死感，疼痛放射范围广泛，可向腰部或下腹部传导，甚至可达大腿部，提示动脉瘤破裂，应启动急救应急预案。

（三）检查后的护理要点

1. 扫描中发现有主动脉夹层应按放射科危急值处理，禁止患者自行离开检查室，并立即电话告之临床医师检查结果，由专人或在医师陪同，用平车将患者立即护送回病房或急诊科，勿在 CT 室停留过久。

2. 告知家属 30 分钟内取片及报告。

3. 其他参照普通或增强检查后的护理。

五、肺栓塞 CT 检查护理要点

肺栓塞是指以各种栓子阻塞肺动脉系统为其发病原因的一组临床病理生理综合征，其发病率高、误诊率高和死亡率高。多层螺旋 CT 肺动脉造影是对急性肺动脉栓塞的一种无创、安全、有效的诊断方法。

（一）检查前的准备要点

1. 开设绿色通道 对怀疑有肺栓塞的患者应提前电话预约，对病情急、重、危者应立即按"绿色通道"安排检查。告知家属相关检查事宜和注意事项，要求临床医师陪同检查，通知 CT 室内医师和技师做好检查准备。

2. 护士准备好急救器材、药品、物品，随时启动急救程序。

3. 病情评估　查看检查申请单，核对信息，严密观察其有无口唇发绀、呼吸急促、胸闷、气短、胸痛、咯血等表现；心电监护，测量生命体征及血氧饱和度的变化；评估心、肺、肾功能情况。重点了解胸痛程度，必要时提前使用镇痛药。

4. 吸氧　给予高浓度氧气吸入，以改善缺氧症状，缓解患者恐惧心理。

5. 呼吸训练　检查前指导患者正确呼吸及屏气，屏气一定要自我掌握强度，以能耐受为准，切忌过度屏气，以防引起强烈疼痛、不适及栓子脱落。

6. 去掉胸部所有金属物品及高密度衣物，防止产生伪影，影响图像质量。

7. 其他参照普通或增强检查前的护理。

（二）检查中的护理要点

1. 正确转运　重点指导正确转运患者，摆好体位，避免大动作导致静脉血栓脱落，发生意外。

2. 体位设计　仰卧位、足先进、身体置于检查床面中间，两臂上举（无法上举的患者也可以放于身体的两侧）。

3. 注意保暖，避免受凉，防止咳嗽引起栓子的脱落。

4. 技师扫描时注意控制注射对比剂的量和速度。

5. 患者监测　严密观察病情和监测生命体征，重点观察呼吸频率和血氧饱和度的变化，并做好记录。

（三）检查后的护理要点

1. 扫描中发现有肺栓塞应按放射科危急值处理，禁止患者自行离开检查室，告诉患者及家属制动，并立即电话告之临床医师检查结果，由专人或在医师陪同下用平车将患者立即护送回病房或急诊科，勿在 CT 室停留过久。

2. 告知家属 30 分钟内取片及报告。

3. 其他参照普通或增强检查后的护理。

六、腹部 CT 检查护理要点

CT 腹部检查分上腹、中腹、盆腔、全腹，包括肝、胆、脾、胰、胃、肾、肾上腺、肠、膀胱、子宫和附件等。腹部脏器复杂、相互重叠，空腔脏器（胃、肠、膀胱）因含气体和（或）液体及食物残渣，位置、形态、大小变化较大，可影响图像质量和检查效果，因此做好腹部 CT 检查前各环节的准备至关重要。

（一）检查前的准备要点

1. 患者评估　仔细询问病史、检查史、过敏史，注重患者其他检查的阳性体征和结果，如 B 超、肝功能、胃镜、肠镜、消化道钡剂及甲胎蛋白等，确定患者能否饮水、饮水量和时间，确认是否进行增强检查。

2. 胃肠道准备　①检查前 1 天晚餐进清淡饮食，晚饭后禁食 4~8 小时，不禁饮（急诊除外）。②检查前 1 周禁止胃肠钡剂造影，必要时对胃肠钡剂造影者可先行腹部透视，以了解钡剂的排泄情况。③年老体弱者胃肠道蠕动减慢，必要时给予清洁灌肠或口服缓泻药帮助排空。

3. 心理护理　护理人员可针对不同文化层次患者的心理状态，分别进行解释和疏导，用通俗易懂的语言讲解与患者病情有关的医学知识，使患者对疾病的发展和转归有较明确的认识，缓解患者紧张情绪，使其积极配合检查。

4. 患者准备　防止金属伪影，患者需取下身上所有带金属的衣裤、物品、饰品，解除腹带及外敷药物，提供检查服。

5. 呼吸训练　呼吸运动是影响 CT 检查质量的重要因素，扫描时呼吸运动不仅会引起病灶遗漏和误诊，而且对于判断胃肠道走行和分析病变的结构都有很大影响。因此检查前需对患者进行屏气训练，保持呼吸平稳，均匀一致，直至患者能够准确接收口令。

6. 对比剂准备

（1）常用对比剂种类

①高密度对比剂：常用的有 1%～2% 有机碘溶液，800～1 000mL 温开水加 10～20mL 碘对比剂，这种对比剂在 CT 上显影良好，能满意地标记被检器官，便于观察胃肠道的走行。但浓度过高、剂量较大时常能遮蔽部分胃壁组织，对胃黏膜改变不能较好显示，限制了对癌肿的检出和浸润深度的判断。

②等密度对比剂：纯水作为对比剂方便、价廉、无不良反应；不会产生高密度的伪影。CT 平扫时即可与胃壁构成良好的对比，有利于病变的诊断和分期，是胃部 CT 检查最理想的对比剂。

③低密度对比剂：气体是 CT 仿真结肠内镜检查中理想的肠道内对比剂，气体能较好地充盈扩张肠管，气体的弥散性好，比液体对比剂更容易到达盲升结肠；气体扩张肠管均匀，使用气体作为对比剂，可以通过定位片来判断肠道内气量是否充足，可随时补充气量。

（2）对比剂的应用

①水可用于上、中腹的胃肠充盈。

②1.2% 的口服对比剂适宜于胃部平扫患者的充盈准备。

③1.5% 的口服对比剂较适宜于胃部直接增强的对比剂充盈准备。

④0.8% 的口服对比剂适宜于中消化道的肠道充盈准备。

⑤0.6% 的口服对比剂适宜于下消化道的肠道充盈准备。

（3）饮用对比剂的量和时间

①上腹检查前 0.5 小时服水 200～300mL，检查前 10 分钟服水 200～300mL。

②上中腹部：患者于检查前 1 小时、30 分钟各服用 300mL，检查时加服 200～300mL。

③下腹部检查前 4 小时、3 小时、2 小时分别服用 300mL，检查前 1 小时排空膀胱 1 次，加服 300mL，患者自觉膀胱充盈即行 CT 检查。膀胱造瘘者应夹闭引流管，待膀胱充盈后再做检查。

④全腹部检查前 4 小时、3 小时、2 小时分别服用 300mL，检查前 1 小时排空膀胱 1 次，再服 300mL，患者自觉膀胱充盈后加服 300mL 口服对比剂即行 CT 检查。

⑤胰腺 CT 扫描时，往往出现胰头、胰体、胰尾与胃、十二指肠及空肠部位分辨不清的情况，从而导致诊断困难，为了使胰腺与胃肠道影像区分开来，衬托出胰腺的轮廓与形态，提高诊断正确性，因此选择最优良对比剂浓度及吞服时间帮助医师判断及区分病变与生理解剖部位，提高诊断率。扫描前 30 分钟口服 2% 的对比剂 300mL，空肠部分得到充盈满意，达到衬托目的，扫描前加服 2% 的对比剂 200mL，以达到胃体部及十二指肠空肠完全显示。

（4）饮用对比剂的目的

①使胃及十二指肠充盈与邻近组织形成对比度，便于观察胃壁、黏膜及胃腔情况。胃充盈使肠道下移，充分暴露肝、胆、脾、胰。

②充盈膀胱与邻近组织形成对比度，便于观察膀胱壁、黏膜及腔内情况，尤其是膀胱腔内充盈缺损性病变的显示。

③子宫、附件与邻近组织形成对比度。

④胃肠道充分扩张，获得了腹盆腔各段肠道的良好充盈相，有助于胃肠道病变的早期发现、病变的定位和定性，同时因伪影的减少或消除，图像质量明显提高，更有利于实质脏器的显示与观察。

（5）饮用对比剂的注意事项：筛查患者无碘过敏、结石、胰腺炎、出血、严重腹水、排尿困难、重大急诊外伤及禁食、禁水等情况后再指导患者喝碘水。重症胰腺炎、急性消化道出血、穿孔、肠梗阻等患者禁食禁水，对体质较弱、心肺功能不全的患者禁止大量饮水。

7. 检查前用药　必要时扫描前 10 分钟肌内注射山莨菪碱注射液 20mg，山莨菪碱针为胆碱能神经阻滞药，能对抗乙酰胆碱所致的平滑肌痉挛，使消化道的平滑肌松弛，使胃和肠管充分扩张，以减少胃肠蠕动。青光眼、前列腺肥大、尿潴留等患者禁用。

（二）检查中的护理要点

1. 体位设计　患者仰卧，足先进，双臂上举伸直，身体尽量置于床面正中间，侧面定位线对准人体正中冠状面。特殊情况可根据观察部位的需要采用侧卧位或俯卧位。

2. 女性盆腔检查　必要时用 2%～3% 的碘水 300～600mL 保留灌肠，使盆腔内的小肠、乙状结肠、直肠显影。

3. 已婚女性患　推荐检查时置入阴道气囊或填塞含碘水的纱条，以显示阴道和宫颈的位置。

4. 特殊患者的护理

（1）严重腹水的患者因横膈受压迫平卧困难，可垫高胸部高度以不影响扫描床进出为准。

（2）神志不清者，需家属陪同（陪护人员进行合理的 X 线安全防护）。

（3）幼儿检查时护士将室内灯管调暗，家属陪同，防止患儿坠床，同时注意保暖。

（4）CT 尿路成像患者进行延迟扫描时，技师可根据肾盂积水情况决定延迟扫描时间，一般 15～30 分钟进行第一次延迟扫描，中、重度积水者 3 小时左右再进行第二次扫描，护士要告知患者延迟扫描时间。

（5）为诊断或鉴别肝血管瘤可于注射对比剂后 5～7 分钟再做病灶层面扫描，护士注意提示患者扫描时间。

（三）检查后的护理

1. 腹部检查前禁食，检查完毕需协助患者下检查床，防止发生低血糖、体位性低血压。

2. 膀胱过度充盈者小便时排泄不易过快、过多，防止发生虚脱和低血压。

3. 检查后可进食。

4. 其他参照普通或增强检查后的护理。

七、CT 仿真肠镜检查护理要点

CT 仿真肠镜指将螺旋 CT 扫描所获得的原始数据进行后处理，对空腔器官内表面进行三维重建，再利用计算机的模拟导航技术进行腔内观察，并赋予人工伪色彩和不同的光照强度，最后连续回放，即可获得类似纤维肠镜行进和转向直视观察效果的动态重建图像。目前 CT 仿真肠镜检查技术临床应用的可靠性和实用性日趋成熟，在结肠癌定位、定量和定性诊断中发挥着重要的作用，但是检查前肠道的准备和检查中配合的好坏是决定检查成功与否的关键因素。

（一）检查前的护理要点

1. 患者评估 排除检查禁忌证（月经期、妊娠期、肠道出血等）。检查前 1 周是否做钡剂检查，评估患者肠道准备及排便情况，判断是否可以进行检查。

2. 饮食准备 患者检查前 1 天吃清淡、无渣饮食（稀饭、面条等），晚餐后禁食，20：00 至 24：00 可饮糖盐水，以减轻患者饥饿感，24：00 后禁水。

3. 肠道准备

（1）蓖麻油：取蓖麻油 30mL，在检查前晚餐后服用，然后饮温开水 800mL，蓖麻油服后 3~4 小时排便，2~3 次排便后肠道清洁。

（2）番泻叶：番泻叶作用慢，因此要求患者在检查前 1 天午餐后以番泻叶 30g 用沸开水 500mL 浸泡 0.5 小时后饮服，番泻叶服后 7~8 小时排便，3~5 次排便后肠道清洁。晚餐后再用 20g 番泻叶泡水 100mL 服用，效果更佳。由于导泻作用非肠内所致，故患者常有腹痛、腹胀，甚至血便。因腹泻持续时间较长，因此年龄大、体弱者应慎用。

（3）和爽：规格为 1 包 68.56g，检查前晚餐后禁食，晚餐后 1 小时给药，1~2 包溶水 2~4L，以 1L/h 的速度口服，排出物为透明液体时结束给药，或遵医嘱。

（4）清洁灌肠：对于便秘患者，服用蓖麻油、番泻叶效果不好者，可提前 1 天清洁灌肠再服泻药。

4. 心理准备健康宣教 检查前要耐心、细致地向患者讲解 CT 仿真肠镜检查的必要性和过程，告诉患者此检查无痛苦、无创伤，消除患者紧张心理，取得患者信任与配合，完成检查。

5. 呼吸训练 指导患者扫描时正确屏气，避免产生呼吸伪影，影响图像质量。

6. 检查前用药 扫描前 30 分钟肌内注射山莨菪碱注射液 10~20mg，以抑制肠道痉挛，降低管壁张力，充分扩张肠管，减少因肠蠕动而造成的伪影，注射前询问患者有无禁忌证。

（二）检查中的护理要点

1. 物品准备 双腔止血导尿管（18~20 号）1 根、20mL 空针 1 副、血压计球囊 1 个、止血钳子 1 把、液状石蜡（石蜡油）、棉签 1 包、纱布 2 张、手纸、治疗巾 1 张。

2. 左侧卧位 双下肢弯曲，臀部垫治疗巾；选择双腔止血导尿管（18~20 号），充分润滑导管前端及肛门口，呈螺旋式插入肛门 6~10cm，气囊内注入 10mL 气体。

3. 充气体位 取左侧、右侧、俯卧位经肛门注入空气（1 000~1 200mL）充盈肠道，总注气量因人而异，以结肠充分扩张，患者感觉轻微腹胀为宜，嘱患者尽量控制排气。保留肛管，在定位片上观察结肠管充气情况，以基本显示各段结肠（八段法：直肠、乙状结肠、降结肠、脾曲、横结肠、肝曲、升结肠、盲肠）作为充盈良好的参照；如果结肠充气不理想，可继续追加一次，当患者诉腹胀明显时停止打气，夹闭导管，嘱患者平卧，立即行 CT 扫描，扫描时嘱患者平静吸气后屏气。

4. 观察病情　肠道充气时根据患者具体情况，注意打气的速度、压力和插管深度，打气时主动与患者交流，询问患者的感觉，有无头晕、恶心、腹痛，观察患者面色等。

5. 扫描时发现肠腔内有液平面时立即俯卧位扫描

6. 扫描后护理　扫描完毕图像质量符合要求后通过尿管抽出肠腔内气体，抽出气囊内气体。观察有无腹胀、腹痛、呃逆等症状。拔出尿管，清洁肛门。

（三）检查后的护理要点

1. 扫描结束后留观 30 分钟，密切观察腹部体征。

2. 肌内注射山莨菪碱注射液的患者检查结束待肠蠕动恢复、肛门排气后方可进食。

3. 腹部胀气时可按顺时针方向按摩，加速气体排出，减轻腹胀。对检查结束后出现腹痛、腹胀明显者，应严密观察病情变化，并指导适当走动。并交代患者如腹部异常、不适立即就诊。

4. 为避免发生低血糖反应，必要时可静脉补液。

5. 其他参照普通或增强检查后的护理。

八、CT 仿真胃镜检查护理要点

胃溃疡和胃癌是消化科常见的疾病，以往主要依赖于胃镜或 X 线钡剂检查。胃镜检查仅能观察病灶的腔内改变，在有食管狭窄的患者，胃镜无法顺利通过，无法明确病灶下端的情况；胃镜和 X 线钡剂对于病灶的浸润程度和病灶与周围脏器的关系以及远处转移的情况都无法明确。CT 仿真胃镜检查可以弥补上述缺陷。

（一）检查前的准备要点

1. 饮食准备　检查前 1 天晚上吃少渣易消化的食物，20：00 后禁食，24：00 后禁饮。

2. 消化道准备　如遇幽门梗阻患者，在检查前 1 天晚上洗胃，彻底洗净胃内容物，直到冲洗液清晰为止。幽门梗阻患者不能在当天洗胃，因洗胃后可导致胃黏膜颜色改变，影响诊断。

3. 患者评估　排除检查禁忌证（胃出血、穿孔等）。评估患者消化道准备情况，判断是否可以进行检查。

4. 心理护理、健康宣教　向患者讲解整个检查过程及身体感受，缓解患者紧张情绪，使其主动配合检查。

5. 呼吸训练　指导患者扫描时正确屏气，避免产生呼吸伪影而影响图像质量。

6. 检查前用药　扫描前 30 分钟肌肉注射山莨菪碱注射液 10~20mg。注射前询问患者有无前列腺疾病、青光眼等禁忌证。

（二）检查中的护理要点

1. 体位设计　常规为患者仰卧，足先进，双臂上举伸直，身体尽量置于床面正中间，侧位定位线对准人体正中冠状面。特殊情况可根据观察部位的需要采用侧卧位或俯卧位。

2. 口服产气剂　检查时先设计好体位，嘱患者口服产气剂 1~2 包后快速仰卧位扫描。

发现液平面时再俯卧位扫描。

3. 呼吸配合　扫描时在技师的口令下配合吸气与屏气，扫描时勿打嗝。

（三）检查后的护理要点

1. 检查后指导患者休息 15~30 分钟无不适后方可离开。

2. 肌内注射山莨菪碱注射液的患者检查后待肠蠕动恢复、肛门排气后方可进食。

3. 为了避免引起低血糖反应，必要时可静脉补充液体。

4. 其他参照普通或增强检查后的护理。

（张　皓）

第二节　MRI 常见部位检查护理要点

一、头部 MRI 检查护理要点

头部 MRI 检查包括颅脑、鞍区、内听道、眼部、鼻旁窦、鼻咽、颅底、腮腺、内耳等部位。

（一）检查前准备要点

参照 MRI 普通或增强检查。

（二）检查中护理要点

1. 线圈选择　头部专用线圈。

2. 体位设计　患者仰卧在检查床上，头先进，头置于线圈内，人体长轴与床面长轴一致，双手置于身体两旁或胸前。头颅正中矢状面尽可能与线圈纵轴保持一致，并垂直于床面。

3. 成像中心　颅脑、鞍区以眉间线位于线圈横轴中心；内听道、鼻旁窦、鼻咽、颅底、腮腺、内耳以鼻根部位于线圈横轴中心；眼部以眶间线位于线圈横轴中心。即以线圈中心为采集中心，锁定位置，并送至磁场中心。

4. 制动并保护眼部　嘱患者保持头部不动，平静呼吸，眼球检查时嘱患者闭眼，双眼球不能转动，避免产生运动伪影。对于眼睑闭合不全的患者，可用纱布遮盖患者双眼。

（三）检查后护理要点

参照 MRI 普通或增强检查。

二、颈部 MRI 检查护理要点

颈部 MRI 检查包括颈部软组织、颈部血管成像、喉及甲状腺。

（一）检查前准备要点

参照 MRI 普通或增强检查。

（二）检查中护理要点

1. 线圈选择　颈部专用线圈。

2. 检查体位　患者仰卧在检查床上，头先进，颈部置于线圈内，人体长轴与床面长轴一致，双手置于身体两旁或胸前。头颅正中矢状面尽可能与线圈纵轴保持一致，并垂直于床面。

3. 成像中心　线圈中心对准甲状软骨，移动床面位置，使十字定位灯的纵横交点对准线圈纵横轴中点。即以线圈中心为采集中心，锁定位置，并送至磁场中心。

4. 其他　嘱患者保持安静，平静呼吸，叮嘱患者尽量避免咳嗽或吞咽，以免产生伪影影响图像质量。确实无法控制咳嗽时，可在扫描间隙期进行动作（即机器没声音时）。

（三）检查后的护理要点

参照 MRI 普通或增强检查。

三、胸部 MRI 检查护理要点

（一）检查前准备要点

1. 呼吸训练　正确指导患者呼吸训练，耐心解释说明屏气重要性，使患者在实际检查过程中适应憋气扫描。

2. 其他　内容参照 MRI 普通或增强检查。

（二）检查中护理要点

1. 线圈选择　体表线圈或者专用心脏线圈。

2. 体位设计　患者仰卧在检查床上，头先进，人体长轴与床面长轴一致，双手置于身体两旁。

3. 成像中心　线圈中心对准胸部中点（胸骨柄切迹与剑突连线中点和正中矢状面），移动床面位置，使十字定位灯的纵横交点对准线圈纵横轴交点对准胸部中点，即以线圈中心为采集中心，锁定位置，并送至磁场中心。

4. 呼吸控制　呼吸门控放置于呼吸动度最大处，如呼吸动度过大，可加用腹带捆绑以限制患者的呼吸。

5. 患者注意事项　在检查过程中，叮嘱患者尽量避免咳嗽或吞咽。

6. 其他　参照 MRI 普通或增强检查。

（三）检查后护理要点

参照 MRI 普通或增强检查。

四、冠状动脉 MRI 检查护理要点

冠状动脉 MRI 受到心跳、呼吸等各种生理运动的影响，其成像质量与这些生理参数的控制密切相关，而患者在检查中的配合也至关重要。

（一）检查前准备要点

1. 指导呼吸训练　呼吸运动是影响呼吸导航采集率的关键因素，直接影响图像的采集速度和质量。告知患者浅慢、均匀呼吸，避免深呼吸是冠状动脉检查成功的关键环节。耐心解释说明屏气重要性，使患者在实际检查过程中适应憋气扫描。

2. 控制心率　心率过快引起伪影是影响磁共振冠状动脉成像的主要因素之一，适当控制心率<75 次/分钟有助于减轻或消除冠状动脉的运动伪影。必要时给予 β 受体阻滞药（美

托洛尔）口服，适当降低心率。

3. 其他 参照 MRI 普通或增强检查。

（二）检查中护理

1. 线圈选择 体表线圈或者专用心脏线圈。

2. 体位设计 患者仰卧在检查床上，头先进，人体长轴与床面长轴一致，双手置于身体两旁。

3. 成像中心 线圈中心对准胸部中点（胸骨柄切迹与剑突连线中点和正中矢状面），移动床面位置，使十字定位灯的纵横交点对准线圈纵横轴交点对准胸部中点。即以线圈中心为采集中心，锁定位置，并送至磁场中心。

4. 安放电极 嘱患者保持体位不动，心脏检查者正确安放电极，右上电极（黄色）放右锁骨中线，左上电极（绿色）左侧第 2 肋间，左下电极（红色）放心尖处。告知患者在扫描过程中体表线圈和身体下矩阵线圈有发热感，属正常现象。

5. 呼吸控制 呼吸门控放置于呼吸动度最大处。如呼吸动度过大，可加用腹带捆绑以限制患者的呼吸。

6. 其他 参照 MRI 普通或增强检查。

（三）检查后护理

参照 MRI 普通或增强检查。

五、乳腺 MRI 检查护理要点

MRI 是目前诊断乳腺疾病重要的检查手段，但是由于其检查环境的特殊性、检查时间长、俯卧位，以及检查中需动态增强等因素导致患者不舒适，而影响图像质量。因此检查前护士准备质量、检查中患者的配合程度是检查成功与否的关键因素。

（一）检查前准备要点

1. 更换开式检查服或病员服

2. 建立静脉通道 选择适宜的注射部位，建立静脉留置针，保持畅通。

3. 心理护理和健康教育 重点向患者说明乳腺检查时间，俯卧位可能导致体位不舒适、胸部及面部皮肤的压迹，如有其他特殊不适，请及时告诉技师。

4. 乳管内乳头状瘤的患者 此类患者有乳头溢液的现象，溢液通常是血性、暗棕色或者黄色液体，会污染内衣，在检查前协助患者用温水拭去外溢的分泌物，避免污染检查线圈，必要时在线圈内铺上治疗巾。

5. 乳腺囊性增生病 此病主要是由于女性体内雌、孕激素比例失调，临床突出表现是乳房胀痛和肿块，疼痛与月经周期有关，在月经前疼痛加重。可以采用预约检查，也就是错过周期性疼痛的时间进行检查。

6. 其他 参照 MRI 普通或增强检查。

（二）检查中护理要点

1. 线圈选择 乳腺专用线圈。

2. 体位设计 取俯卧位，将头置于专用海绵圈内，双乳自然悬垂入线圈内。双手上举或放身体两旁，膝部、足部垫上软枕以起到支撑作用。乳腺癌及乳腺纤维腺瘤患者如疼痛感明显，采用俯卧位同时把乳腺线圈的头侧垫高 15°~30°，以防止乳腺过度受压引起疼痛，尽量让患者保持舒适的体位，嘱患者保持体位不动。

3. 成像中心　线圈中心对准双乳头连线，移动床面位置，即以线圈中心为采集中心，锁定位置，并送至磁场中心。

4. 检查中注意保护患者的隐私

5. 乳腺癌术后体质虚弱的患者　技师与护士重点观察呼吸情况，发现异常应及时处理。

6. 其他　参照 MRI 普通或增强检查。

（三）检查后护理

参照 MRI 普通或增强检查。

六、腹部 MRI 检查护理要点

腹部 MRI 检查包括肝、胰腺、肾、前列腺、女性盆腔、尿路造影。

（一）检查前准备要点

1. 消化道准备　腹部检查前需禁食、水 6~8 小时，尿路造影检查前 12 小时禁食、禁水，排便，禁服促进肠液分泌药物，如泻药等。

2. 正确指导呼吸训练　耐心解释说明屏气重要性，训练方式为：深吸气-屏气-呼气，告知患者在扫描时需数次屏气，每次吸气幅度保持一致。另外，训练患者屏气最长时间达 22 秒，使患者在实际检查过程中适应憋气扫描。对一些屏气较差的患者，可采取加腹带及捏鼻的方法，使其被动屏气，也可获得很好的效果。

3. 盆腔检查者注意事项　需要憋小便使膀胱充盈以便更好地显示盆腔脏器，女性在盆腔 MRI 检查前需取掉节育环。

4. 其他　参照 MRI 普通或增强检查。

（二）检查中护理要点

1. 线圈选择　体表线圈。

2. 体位设计　患者仰卧在检查床上，取头先进，体线圈置于腹部并固定于床缘，人体长轴与床面长轴一致，双手置于身体两旁或双手上举。

3. 成像中心　肝、胰腺线圈中心对准脐与剑突连线中点，肾、肾上腺线圈中心对准脐中心，盆腔线圈中心对准脐和耻骨联合连线中点，前列腺线圈中心对准脐和耻骨联合连线下 1/3 处前列腺中点。移动床面位置，开十字定位灯，使十字定位灯的纵横交点对准脐与剑突连线中点。即以线圈中心为采集中心，锁定位置，并送至磁场中心。

4. 其他　参照 MRI 普通或增强检查。

（三）检查后护理

参照 MRI 普通或增强检查。

七、胰胆管水成像（MRCP）护理要点

（一）检查前准备要点

1. 消化道准备　禁食、禁水 6 小时，可使胆胰管充分扩张，管壁显示清晰。

2. 对比剂准备　检查前 15 分钟左右饮温开水 300mL 加枸橼酸铁铵泡腾颗粒铁剂 3g（0.6g1 包），或 100mL 温开水中加入 1~2mL 静脉用钆喷酸葡胺口服，目的在于抑制周围肠道水信号，使十二指肠充盈良好，从而使十二指肠壶腹及乳头显示清晰，能更准确地判断该处是否存在梗阻占位病变。

3. 减少胃肠道蠕动　必要时检查前 10~15 分钟肌内注射山莨菪碱注射液 10mg，以减少胃肠道的蠕动，避免出现运动性伪影。

4. 呼吸训练　于检查前训练患者屏气（深吸气-屏气-呼气），告知患者在扫描时需数次屏气，每次吸气幅度保持一致。另外，训练患者屏气最长时间达 22 秒，使患者在实际检查过程中适应屏气扫描，清晰显示胰胆管的结构及十二指肠的形态。耐心说明屏气的重要性，如屏气不成功，会影响图像质量与诊断。

5. 必要时镇静或镇痛　胆胰疾病的患者伴有不同程度的疼痛，对于耐受力差的患者，必要时按医嘱给予镇痛药或镇静药，以解除疼痛，防止过度疼痛影响检查质量。

6. 其他　参照 MRI 普通或增强检查。

（二）检查中的护理要点

1. 线圈选择　体表线圈。

2. 体位设计　患者仰卧在检查床上，头先进，体线圈置于腹部并固定于床缘，人体长轴与床面长轴一致，双手置于身体两旁或双手上举。

3. 成像中心　线圈中心对准脐与剑突连线中点，移动床面位置，开十字定位灯，使十字定位灯的纵横交点对准脐与剑突连线中点。即以线圈中心为采集中心，锁定位置，并送至磁场中心。

4. 患者制动　嘱患者在检查中避免咳嗽及身体运动，以免造成运动伪影。对于精神紧张的患者，此时再次耐心指导患者检查时如何配合，允许家属陪同，并采取腹部加压，盖上软垫或床单，以减少伪影的产生。

5. 一些屏气较差的患者　采取加腹带及捏鼻的方法，使其被动屏气，也可获得很好的效果。

6. 其他　参照 MRI 普通或增强检查。

（三）检查后的护理要点

参照 MRI 普通或增强检查。

八、脊柱及四肢关节 MRI 检查护理

脊柱 MRI 检查包括颈椎、胸椎、腰椎、骶椎，髋关节，四肢关节包括肩关节、肘关节、腕关节、膝关节、踝关节等。

（一）检查前准备要点

参照 MRI 普通或增强检查。

（二）检查中护理要点

1. 线圈选择　根据不同的部位选择相应的线圈。颈椎选用颈线圈，胸椎、腰椎、骶椎、髋关节选用体表线圈，肩关节选用专用肩关节线圈，四肢关节选用专用四肢关节线圈。

2. 体位设计　脊柱 MRI 患者仰卧在检查床上，头先进，人体长轴与床面长轴一致，双

手置于身体两旁。四肢关节 MRI 根据相应线圈和机器选择合适的检查体位。患者取仰卧位，用海绵垫垫平被查肢体并用沙袋固定，使患者舒适易于配合。单侧肢体检查时，尽量把被检侧放在床中心。可用体线圈行两侧肢体同时扫描，以便对照观察，或用特殊骨关节体表线圈。

3. 成像中心　颈椎成像中心在喉结处，胸椎对准双锁骨连线处，腰椎对准脐上两横指；肩关节对准喙突，下肢以踝关节为中心，膝关节以髌骨为中心，四肢关节成像中心应根据不同的关节部位而定。

4. 其他　参照 MRI 普通或增强检查。

（三）检查后护理要点

参照 MRI 普通或增强检查。

（张　皓）

第三节　X 线常见造影检查护理要点

一、食管吞钡（碘水）检查患者护理要点

食管吞钡（碘水）造影检查是诊断食管病变的基本方法，检查是以透视为先导，摄取适当的点片，以显示病变的细节，结合形态及运动功能变化做出诊断。

（一）适应证

1. 有吞咽困难或咽部不适需明确诊断者。

2. 疑食管肿瘤、异物、贲门痉挛、食管静脉曲张及食管先天性疾病。

3. 了解纵隔肿瘤、甲状腺肿快、心血管疾病所致的食管外压性或牵拉性改变。

4. 疑食管肿瘤或经食管镜及拉网检查发现而常规检查未发现者和食管癌普查或常规检查疑有食管肿瘤及食管病变，但不能确诊者，应做双对比检查。

5. 疑有食管穿孔、食管气管瘘、吞咽动作失调、腐蚀性食管炎，用食管碘水检查。

（二）禁忌证

1. 腐蚀性食管炎的急性炎症期。

2. 食管穿孔、食管静脉曲张大出血时。大出血后，检查时服用稀钡。

3. 食管气管瘘、食管纵隔瘘者，但此时确需检查，可用水溶性碘剂或碘油。

4. 完全肠梗阻者禁用钡剂检查。

5. 先天性婴幼儿食管闭锁者气管食管瘘或球麻痹（延髓性麻痹）者。

6. 对碘过敏者禁用碘水检查。

7. 心肺功能不全，重度衰竭的患者。

8. 抗胆碱药物禁忌者，不宜做双对比检查。

（三）护理要点

1. 检查前的护理要点

（1）患者的评估：护士仔细阅读检查申请单，核对患者信息（姓名、性别、年龄、检查部位等），详细询问病史，评估患者病情，确认患者信息、检查部位、检查方式的正确。

（2）消化道准备：检查前一般不需禁食，但进食后不宜立即进行食管检查，以免因有食物残渣黏附在黏膜上影响检查结果。贲门痉挛、食管裂孔疝、食管下端贲门部肿瘤者需禁食空腹；食管内食物潴留多时，造影前要尽量抽出。

（3）环境准备：调节室内温度为 22～24℃，湿度 40%～60%，保持环境清洁、整齐，冬天注意保暖。

（4）心理准备与健康教育：加强与患者的沟通，给患者讲解食管吞钡（碘水）检查的目的、过程和注意事项及配合技巧。钡剂色白、气香、无味，碘剂无色透明、味略苦涩，检查时先让患者含一大口钡，在医师的指令下嘱咐患者一口咽下，同时进行摄片，含在口腔里的钡剂量不宜过多，避免吞下时呛咳；过少不能充分充盈食道黏膜；尽量全部吞下，避免喷出污染屏幕或衣物，造成照射伪影；吞下过程中，头尽量后仰，保持头部不动，以保证检查质量。

（5）对比剂准备：稠钡剂，钡水比（3～4）：1，调成糊状，约 40mL；碘剂 40～50mL。配制钡剂浓度应适宜，太浓导致患者吞咽困难，头部的摆动不便于食管的透视观察及摄片；太稀的钡剂使食管黏膜显影不充分，有可能导致小病灶的遗漏，造成漏诊；若为观察食管异物，可吞服钡棉，观察其钡棉搁置和挂住在异物上的特征。有梗阻者，用 40%～50% 稀钡。

（6）急救物品、药品、器材的准备：配备急救车、各种抢救药品、氧气筒、氧气枕、血压计、心电监护仪、吸痰器、平车、急救包等，定期检查，保持 100% 完好无损。

（7）碘水造影的患者检查前签署碘对比剂使用知情同意书。

（8）指导或协助患者去除被检部位的金属物件及高密度伪影的衣物，以防止伪影的产生。

2. 检查中的护理要点

（1）再次核对患者信息。

（2）协助患者进机房，让其取站立位，后背紧贴检查床，必要时用约束带固定患者于检查床上，避免检查床转动时患者跌倒。有引流管的应妥善固定，防止牵拉、脱落。

（3）将准备好的钡剂放置在固定架上，便于患者取放。

（4）再次交代检查中的注意事项及配合事宜。

（5）先胸腹常规透视，再根据病情采用不同的体位，在医师的指令下吞服钡剂（碘剂）检查。

（6）检查中注意观察患者的反应。

3. 检查后的护理要点 检查完毕后协助患者清洁口腔，根据病情嘱其多饮水，多食含粗纤维的食物，加速钡剂的排泄；同时告知患者次日解大便为白色，不用紧张；如排便困难者可使用缓泻剂和灌肠促进排便。碘水造影的患者需观察有无不良反应的发生。

二、上消化道钡剂（碘剂）检查患者护理要点

上消化道造影是指从口咽至十二指肠水平部，包括食管、胃、十二指肠造影检查。

（一）适应证

1. 食管 见食管吞钡（碘水）检查。

2. 胃 慢性胃炎、胃下垂、胃黏膜脱垂、胃排空延迟、胃癌、胃溃疡、贲门失弛缓症、胃食管反流、胃和十二指肠反流、胃空肠吻合狭窄。

3. 十二指肠　十二指肠壶腹炎、十二指肠球部溃疡、十二指肠憩室、肠系膜上动脉综合征、十二指肠手术后复查。

4. 先天性胃肠道异常者

5. 腹上区肿块需明确与胃肠道的关系

（二）禁忌证

1. 见食管吞钡（碘水）检查禁忌证。

2. 急性胃肠道穿孔、急性胃肠炎者。

3. 急性胃肠道出血，一般在出血停止后 2 周，大便隐血试验阴性后方可检查。如临床急需检查，可在准备应急手术的条件下进行。

4. 肠梗阻，尤其是结肠梗阻者。但对单纯不全性或高位小肠梗阻，为明确原因可酌情用稀钡或碘剂检查。

（三）护理要点

1. 检查前的护理要点

（1）患者的评估：护士仔细阅读检查申请单，核对患者信息（姓名、性别、年龄、检查部位等），详细询问病史，评估患者病情，确认患者信息、检查部位、检查方式的正确。

（2）消化道准备：造影前 1 天不要服用含铁、碘、钠、铋、银等药物；造影前 1 天不宜多吃纤维类和不易消化的食物。造影前 1 天晚餐吃少渣、不易产气饮食，如稀饭等。禁食、水 6~8 小时。

（3）环境准备：调节室内温度为 20~24℃，湿度 40%~60%，保持环境清洁、整齐，关闭门窗。冬季注意保暖。

（4）心理护理与健康教育：向患者讲解上消化道钡剂检查的目的、过程和注意事项，训练配合技巧。说明钡剂色白、气香、无味，碘剂无色透明、味略苦涩，检查时在医师的口令下吞服钡剂，可能会出现恶心、呕吐症状，深呼吸可以缓解；检查中体位会出现改变，如有不适及时告诉医务人员；检查后嘱患者多饮水，加速钡剂的排泄，同时告之患者次日所排大便为白色，不用紧张。

（5）对比剂准备：钡水比例为 1：1.5，总量 60~100mL 或碘水 60~100mL。

（6）急救物品、药品、器材的准备：配备急救车、各种抢救药品、氧气筒、氧气枕、血压计、心电监护仪、吸痰器、平车、急救包等，定期检查，保持 100% 完好无损。

（7）碘水造影的患者检查前签署碘对比剂使用知情同意书。

（8）指导或协助患者去除被检部位的金属物件及高密度伪影的衣物，以防止伪影的产生。

2. 检查中的护理要点

（1）再次核对患者信息。

（2）协助患者进机房，让患者背靠于检查床上，双手交叉上举拉住头顶固定环，用约束带固定患者。有引流管的应妥善固定，防止牵拉、脱落。

（3）将准备好的钡剂放置在固定架上，便于患者取放。

（4）再次交代检查中的注意事项及配合事宜。

（5）按照医师指令吞服造影剂，依次进行各部位的摄片检查。

（6）检查过程中密切观察患者的病情变化，发现异常及时处理等。

（7）加强安全管理，防止体位改变引起不适或坠床。

3. 检查后的护理要点　同食管吞钡（碘水）检查。

三、全消化道钡剂（碘剂）检查患者护理要点

全消化道造影检查是从口咽至结肠，当对比剂到达回盲部时进行最后的摄片，检查结束，观察有无肠道梗阻，回盲部结核、肿瘤等。

（一）适应证

1. 同食管吞钡（碘水）检查适应证。

2. 同上消化道钡剂（碘水）检查适应证。

3. 怀疑小肠炎症和肿瘤者。

4. 不明原因的腹痛、腹胀、腹泻者。

5. 胃肠道出血经胃、十二指肠及结肠检查阴性而怀疑出血来自小肠者。

（二）禁忌证

1. 同食管吞钡（碘水）检查禁忌证。

2. 同上消化道钡剂（碘水）检查禁忌证。

（三）护理要点

1. 检查前的护理要点

（1）对比剂准备：钡水比 1：1.2，量约 100mL，加入甲氧氯普胺粉剂 20~30mg，或碘剂 100~120mL。

（2）其他同上消化道钡剂检查。

2. 检查中的护理要点

（1）检查后告知患者下次摄片的时间，嘱患者多走动或取右侧卧位，以促进对比剂尽快到达回盲部。

（2）其他同上消化道钡剂检查。

3. 检查后的护理要点　同食管吞钡（碘水）检查。

四、钡灌肠检查护理要点

钡灌肠即从肛门插入一根肛管，利用灌肠机灌入钡剂，再通过 X 线检查，可用于诊断结肠占位、肠息肉、炎症、溃疡、梗阻、先天性巨结肠等病变，也可作为下消化道内镜检查的补充检查。

（一）适应证

1. 结肠肿瘤、息肉、溃疡、憩室、结核等器质性病变及腹腔肿瘤。

2. 肠梗阻　鉴别低位小肠梗阻与结肠梗阻。

3. 肠套叠（有一定的治疗作用，但要注意套叠的时间，避免肠道因长时间缺血而坏死，灌肠时压力过大而穿孔）。

4. 结肠先天性异常如巨结肠等。

（二）禁忌证

1. 结肠活动性大出血、穿孔、坏死。

2. 急性阑尾炎、急性肠炎或憩室炎者。

3. 妊娠期妇女。

4. 结肠病理活检后（24小时内）。

5. 心力衰竭、呼吸衰等全身情况差者。

6. 高龄患者（相对禁忌）。

（三）护理要点

1. 检查前的护理要点

（1）患者的评估：护士仔细阅读检查申请单，核对患者信息（姓名、性别、年龄等），详细询问病史、过敏史，评估患者病情，确认患者信息的正确。同时了解患者有无其他检查，如同时进行CT腹部检查，应安排患者先做CT，再做钡灌肠。

（2）消化道准备：造影前2天不要服用含铁、碘、钠、铋、银等药物；造影前1天不宜多吃纤维类和不易消化的食物；造影前1天晚上，吃少渣饮食，如豆浆、面条、稀饭等。禁食、水6~8小时。检查前排空大便，清洁灌肠后2~3小时行钡灌肠（若查巨结肠则无须洗肠）。

（3）环境准备：调节室内温度22~24℃，湿度40%~60%，保持环境清洁、整齐，备好屏风和窗帘，保护患者的隐私，关闭门窗，注意保暖。

（4）心理护理与健康教育：为患者及其家属讲解钡灌肠的目的、过程和注意事项。告知患者在灌钡肠的过程中，感到腹胀有便意时，尽量憋住，深呼吸可缓解，如不能耐受，请及时告知。检查中床会转动，不要紧张。

（5）灌肠溶液准备：常用1∶4的钡水悬浊液（800~1 000mL水中加入150~200g的硫酸钡）。成人每次用量800~1 000mL，小儿200~500mL。溶液温度39~41℃。

（6）灌肠物品准备：灌肠机、肛管、血管钳、液状石蜡、棉签、卫生纸、纱布、手套、一次性中单、治疗巾、便盆、温度计。

（7）急救物品、药品、器材的准备：配备急救车、各种抢救药品、氧气筒、氧气枕、血压计、心电监护仪、吸痰器、平车、急救包等，定期检查，保持100%完好无损。

（8）指导或协助患者去除被检部位的金属物件及高密度伪影的衣物，以防止伪影的产生。

2. 检查中的护理要点

（1）再次核对患者信息，询问是否行清洁灌肠，评估患者的情况，有无高危因素。

（2）携用物至检查床旁，解释操作目的、灌肠时的反应、配合要点及注意事项。

（3）洗手、戴口罩；关闭门窗，打开屏风。

（4）扶患者上检查床取左侧卧位，臀下垫一次性尿布，脱裤至膝部，将臀部移至床沿，双膝屈曲。用棉被遮盖患者胸、背、腹部及下肢，给患者保暖，注意保护患者隐私。

（5）戴手套，将准备好的灌肠液充分搅拌后倒入灌肠机水封瓶内，连接好管道和肛管。用棉签蘸液状石蜡润滑肛管前端8~10cm。

（6）左手暴露肛门，用液状石蜡润滑肛门，右手持肛管轻轻插入肛门7~10cm，嘱患者张口呼吸。

（7）协助患者取平卧位，改变体位时注意防止肛管脱落（将肛管用钳子固定在床沿），嘱患者双手交叉抓住检查床上的铁环，用约束带固定好患者，防止坠床。

（8）先行腹部透视，再行钡剂灌入及适当充气。正确使用灌肠机遥控器，设置灌肠压力为7~8kPa；按压顺序，气泵→充气→压力→充钡→关充钡→关充气。

（9）当钡剂充盈至回盲部时根据医师指示停止灌钡。

（10）停止摄片后，解开约束带，用止血钳夹闭橡胶管，弯盘置于肛门前，左手暴露肛门，右手用纱布包住肛管并将其拔出，放入弯盘内，用纸巾擦净肛门，协助患者穿好衣裤，搀扶患者下检查床，嘱患者自行排便。

（11）操作中的注意事项

①插管时应轻柔，避免损伤直肠黏膜而引起出血与疼痛。

②妥善固定患者，避免床转动时患者从检查床上坠落或肢体撞伤。

③灌肠过程中严密观察患者神态、面色、呼吸，询问有无腹痛、腹胀等异常情况，及时发现、及时处理。

④观察钡剂灌入是否通畅，肛管有无打折、脱落等。

⑤严格掌握灌肠液的温度、量与灌肠的压力，温度过低易引起肠痉挛，过高易烫伤，量太少达不到回盲部，量太多会使腹内压过度增高。

3. 检查后的护理要点

（1）整理用物。

（2）告知患者因钡剂不吸收，排出的大便为白色属正常现象，检查后2~7天大便仍是白色。

（3）检查后嘱患者立即上厕所，尽量排出注入直肠内的钡剂。为老年、体质虚弱、行动不便的患者提供移动的坐便器。

（4）嘱患者多饮水，食粗纤维食物，促进钡剂的排出。若为长期便秘者，可使用缓泻剂或灌肠帮助排便，避免钡剂长时间遗留于肠道内形成钡石。

五、排粪造影检查护理要点

排粪造影是一种检查肛门直肠部功能性疾病的新兴检查方法。是将一定量的钡糊注入被检者直肠内，在符合生理状态下对肛门直肠及盆底行静态和动态观察。如直肠黏膜脱垂、直肠套叠、直肠前突、会阴下降综合征、盆底痉挛综合征、子宫后倾、直肠癌术后和肛门成形术后功能观察等，也是决定治疗方式的可靠依据。

（一）适应证

1. 临床上有排便困难、便秘、黏液血便、肛门坠胀、排便时会阴及腰骶部疼痛，而经临床指肛、钡灌肠和内镜检查未见异常者。

2. 大便失禁、直肠癌术后及肛门成形术后了解肛门直肠功能者。

（二）禁忌证

1. 病重、体质弱、心肺功能衰竭者。

2. 肛门手术或外伤未痊愈者。

（三）护理要点

1. 检查前的护理要点

（1）患者的评估：护士仔细阅读检查申请单，核对患者信息（姓名、性别、年龄等），详细询问病史、过敏史，评估患者病情，确认患者信息的正确。同时了解患者有无其他检查，如同时进行 CT 腹部检查，应安排患者先做 CT，再做排粪造影。

（2）环境准备：调节室内温度 22~24℃，湿度 40%~60%，保持环境清洁、整齐，备好屏风和窗帘，保护患者的隐私，关闭门窗，注意保暖。

（3）心理护理：讲解检查程序，帮助患者了解检查相关内容，消除紧张心理；了解患者在自制便桶上，X 线透视下进行排便有胆怯、羞愧、紧张的心理，不能正确用劲排便，钡糊排出不符合排粪要求，影响检查结果和诊断，多用激励性语言鼓励、肯定，避免用生硬、埋怨、责怪的语气。

（4）健康宣教

①检查前嘱患者排空小便，避免膀胱过度充盈压迫直肠，影响钡糊保留。检查前不需要做肠道准备，因为直肠通常处于空虚状态，对检查无影响。清洁灌肠后，直肠内残留液体将冲淡对比剂，使对比剂和直肠黏膜的黏附性降低，影响检查结果，因此不主张清洁灌肠。

②注入钡糊时，嘱患者收紧肛门，有便意时深呼吸，在医师的指导下排出钡糊，否则影响检查结果；在排钡糊时教会患者正确使用腹压。

③女性患者在检查结束后，要及时取出阴道内的标记物。

④对于排便困难的患者，可使用缓泻剂或灌肠促进钡剂排出，以免钡剂遗留于肠道，加重排便困难。

（5）对比剂配制标准：250mL 水+35g 医用淀粉+1 袋（250g）钡剂，先将医用淀粉加入冷水搅拌均匀，水沸腾后将搅拌均匀的医用淀粉缓慢倒入，加入过程中不断搅拌以免成块，直至形成均匀稠厚的糊状物再加入钡剂，加热至沸腾后冷却备用。

（6）肛门和阴道标记物的制作：为使肛管显示清楚，用市售鸡肠线，缝制成约 3.5cm 长有一定硬度的小条浸泡钡剂，放入肛管内以显示其轮廓，便于准确画出排便前的肛管轴线。女性患者，用一浸钡纱条放入已婚女性患者阴道内，以显示直肠阴道隔。

（7）其他物品准备：注钡器、镊子、止血钳、肛管、液状石蜡、自制阴道标记物送入钢条、一次性手套、自制便桶、橡胶单、治疗巾、卫生纸、纱布等。

（8）指导或协助患者去除被检部位的金属物件及高密度伪影的衣物，以防止伪影的产生。

2. 检查中的护理要点

（1）再次核对患者信息，评估患者的情况，有无高危因素。

（2）携用物至检查床旁，解释操作目的、配合要点及注意事项。

（3）洗手、戴口罩；关闭门窗，打开屏风。

（4）扶患者上检查床取左侧卧位，臀下垫橡胶单和治疗巾，脱裤至膝部，将臀部移至床沿，双膝屈曲。用棉被遮盖患者胸、背、腹部及下肢，给患者保暖，注意保护患者隐私。

（5）戴手套，润滑肛管前端。

（6）左手暴露肛门，用液状石蜡润滑肛门，右手将肛管轻轻插入直肠 2~3cm，嘱患者张口呼吸。

（7）右手用止血钳固定肛管位置，避免脱出，医师抽吸钡糊后经肛管注入直肠。

（8）注射完毕右手持止血钳夹闭肛管，用纱布包裹住肛管轻轻拔出。

（9）肛门内放入标记物，女性患者放入阴道标记物（未婚、未育女性除外）。

（10）协助患者标准侧位端坐于排便桶上，两足踏平，双腿并拢、双手放于膝盖处、两股骨平行，与身体纵轴呈直角，以显示耻骨联合下缘，照片要包括尾骨尖，否则测量不准，甚至无法测量。

（11）在透视下分别摄片。

（12）操作中的注意事项

①钡糊配制时要有一定的浓稠度和可塑性，与正常粪便相似：太稀排泄太快不能很好显示直肠黏膜的情况，影响检查结果和准确性；太浓影响操作。对于排便极其困难的患者，钡糊可相对稀薄些。

②详细询问女性患者有无婚史，未婚女性阴道内不能放置浸钡标记物。

③由于检查床过窄，患者转换体位时保护好患者，避免坠床。

④注射钡糊时，严密观察患者神志、面色、呼吸等，有便意时嘱患者深呼吸，收紧肛门，避免钡糊溢出，影响检查结果。

⑤插入肛管时，动作轻柔，避免损伤直肠黏膜。若患者肛周有痔（疮）或直肠脱出于肛门口，左手分开组织露出肛门口，再插入肛管。

3. 检查后的护理要点

（1）整理用物。

（2）检查后嘱患者立即上厕所，尽量排出注入直肠内的钡剂。为老年、体质虚弱、行动不便的患者提供移动的坐便器。

（3）嘱患者多饮水，食粗纤维食物，促进钡剂的排泄。

六、盆腔造影检查护理要点

盆腔造影是在 X 线透视下，经右下腹穿刺点穿刺注射碘对比剂入盆腔内，以观察盆腔的解剖形态、轮廓，或结合排粪造影以诊断盆底功能性疾病。

（一）适应证

1. 有排粪造影检查的适应证者。

2. 做过肛门直肠功能性疾病手术后症状仍不改善或没有改善者。

3. 有盆底沉重感、直立时背痛、卧位症状缓解者。

4. 直肠腹膜疝、间隔腹膜疝、阴道腹膜疝、网膜腹膜疝等。

（二）禁忌证

1. 碘对比剂过敏者。

2. 腹膜炎、腹壁感染、腹膜粘连。

3. 尿潴留、肠道胀气、胃腹腔引流。

4. 出血体质。

5. 病重、体质弱、心肺功能衰竭者。

6. 肛门手术或外伤未痊愈者。

（三）护理要点

1. 检查前的护理要点

（1）患者的评估：护士仔细阅读检查申请单，核对患者信息（姓名、性别、年龄等），详细询问病史、过敏史，评估患者病情，确认患者信息的正确。

（2）环境准备：调节室内温度 22~24℃，湿度 40%~60%，保持环境清洁、整齐，备好屏风和窗帘。

（3）心理护理与健康教育：护士主动与患者交流、沟通，关心、爱护患者。为患者及其家属讲解盆腔造影检查的目的、过程和注意事项。告知患者碘对比剂应用的安全性及相关不良反应，碘对比剂具有一定的浓度和黏度，注入腹腔易刺激腹膜，可能会引起腹痛。

（4）对比剂的准备：碘对比剂 20~30mL，检查前详细询问相关用药史及过敏史，签署碘对比剂使用知情同意书。

（5）检查前嘱患者排尽大小便。

（6）急救物品、药品、器材的准备。

2. 检查中的护理要点

（1）再次核对患者信息，评估患者的情况，有无高危因素。

（2）携用物至检查床旁，解释操作目的、配合要点及注意事项。

（3）洗手、戴口罩，打开屏风，保护患者的隐私。

（4）穿刺的护理：检查床倾斜45°，患者斜靠上面，穿刺部位选择在右下腹或肚脐下两横指处，严格无菌操作，以防腹腔感染。穿刺针头选择 9# 针头，穿刺不能过深或过浅，过深对比剂会进入肠腔；过浅则注入腹腔，使对比剂刺激腹膜引起疼痛。盆腔造影穿刺时应用无痛注射技术，解除患者的思想顾虑，分散其注意力，取合适体位，便于进针。注射时做到"二快一慢"，即进针快、拔针快、推药速度缓慢并均匀，在 X 线的透视下注射对比剂 20~30mL。

（5）病情的观察：由于注射体位及穿刺部位的特殊性，患者有恐惧害怕的心理，在穿刺注射时，应严密观察患者的神志、面色、呼吸等，患者有无面色苍白、大汗淋漓等表现；与患者交流，鼓励患者表达，从患者的语言中进行病情的观察；在摄片过程中，患者若感觉不适可及时告诉医师。

3. 检查后的护理要点

（1）让患者在候诊室休息30分钟，观察有无腹痛、恶心、呕吐等症状。发现病情变化及时处理，并做好记录。

（2）嘱患者多饮水，以促进对比剂的排泄。

七、膀胱造影检查护理要点

膀胱造影是运用导尿术注 100~150mL 对比剂入膀胱内，以观察排尿形态动力学变化，主要用于排尿困难或尿失禁的患者查找病因。

（一）适应证

1. 膀胱肿瘤、憩室、结石、结核、慢性炎症及其所伴随的挛缩。

2. 瘘管。

3. 膀胱功能性病变。

4. 脐尿管未闭、囊肿、输尿管反流，输尿管囊肿等先天性畸形。

5. 膀胱外压性病变。

（二）禁忌证

1. 严重血尿。

2. 泌尿系统感染。

3. 尿路狭窄。

4. 碘对比剂过敏。

5. 严重的心、肝、肾功能不全及其他严重的全身性疾患。

（三）护理要点

1. 检查前的护理要点

（1）患者的评估：护士仔细阅读检查申请单，核对患者信息（姓名、性别、年龄等），详细询问病史、过敏史，评估患者病情，确认患者信息的正确。

（2）环境准备：调节室内温度 22~24℃，湿度 40%~60%，保持环境清洁、整齐，备好屏风和窗帘，以保护患者隐私。

（3）签署碘对比剂使用知情同意书。

（4）配制对比剂：碘剂：0.9%氯化钠注射液＝1∶1，配制量 100~150mL。

（5）用物的准备：一次性导尿包、消毒剂、急救药品及物品。

（6）心理护理与健康教育：护士主动与患者交流、沟通，关心、爱护患者。为患者及其家属讲解膀胱造影检查的目的、过程和注意事项。

2. 检查中的护理要点

（1）再次核对患者信息，评估患者的情况，有无高危因素。

（2）携用物至检查床旁，解释操作目的、配合要点及注意事项。

（3）医师洗手、戴口罩，打开屏风，保护患者的隐私。

（4）体位的摆放：患者平卧于检查床上，臀下垫橡胶单及中单，脱下右裤腿，两腿分开放于检查床两侧，充分暴露会阴部；患者双手上举，握住头顶固定环。

（5）插管的护理：插管时按照导尿术进行消毒，严格遵守无菌技术操作原则，动作轻柔；插管成功后，排空膀胱内的尿液，避免对比剂浓度的稀释造成膀胱及尿路显影的清晰度不够。

（6）注入配制好的对比剂后先摄一张保留尿管的影像片，再摄患者排尿形态的动力学变化。患者因紧张或自身疾病的原因排不出尿而无法观察时，应多鼓励患者。

（7）病情的观察：注射碘对比剂时严密观察患者病情的变化，有无不良反应的发生。

3. 检查后的护理要点　检查结束后再次询问患者有无不适的异常感受，要求患者在候诊处休息15~30 分钟，严密观察患者血压、心率、呼吸，防止迟发反应的发生。

八、四重造影检查护理要点

四重造影即排粪造影、盆腔造影、膀胱造影和女性阴道内放置浸钡标记物四者结合同时造影。先盆腔造影，再行膀胱造影（不摄排尿动力学变化），最后结合排粪造影观察排便及排尿形态动力学变化。

（一）适应证

除有排粪造影和盆腔造影适应证者外，同时伴有泌尿系症状，如压力性尿失禁者。

（二）禁忌证

同盆腔造影禁忌证，同时有膀胱、尿道炎者。

（三）护理要点

1. 检查前的护理要点

（1）患者的评估：护士仔细阅读检查申请单，核对患者信息（姓名、性别、年龄、检查部位等），详细询问病史、过敏史，评估患者病情，确认患者信息、检查部位、检查方式的正确。

（2）环境准备：调节室内温度22~24℃，湿度50%~60%，保持环境清洁、整齐，备好屏风和窗帘。

（3）心理护理与健康教育：护士主动与患者交流、沟通，关心、爱护患者。为患者及其家属讲解四重造影检查的目的、过程和注意事项。告知患者碘对比剂应用的安全性及相关不良反应；碘对比剂具有一定的浓度和黏度，注入腹腔易刺激腹膜，可能会引起腹痛。

（4）对比剂的准备：碘对比剂20~30mL；碘剂：生理盐水=1：1比例配制200mL备用。检查前详细询问相关用药史及过敏史，签署碘对比剂使用知情同意书。

（5）检查前嘱患者排尽大小便。

（6）急救物品、药品、器材的准备。

（7）备一次性导尿包1个。

2. 检查中的护理要点

（1）再次核对患者信息，评估患者的情况，有无高危因素。

（2）携用物至检查床旁，解释操作目的、配合要点及注意事项。

（3）洗手、戴口罩，打开屏风，保护患者的隐私。

（4）穿刺的护理：检查床倾斜45°，患者斜靠上面，穿刺部位选择在右下腹或肚脐下两横指处，严格无菌操作，以防腹腔感染。穿刺针头选择9#针头，穿刺不能过深或过浅，过深对比剂会进入肠腔；过浅则注入腹腔，使对比剂刺激腹膜引起疼痛。盆腔造影穿刺时应用无痛注射技术，解除患者的思想顾虑，分散其注意力，取合适体位，便于进针。注射时做到"二快一慢"，即进针快、拔针快、推药速度缓慢并均匀，在X线的透视下注射对比剂20~30mL后行盆腔造影。

（5）按导尿术放置尿管，排净尿液，从尿管注入配制好的对比剂200mL，拔出尿管。

（6）按排粪造影的操作步骤注入钡糊，在肛门和阴道放置标记物。

（7）协助患者标准侧位端坐于排粪桶上，左侧靠近荧光屏，双腿并拢，双手放于膝盖处。

（8）在X线的透视下，同时进行尿路造影、排粪造影和阴道造影检查。

（9）检查完毕，协助患者穿好裤子，再次查对患者。

3. 检查后的护理要点

（1）让患者在候诊室休息30分钟，观察有无腹痛、恶心、呕吐等不良反应。发现病情变化及时处理，并做好记录。

（2）嘱患者多饮水，以促进对比剂的排泄。

（3）嘱患者多食粗纤维食物，以便钡剂的排出，若为长期便秘的患者，可口服缓泻剂或灌肠帮助排便，避免钡剂长时间遗留于肠道内形成钡石。

（张　皓）

第四节　核医学检查护理要点

一、SPECT 和 PET 检查护理

（一）检查前护理

1. 核对检查者基本信息　如：姓名、性别、年龄、检查项目等。

2. 健康宣教

（1）解释核医学检查的目的、过程、利弊，消除检查者顾虑。

（2）说明 PET 检查不能进食的原因，进食后血糖增高会影响显像质量。同时，嘱检查者保持安静，避免剧烈运动导致肌肉摄取增高。

（3）交代检查时注意事项：注射完毕后在房间安静休息，减少走动，便于药物被器官吸收；饮水（1 000mL 左右），多排小便，有利于图像质量清晰，加快药物的排泄，降低本底照射，并避免不必要照射。

（4）取出身上活动性金属物件，防止金属物品干扰图像，形成伪影；告知检查者所注射的药物对身体并无伤害，消除检查者的顾虑。

（5）了解检查者耐受能力，疼痛检查者可使用镇痛药。

（6）告知检查者尿液中含有示踪剂，小便过程中尽量不要污染衣物及皮肤。

（7）记录检查者基本信息，以及联系方式。

3. SPECT、PET 检查时间　见表 8-1。

表 8-1　SPECT、PET 检查时间

检查项目	放射性药物注射后检查时间
PET 肿瘤显像	40~60 分钟
PET 心肌葡萄糖代谢显像	45~50 分钟
PET 脑代谢显像	15 分钟
甲状腺静态显像	15 分钟
全身骨显像	2~4 小时
淋巴显像	盆腔 30 分钟，颈部 60 分钟，特殊部位 120 分钟
心肌灌注显像	60~90 分钟
脑血流灌注显像	立即
肾动态显像	立即
甲状腺动态显像	立即
肾小球滤过率测定	立即

（二）检查中护理

1. 根据检查部位的需要更换体位。

2. 特殊检查者的护理　因平卧较困难或驼背严重者，可适当垫高头颈部，高度以不影响扫描床的进出为准；反应迟钝者，用束缚带固定其体位，必要时留家属陪同（陪护人员必须进行合理的射线安全防护，穿戴好防护用品，铅屏风后陪同受检者）；对于平车推入检查者，家属及工作人员共同配合搬动检查者进行检查，采用合理的搬运方式，避免对检查者造成身体伤害。

3. 观察检查者在检查过程中有无不适。

4. 对进行局部扫描的检查者，应注意对未照射部位的屏蔽（针对 PET/CT）。

（三）检查后护理

1. 须按照规范程序处理检查者体液和大、小便等排出物。

2. 监护注射点是否出现瘀血、血肿、感染、不适和疼痛感。

3. 观察放射性药物的不良反应。

二、注射放射性药物护理

核医学显像检查主要示踪剂有 $^{18}F^-$、^{11}C、$^{99m}TcO_4^-$ 及其标记化合物。

（一）非动态显像

1. 工作人员做好自身防护。

2. 核对待检者姓名、性别、检查项目，记录身高、体重。

3. 核对药品种类，查看相关记录，拟定注射剂量。

4. 消毒已标记好的药瓶瓶塞表面，抽取所需药量，针头套管保护，放入铅套中，准备注射。

5. 检查者取坐位（或卧位），选健侧手背浅表条件好的静脉进行穿刺。

6. 穿刺成功（针头回血明显、顺畅）后，固定针头，松止血带，平稳注入药液，确保无渗漏。

7. 注射完毕后，拔针，压迫穿刺点；并指导检查者按压穿刺点 5 分钟以上，确定无出血、渗漏。

8. 告知检查者药物注射后注意事项及上机检查时间。

9. 在检查者申请单上登记注射药名、剂量、注射部位、有无渗漏、有无不适等。

（二）动态显像

1. 工作人员做好自身防护。

2. 核对待检查者姓名、性别、检查项目，记录身高、体重。

3. 检查者平卧在检查床上，给予弹丸注射。常用的方法有扎止血带法和三通法。扎止血带法是在肘关节上方 5~8cm 处扎止血带，不能太紧，经贵要静脉穿刺，确认穿刺成功在扎止血带的状态下，视检查需要，将体积小于 1mL 的不同种 ^{99m}Tc 标记化合物推入静脉内，然后迅速释放止血带，抬高上肢，以使药物随静脉血流冲刷到心腔内，形成弹丸注射。三通法首先在检查者贵要静脉安置留置针，连接三通装置，管内充以生理盐水，将要注射的显像剂注入导管内，然后用 10~20mL 生理盐水加压推注，冲击导管内的显像剂，以弹丸形式注入血管。三通法注射的弹丸成功率较止血带法高，易于防护，可减少工作人员的照射剂量。

4. 棉签压迫穿刺点 5~8 分钟，清理操作台面，离开床旁。

5. 在检查者申请单上登记注射药名、剂量、注射部位、有无渗漏、有无不适等。

（三）持续静脉注射

用于双下肢静脉显像，主要是观察血流状态，使静脉显像清晰。穿刺点在足背静脉并且需要持续注入显像剂。

（四）注意事项

1. 操作中如有破损、污染发生要随时更换手套。

2. 放射性废物放入铅质污物桶内，放置 10 个半衰期后，按普通医疗垃圾处理，并做好登记。

3. 弹丸注射时尽量选择右侧贵要静脉，因为该静脉静脉瓣少，减少了血流阻力，右侧比左侧离心脏近有利于弹丸注射的成功。

4. 注射放射性药物一定要遵循核医学注射原则，不能在病变位置的同侧注射。

三、PET 脑显像检查护理要点

通过 ^{18}FDG-PET 显像，可反映大脑生理和病理情况下葡萄糖代谢情况，应用动态采集，还可获得糖代谢的各种速率常数、脑组织葡萄糖代谢率等定量参数。另外，PET 可以借助各种生理性刺激或药物介入完成神经活动状态的检测，在判定药物作用、评价药效、预测不良反应等新药研制和开发方面具有重要意义。

（一）检查前护理准备

1. 向检查者说明检查的目的、方法和注意事项，以充分取得检查者的合作。

2. 熟悉病情、采集相关病史，并了解是否存在影响 ^{18}FDG 摄取的因素，具体了解内容包括：近期化疗、放疗、手术及其他用药情况（如激素等）；CT 及 MRI 等影像学资料；病理资料；糖尿病病史；癫痫检查者的发作情况、抗癫痫药物治疗情况、脑电图资料等。

3. 注射 ^{18}FDG 前禁食 4~6 小时。

4. 取出金属异物，要求检查者取下头部佩戴的发夹、头花及其他的金属饰品，防止金属物品干扰图像，形成伪影。

5. 检查者在安静、温暖、光线昏暗的环境中闭目休息 40 分钟左右，避免声、光刺激。

6. 注射放射性药物的护理同 SPECT、PET 检查常规护理。

（二）检查中护理

1. 体位设计　常规为检查者仰卧，头先进，双臂置于胸前或身体两侧。头部尽量置于床面头托部正中间。

2. 特殊检查者的护理　癫痫检查者扫描时将室内的灯光调暗，同时注意保暖。神志异常、反应迟钝者，用束缚带固定其体位，必要时留家属陪同（陪护人员必须进行合理的射线安全防护，穿戴好防护用品，于铅屏风后陪同受检者）。

3. 检查中观察　严密观察检查者在检查过程中有无不适，有无疾病发作等。

（三）检查后护理

同 SPECT、PET 常规护理。

四、^{11}C-CFT 和 ^{11}C-PIB 检查护理要点

许多神经性的精神性疾病均会出现脑受体的变化，如帕金森病（PD）与多巴胺受体和多巴胺转运蛋白的减少有关，阿尔茨海默病（AD）与毒蕈碱样乙酰胆碱受体的数量变化有关，精神分裂症、抑郁症等与 5-羟色胺受体有关。而脑内受体数量极微，受体的分布、数量和密度出现变化均不能被目前的 CT 和 MRI 显示，核素（^{11}C 等）脑受体显像则可提供这方面变化的信息，从而在分子水平上展现脑内的生理、病理状态。

（一）检查前护理准备

1. 休息前给检查者安置留置针。

2. 检查者视听封闭（30 分钟）。

3. 注射放射性药物的护理

（1）与药物组保持沟通和联系。

（2）接到药物组电话，准备好注射用的物品。

（3）药物注射后立即上机采集。

（4）因药物半衰期短（半衰期 20.4 分钟），整个流程安排要紧凑。

（5）注射药物时速度不能过快（2 分钟），因为该药物内含有乙醇，刺激性强。

（二）检查中护理

1. 取下头部的金属物品。

2. 因检查时间长，注意观察检查者情况。

（三）检查后的护理

同 SPECT、PET 常规护理。

五、SPECT 骨显像检查护理要点

放射性核素骨显像是一种以骨组织内、外和骨组织内放射性浓度的差别为基础的骨骼显像方法，提供病变的血流、功能、代谢等方面的信息，在骨病的探查上有很高的敏感性，一次成像可以显示全身骨骼的形态和代谢状态，非常有助于临床了解骨骼疾病的全身病变特点和分布特点，发现隐匿病灶，从而为诊断和治疗提供较为系统的影像学依据。

（一）检查前护理

同 SPECT、PET 常规护理。

（二）检查中护理

1. 根据检查者情况显像前给予镇静镇痛，单探头 SPECT 骨显像一般需要 30 分钟左右，要求检查者保持固定体位。许多骨显像检查者常因躯体病痛而不能耐受，而显像过程中体位的变动会影响图像质量，因此对疼痛检查者显像前应给予镇痛药物。

2. 注意保暖并适时安慰检查者。SPECT 机房内温度要求维持在 18℃～24℃，体弱检查者常常不能耐受，所以机房内应备有薄毛毯，随时提供给检查者使用。因单探头 SPECT 行

骨扫描所需时间较长，扫描过程中适时安慰检查者，安定检查者情绪，使检查者配合保持不变的体位，这也是保证骨显像质量的重要环节。

（三）检查后护理

同 SPECT、PET 常规护理。

六、SPECT 心肌灌注显像护理要点

正常心肌细胞具有摄取某些显像剂的功能，且其摄取量与心肌血流量成正比，缺血或坏死心肌的摄取功能减低或丧失，表现为心肌节段性放射性分布减低区或缺损区。主要用于冠心病的诊断、治疗方案的抉择、疗效判断及预后评估。

（一）检查前护理

1. 护理人员注重心理护理，对受检者进行耐心细致地解释，消除其思想顾虑。

2. 怀疑有心脏疾患的受检者，期望通过运动负荷心肌灌注显像获得准确的诊断。所以检查前让检查者知道，此检查对冠心病诊断的灵活度超过 90%，特异度达 81%~85%，是评估检查者因运动而诱发心肌灌注缺损的病灶是否具有可逆性的基本方法，也是判断是否需要进行冠状动脉造影的指标，是目前为止评价冠心病心肌灌注功能的可靠方法，但需要受检者的密切配合。

3. 及时了解检查者的病情及服药情况，要求检查者停用相关药物。大多数检查者在行心肌灌注显像之前，已在服用一些治疗性药物，如 β 受体阻断药、硝酸酯类药物及减慢心率的药物，这些药物对负荷心肌灌注显像的结果确实有影响，由于达不到目标心率，心肌耗氧量达不到预期要求，易得到假阴性的诊断。因此，应嘱咐检查者在行此检查前 24~48 小时停服上述类药物，以提高诊断符合率。

4. 注重运动负荷试验过程的护理，运动负荷试验，全过程都要有医护人员在旁指导。

（二）注射放射性药物中的护理

达到运动高峰时，护理人员向其静脉注射显像剂元素 $^{99m}Tc-MIBI$，再持续运动 1~2 分钟。所谓运动高峰，也就是说达到了终止运动的指标，具体包括如下。

1. 出现进行性的心绞痛。

2. 心电监护仪显示出 ST 段极度降低，血压下降或出现房扑、房颤、房室传导阻滞等。

3. 疲乏式肌肉骨骼疼痛等不能继续试验。

4. 达到最大预定心率（心率＝190-年龄）。

（三）药物负荷试验

用于心脏负荷试验的药物有三磷腺苷（ATP）、腺苷、双嘧达莫（潘生丁）、多巴酚丁胺等。

1. 三磷腺苷（ATP）负荷试验方法及护理配合

（1）再次询问受检查有无支气管哮喘近期发作、COPD 急性发作，严重房室传导阻滞、病态窦房结综合征。

（2）测定检查者基础血压、心率（是否大于 60 岁）、观察心电图 ST-T 变化。

（3）建立静脉通道，以 0.14mg/（kg·min）的速度微泵缓慢均匀注射 ATP，共持续 5

分钟。

（4）于第 3 分钟时静脉注射心肌显像剂^{99m}Tc-MIBI。

（5）继续微泵注射 ATP 2 分钟。

2. 注意事项

（1）注射^{99m}Tc-MIBI 前 2 小时空腹（含糖尿病检查者及老年检查者），可自备油煎鸡蛋 2 枚、盒装牛奶 1 盒。

（2）药物负荷试验应由心内科专科医师或有心脏专业知识的核医学医师负责。

（3）注意观察心率、血压。如果心率<60 次/分钟，血压>220/120mmHg，应当提醒医师。

（4）急救车必备氨茶碱、地塞米松、氧气瓶、其他急救药品及设备。

（5）注射^{99m}Tc-MIBI 后 15 分钟吃油煎蛋（以促进肝胆排泄，提高图像质量），60~120 分钟后采集（每个医院固定时间不同，据医院规定时间实行采集）。

3. ATP 不良反应的处理

（1）一过性窦房结阻滞：使用 ATP 过程中，当心率减慢时首先停用 ATP，然后再依据情况考虑是否使用氨茶碱。氨茶碱用法：氨茶碱 0.125mg+5% 葡萄糖溶液 25mL，必要时静脉缓推。ATP 使用前氨茶碱必须准备到位，以便随时可以即刻使用（心率<50 次/分钟）。

（2）使用 ATP 过程中，检查者出现鼻痒、喷嚏、哮喘或气紧、皮肤发痒等表现时，提示 ATP 过敏。处理办法：立即停用 ATP，地塞米松 10mg，静脉缓慢注射，观察。

（四）检查后护理

同 SPECT、PET 护理常规。

（张　皓）

第五节　特殊患者 CT 检查护理

一、气管切开患者 CT 检查护理要点

气管切开患者由于意识障碍，气道内分泌物多，检查时平卧位导致分泌物不易排出，而引起呛咳、呼吸不畅、缺氧等症状，使患者无法顺利完成检查，因此做好气管切开患者 CT 检查前的气道管理非常重要。

（一）检查前的准备要点

1. 患者预约　开设绿色通道，临床医师确定患者是否能完成 CT 检查，提前将检查信息传至 CT 室，提前电话通知并送入检查单。迅速阅读检查单，提前录入患者信息。

2. 医师沟通　电话通知检查时间，由家属、护士或医师陪同，检查气管导管是否为金属材质，必要时请医师进行更换后再检查，以免影响扫描产生金属伪影。

3. 患者评估　到达 CT 室后护士阅读检查申请单、核对信息、评估病情，重点评估患者呼吸道是否通畅，患者有无痰鸣音，是否需要吸痰。

4. 患者沟通　可采用笔、纸、写字板等工具，让患者将自己的感受、想法写出来进行交流。对于文化层次比较低的患者，仔细观察患者的表情、手势，并鼓励其重复表达，与家

属配合能起到很好的交流与配合作用。

5. 清理呼吸道　护士准备好吸痰装置和吸痰盘，进入 CT 检查室前充分吸氧、吸痰，保持呼吸道通畅，防止检查时患者呛咳导致检查失败。

6. 吸氧　备好氧气袋给氧，维持有效的血氧饱和度。

7. 其他　参照普通或增强检查前的护理。

（二）检查中的护理要点

1. 体位设计　调整检查床高度与平车平行，由医师、技师与护士共同将患者转移到检查床，动作要轻，将头放于舒适的位置，避免咳嗽。妥善固定患者身体所有通路管道，防止脱落、移位。

2. 患者监测　检查中监测生命体征的变化，发现异常立即处理。必要时氧气枕低流量吸氧，保持呼吸道通畅。

3. 注意保暖　由于扫描房间温度较低，注意保暖，防止受凉诱发咳嗽。

4. 躁动不配合患者　遵医嘱提前使用镇静药，检查时由家属陪同，注意安全，防止坠床。

5. 其他　参照普通或增强检查中的护理。

（三）检查后的护理要点

1. 检查结束后将患者安全转移至平车上，再次评估患者情况，必要时清理呼吸道，在医师或护士的陪同下将患者安全送回病房。

2. 其他参照普通或增强检查后的护理。

二、多发伤患者 CT 检查护理要点

多发伤是指多系统、多脏器损伤，其具有病情急、重、伤情复杂、变化快、失血量大、易发生休克、生理功能紊乱、处理难、易漏诊、病死率高等特点。MSCT 在多发伤检查中的应用是一种革命性进步，能在极短时间内，以单一检查方法、单一检查体位完成多部位多系统检查，已逐渐广泛用于创伤患者的伤情评估，被公认为是目前评估多发伤的首选检查方法。

（一）检查前的准备要点

1. 开设绿色通道　急诊科医师评估患者是否能配合完成 CT 检查，提前将检查信息传至 CT 室，电话通知并送入检查单，告知检查相关事宜和注意事项。迅速阅读检查单，录入患者信息。并向医师确认检查方式（平扫或增强），预先建立静脉留置针，告知检查相关事宜和注意事项。

2. 医师沟通　电话通知检查时间，要求临床医师陪同检查，放射科医师和技师做好检查准备。

3. 急救准备　护士准备好急救器材、药品、物品，随时启动急救程序。

4. 环境准备　调节好室内温度（22~24℃），检查床上铺上一次性床单、尿垫保护设备，防止血液、呕吐物、分泌物渗漏，影响设备的性能。

5. 患者评估　到达 CT 室后护士阅读检查申请单、核对信息、评估病情、询问病史。严密观察瞳孔、意识、SpO_2、皮肤颜色、生命体征的变化，保持呼吸道通畅，及时清除口腔、

鼻腔、气管内的血凝块、呕吐物、分泌物，充分吸氧。检查静脉通道及各类引流管是否通畅。

6. 心理护理　针对多发伤清醒的患者处于极度恐惧状态，护士应给予安慰和鼓励。

7. 自身防护　医务人员戴好口罩、帽子、手套、防止被患者的血液、体液污染，接触患者后及时洗手。

8. 患者镇静　对于躁动不配合的患者必要时在医师指导下使用镇静药，防止运动伪影产生。

9. 多发伤患者处理措施　一般无家属陪同，需要增强检查的患者由经管医师代为签署碘对比剂使用知情同意书。

10. 其他参照普通或增强检查前的护理

（二）检查中的护理要点

1. 体位设计　多发伤患者一般为多部位扫描。常规取仰卧位，头先进，双臂放于身体的两侧，身体尽量置于床面正中间，侧位定位线对准人体正中冠状面。

2. 患者转运　指挥和协助搬运患者，调整检查床高度与平车平行，利用平车上的床单轻、稳、平移动患者于检查床上。对怀疑有骨折的部位应重点保护，避免拖拉而造成骨折断端移位，刺伤周围的神经、血管、组织造成患者不必要的痛苦。妥善保护好各种管道，防止牵拉、脱落、引流液倒流。妥善放置监护设备，便于检查中观察患者生命体征的变化。

3. 防止坠床　对于躁动、神志不清的患者检查时注意安全，妥善固定，留人陪伴，防止坠床。

4. 注意保暖　多发伤患者由于失血性休克，救治中输入大量冷的液体或血液，而导致低体温综合征，检查时要注意保暖。

5. 维持血容量　保持静脉补液的通畅，维持有效的血容量。

6. 持续吸氧　便携式氧气瓶或氧气袋持续吸氧。

7. 严密观察　检查中严密观察患者生命体征的变化。对于病情严重、意识障碍、休克等患者，病情容易掩盖对比剂不良反应的症状，重点观察对比剂注射前后生命体征的细微变化及皮肤症状。

8. 其他　参照普通或增强检查中的护理。

（三）检查后的护理要点

1. 检查结束严密观察患者情况，在医师或护士的陪同下将患者快速转移到病房或急诊科，多发伤患者多处于脱水状态，检查后告知陪同医师合理水化、进行肾功能监测、记录尿量，预防对比剂肾病的发生。

2. 检查后及时将危及生命的阳性体征通知临床医师，便于医师制订治疗方案。

3. 告知医师或家属30分钟取片及报告。

4. 其他参照普通或增强检查后的护理。

三、机械通气患者CT检查护理要点

机械通气患者一般病情危重，外出检查存在风险。近年来临床医师为了尽快查明疾病的原因，为了给患者提供最佳的治疗方案，而选择CT检查来满足临床及患者的需求。如何保证机械通气患者 CT 检查的安全性，是 CT 室护士需解决的难题。

（一）检查前的准备要点

1. 风险评估　由医师与家属详谈 CT 检查的必要性与危险性，家属签字同意后方可安排检查。主管医师认真评估及权衡检查的必要性与转送风险，制订检查计划。

2. 开设绿色通道　临床医师评估患者是否能配合完成 CT 检查，提前将检查信息传至 CT 室，提前电话通知并送入检查单。迅速阅读检查单，确认患者到达时间。并向医师确认检查方式（平扫或增强），预先建立静脉留置针，告知检查相关事宜和注意事项。

3. 急救准备　护士准备好急救器材、药品、物品，如：小型呼吸机、简易人工呼吸器、足够的氧源、微量泵、便携式监护仪等，随时启动急救程序。

4. 检查前准备　遵医嘱查血气分析，待血氧饱和度及生命体征较稳定情况下由护士和医师陪同检查，更换专用便携式小型呼吸机或简易呼吸器。

5. 患者评估　按照预约时间到达 CT 室，护士快速查看检查申请单、核对信息、询问病史、评估患者意识、生命体征、呼吸道及静脉输液是否通畅、配合程度，确保患者检查安全。并填写危重患者检查记录单。

6. 清洁呼吸道　检查前评估气道有无痰液，吸痰前给予高流量吸氧，再清理呼吸道，提高患者血氧饱和度。

7. 其他　参照普通或增强检查的护理。

（二）检查中的护理要点

1. 体位设计　由医师、技师与护士共同将患者安全转移到检查床，动作要轻，将头部放于舒适位置；妥善放置呼吸机、监护设备，固定所有管道通路，防止脱落、移位、引流瓶倒流等情况发生。

2. 专人陪同　必要时由家属陪同患者完成检查。

3. 患者监测　检查时持续心电监护、血氧饱和度监测，严密观察呼吸机运行情况，并做好记录。

4. 注意保暖　由于扫描房间温度较低，注意保暖，防止受凉诱发咳嗽。

5. 对于清醒的患者　告知检查时一定要保持不动，防止移动体位和咳嗽等动作。

6. 维持血容量　保持静脉补液的通畅，维持有效的血容量。

7. 其他　参照普通或增强检查中的护理。

（三）检查后的护理要点

1. 检查结束将患者安全移下检查床，观察呼吸机运行情况，再次评估患者气道是否通畅，生命体征是否平稳，在护士和医师陪同下立即返回病房。

2. 检查后整理呼吸机，消毒呼吸机管理，及时充氧备用，做好使用记录。

3. 其他　参照普通或增强检查后的护理。

四、躁动患者 CT 检查护理要点

躁动是颅脑功能区损伤或病变后出现的精神与运动兴奋的一种暂时状态。CT 检查是颅脑损伤术前诊断和术后评估的首选检查方法。如何保证躁动患者顺利完成检查是 CT 室护士一项非常重要的工作。

（一）检查前的准备要点

1. 开设绿色通道　临床医师评估患者是否能配合完成 CT 检查，提前将检查信息传至 CT 室，电话通知并送入检查单，确认患者到达时间。向医师确认检查方式（平扫或增强），预先建立好静脉留置针，告知检查相关事宜和注意事项。

2. 医师沟通　对于躁动的患者，CT 室护士应与临床医师沟通，提前使用镇静药、镇痛药，提供护理干预，待患者安静后立即安排检查，最好由医师陪同检查。

3. 患者评估　阅读检查申请单、核对信息、询问病史，评估病情及配合程度。了解患者躁动的原因：如颅脑外伤（额叶或颞叶脑挫伤、蛛网膜下隙出血）、术后疼痛等。

4. 环境准备　声、光、冷的刺激可诱发患者躁动的发生，检查前将检查室光线调暗、调节室温、尽量减少刺激。

5. 镇静的监护　重点观察使用镇静药后患者呼吸是否平稳，血氧饱和度的变化。必要时给予持续吸氧。

6. 其他　参照普通或增强检查前的护理。

（二）检查中的护理要点

1. 体位设计　技师与护士转运患者时动作要轻、快、稳，肢体制动。妥善固定所有管道通路，防止脱落、移位、引流液倒流等情况发生。

2. 专人陪同　必要时由家属陪同，适当固定患者肢体，指导家属正确按压的方法。

3. 患者监测　技师与护士通过防护窗严密观察患者的情况，防止坠床。监测血氧饱和度变化，注射对比剂时观察患者有无局部和全身不良反应发生，并做好记录。

4. 快速扫描　由经验丰富的技师实施扫描，动态观察 CT 图像，及时发现异常征象，并上报值班医师。

5. 其他　参照普通或增强检查中的护理。

（三）检查后的护理要点

1. 检查结束后将患者安全转移至平车，评估患者病情，住院患者由医师陪同立即返回病房。

2. 门诊患者在观察室留观，待生命体征平稳后方可离开。

3. 其他参照普通或增强检查后的护理。

五、CT 引导下^{125}I 粒子置入术护理要点

CT 引导下^{125}I 粒子置入近距离放射治疗肿瘤是根据三维内放射治疗系统计划，通过 CT 引导下将微型放射源^{125}I 按肿瘤形状精确置入肿瘤组织中，通过其发出的低能量射线持续照射、杀伤或抑制肿瘤细胞的增殖，从而控制肿瘤的发展及消除肿瘤。

（一）术前的准备要点

1. 环境准备　调节检查室温度（22~24℃），防止患者受凉。CT 检查间采用紫外线消毒 30 分钟，光线充足。

2. 资料准备　查看相关检查是否完善，如术前 3 大常规、肝肾功能、凝血酶原时间，以及 B 超、CT、X 线、心电图等检查。

3. 心理护理及健康教育　针对患者存在疑虑、焦虑、恐惧不安的心理变化，应主动与患者进行沟通，耐心、细致地向患者及家属解释，说明置入完全封闭的放射源^{125}I能有效持续杀伤肿瘤细胞，^{125}I辐射直径只有 1.7cm，经系统规划治疗，可使正常组织不受到辐射，是目前治疗肿瘤较好的方法，并讲解检查中配合的方法及重要性。

4. 严格查对制度　评估患者基本情况，签署 CT 引导下^{125}I 粒子置入术知情同意书。

5. 其他　参照普通或增强检查前的护理。

（二）术中的护理要点

1. 体位摆放　通常采用仰卧位俯卧位、侧卧位，将患者固定于最舒适的体位，以便能更好地配合手术。需要俯卧位的患者，胸腹部垫一小枕，足背垫一软枕，头侧向一边，侧卧位的患者身体两侧用软枕固定，患者制动以免置入针移位。

2. 固定穿刺针　根据穿刺部位深浅的不同选择不同长度的穿刺针，固定好穿刺针尾端不受污染。

3. 指导患者在操作过程中若出现疼痛、皮肤发麻、寒冷、体位不舒服时应及时告知，做好术中沟通工作。

4. 对于表浅部位如咽部肿瘤患者，在置入过程中严密注意是否有粒子随着唾液的下咽而进入胃肠道，如有发生，嘱患者术后第 1 次大便注意观察。

5. 粒子置入前、中、后均应清点粒子的颗数，并做好登记工作，怀疑有粒子丢失立即用粒子监测仪监测，直至找到为止。术毕立即监测扫描床、地面及丢弃的废物，甚至操作者鞋底，防止粒子遗漏。

6. 术中严密观察患者的病情变化，认真听取患者主诉，必要时行心电监护，及时发现并发症。

7. 检查中做好患者与医护人员安全防护。

8. 其他　参照普通或增强检查中的护理。

（三）术后护理要点

1. 交代注意事项　放射性粒子置入治疗后可能出现粒子移位、肺栓塞、腹腔内出血、局部组织液化、感染、胆管狭窄、胆漏、放射性肠胃炎、腹部切口延迟愈合等并发症。出院后应定期回医院复查血象、X 线检查放射源在体内的数量及位置。

2. 注意防护　儿童、孕妇不宜接触患者，6 个月后通常无须特别防护。

3. 其他　参照普通或增强检查后的护理。

六、CT 引导下经皮肺穿刺活检术护理要点

在 CT 引导下经皮肺穿刺活检获得病变组织进行病理学检查，检查的准确率可达 86%～95%，极大地提高了病变的诊断和鉴别诊断的准确性，对疾病治疗方案的制订，病情预后评估具有重要的参考价值。

（一）术前准备要点

1. 环境准备　调节检查室温度（22～24℃），防止患者受凉。CT 检查间采用紫外线消毒 30 分钟，光线充足。

2. 物品、药品及器械准备　准备无菌穿刺包、小容器、穿刺活检针和枪；10%的甲醛、

95%乙醇、2%利多卡因。

3. 资料准备　检查相关检查是否完善，如术前三大常规、肝肾功能、凝血酶原时间、B超、CT、X线、心电图等检查资料。

4. 心理护理与健康教育　护士应耐心讲解该项检查的过程和穿刺的必要性，以及对治疗的指导意义。增强患者信心和勇气，取得患者和家属的理解及配合，使患者保持良好的心理状态，从而保证穿刺的顺利进行。

5. 其他　严格查对制度，评估患者基本情况，履行告知义务并签署穿刺同意书。

（二）术中的护理要点

1. 体位摆放　根据穿刺的位置设计体位，以患者感觉舒适为准。

2. 呼吸训练　训练患者穿刺或扫描中吸气、屏气和配合方法。

3. 操作者准备　洗手、戴口罩、严格无菌技术操作，防止交叉感染。

4. 配合医师进行消毒和铺无菌单，协助取活检，10%的甲醛进行标本固定。

5. 观察病情　术中认真听取患者的主诉，严密观察患者面色及生命体征的变化，必要时心电监护。

6. 做好患者与医护人员的安全防护。

7. 穿刺结束后评估病情，有无出血、气胸及其他并发症发生。穿刺点局部加压包扎，防止出血。

8. 其他　参照普通或增强检查中的护理。

（三）术后护理要点

1. 交代注意事项　嘱患者卧床休息6～12小时，避免剧烈运动。可能会出现疼痛、出血、气胸等并发症，如有不适请及时告诉医师或护士。

2. 将病理标本及时交给穿刺医师，标贴患者信息。

3. 观察30分钟无异常情况由护士或医师陪同返回病房。

4. 其他　参照普通或增强检查后的护理。

七、颈外静脉高压注射碘对比剂护理要点

（一）检查前的准备

1. 检查前的评估

（1）掌握适应证：为穿刺特别困难者提供一条安全的增强检查途径。主要用于上肢血管条件特别差，长期放疗、化疗，肥胖，糖尿病，穿刺失败2次以上的患者。

（2）掌握禁忌证：颈部粗短、呼吸困难、颈部有淋巴结肿大、颈部有肿块、颈部损伤、气管切开或其他颈部手术、穿刺侧静脉回流障碍、心功能差、不配合者。

（3）心肺功能评价：严重心肺功能不全的患者禁止行颈外静脉高压注射对比剂。

2. 物品准备　常规消毒物品1套、静脉留置针1副、一次性无菌透明敷贴1张、无菌注射用水1支。

3. 穿刺方法

（1）选择美国BD公司生产的20G浅静脉留置针，针尾接0.9%氯化钠注射液空针，排尽空气。

（2）患者取平卧位，头后仰偏向一侧，暴露颈部，选择颈外静脉直且充盈一侧。

（3）操作者站在患者头侧，助手在穿刺侧。

（4）穿刺部位常规消毒，消毒范围为8~10cm，待干。

（5）助手按压锁骨上方颈外及胸锁乳突肌上下缘，使穿刺区域相对平坦易于穿刺，同时便于颈外静脉充盈。必要时嘱患者屏气，颈外静脉充盈会更加明显。

（6）操作者左手按压颈外静脉上段并绷紧皮肤，右手持静脉留置针，选择颈外静脉上1/3~2/3进针，进针角度以15°~30°为宜，见回血或落空感，回抽空针，见回血后抽出针芯少许，降低穿刺角度送软管，使针与血管平行再潜行2~3mm，拔出针芯，推注生理盐水5~10mL，用3M敷贴固定。

4. 健康教育 嘱患者头部制动，避免剧烈咳嗽。

5. 立即检查 立即安排检查，避免等待过久。

（二）高压注射操作方法

1. 体位设计 双人扶患者上检查床，妥善放置患者头部，保持静脉留置针通畅。

2. 更换高压注射连接管、排气。

3. 用带生理盐水的空针回抽颈外静脉留置针，见回血后推注生理盐水，询问患者有无疼痛、胀感。

4. 连接高压注射管路，试注射水，观察穿刺部位有无疼痛、肿胀、皮肤发红。

5. 推注对比剂时严密观察患者反应和生命体征变化，发现异常立刻停止注射。

6. 检查完毕，分离高压注射管道。

（三）检查后的观察

检查后嘱患者休息15~30分钟无任何不适方可拔除留置针，按压5~10分钟。

（张 皓）

第六节 彩超检查基本概述

一、基本概念

彩色多普勒超声检查（彩超），是利用超声产生的波在人体内传播时，通过示波屏显示体内各种器官和组织对超声的反射和减弱规律来诊断疾病的一种临床常用的检查方法。适用于全身各部位脏器超声检查尤其适用于心脏、肢体血管和浅表器官以及腹部、妇产等检查诊断。

二、成像原理

彩色多普勒超声成像技术的物理基础是超声波的多普勒效应。应用超声波的多普勒效应，从体外得到人体运动脏器的信息，进行处理和显示。超声诊断仪器将探头接收到的超声波反射信号显示为彩色图像信号，就形成了彩色多普勒图像。

三、临床应用

1. 判断血流方向 红色表示朝向深头的正向血流，蓝色表示背离头的负向血流。

2. 显示血管速度状态和类型（层流、涡流、湍流、旋流）　以红蓝两色明暗不同的灰度级表示频移的大小（即速度快慢），流速越快色彩越鲜亮，反之，流速越慢则色彩越暗淡。以绿色代表紊乱血液，紊乱较轻者绿色暗淡；紊乱较重者绿色鲜亮。根据电视三原色的原理，正向血流如有紊乱者接近黄色，负向血流如有紊乱者接近青色，由此可根据颜色的类别与灰度确定血流方向、有无血流紊乱及其程度。

3. 可短时间内捕捉到异常血流　观察到各瓣口、房室腔、大血管及心内间隔有无异常血流，分析判断异常血流束与二维超声心动图结构异常的关系，大大提高了工作效率，提高了正确诊断率，尤其对极小的室间隔缺损及动脉导管未闭，但当各房室腔无明显变化时，单纯二维超声易漏诊。

4. 可以测量血流束的面积、轮廓、长度和宽度　彩色多普勒可观察异常血流束形态、走行方向，测定异常血流束的面积、周径、长度、宽度及流量大小，做半定量评价，对判定各瓣口的反流有绝对优势，不仅可以定性，而且可以确定反流的范围和程度。

四、检查程序

1. 输入患者的信息/调取患者的信息。
2. 患者在检查床上保持合适的检查体位。
3. 根据检查部位露出相应的局部皮肤。
4. 检查前涂抹导电糊，用探头进行检查。
5. 根据患者病史和检查要求对扫描图像进行处理和存储。

（张　皓）

第七节　彩超检查适应证和禁忌证

一、肝脏彩超检查

1. 适应证
（1）肝硬化，门静脉高压侧支循环形成。
（2）膈下积液或脓肿。
（3）肝内液性病变，如肝囊肿、多囊肝、肝包虫病及肝脓肿形成期。
（4）脂肪肝。
（5）肝原发性或转移性肿瘤。
（6）肝内明显的血管异常，如淤血肝、门静脉异常病变、动脉瘤。
（7）肝先天性异常。
（8）血吸虫肝病。
（9）肝外伤出血。
2. 禁忌证　肝脏彩超检查一般无禁忌证。

二、胆囊与胆道彩超检查

1. 适应证
（1）胆道系统结石。
（2）胆道系统炎症。
（3）胆囊腺肌症。
（4）胆道系统肿瘤。
（5）胆囊息肉样病变。
（6）胆道蛔虫。
（7）先天性胆道异常。
（8）黄疸的鉴别诊断。
2. 禁忌证　胆囊与胆道彩超检查一般无禁忌证。

三、胰腺彩超检查

1. 适应证
（1）胰腺炎症（急性和慢性胰腺炎）。
（2）胰腺囊性病变。
（3）胰腺实性肿瘤。
（4）胰腺外伤。
（5）胰腺和周围病变鉴别。
2. 禁忌证　胰腺彩超检查一般无禁忌证。

四、脾脏彩超检查

1. 适应证
（1）脾肿大。
（2）脾含液性占位病变，如脾囊肿、多囊脾、脾脓肿等。
（3）脾实性占位性病变。
（4）脾实质钙化灶。
（5）脾外伤。
（6）脾实质弥散性回声异常。
2. 禁忌证　脾脏彩超检查一般无禁忌证。

五、腹腔、腹膜后间隙及大血管彩超检查

1. 腹腔和腹膜后间隙液性占位病变彩超检查
（1）适应证
①对腹部肿块进行物理定性诊断，如液性、实性或囊实性等。
②探寻腹部隐匿性液性占位病变，如脓肿、血肿、积液等。
③判断液性占位病变的大小或累及范围，了解病变与相邻脏器或腹部大血管（如腹主动脉、下腔静脉）之间的关系，进行定位诊断分析。

④对部分液性占位病变进行定位或实时引导穿刺。

⑤液性占位病变治疗后的疗效观察。

（2）禁忌证：腹腔和腹膜后间隙陈液性占位病变彩超检查一般无禁忌证。

2. 腹腔和腹膜后间隙实性占位病变彩超检查

（1）适应证

①对腹部肿块进行物理定性诊断，如实性、非均质性、囊实性等。

②探寻腹部隐匿性实性占位病变，如转移瘤、肿大淋巴结等。

③判断实性占位病变的大小或累及范围，了解病变与相邻脏器或腹部大血管（如腹主动脉、下腔静脉）之间的关系，进行定位分析。

④对实性病变进行定位或实时引导穿刺。

⑤实性占位病变治疗后的疗效观察。

（2）禁忌证：腹腔和腹膜后间隙实性占位病变彩超检查一般无禁忌证。

3. 腹主动脉疾病彩超检查

（1）适应证

①腹主动脉瘤（真性、假性）诊断与鉴别诊断。

②腹主动脉夹层。

③检测腹主动脉粥样斑块与血栓。

④多发性大动脉炎。

⑤腹主动脉旁肿物的诊断与鉴别诊断。

（2）禁忌证：腹主动脉疾病彩超检查一般无禁忌证。

4. 下腔静脉疾病彩超检查

（1）适应证

①检测下腔静脉血栓或瘤栓。

②布一加综合征的诊断与鉴别诊断。

③了解腹部肿块、腹膜后淋巴结等是否对下腔静脉形成压迫。

④评价右心功能不全。

（2）禁忌证：下腔静脉疾病彩超检查一般无禁忌证。

六、泌尿、男性生殖系统与肾上腺彩超检查

1. 肾脏彩超检查

（1）适应证

①先天性异常：肾缺如、异位肾、融合肾。

②肾囊性病变：单纯性皮质囊肿、肾盂旁囊肿、多囊肾。

③肾肿瘤：肾实质肿瘤、肾盂肿瘤。

④肾创伤。

⑤肾结石。

⑥肾积水。

⑦肾动脉狭窄。

⑧移植肾与并发症。

（2）禁忌证：肾脏彩超检查一般无禁忌证。

2. 输尿管彩超检查

（1）适应证

①输尿管囊肿、先天性巨输尿管。

②输尿管结石、输尿管积水。

③输尿管肿瘤。

（2）禁忌证：输尿管彩超检查一般无禁忌证。

3. 膀胱彩超检查

（1）适应证：膀胱憩室、膀胱结石、膀胱肿瘤、膀胱异物。

（2）禁忌证：膀胱彩超检查一般无禁忌证。

4. 前列腺与精囊彩超检查

（1）适应证：良性前列腺增生、前列腺癌、前列腺炎和脓肿、前列腺结石、精囊病变。

（2）禁忌证：前列腺与精囊彩超检查一般无禁忌证。

5. 阴囊与睾丸彩超检查

（1）适应证

①鞘膜积液、疝。

②睾丸肿瘤、附睾肿瘤。

③睾丸炎、附睾炎。

④睾丸扭转。

⑤阴囊或睾丸外伤。

⑥精索静脉曲张。

⑦隐睾。

（2）禁忌证：阴囊与睾丸彩超检查一般无禁忌证。

6. 肾上腺彩超检查

（1）适应证：肾上腺皮质增生、肾上腺皮质肿瘤、肾上腺髓质肿瘤。

（2）禁忌证：肾上腺彩超检查一般无禁忌证。

七、妇科彩超检查

1. 适应证

（1）先天性子宫发育异常。

（2）子宫良性疾病：子宫肌瘤、子宫腺肌症、子宫内膜增生症、子宫内膜息肉。

（3）子宫内膜癌。

（4）盆腔肿块、盆腔积液。

（5）多囊卵巢。

（6）输卵管积水。

（7）检测宫内节育器位置是否正常。

2. 禁忌证　妇科彩超检查一般无禁忌证。

八、产科彩超检查

1. 适应证

（1）正常早期妊娠：停经 6~12 周、月经不规律、HCG 阳性者、有不良早孕史者。

（2）异常早期妊娠：早期流产、葡萄胎、恶性滋养细胞肿瘤、输卵管妊娠。

（3）正常中晚期妊娠：妊娠 13 周至分娩前孕妇。

（4）异常中晚期妊娠：先天性胎儿畸形、死胎、胎儿宫内生长迟缓、前置胎盘、胎盘早期剥离、脐带绕颈、妊娠合并盆腔肿块。

2. 禁忌证　产科彩超检查一般无禁忌证。

九、周围血管疾病彩超检查

1. 颈部血管彩超检查

（1）适应证：颈动脉粥样硬化、颈动脉瘤、椎动脉闭塞性疾病。

（2）禁忌证：颈部血管彩超检查一般无禁忌证。

2. 四肢血管彩超检查

（1）适应证

①四肢动脉硬化性闭塞症。

②四肢动脉瘤。

③多发性大动脉炎。

④深静脉血栓形成。

⑤静脉瓣功能不全。

⑥动静脉瘘。

（2）禁忌证：四肢血管彩超检查一般无禁忌证。

十、甲状腺彩超检查

1. 适应证

（1）甲状腺肿大或萎缩。

（2）鉴别甲状腺囊性或实性结节。

（3）鉴别单发或多发结节。

（4）协助临床鉴别良性与恶性结节。

2. 禁忌证　甲状腺彩超检查一般无禁忌证。

十一、乳腺彩超检查

1. 适应证

（1）乳腺脓肿。

（2）超声引导下乳腺囊性、实性肿块抽吸、活检。

（3）孕妇、哺乳期及年轻妇女乳腺检查。

（4）评价临床可触及但 X 线摄影术阴性的肿块。

（5）评价 X 线摄影术不能明确诊断的病例。

（6）鉴别乳腺肿块的囊性与实性物理性质。

（7）鉴别诊断乳腺肿块良性与恶性。

（8）男性有乳腺肿块者。

2. 禁忌证　乳腺彩超检查一般无禁忌证。

十二、心脏彩超检查

1. 适应证

（1）判定心脏位置以及心脏与内脏的位置关系。

（2）检出心脏结构异常。判定心脏各房室腔大小，室间隔和室壁厚度，室壁整体运动和节段性运动，瓣膜功能，间隔缺损的部位和大小、流出道、大动脉、体（肺）静脉，心肌病变、心内异常结构，如肿瘤、赘生物和血栓以及周围血管病变等。

（3）检出心脏结构关系的异常。判定心房排列关系，心房与心室、心室与动脉的连接关系，体静脉回流、肺静脉回流以及冠状动脉发育和起源异常。

（4）评价心脏血流动力学变化。多普勒常规测量各瓣口流速和压差，判定心血管内异常血流部位和起源，定量或半定量分流、流出道狭窄、瓣膜狭窄和反流等异常血流的流速、压差及流量等。

（5）榆出心包疾患。定位和半定量评价心包积液，指导心包积液穿刺，评价药物疗效。判定缩窄性心包炎、心包填塞和心包肿瘤等。

（6）评价心脏手术及介入治疗后心脏结构的恢复情况和血流动力学的转归。

（7）评价心脏功能。常规应用二维和（或）M 型超声测定心脏收缩功能，也可用多普勒超声评价心脏的收缩和舒张功能。

2. 禁忌证　心脏彩超检查一般无禁忌证。

十三、腔内超声检查

1. 适应证

（1）二尖瓣、三尖瓣与主动脉瓣疾病。

（2）人工瓣膜功能障碍。

（3）感染性心内膜炎。

（4）主动脉扩张及主动脉夹层。

（5）冠状动脉-静脉瘘与主动脉膨出。

（6）先天性心脏病，如房间隔缺损、室间隔缺损、法洛四联症或右心流出道及肺动脉干狭窄。

（7）肺静脉畸形引流。

（8）心腔内肿物及血栓形成。

（9）心脏手术监护。

2. 禁忌证

（1）重症心律失常。

（2）重症心力衰竭。

（3）体质极度虚弱。

（4）持续高热不退。

（5）有食管静脉曲张、食管狭窄、炎症、憩室或食管癌者。

（6）剧烈胸痛、胸闷或剧烈咳嗽症状不能缓解者。

（7）血压过高、过低者。

（8）心肌梗死急性期。

（9）活动性上消化道出血。

（10）有食管手术或纵隔放射治疗史。

经阴道超声检查：

1. 适应证

（1）观察正常子宫及双侧卵巢大小、形态、包膜及卵泡数目及其周期变化等。

（2）检测卵泡。

（3）诊断早孕，观察早期妊娠胚胎发育，早期排除胎儿发育不良及胎儿畸形。

（4）结合临床及实验室检查对早期异位妊娠进行诊断，并对异位妊娠行介入治疗。

（5）结合临床及实验室检查对子宫及卵巢肿瘤进行诊断，并对子宫、卵巢肿瘤及盆腔进行彩色多普勒和频谱多普勒血流观察。

（6）早期发现子宫内膜病变，对绝经后妇女内膜观察尤其重要，可为宫腔镜手术提供依据。

（7）对盆腔脓肿、炎性渗出、炎性肿块等病变进行诊断。

（8）对各种疑难病变及细小病变进行超声引导下的穿刺诊断和介入治疗。

2. 禁忌证

（1）未婚女性。

（2）阴道出血。

（3）阴道炎。

（4）老年性或放射性阴道萎缩。

（5）先天性阴道闭锁。

经直肠超声检查：

1. 适应证

（1）直肠病变：①大便次数频繁或形状改变。②黏液脓血便或原因不明便血。③慢性腹泻伴消瘦。④会阴部、下腹部原因不明的长期胀痛。⑤肛门指诊发现直肠内肿块。⑥直肠癌的术前分期。⑦直肠周围慢性脓肿。

（2）前列腺、精囊、膀胱病变：①有尿频、尿急等尿路刺激症状或有排尿困难、血尿，经腹超声检查未能明确诊断者。②前列腺疾病（肿瘤、增生、炎症等）。③后尿道结石、息肉、肿瘤、狭窄等。④精囊疾病，如炎症、结石、肿瘤等。⑤膀胱三角区或膀胱颈肿瘤与其他病变。

（3）检测子宫、附件病变。

2. 禁忌证

（1）急腹症与严重的腹腔感染，如肠穿孔、肠梗阻与急性腹膜炎等。肛管直肠周围急性感染或损伤致剧烈疼痛，如肛周脓肿和肛裂及严重痔疮伴出血等。

（2）肛管、直肠狭窄。

（3）直肠或乙状结肠内异物未取出。

（4）精神病患者和不合作者。

（5）孕妇与月经期。

（6）严重心肺疾病与功能不全，如严重的高血压、心律失常、冠心病、脑供血不足，包括心肌梗死的急性期以及高血压的不稳定期。如必须检查，应做好充分的术前准备，除操作谨慎轻柔外，还应在内科医生监护下进行。

十四、常规超声检查患者准备

1. 空腹要求　腹部彩超（肝、胆、胰、脾、肾及腹部血管）的患者要求空腹 8~12 小时以上，减少肠道气体干扰和胆汁排空，尤其是胆囊息肉或结石的患者，前 1 天要少吃油腻食物。

2. 饮水要求　经腹部超声检查子宫、输卵管、卵巢前均需饮水 500~800mL，患者有迫切的尿意时，可要求检查。一般妊娠 9 周以后不需饮水即可检查。低置胎盘下缘和前置胎盘时，需少量饮水，暴露子宫内口为宜，以明确胎盘下缘与子宫内口的关系。

3. 排空膀胱　阴道超声检查子宫、卵巢前需排空小便，但月经期和阴道出血过多者以及未婚女性不宜做阴道超声检查。

4. 充盈膀胱　泌尿系统彩超检查检查前需憋尿，膀胱超声检查需要充盈膀胱。男性患者检查前列腺、精囊同样需要先充盈膀胱至发胀的感觉。经超声医师确认，检查完成后，再排空膀胱，为保证残余尿量的测量准确，注意不要反复多次排尿，同时排空膀胱后在 5 分钟内进行超声测量。

5. 衣物准备　行上下肢血管超声检查者，宜穿宽松衣裤，避免对血流显示造成影响。行颈部超声检查者（如甲状腺和颈部血管），应避免穿高领衣衫。

6. 镇静　对小儿、昏迷、躁动、精神异常的患者，采取安全防护措施防止坠床，必要时使用镇静药，镇静后优先安排检查。

（张　皓）

第八节　彩超检查一般护理常规

1. 检查前的准备和护理

（1）护士认真核对申请单，包括姓名、性别、年龄、ID（住院号）、检查部位及检查项目、既往病史及相关的病情，并与相关科室联系，进行预约。检查单上应注明检查部位及相关的病情，为彩超检查和诊断提供参考。

（2）告知患者检查的预约时间、检查地点、检查的基本流程及注意事项，如是否需要禁饮食、憋尿等。

（3）告知患者和家属本次检查的注意事项

①需要空腹的检查：上腹部如肝脏、胆囊、胆管、胰腺、肾上腺、肾动脉、左肾静脉、腹部血管、腹膜后、上腹部肿块等，需要空腹后检查，通常在前 1 日晚饭后开始禁食，次日上午空腹检查，以保证胆囊、胆管内胆汁充盈，并减少胃肠道食物和气体的干扰，否则检查结果可能会受较大影响。这些部位的超声图像质量容易受肠气干扰，因而腹胀或便秘的患者最好检查前服用促消化药物，帮助排气或使用开塞露或一些轻泻剂等帮助排便。

此外，经食管心脏超声检查必须提前预约，医生会嘱咐患者检查当天空腹，患者还应携带经胸心脏超声结果，以便检查医生迅速了解病情，并在经食管检查中有的放矢。由于此项检查为半损伤性检查，有一定风险（一般不高），需要家属及患者本人在检查知情同意书上签字，应由一名直系家属陪同。

②需要充盈膀胱（俗称憋尿）的检查：如盆腔、膀胱、前列腺、精囊腺、输尿管下段、下腹部包块、子宫、附件、早孕等，需充盈膀胱。可在检查前1~2小时喝水（或各种饮料）1 000~1 500mL，喝水后不要排尿，使膀胱充盈以利于检查。

③X线胃肠造影的钡剂是超声的强反射和吸收剂。胆囊、胆管附近胃肠道内残存有钡剂，会影响超声检查，应在X线胃肠造影3天后、胆系造影2天后再做超声检查。

④胃镜、结肠镜检查者需2天后再做超声检查。

⑤腹部胀气者影响胆囊、胆管及胰腺图像的观察，可服用乳酶生片剂3天后检查。

⑥妇产科患者检查前准备：凡行妇科经腹及妊娠小于3个月检查时，为避免肠管内容物，尤其是气体的影响，宜在检查前排空大便，使肠内无粪块或钡剂残留。来医院前1~2小时喝水1 000~1 500mL（或各种饮料），喝水后不要排尿，使膀胱适度充盈，以利于检查，产科患者怀孕3个月以上者无特殊准备，但妊娠中晚期可疑前置胎盘者，仍需饮水充盈膀胱后再做检查。

⑦心脏、肢体血管、甲状腺、乳腺、胸水及妇科经阴检查和经颅多普勒超声检查者，均无特殊要求。

2. 检查后的宣教和护理

（1）再次核对患者信息并使患者安全离开检查床。询问患者是否有不适症状。

（2）检查完成后告知患者或家属领取检查结果的时间和地点等。

（3）告知患者检查完成后无特殊饮食、饮水要求，按医嘱饮食即可。

（张　皓）

第九节　腹部彩超检查护理常规

超声检查是利用人体对超声波的反射进行观察，是用弱超声波照射到身体上，将组织的反射波进行图像化处理的方法，声像图能间接反映人体某部位各层组织的结构。腹部超声检查适用于肝、胆囊、胆管、脾、胰、肾、肾上腺、膀胱、前列腺等多种脏器疼痛的诊断。超声检查方法简便，诊断准确率高，对受检者无损伤性。

1. 检查前的准备和护理

（1）核对信息：查对患者的姓名、年龄、性别，住院患者查对患者腕带信息。

（2）审核申请单：明确检查部位与检查目的，有疑问应及时与临床医生联系，要求纠正、注明或补充。

（3）心理护理：预约检查候诊时，耐心细致地向患者及其家属做好必要的解释与说明工作，以减轻或消除其疑虑及畏惧心理；对老人、小儿以及女性患者尤为重要，对行动不便者给予必要的帮助，适当安排，提前检查。

（4）检查前的准备：告知患者及家属。

①肝脏及脾脏检查前：需禁食8小时，急症重症患者可根据病情不做严格要求或检查前可饮水。婴幼儿检查前应禁食3~5小时。

②胆道系统检查前：须禁食 8 小时以上，尤其以晨间空腹为宜。有时医生会同时开出钡餐造影检查，应先行超声检查，或在造影后 2～3 天再做超声检查。对需进行脂餐胆囊收缩功能测定的患者，护士应通知膳食科备好两个油煎鸡蛋，待患者在超声医生常规测量胆囊及肝内、外胆管内径后进食，间隔 45 分钟至 1 小时后复测以判定胆囊收缩功能。

③胰腺检查前：患者应禁食 8 小时以上，前 1 天的晚餐以清淡少渣食物为主，以减少胃内食物引起过多气体干扰超声的传入。对腹腔胀气或便秘的患者应在检查前 1 天口服消胀片或缓泻剂，晨起排便或灌肠后进行超声检查。另需嘱患者备温水 500～800mL，以备检查显影不满意时饮用，让胃内充满液体作超声透声窗。

④胃肠道疾病经腹壁超声检查前应禁食 8～12 小时，前 1 天晚餐后禁食至翌晨检查。肠造影检查者前 1 天晚餐禁食，并服用轻泻剂，次晨行清洁灌肠，排便后再行检查。

⑤肾脏及输尿管、膀胱检查：应嘱患者在检查前 1～2 小时，饮温水 400～600mL，待膀胱充盈后再检查。单纯肾脏检查亦可不做特殊准备，若要检查肾动脉需禁食。

⑥腹膜后肿物及肾上腺疾病：超声检查前宜禁食 8～12 小时，排便后进行，必要时清洁灌肠，以减少肠气干扰。

⑦男性前列腺、女性子宫及附件检查：嘱患者在检查前 1 小时饮水 300～500mL，使膀胱适度充盈，必要时口服或注射呋塞米，亦可根据病情需要插导尿管注入 300～500mL 生理盐水来充盈膀胱。对需要监测排卵及观察子宫内膜厚度的女性患者，应建议在月经干净过后 8～10 天检查。

⑧产科超声检查者，12 周后至分娩前的胎儿检查可不做特殊准备，但 12 周以前的早期妊娠诊断、晚期妊娠阴道出血需了解有无前置胎盘或胎盘早剥时应嘱患者适度充盈膀胱。

2. 检查中的观察和护理

（1）信息核对：核对患者信息和检查部位，询问患者是否空腹或憋尿。

（2）体位：根据患者的检查部位协助患者摆好体位，露出检查部位的皮肤，安抚患者不要紧张、害怕，积极配合医技人员治疗。

（3）检查方法

①仰卧位：患者平静呼吸，两手置于头两侧，使肋间距增大，便于检查，是用于肝、胆囊、胰腺、脾、双肾以及腹部大血管等经腹壁超声检查的基本体位；也是观察有无腹水，特别是少量腹水时常采用的体位。

②左侧卧位：向左侧 30°～90° 卧位，右臂上举至枕后，便于检查肝、胆囊、右肾及右肾上腺，肝门结构如门静脉及其分支、肝外胆管，检查时常需受检者同时腹式呼吸做深吸气后屏气配合扫查。

③右侧卧位：向右侧 60°～90° 卧位。便于检查脾、左肾和左肾上腺、胰尾区以及显示脾、肾动静脉。

④半卧位、坐位：受检者双手向后拄在床上或由他人扶持其背部，坐在床上，使腹壁保持松弛，然后进行扫查，便于观察肥胖体形、腹腔积液、肝和胆囊位置较高及上腹部因肠气体较多，胰腺显示不清者。

⑤俯卧位：是检查双侧肾的重要体位。

⑥膝胸卧位：便于观察胆总管远端及胆囊颈部结石以及膀胱结石的移动。检查过程中动作要轻柔，导电糊要使用适当。

⑦检查过程中注意患者的保暖和隐私，避免不必要部位的暴露。

⑧检查过程中严密观察患者病情变化。

3. 检查后的宣教和护理

（1）提供纸巾，让患者自行擦拭皮肤上残余的导电糊。

（2）让患者在检查室外耐心等候，领取检查结果。

（3）告知患者检查后，如无其他检查，可以进食或排尿，无禁忌。如无任何不适，可以自行离去。

（张　皓）

第十节　心脏彩超检查护理常规

心脏彩超是唯一能动态显示心腔内结构、心脏的搏动和血液流动的仪器，对人体没有任何损伤。心脏探头就像摄像机的镜头，将探头放在胸前来回移动，随着探头的转动，心脏的各个结构就能清晰地显示在屏幕上。

1. 检查前的准备和护理

（1）核对信息：查对患者的姓名、年龄、性别，住院患者查对患者腕带信息。

（2）就诊或体检时携带既往的心脏彩超检查单，可以方便医生帮助进行比对。

（3）着装简单、方便，因为心脏彩超检查时探头需要在胸前扫查，患者应穿着宽大、舒适且容易脱穿的衣服，如开衫等。

（4）心理护理：预约检查时间时，耐心细致地向患者及其家属做好必要的解释与说明工作，以减轻或消除其疑虑及畏惧心理，对老人、小儿以及女性患者尤为重要，对行动不便者给予必要的帮助，适当安排，提前检查。

（5）常规心脏彩超检查患者不必空腹，但同时进行其他需空腹检查除外，经食道超声需要空腹。

（6）心脏彩超检查过程中无明显不适，可能会因为探头加压而感觉到胸前压迫感。

（7）常规心脏彩超检查需要 10 分钟左右，疑难患者所需时间会更长，检查时需耐心等待，因医生需要足够的时间做出正确的诊断。

2. 检查中的观察和护理

（1）核对患者信息和检查部位。

（2）根据患者的检查部位协助患者摆好体位，露出检查部位的皮肤，安抚患者不要紧张、害怕，积极配合医技人员治疗。

（3）检查过程中动作要轻柔，导电糊要使用适当。

（4）检查过程中注意患者的保暖和隐私，避免不必要部位的暴露。

（5）检查过程中严密观察患者病情变化。

3. 检查后的宣教和护理

（1）提供纸巾，让患者自行擦拭皮肤上残余的导电糊。

（2）让患者在检查室外耐心等候，领取检查结果。

（3）告知患者检查后，如无任何不适，可以自行离去。

（张　皓）

参考文献

[1] 胡三莲，高远．实用骨科护理．上海：上海科学技术出版社，2022.

[2] 胡雁，陆箴琦．实用肿瘤护理．上海：上海科学技术出版社，2020.

[3] 陈凌，杨满青，林丽霞．心血管疾病临床护理．广州：广东科技出版社，2021.

[4] 熊云新，叶国英．外科护理学．4版．北京：人民卫生出版社，2018.

[5] 李乐之，路潜．外科护理学．7版．北京：人民卫生出版社，2022.

[6] 曹梅娟，王克芳．新编护理学基础．4版．北京：人民卫生出版社，2022.

[7] 姜丽萍．社区护理学．5版．北京：人民卫生出版社，2022.

[8] 何文英，候冬藏．实用消化内科护理手册．北京：化学工业出版社，2019.

[9] 邵小平，黄海燕，胡三莲．实用危重症护理学．上海：上海科学技术出版社，2021.

[10] 尤黎明，吴瑛．内科护理学．7版．北京：人民卫生出版社，2022.

[11] 葛艳红，张玥．实用内分泌科护理手册．北京：化学工业出版社，2019.

[12] 任潇勤．临床实用护理技术与常见病护理．昆明：云南科学技术出版社，2018.

[13] 冯岚，张雪梅，杨晓燕．脊柱外科护理学．北京：科学出版社，2021.

[14] 杨艳杰，曹枫林．护理心理学．5版．北京：人民卫生出版社，2022.

[15] 李小寒，尚少梅．基础护理学．7版．北京：人民卫生出版社，2022.

[16] 王霞，王会敏．实用肿瘤科护理手册．北京：化学工业出版社，2019.

[17] 李卡，金静芬，马玉芬．加速康复外科护理实践专家共识．北京：人民卫生出版社，2019.

[18] 邵小平．实用急危重症护理技术规范．上海：上海科学技术出版社，2019.

[19] 蒋红，顾妙娟，赵琦．临床实用护理技术操作规范．上海：上海科学技术出版社，2019.

[20] 李俊红，叶丽云．实用呼吸内科护理手册．北京：化学工业出版社，2018.